高等职业学校"十四五"规划口腔医学、口腔医学技术专业
实用技能型特色教材

供口腔医学、口腔医学技术专业使用

口腔颌面外科学

KOUQIANG HEMIAN WAIKE XUE

主　编　黄元清　黎　祺

副主编　何　红　邢青霞　马康黎　张圣敏

编　委（以姓氏笔画为序）

马康黎　湘潭医卫职业技术学院
王宁宁　沧州医学高等专科学校
邓芳成　海南医学院
邢青霞　邢台医学高等专科学校
李鹏程　海南医学院
何　红　荆楚理工学院
张圣敏　沧州医学高等专科学校
张晓光　辽东学院
钱　立　菏泽家政职业学院
陶　巍　海南医学院
黄元清　湖南医药学院
韩灿灿　唐山职业技术学院
黎　祺　肇庆医学高等专科学校
魏　敏　湖南医药学院

U0362802

华中科技大学出版社
http://www.hustp.com
中国·武汉

内容提要

本书是高等职业学校"十四五"规划口腔医学、口腔医学技术专业实用技能型系列教材。

本书以案例为引导,贴近执业医师资格考试和临床,附有教学课件和课后目标检测。本书重点为临床诊断和治疗的基本技能,通过教学使学生能够运用口腔颌面外科学的理论和技能,独立开展口腔颌面常见病、多发病的诊治工作。

本书适合口腔医学专业、口腔医学技术专业使用。

图书在版编目(CIP)数据

口腔颌面外科学/黄元清,黎祺主编. —武汉:华中科技大学出版社,2021.8
ISBN 978-7-5680-7306-6

Ⅰ.①口… Ⅱ.①黄… ②黎… Ⅲ.①口腔颌面部疾病-口腔外科学-高等职业教育-教材 Ⅳ.①R782

中国版本图书馆 CIP 数据核字(2021)第 155419 号

口腔颌面外科学
Kouqiang Hemian Waikexue

黄元清　黎　祺　主编

策划编辑：蔡秀芳
责任编辑：孙基寿
封面设计：原色设计
责任校对：刘　竣
责任监印：周治超

出版发行：华中科技大学出版社(中国·武汉)　　电话：(027)81321913
　　　　　武汉市东湖新技术开发区华工科技园　　邮编：430223
录　　排：华中科技大学惠友文印中心
印　　刷：武汉开心印印刷有限公司
开　　本：889mm×1194mm　1/16
印　　张：22.5
字　　数：628千字
版　　次：2021 年 8 月第 1 版第 1 次印刷
定　　价：78.00 元

高等职业学校"十四五"规划口腔医学、口腔医学技术专业实用技能型特色教材

编委会

网络增值服务使用说明

欢迎使用华中科技大学出版社医学资源网yixue.hustp.com

1.教师使用流程

（1）登录网址：http://yixue.hustp.com（注册时请选择教师用户）

（2）审核通过后，您可以在网站使用以下功能：

管理学生

建立课程　　　　　　　　　　布置作业

下载教学　　　　　　　　　　查询学生学习
资源　　　　　　教师　　　　记录等

2.学员使用流程

建议学员在PC端完成注册、登录、完善个人信息的操作。

（1）PC端学员操作步骤

①登录网址：http://yixue.hustp.com（注册时请选择普通用户）

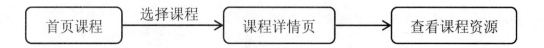

②查看课程资源

如有学习码，请在个人中心-学习码验证中先验证，再进行操作。

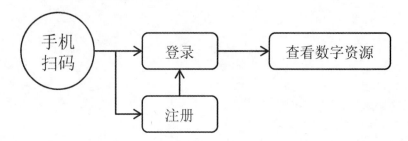

（2）手机端扫码操作步骤

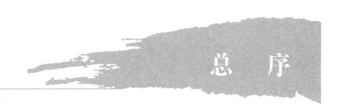

Introduction

总　序

　　长期以来,口腔医学、口腔医学技术专业职业教育基本是本科教育的压缩版,以学科系统化课程模式为主,强调知识的完整性和系统性,各门课程虽各有关联但又都自成体系。职业教育在学制短的情况下,很难达到培养目标的要求,学生往往需要毕业后再教育才能胜任岗位要求。

　　在国家大力发展职业教育的新形势下,高职教育的指导思想不断成熟,培养目标逐渐明确。

　　为了在"十四五"期间进一步贯彻落实《国务院关于加快发展现代职业教育的决定》和《教育部关于深化职业教育教学改革全面提高人才培养质量的若干意见》等系列配套文件精神,服务"健康中国"对高素质口腔人才培养的需求,进一步强化高职口腔医学、口腔医学技术专业学生的职业技能培养,我们有必要进行教材建设,使专业教学符合当前高职教育发展的需要,以实现"以服务为宗旨,以就业为导向,以能力为本位"的课程改革目标。

　　经我社调研后,在教育部高职高专相关医学类专业教学指导委员会专家和部分高职高专示范院校领导的指导下,我们组织了全国近40所高职高专医药院校的近200位老师编写了这套高等职业学校"十四五"规划口腔医学、口腔医学技术专业实用技能型特色教材。

　　本套教材积极贯彻教育部《教育信息化"十三五"规划》要求,推进"互联网＋"行动,全面实施教育信息化2.0行动计划,打造具有时代特色的"立体化教材"。此外,本套教材充分反映了各院校的教学改革成果和研究成果,教材编写体系和内容均有所创新,在编写过程中重点突出以下特点:

　　(1) 紧跟医学教育改革的发展趋势和"十四五"教材建设工作,具有鲜明的高等卫生职业教育特色。

　　(2) 以基础知识点作为主体内容,适度增加新进展、新方向,并与劳动部门颁发的职业资格证书或技能鉴定标准和国家口腔执业医师资格考试有效衔接,使知识点、创新点、执业点三点结合。

　　(3) 突出体现"校企合作"、"医教协同"的人才培养体系,以及教育教学改革的最新成果。

　　(4) 增设技能教材,实验实训内容及相关栏目,适当增加实践教学学时数,增加学生综合运用所学知识的能力和动手能力。

（5）以纸质教材为载体和服务入口，综合利用数字化技术，打造纸质教材与数字服务相融合的新型立体化教材。

本套教材得到了专家和领导的大力支持与高度关注，我们衷心希望这套教材能在相关课程的教学中发挥积极作用，并得到读者的青睐。我们也相信这套教材在使用过程中，通过教学实践的检验和实际问题的解决，能不断得到改进、完善和提高。

高等职业学校"十四五"规划口腔医学、口腔医学技术专业实用技能型特色教材编写委员会

前　言

根据教育部《关于加强高职高专教育教材建设的若干意见》精神，华中科技大学出版社组织湖南医药学院和肇庆医学高等专科学校等院校联合编写了这套高等职业学校"十四五"规划口腔医学、口腔医学技术专业实用技能型特色教材，供高职高专口腔医学专业、口腔医学技术专业使用。

本书根据教育部口腔医学专业教材评审委员会的规划指南编写。本书坚持以就业为导向，以能力为本位，结合我国实际情况，突出高职高专口腔医学专业特色，充分体现基本理论、基本知识和基本技能，反映口腔颌面外科学的最新成就和发展趋势，因此本书具有更好的思想性、先进性、科学性、实用性和启发性。

本书在给予学生系统知识的同时，更注重实训知识和技能训练，以体现高职高专教育的特色和卫生职业教育的改革成果。本书紧密围绕口腔医学的现代医学理念进行编写，并突出以案例为引导，探索提问式、启发式教材编写模式，同时，贴近执业医师资格考试、贴近临床，附有教学课件和课后目标检测题。

本书的重点为临床诊断和治疗的基本技能，通过教学使学生能够运用口腔颌面外科学的理论和技能，独立开展口腔颌面常见病、多发病的诊治工作。

本书编写得到了兄弟院校同行专家的热情指导和帮助，在此谨向他们致以诚挚的谢意！

由于学术水平有限，书中难免存在缺陷和错误，诚恳期望广大读者多提宝贵意见，以便今后改正。

黄元清

目 录

MULU

第一章 绪 论

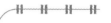

本章PPT

学习目标

1. 掌握:口腔颌面外科学的定义。
2. 熟悉:口腔颌面外科起源和发展以及口腔颌面外科学的学习方法。
3. 了解:口腔颌面外科学的未来发展。

一、口腔颌面外科学的定义、范畴

口腔颌面外科学为口腔外科学(oral surgery)与颌面外科学(maxillofacial surgery)相结合发展起来的一门交叉学科。

口腔颌面外科学(oral and maxillofacial surgery)是一门以外科治疗为主,以研究口腔器官(牙、牙槽骨、唇、颊、舌、腭、咽等)、面部软组织、颌面诸骨(上颌骨、下颌骨、颧骨等)、颞下颌关节、唾液腺、分布于口腔颌面部的颅神经以及颈部某些疾病防治为主要内容的科学。

口腔颌面外科学是临床医学的一个重要分支,是口腔科学的重要组成部分。口腔颌面外科学与普通外科学、整形外科学、骨外科学、内科学等有共同特点并关联;同时又与口腔内科学、口腔正畸学、口腔修复学等学科密不可分。口腔颌面外科的学科领域包含口腔颌面部麻醉、牙及牙槽外科、口腔颌面部感染、口腔颌面部损伤、口腔颌面部肿瘤、涎腺疾病、颞下颌关节疾病、颌面部神经疾病和颌面部整形外科。

二、口腔颌面外科学学科归属在我国与西方国家之间的差异

我国口腔医学沿袭苏联的学科划分,在学术内容上远远超出西方牙医学的范畴。而口腔颌面外科学作为口腔医学的分支学科,其学术内容也远远超出口腔外科学的范畴。口腔外科学是西方牙医学所对应的分支,其主要内容涉及牙槽外科和口腔内器官的外科疾病,不包括颌面外科的内容;而颌面外科则是西方临床医学中外科学的次级分支,其主要内容涉及颌面部软组织、颌面诸骨(上颌骨、下颌骨、颧骨)、颞下颌关节、唾液腺、分布于口腔颌面部的颅神经以及颈部某些疾病。我国的口腔颌面外科医生一般都是由口腔医学专业毕业生来担任的,而西方国家的口腔颌面外科医生既可以是临床医学背景,也可以是牙医学背景,但一般均要经过准入后才能获得口腔颌面外科专科医生资格,我国的口腔颌面外科医生归属于口腔医学范畴,并逐步形成具有中国特色的口腔颌面外科学。

三、口腔颌面外科的起源

有关口腔颌面外科疾病防治的实践有几千年的历史。我国从事医药工作的先驱在同疾病作斗争的实践中,对口腔颌面外科的发展作出了重大贡献。公元前3世纪,我国最早的医书《黄帝内经》中有口腔生理、病理及其与全身关系的记述。西晋朝(公元265—317年)史书有唇裂修复术的记载,这是被公认的世界上第一例唇裂手术。唐朝孙思邈所著《千金方》(公元652

年)中有口腔脓肿切开引流和急性颞下颌关节脱位整复手法的详细介绍,基本上符合现代解剖生理学的解释。宋朝(960—1279 年)医书《太平圣惠方》《圣济总录》中已有牙再植术的内容。

国外关于口腔颌面外科学的研究,在古埃及、古印度、阿拉伯等的医学专著中也有所记载。公元前 4 世纪,在古希腊著名医学家 Hippocrates 的著作中有关于颌骨骨折、脱位的处理和拔牙手术的处理。11 世纪,阿拉伯著名的外科学家 Abulcasis 在他的著作中描述和设计了整套的牙科手术器械。牙医学正式建立和兴起是在 17—18 世纪。法国 Pierre Fauchard(1678—1761 年)出版了有关牙医外科的专著《外科牙医(Le chivurgien dentiste)》,被称为现代牙科之父。美国人 Horac Wlles(1815—1848 年)最先使用了笑气麻醉进行拔牙术。"口腔外科"(oral surgery)一词由美国人 James Edmund Garretson(1828—1895 年)命名。20 世纪初出现了颌面外科(maxillofacial surgery)的概念。近代,伴随着西方产业革命和工业技术的发达,口腔颌面外科得到了更为广泛的发展。

四、我国的口腔颌面外科的发展

1949 年前,我国没有口腔颌面外科的专业配置,口腔颌面外科的疾病被分散在牙科、普外科以及耳鼻咽喉科中。

1949 年后,为了适应社会主义建设的需要,20 世纪 50 年代初我国先后在四川、北京、上海等地有关医学院校相应成立了口腔医学系,并在临床口腔医学中正式建立了口腔颌面外科学专业,开展了口腔颌面外科疾病的防治、教学和科学研究工作。

2000 年前后,我国口腔颌面外科学界加强了同国外的广泛交流,并已开始走向世界。在广大医务工作者的共同努力下,我国的口腔颌面外科事业飞速发展,取得了一些十分可喜的成就:肿瘤防治工作逐步深入开展,使我国口腔癌治疗的平均生存率已达 64% 左右;我国的唇腭裂手术病例数堪称世界之最;中医学的理论和实践在感染、损伤、肿瘤等疾病的防治中被引用和发展;我国自行研制、生产的各种药物以及免疫诊断、治疗,显微外科等各种新技术、新疗法的临床应用,手术方法的不断创新等,都有力地促进了我国口腔颌面外科的发展。从临床诊治水平来看,我国口腔颌面外科的水平在许多方面已步入世界领先行列。我国独特的传统医学中医学的参与,被国际上称为"中国式的口腔颌面外科学"。

五、如何学习口腔颌面外科学

在学习口腔颌面外科学时,需处理好以下关系。

第一,必须从医学是一个整体的概念出发来认识口腔颌面外科在医学中的地位,处理好局部与整体的关系。口腔颌面外科既有外科属性,又与其他临床学科关系密切。因此,在学习口腔颌面科学的同时,除必须掌握一般外科基础(如手术前后处理、外科基本操作、水与电解质平衡、麻醉知识等)和学习普通外科学、麻醉学、内科学、儿科学等有关临床各科知识外,还应具备一些更为专门而且十分重要的分科知识,诸如眼科学、耳鼻喉科学、整形外科学、肿瘤学等,只有这样,才能在口腔颌面外科临床工作中适应诊治需要。

口腔颌面外科属临床操作科室,因此,要求每一位口腔颌面外科医生除了具备对口腔颌面外科疾病的诊断能力外,还必须具备治疗口腔颌面外科疾病的外科操作能力。处理好知识与能力的关系,打好外科操作基本功是做好口腔颌面外科临床工作的必备条件。

第二,必须将口腔医学基础理论与口腔颌面外科临床紧密结合起来,处理好理论与实践的关系。学习口腔颌面外科必须具备扎实的口腔解剖生理学、口腔生物学、口腔组织病理学、口腔临床药物学和口腔颌面医学影像诊断学等口腔医学理论知识,只有这样才能在学习、工作和科研中做到理论联系实际,知其然和知其所以然。必须全面学习和掌握口腔临床各专科知识,处理好分科与协作的关系,在学好口腔颌面外科学的同时,也一定要学好和掌握牙体牙髓病学、牙周病学、口腔修复学以及口腔正畸学的基本知识。

第三,必须同时学好和掌握口腔颌面外科疾病的诊治、预防和治疗关系。

只有具备丰富而扎实的普通医学基础和临床医学基础知识,口腔医学基础和口腔临床专科知识,才能成为符合现代医学要求、具有良好职业素质的医生,才有利于口腔颌面外科学专业的提高和发展。

六、口腔颌面外科学的未来

21世纪将是生命科学的时代,也是以基因和遗传等研究为主的分子生物学时代,口腔颌面外科领域的有关疾病毫无例外也都要参与和融合到这一领域的研究中。

21世纪针对外科疾病的治疗方式和目标将会转向以协作组(team group)、多学科(multidisciplinary)为基础的综合序列治疗(comprehensive and sequential treatment),其目的是确保既要提高患者的治愈率和生存率,又要更好地提高患者的生活质量(quality of life)。

21世纪将加速从单纯的生物治疗模式向"环境、社会、生物、心理和工程"综合医学模式转变。作为一名学术型的口腔颌面外科医生,除了具备高尚的医德和精湛的医疗技术之外,还必须要有服务的艺术,必须学习身心医学(psychosomatic medicine)和心理卫生方面的知识,以适应这一医学模式的转变。

21世纪将是高科技时代,先进的治疗设备带来了外科医疗技术上的革新。比如功能性外科(functional surgery)、微创外科(minimally invasive surgery,MIS)和数字化外科(digital surgery)均为21世纪口腔颌面外科发展的主流。

同时,21世纪的口腔专科医院应更加重视和发展科学研究,单纯教学型医院将逐步向"教学与研究并重型"医院发展。将研究成果应用到临床,将临床问题在实验室进一步深入研究,以促进"转化医学"的实现。

回顾过去,展望未来,随着新时代、新技术、新方法、新模式的不断发展与改进,口腔颌面外科学的内容和诊疗方法也随之发生改变,口腔医学生必须树立科学发展观,与时俱进,更新思维方法、学习方法,以适应新时代的发展要求。

本 章 小 结

本 章 内 容	学 习 要 点
定义及范畴	口腔颌面外科学定义;交叉学科;研究领域
学科归属	我国特色的口腔颌面外科学学科划分与西方国家之间的差异
起源与发展	我国起源早,临床诊疗水平高;西方发展快,基础研究与临床同步发展
如何学习	局部与整体的关系;基础与临床的关系;诊治与预防的关系
未来发展	功能性外科、微创外科及数字化外科均为21世纪口腔颌面外科发展的主流

目 标 检 测

目标检测及答案

湖南医药学院 黄元清

第二章　口腔颌面外科基本知识及基本技术

本章 PPT

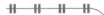

学习目标

1. **掌握**　①病历的定义、地位及作用;②口腔颌面外科门诊、住院病历书写的基本规范和要求;③口腔颌面外科临床检查的内容及操作步骤;④口腔颌面外科常见的消毒和灭菌方法;⑤病史的询问及系统的体格检查;⑥口腔颌面外科常见的辅助检查;⑦口腔颌面外科的基本操作技术;⑧口腔颌面部各类手术创口的处理原则;⑨换药的基本原则、绷带的应用技术。

2. **熟悉**　口腔颌面外科常用的铺巾方法及应用。

基本知识与基本操作是正确进行临床医疗实践的重要基础和科学依据,基本知识的掌握程度与基本操作正确、熟练与否,是保证疾病治疗质量和成败的关键。

第一节　口腔颌面外科临床检查

正确的临床检查是诊治疾病的前提和基础,是正确进行临床医疗实践的客观依据。临床检查方法的掌握程度与检查结果正确与否,直接关系到疾病的诊疗质量和成败。口腔颌面外科作为外科学的一个分支,有着其他临床学科的共性,但由于解剖生理特点以及疾病类型的差异,其临床检查又有一定的特殊性。对于口腔颌面外科临床检查,方法正确、全面客观有序仍是应遵循的原则。

一、一般检查

(一) 口腔检查

口腔检查应按由外到内、由前到后、由浅入深的顺序进行。必要时进行健侧、患侧的对比检查。

1. 口腔前庭检查　(略)

2. 牙齿及咬合检查　张口度以上下中切牙的切缘间的距离为标准,正常人的张口度约相当于自身的示指、中指、无名指三指合拢时三指末节的宽度,为 3.7~4.5 cm。

张口受限分四度:轻度张口受限(张口度仅可置两指,2~2.5 cm);中度张口受限(张口度仅可置一指,1~2 cm);重度张口受限(张口度不足一指,小于 1 cm);完全性张口受限(牙关紧闭)。

3. 固有口腔及口咽检查　双指合诊用一手的拇指、示指,适用于唇、舌部的检查。双手合诊用双手置于病变部位的上下或两侧进行。在口底、颌下检查时常用。双合诊应按"由后往前走"的顺序进行。

(1)腭部应依次检查硬腭、软腭、腭垂黏膜的色泽、质地和形态。必要时还要检查硬腭、软

Note

腭、腭咽弓、腭舌弓的运动,以及咽侧壁、咽后壁和腭咽闭合情况是否正常。

（2）舌部主要观察舌体、舌根、舌腹黏膜的色泽、舌苔变化、舌形以及舌体大小;注意是否有舌体上抬;检查舌运动情况,观察有无运动障碍和伸舌偏斜;对卷舌音不清的患者,应注意有无舌系带过短。部分面瘫可出现舌味觉改变。

（3）口底检查除黏膜外,应重点检查下颌下腺导管及其开口情况。对于口底占位性病变主要借助触诊或口内外双合诊进行。

（4）口咽检查包括咽后壁、咽侧壁、扁桃体、软腭和舌根检查。多需借助压舌板、口镜、直接或间接喉镜进行观察。

（5）对于唇、颊、舌、口底和下颌下区病变,可行双合诊检查（图 2-1）或双手合诊检查（图 2-2）,以便准确了解病变范围、质地、动度以及有无压痛、触痛和浸润等。检查时以一只手的拇指和示指,或双手置于病变部位上下或两侧进行。前者适用于唇、颊、舌部检查;后者适用于口底、下颌检查。双合诊应按"由后向前"顺序进行。

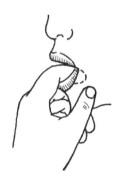

图 2-1　双合诊检查

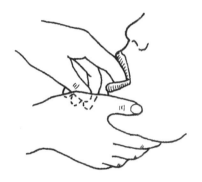

图 2-2　双手合诊检查

（二）颌面部检查

（1）表情与意识神态检查。

（2）外形与色泽检查。

（3）面部器官（眼、耳、鼻等）检查。

①眼:瞳孔的变化是颅脑损伤的一个重要体征。

②鼻:颌面部伤口,要注意有无脑脊液鼻漏,这是前颅底骨折的临床体征之一。

③耳:颌面部患者,如有外耳道流血或渗液,应注意有无因中颅底骨折导致的脑脊液耳漏。

（4）病变部位和性质。

（5）语音及听诊检查语音对某些疾病的诊断具有重要意义,如腭裂患者具有很重的鼻音,临床上称"腭裂语音";舌根部肿块可有"含橄榄语音"。蔓状血管瘤局部可闻及明显的吹风样杂音。

（三）颈部检查

1. 一般检查　外形、色泽、轮廓、活动度是否异常,有无肿胀、畸形、斜颈、溃疡及瘘管。位于颈前正中的肿块或瘘管常与发育畸形有关,应做吞咽动作检查,如甲状舌管囊肿即可随吞咽动作上下移动。

2. 淋巴结检查　颌面、颈部淋巴结,对口腔颌面部炎症及肿瘤患者的诊断和治疗具有重要意义。检查时患者取坐位,检查者应站在其右方（前或后）,患者头稍低,略偏向检查侧,以使皮肤、肌肉松弛便于触诊。检查者手指紧贴检查部位,按一定顺序,由浅入深,滑动触诊。

一般的顺序:枕部、耳后、耳前、腮腺、颊、颌下、颏下;顺胸锁乳突肌前后缘、颈前后三角直至锁骨上窝,仔细检查颈深、浅淋巴结,颈部淋巴结的所在部位和引流方向。触诊检查淋巴结

Note

时应注意肿大淋巴结所在的部位、大小、数目、硬度、活动度、有无压痛或波动感及其与皮肤或基底部有无粘连等情况。应特别注意健侧与患侧的对比检查(图 2-3)。

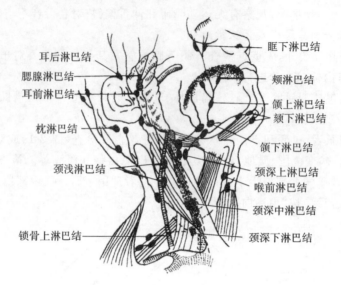

图 2-3　头颈部淋巴结分布

（四）颞颌关节检查

（1）外形与关节动度检查　检查面部左右是否对称,关节区、下颌角、下颌支和下颌体的大小和长度是否正常,两侧是否一致和协调,注意面部有无压痛和髁状突活动度的异常。有两种方法可检查髁状突动度的情况:①以双手示指或中指分别置于两侧耳屏前(髁状突外侧),患者做开闭口运动时,感触髁状突活动度;②将两手小指伸入外耳道内,向前方触诊,以了解髁状突活动及冲击感,协助关节疾病的诊断。此外,还应检查颏部中点是否居中,颜面下 1/3 部分有无明显增长或缩短。

（2）咀嚼肌检查。

（3）下颌运动检查　通过患者下颌的开闭颌运动、前伸运动和侧方运动,检查其关节功能是否正常,有无疼痛、弹响或杂音。

（4）咬合关系检查。

（五）涎腺检查

1. 一般检查　查的重点是三对大涎腺。涎腺检查应采用两侧对比的方法。腮腺触诊一般以示、中、无名三指平触为宜,忌用手指提拉触摸。下颌下腺及舌下腺的触诊则常用双手合诊法检查。

2. 分泌功能检查

（1）定性检查　给患者以酸性物质(临床上常以 2％枸橼酸、维生素 C 和 1％柠檬酸等置于舌背或舌缘),使腺体分泌反射性增强,然后根据腺体本身变化和分泌情况,判断腺体的分泌功能和导管的通畅程度。

（2）定量检查　正常人每日涎液总量为 1 000～1 500 mL,其中 90％为腮腺和下颌下腺(65％为下颌下腺)所分泌,而舌下腺仅占 3％～5％。

二、辅助检查

（一）化验检查

淀粉酶有助于诊断流行性腮腺炎。

（二）穿刺检查

穿刺检查多用于囊性肿块检查,对于有波动感或非实质性含液体的肿块可用穿刺检查。血管瘤可有血液抽出;舌下腺囊肿有蛋清样黏液抽出;脓肿可以抽出脓液。穿刺应在严格消毒的条件下进行,选用适宜的针头则更奏效(临床上脓肿穿刺常选用 8 号或 9 号针头,血管瘤用 7 号,而唾液腺肿瘤和深部肿瘤多用 6 号的细针穿刺行细胞学检查,又叫细针吸取活检)。穿刺时要注意进针深度和方向,以避免损伤重要组织结构。如临床上怀疑是颈动脉体瘤或动脉瘤,则禁忌穿刺;怀疑是结核性病变或恶性肿瘤时,进针时要注意避免因穿刺造成经久不愈的窦道或肿瘤细胞种植。

（三）活体组织检查

从原则上讲,应争取诊断和治疗一期完成,必须先行活检者,活检时间和治疗时间应尽可能接近。常用活体组织检查方法如下(熟记适应证和操作注意事项)。

1. 切取活体组织检查 适用于表浅有溃疡的肿瘤。可以不用麻醉或在局部阻滞麻醉下进行,浸润麻醉不宜采用。用 11 号手术刀,最好在肿瘤边缘与正常组织交界处切取 $0.5\sim1$ cm 一块楔形组织,立即放入 10％福尔马林溶液中固定,以备病理检查。

2. 吸取活体组织检查 适用于深部肿瘤或表面完整较大的肿瘤及颈部大的淋巴结可行吸取组织检查。

优点:痛苦小,可协助诊断。

缺点:吸取组织过少,又可引起出血或肿瘤扩散。

操作方法:皮肤消毒,局麻后用尖刀将黏膜或皮肤刺开 0.2 cm 的破口,用带芯的穿刺针接上 50 mL 针筒,自破口处刺入肿瘤,注意避开重要神经血管,进入肿瘤后,强抽针筒栓子保持针内负压,然后将针向各个方向穿刺 $2\sim3$ 次,切断吸入针管内的组织,缓慢拔除针头后方可去除负压。穿刺后如需手术应将穿刺点皮肤一并切除。

3. 切除活体组织检查 适用于皮肤黏膜完整,位于深部的可切除的小型肿瘤或淋巴结。切除边界应包括一部分正常组织。

4. 冷冻活体组织检查 适用于已决定手术治疗的病变,应争取冷冻检查和手术一期完成。冷冻活体组织检查是一种能迅速确诊的病理检查方法。但由于切片较厚,对肿瘤的性质及类型不易完全确定。目前确诊率在 95％以上,应注意的是:冷冻标本需要新鲜标本,送检前不要进行固定。

（四）涂片检查

确定分泌物的性质及感染菌种,必要时还可做细菌培养及抗生素敏感试验,以指导临床用药。

（五）超声波检查

能确定深部肿物和邻近重要血管的关系。

（六）X 线检查

（略）。

（七）放射性核素检查

通过 ^{131}I、^{125}I 扫描可以区分甲状腺癌是不是异位甲状腺,^{125}I 分辨率较好;常用 ^{99m}Tc 诊断颌骨恶性肿瘤。

（八）电子计算机 X 线断层摄影(computerized tomography,CT)

CT 对颌面部肿瘤,特别是面深部肿瘤的早期诊断,及其与周围重要组织的关系,能提供较准确的信息,对指导手术有重要意义。

（九）磁共振成像(magnetic resonance image,MRI)检查

MRI在颌面外科可用于炎症、囊肿及肿瘤,特别是颅内和舌根部肿瘤的诊断和定位。

（十）数字减影血管造影(digital subtraction angiography,DSA)检查

DSA是一种新一代血管造影成像技术,较常规血管造影诊断敏感性高,DSA对了解颌面部肿瘤的供养和回流血管及其与周围大血管的关系有重要价值。其缺点是不能显示肿瘤与其周围组织的关系,故尚需与其他检查配合使用。

（十一）单光子发射计算机断层摄影(single photon emission computed tomography,SPECT)检查

SPECT为当前性能最先进、最全面的核医学显像检查。口腔颌面外科可用于唾液腺疾病的诊断以及判断恶性肿瘤有无全身转移病灶。此外还可用于检查移植组织(骨及软组织瓣)的血运情况和协助颈部血管性疾病的诊断等。

（十二）手术探查

经过上述各项检查还不能确定疾病的性质,不能做出确切的诊断时,可进行手术探查。

操作中的注意事项:勿使用染料类消毒剂消毒,以免影响组织染色;勿用电刀取材(蛋白质变性);勿钳夹挤压组织块,以免组织、细胞变形;勿在坏死组织表浅处切取。特别注意:血管瘤和恶性黑色素瘤一般不做活体组织检查,以免造成大出血或肿瘤快速转移。

第二节　口腔颌面外科病史记录与病历书写

一、入院病史

入院病史记录(admission record,inpatient medical record)是指患者入院后,由经治医生通过问诊、查体、辅助检查获得有关资料,并对这些资料归纳分析书写而成的记录。

既往史:指患者过去的健康和疾病情况。内容包括既往一般健康状况、疾病史、传染病史、预防接种史、手术外伤史、输血史、食物或药物过敏史等。

个人史:记录出生地及长期居留地,生活习惯及有无烟、酒、药物等嗜好,职业与工作条件及有无工业毒物、粉尘、放射性物质接触史,有无治游史。

二、门诊病例

（一）门诊病案项目要求

姓名、性别、年龄、婚姻、职业、出生地、民族(国籍)户口/居住地址、电话、工作单位与电话、过敏药物名称及就诊日期与诊断。

（1）门诊病案封面必须逐项填写。

（2）每次应诊必须完整填写就诊日期(危急患者更须加注时、分)和就诊科室,若患者先后就诊两个以上科室,则各科分别填写就诊日期和科别。

（3）完整的门诊病史均应包括以下各项内容:①主诉;②病史;③体格检查;④实验室检查;⑤初步诊断;⑥处理意见;⑦医生完整签名等部分,可不必逐项列题。

（二）撰写基本要求

1. 初诊病史

（1）主诉：为患者就诊要求解决的主要问题。内容要精简，但应包括时间、性质、部位及程度，但对某些疾病，例如要求行整复术者则不一定强求以上形式，可直述其要求。患者如有两种以上的主诉，应记录其最主要者，选择性地简单记述次要主诉。

（2）病史：包括现病史、既往史、个人史、月经及婚育史、家族史，其中药物不良反应和过敏史、预防接种史属于既往史，社会经历及个人习惯嗜好为个人史。

（3）体格检查：以口腔颌面部检查为主。

（4）实验室检查。

（5）诊断：应按主次排列，力求完整全面，要严格区分确定的或待证实的诊断。

（6）处理意见：包括下列内容之一或数项。①提出进一步检查的项目（及其理由）；②治疗用药；③急会诊或约定会诊申请或建议；④其他医疗性嘱咐；⑤病休医嘱。

（7）医生签名：要求签署与处方权留迹相一致的全名。实习医生应有上级医生签名，以示负责。

2. 复诊病史（时间要熟记）

（1）复诊病史的必需项目与撰写要求原则上与初诊病史一致。

（2）同一疾病相隔 3 个月以上复诊者原则上按初诊患者处理，但可适当简化。

（3）一般复诊病史须写明：①经上次处理后病情变化；②初诊时检查结果的反馈；③记载新出现的症状或体征；④提出进一步的处理意见；⑤再次诊断；⑥医生签名。

（4）对于诊断已十分明确，治疗已相对固定，病情已基本稳定的慢性病患者，门诊复诊病史内容包括：①以前已明确的主要诊断；②本次就诊的主要临床情况，简述重要实验室检查结果；③处方记录及医生签名。

（三）门诊会诊的撰写要求

提出会诊申请一方应在处理意见内写明请求会诊的科室及会诊目的、接受会诊一方应在会诊结果前冠以"科会诊意见"的标题，会诊建议或处理意见应明确。撰写规格同门诊病案要求。

三、急诊病历

急诊病历分为初诊病历记录和复诊病历记录。复诊病史可适当简化（如一开始即可提及原先确定的诊断）。同一疾病相隔 3 个月以上复诊者，原则上按初诊处理。

急诊病史撰写力求客观、真实、准确、及时、完整、重点突出、文字清晰易辨、药名拼写无误。书写过程中出现错字时，应当用双线划在错字上，不得采用刮、粘、涂等方法掩盖或去除原来的字迹。

急诊病历记录应由接诊医生在患者就诊时及时完成，就诊时间应具体到分钟。

急诊病史记录主要包括以下内容。

（1）病史。

（2）体格检查。

（3）实验室检查。

（4）诊断应主次排列，力求完整全面。严格区分确定、不确定或尚待证实的诊断。

（5）处理意见如涉及多科室的患者，在病史记录中应有会诊意见或同时处理（抢救）记录，严格按首诊负责制有关规定执行。

9

第三节 口腔颌面外科消毒与灭菌

一、手术室和手术器材的消毒与灭菌

口腔颌面外科手术室和手术器材的消毒灭菌要求及原则与一般手术室基本相同,使用的药品和方法也基本一致。门诊手术室应与治疗室或拔牙室分开,在连续手术时应遵循先无菌、次污染、后感染的原则,以免发生交叉感染。手术室应定期进行空气消毒,一般每日应进行 1 次,常用的方法有紫外线照射、电子灭菌灯消毒或化学药物加热蒸汽消毒。

(一)手术器械、敷料的消毒

1. 高压蒸汽灭菌 压力灭菌器有下排气式压力蒸汽灭菌器及预真空压力蒸汽灭菌器两种。一般物品均可使用。不宜用高压蒸汽灭菌的物品包括明胶海绵、凡士林、油脂、液体石蜡和各种粉剂等物品。灭菌效果可靠。

2. 煮沸消毒法 此方法简单,应用方便,适用于耐热、耐温物品,但可使刀刃的锋利性受损。消毒时间自水煮沸后开始计算,一般需 15～20 分钟。肝炎患者污染的器械与物品,应煮沸 30 分钟。加入 2‰碳酸氢钠时,沸点即达 105 ℃,可缩短消毒时间,效果更佳(金属器械煮沸 5 分钟即可达到灭菌要求),并可防锈。

3. 干热灭菌法 一般均可,但棉织品、合成纤维、塑料及橡胶制品等,不可用此法灭菌。一般 160 ℃应持续 120 分钟,170 ℃应持续 90 分钟,180 ℃应持续 60 分钟。

4. 化学消毒法 应选择具有杀菌谱广、毒性低、无刺激性、性能稳定、无腐蚀性、作用速度快等优点的化学消毒剂。各种化学消毒剂可按其杀灭微生物作用水平分为高、中、低三种类型,可根据不同消毒目的选用。

(1)酒精 在醇类中最常用,是良好的皮肤消毒剂。医疗器械消毒,可用 70%～80%酒精浸泡,但仅用于一般不进入无菌组织的器械灭菌,浸泡时间为 30 分钟。

(2)戊二醛 此为一优良广谱消毒剂,能杀灭各种细菌繁殖体与细菌芽胞以及真菌与病毒。制剂为 2%碱性戊二醛,用其浸泡器械,在 2 分钟内,可杀灭细胞繁殖体,10 分钟内可杀灭真菌、结核杆菌,15～30 分钟可杀灭乙型肝炎病毒,杀灭细菌芽胞则需 4～12 小时。

(3)碘伏 是碘与表面活性剂的不定型结合物。可配成水或酒精溶液使用。可杀灭各种细菌繁殖体与芽胞,以及真菌和病毒,酒精溶液较水溶液杀菌作用更强。消毒器械可用 1～2 mg/mL 的有效碘溶液浸泡 1～2 小时。

(4)福尔马林 含甲醛 36%～40%的液体,即福尔马林。本品具有良好杀菌作用,可杀灭细菌繁殖体与芽胞,以及真菌和病毒等。用于外科器械灭菌,使用 10%溶液,浸泡 60～120 分钟,用时应以灭菌蒸馏水冲净残留药液。

(5)含氯消毒剂 消毒剂溶于水中可产生次氯酸者称为含氯消毒剂。含氯消毒剂杀菌谱广,对细菌繁殖体、病毒、真菌孢子及细菌芽胞均有杀灭作用。

(6)过氧乙酸 气体和溶液均具有较强的杀菌作用。杀灭细菌芽胞用 1%浓度,5 分钟可奏效,而杀灭微生物繁殖体仅需 0.01%～0.5%的浓度,时间 30 秒至 10 分钟即可。对乙肝病毒也有杀灭作用。

注:除醇类没有杀菌作用外,其余均可杀菌,过氧乙酸最强。

(二)特殊器械的消毒

不宜消毒部分,如电机三节臂、电源线等可套以消毒布套隔离。

二、手术者的消毒

手术者的消毒包括更换手术室的衣、裤、鞋、帽及口罩等清洁准备,以及手术的洗刷浸泡、穿手术衣及戴橡皮手套等步骤,其原则、方法及消毒剂与外科手术的要求完全相同。近年来有一种新的高效复合型消毒剂——灭菌王,除可用于手术前的手臂消毒外,还可用于手术野皮肤及手术器械的消毒。在门诊进行牙手术和牙槽手术时也应洗手或戴橡皮手套,以防感染和交叉感染。

洗手须遵守六步法:第一步,双手手心相互搓洗(双手合十搓五下);第二步,双手交叉搓洗手指缝(手心对手背,双手交叉相叠,左右手交换各搓洗五下);第三步,手心对手心搓洗手指缝(手心相对十指交错,搓洗五下);第四步,指尖搓洗手心,左右手相同(指尖放于手心相互搓洗);第五步,一只手握住另一只手的拇指搓洗,左右手相同;第六步,指尖摩擦掌心或一只手握住另一只手的手腕转动搓洗,左右手相同(图 2-4)。

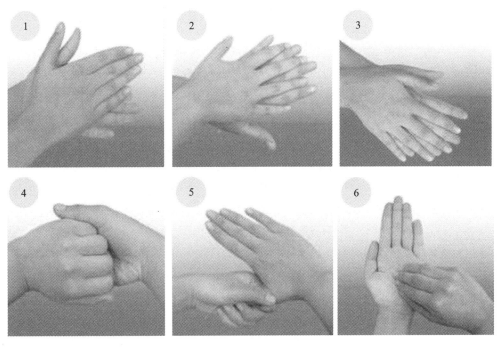

图 2-4 六步洗手法

三、手术区的消毒灭菌

(一) 术前准备

患者在术前应行理发、沐浴和备皮。与口腔相通的大手术,特别是需植骨、植皮者,应先做口腔洁治、龋齿充填和残根拔除,并用 1∶5 000 高锰酸钾液或 1∶1 000 洗必泰液含漱;取皮及取骨区应在术前 1 日彻底清洁、备皮,以酒精消毒后用无菌敷料包扎。

(二) 手术区常用消毒药物

1. 碘酊 杀菌力强,但刺激性大,故在不同部位使用浓度不同:消毒口腔内为 1%;颌面颈部为 2%;头皮部为 3%。使用后应予脱碘,碘过敏者禁用。

2. 洗必泰液 为广谱消毒剂,刺激性小,故使用广泛。皮肤消毒浓度为 0.5%,加入酒精(70%酒精)消毒效果更佳。口腔内及创口消毒浓度为 0.1%。

3. 碘伏 含有效碘 0.5% 的碘伏水溶液用于皮肤和手的消毒,同样也可用于口腔黏膜的

Note

术前消毒,其作用优于碘酊。具有消毒彻底、刺激性小、着色浅的优点。

4. 75%酒精　最常应用,其消毒力较弱,故常与碘酊先后使用,起脱碘作用。

（三）消毒方法及范围

1. 消毒方法　非感染创口应从术区中心开始,逐步向四周环绕涂布,但感染创口相反。涂药时不可留有空白,并避免药液流入呼吸道和眼内。与口腔相通的手术及多个术区的手术应分别消毒。

2. 消毒范围　头颈部手术消毒范围应至术区外 10 cm,四肢、躯干则需扩大到 20 cm（表2-1）。

表 2-1　口腔颌面外科常用手术消毒范围

手 术 区 域	消 毒 范 围
口腔内手术	（1）全部口腔 （2）面部:上界,眶上缘平线;下界,颈上线;侧界,两侧耳前线
面部手术	上界,平发际线;下界,颈上线;侧界,两侧耳前线
腮腺区手术	上界,患侧发际内 8 cm;下界,锁骨中线;侧界,两侧耳前线;前界,中线;后界,耳后 8 cm;因麻醉或手术需要显露口腔者则应消毒口内及全面部
下颌下区手术	上界,眶下平线;下界,锁骨上线;前界,过中线;后界,耳后 5 cm
颏下区手术	上界,上唇全部;下界,颈下线;侧界,两侧耳前线
颈部手术	上界,颧骨至鼻翼、上唇线;下界,胸部乳头线;前界,过中线 5 cm,如系双侧或中线处手术,对侧颈部也应全部消毒;后界,颈后三角区、同侧项部及乳突发际上 5 cm
胸部取皮、取皮瓣、取肋骨等	上界,颈上线;下界,平脐;外界,过腋后线,包括全部肩关节及腋下区;内界,过对侧锁骨中线
腹部取皮、皮管制备	上界,两乳头连线;下界,耻骨联合;外界,腋后线;内界,过中线 5 cm
股部手术取皮、取皮瓣、骨瓣、取筋膜等	上界,髋上 8 cm;下界,膝关节下;外界,后上崎;内界,过中线 5 cm
上臂部手术（包括取皮瓣、皮管制备等）	上界,全肩部、腋下、前胸侧至乳头线;下界,肘关节下 5 cm;内外界,应包括上臂全部
足背部手术（包括取皮瓣）	上界,小腿下 2/3;下界,足全部
前臂部手术（包括取皮瓣等）	上界,肘关节以上 5 cm;下界,手全部

（四）消毒巾铺置法

常用的铺巾法有以下几种。

1. 无菌巾包头法　让患者主动或被动抬头,将重叠的两块消毒巾置于头颈下手术台上,常以巾钳固定（图 2-5）。

2. 手术野铺巾法

（1）孔巾铺置法　此法适用于门诊小手术（图 2-6）。

（2）三角形手术野铺巾法　常用巾钳固定,此法适用于口腔、鼻、唇及颊部手术（图 2-7）。

（3）四边形手术野铺巾法　以四块消毒巾分别铺置,用巾钳或缝合法固定,此法适用于腮腺区、颌下区、颈部及涉及多部位的大型手术（图 2-8）。

注:术区周围 3~4 层,外周至少 2 层。

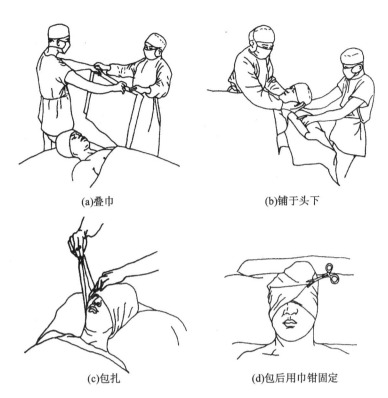

(a)叠巾　　　　　　　　　　　　(b)铺于头下

(c)包扎　　　　　　　　　　　　(d)包后用巾钳固定

图 2-5　无菌巾包头法

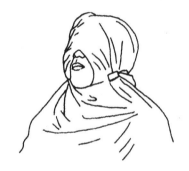

图 2-6　孔巾铺置法

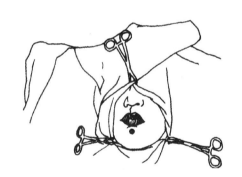

图 2-7　三角形手术野铺巾法

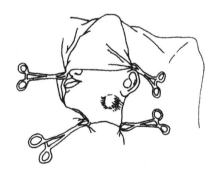

图 2-8　四边形手术野铺巾法

Note

第四节　口腔颌面外科基本手术操作

口腔颌面部手术的常用器械与其他外科手术器械基本相同,使用方法也基本一致。口腔颌面部手术的基本操作包括显露、止血、解剖分离、打结、缝合和引流六个方面,这是与外科手术相同的。鉴于口腔颌面部的解剖生理特点,在操作时又有其特殊的要求。

一、切开显露

手术野的充分显露是保证手术顺利进行的先决条件,在良好的显露情况下,可使手术野内解剖关系清楚,不但操作容易、方便,而且也更安全。

(一) 切口设计

为保证手术效果和减少术后瘢痕畸形,口腔颌面部手术的切口选择,必须全面、综合地加以考虑。

1. 解剖　要考虑手术区的神经、血管、腮腺导管等重要组织结构的位置和行径,切口应尽量与之平行,以免意外损伤和不必要的牺牲。

2. 部位　由于颌面部功能和美观的要求,切口应选择比较隐藏的部位和天然皱褶处。切口的方向要尽量与皮纹方向一致(因皮肤张力方向与皮纹方向一致),以期获得最小、最轻的瘢痕。活检手术的切口应力求与再次手术的切口一致。

3. 长短　切口的长短原则上以能充分显露为宜。

(二) 切开

切口选择、确定后,用亚甲蓝画线标记。切开时,皮肤用手绷紧或固定,手术刀与组织面垂直(起刀时垂直将刀尖刺入,移动时转至 45°斜角切开皮肤,切完时又使刀成垂直位),准确、敏捷、整齐、深度一致地一次切开。要注意层次并逐层切开(少数整复手术例外)。肿瘤手术宜使用电刀或光刀,而整复手术不用,以期减少瘢痕。

(三) 体位

应选择利于术野显露的体位,颌下、颈部手术应常规垫高肩部头侧位。腭部手术采用平卧仰头位。唇部采用平卧头正位。

(四) 照明

良好的照明可增加术野的清晰度,利于准确操作和避免意外损伤,这在有重要组织结构和口、咽腔部位手术时尤为必要。

二、止血

止血对术中减少失血、保持术野清晰、防止重要组织损伤、保证手术安全以及术后创口愈合等均具有重要意义。手术中常用的止血方法有下列几种。

(一) 钳夹、结扎止血

此法为术中最基本、最常用的止血方法,即用血管钳将看得见的出血点进行快速、准确的钳夹以止血。对于大块的肌束应先钳夹,再剪断,最后缝扎。常用的缝扎方法为贯穿缝合法。

(二) 阻断止血

此法为临床上止血效果最明显、可靠的方法,即用钳夹、结扎和缝扎的方法阻断知名血管或术区中较粗大血管的血流,达到区域止血的目的。

1. 知名或较粗血管的阻断止血 术中处理此类血管,应顺其长轴,细心将其从血管鞘中分离解剖出来,再行两侧钳夹或结扎后剪断,即可达到防止和减少出血的目的。注意血管结扎切断后所留下的断端长度,至少应为该血管管径的两倍,并应行双重甚至三重结扎,才能有效地防止滑脱。对较大动脉的第二次结扎,使用贯穿缝合法,则更为稳妥、牢靠。

2. 颈外动脉结扎 颈外动脉是口腔颌面部血液供应的主要来源。由于颌面颈部血管侧支循环较多,在临床上双侧颈外动脉结扎的止血效果比单侧结扎更佳,但要注意其适应证,正确选择。

3. 区域阻断止血 在切口周围或在切除肿物血供的近心端先行圈式或栅栏式缝扎,即可达到明显减少出血的目的。

(三)压迫止血

(略)。

(四)药物止血

使用药物止血,可分为全身用药止血和局部用药止血两类。

(1)全身用药止血,常用的药物有止血芳酸、止血敏等。

(2)局部用药止血,术中渗血可使用明胶海绵、淀粉海绵、止血粉等药物止血。为减少术中出血,还可局部注射含有 1∶1 000 肾上腺素的普鲁卡因或生理盐水,也可用肾上腺素纱条直接压迫止血。

(五)热凝止血

使用电刀或光刀手术,可显著减少术中出血量,可减少线扎,缩短手术时间。

(六)低温止血

低温降压麻醉(体温降至 32 ℃左右)可减少机体周围组织的血容量,从而有效地减少术中出血。局部冷冻降温(通常使用液氮)后再行手术,也可明显地减少出血。

(七)降压止血

术中使收缩压降至 10 kPa(80 mmHg)左右,即可有效地减少术中出血量。但时间不能过长,一般以 30 分钟左右为宜,心血管疾病患者禁用。

三、解剖分离

解剖分离是显露组织的解剖部位、保护正常和重要组织、切除病变组织从而完成手术的重要手段。解剖分离应在正常组织层次中进行,即做到手术层次清楚、逐层剖入。解剖分离分为钝性和锐性分离,术中常交替和结合使用,但无论使用哪种方法,均应防止粗暴和意外损伤,且应注意手术的快慢节奏并保护创面,避免长时间暴露和干燥而坏死。

四、打结

打结是外科手术中不可缺少的重要基本功,是基本的技术操作之一,主要用于结扎血管和缝合。打结的速度和质量决定着手术时间的长短和效果的好坏。口腔颌面外科手术以单手打结和持针钳打结常用,口腔内打结应打三重结,以防松脱。

五、缝合

缝合是使手术解剖分离开的组织或切除病变后的剩余组织重新对位,以期达到促进创口一期愈合的目的。除某些口内手术后的裸露骨面以及感染创口等特殊情况外,所有创口均应行初期缝合。

(一) 缝合的原则和要求

原则:在彻底止血的基础上,自深而浅逐层进行严密而正确的对位缝合,以期达到一期愈合的目的。

缝合的基本要求如下。

(1) 切口两侧组织要正确对位,接触良好,要分层进行缝合,避免留有无效腔。

(2) 应在无张力或最小张力下进行缝合,以免术后创口裂开或愈合后瘢痕过粗。

(3) 缝合的顺序是先游离侧,后固定侧,反之易撕裂组织。

(4) 缝合面颈部皮肤时,缝合应包括皮肤全层,垂直于皮肤进针,并使皮肤两侧进出针间距等于或小于皮下间距,防止创缘内卷或过度外翻。

(5) 皮肤缝合进针点离创缘的距离和缝合间隔密度,应以保持创缘接触贴合而无裂隙为原则,具体要求因手术性质和部位而有所不同。

(6) 缝合的组织之间不能夹有其他组织,以免影响愈合。

(7) 缝合后打结的松紧度要适度,过紧会压迫创缘,影响血供,导致边缘坏死和术后遗留缝线压迹,还可造成组织撕裂。过松可使创缘接触不良,出现裂隙,易发生渗血、感染。还可致组织错位愈合,使瘢痕变粗。

(8) 在功能部位(如口角、下睑旁)要避免过长的直线缝合,否则愈合后瘢痕直线收缩,导致正常解剖结构移位。临床上对较长的切口,常以对偶三角瓣法换位成"Z"形曲线缝合(图 2-9)。

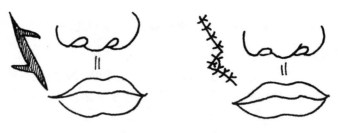

图 2-9 "Z"形曲线缝合

(二) 缝合的基本方法

创口原位缝合用于无组织缺损、整齐、无张力的创口复位缝合。

外翻缝合(褥式缝合)适用于创缘较薄的黏膜、松弛的皮肤以及有内卷现象的创缘缝合,其特点是能有更多的创缘组织面外翻接触,以保证创口愈合。外翻缝合又有纵式和横式之分,选择时应考虑创缘血供方向,使其与缝线方向一致(图 2-10)。

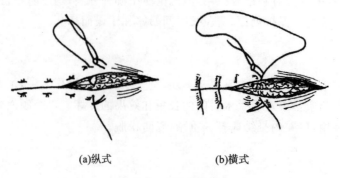

(a)纵式   (b)横式

图 2-10 外翻缝合法

皮内缝合是指真皮层内的缝合,也分为间断和连续两种,其优点是术后瘢痕小,但技巧要求很高,仅用于整复小手术。

（三）特定情况下的缝合法

1. 组织内无效腔缝合法　分层次地把相同组织对位缝合,必要时可带深层组织,如组织缺损过多,也可就近转移一块组织(皮下组织、肌等)。

2. 三角形皮瓣尖端缝合法　三角前尖角大于 90°者,可直接进行间断缝合,小于 90°者则采用皮肤-皮下-皮肤环式缝合方法(图 2-11)。

3. 两侧创缘长度不等、厚薄不均的缝合方法　长度不等的创口缝至末端时会出现小的皮肤叠起,俗称"猫耳朵"。临床上一般采取附加切口、游离后转移、重新对位缝合等方法。也可在创缘末端向长的一侧做一斜行切口,然后剪除三角形皮肤一块,可使创缘对齐(图 2-12、图 2-13)。厚薄不均的创口缝合时,薄、低组织要多而深缝,厚、高组织要少而浅缝,缝合后的创缘可调整到同一水平。

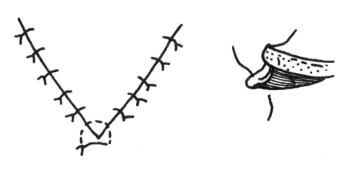

图 2-11　三角形皮瓣尖端缝合法

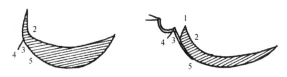

图 2-12　两侧创缘长度不等缝合法

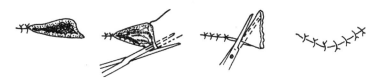

图 2-13　两侧创缘长度不等,剪除三角形皮肤后对位缝合

六、外科引流

引流的目的是使创口及术区组织间隙内的渗出物、血液、分泌物或脓液(感染创口)及时排出体外,从而保证创口的愈合。不必要和不正确的引流常招致继发感染,使创口延迟愈合;正确、恰当的引流,能防止感染的发生和扩散,有利于愈合。

（一）放置引流的适应证

（略）。

（二）引流方法

（略）。

Note

（三）引流应注意的事项

1. 引流的时间 引流物为异物，在达到引流目的后，应尽早拔出。

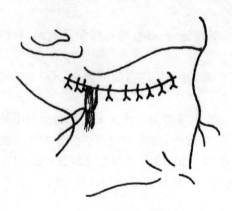

图 2-14　引流物缝线固定法

2. 引流的部位 开放引流的引流物内端应放置在创口内深处，其外端则应依体位放在创口最低处，以利重力低位引流。负压引流管应避免放在大神经血管的附近，其戳创口也应封闭，才能收到负压效应。引流口的大小要适当，太小则引流不畅；太大，将在引流部位形成粗大瘢痕。

3. 引流物的固定 引流物固定最常用、最牢靠的方法是利用引流口附近的缝线加以缝扎固定，也可在引流物外端穿以别针，以防被推入创口内（图 2-14）。

4. 负压引流的装接 注意接触患者一端的管子应位于液瓶内水面下，与外界相通的管子位于水面之上，就是所谓的"低进高出"。

第五节　创口的处理

一、创口的分类

口腔颌面外科临床创口分为三类。

（一）无菌创口

无菌创口是指未经细菌侵入的创口，多见于外科无菌切口，早期灼伤和某些化学性损伤已经及时处理的，也可以是无菌创口。口腔颌面外科的无菌创口主要是面颈部手术创口。

（二）污染创口

污染创口是指虽有细菌侵入，但尚未引起化脓性炎症的创口。与口鼻腔相通或口腔内手术的创口，是在非无菌条件下进行的，故也属此类。

（三）感染创口

凡细菌已经侵入、繁殖并引起急性炎症、坏死、化脓的创口和在此情况下进行手术的创口均为感染创口。

二、创口的愈合

（一）一期愈合

一期愈合是指缝合后的创口在 7～10 日内全部愈合者。这类创口多见于初期缝合的外科切口或因损伤后组织创面不大，严密缝合后未发生感染者。

（二）二期愈合

未经缝合的创口，其愈合往往经过肉芽组织增生，周围上皮爬行覆盖的过程，在临床上称为二期愈合或者叫做延期愈合（拔牙创的愈合属于此类），此种创口愈合后结缔组织多，在软组织部位形成明显的瘢痕。多见于创缘不能严密对位缝合，创面较大或创面感染的创口。此外，局部低氧、营养不良、蛋白质和维生素缺乏、氨基酸代谢障碍及某些药物(如皮质类固醇)等,均可影响创口愈合或引起瘢痕增生。

三、各类创口的处理

(一) 无菌创口的处理

(1) 无菌创口均应严密缝合,组织缺损者可采取皮瓣转移和植皮的方法解决。对术后可能发生感染、怀疑术后渗血较多或有污染的创口,应引流 24～48 小时;对渗出物较多或者无效腔较大的创口,应延长引流时间至 72 小时以上,必要时可更换一次引流物。

(2) 无菌创口除了拔出引流物及怀疑已有感染者外,一般不轻易打开敷料观察,以防污染。对确实需要打开者,必须遵循无菌原则。

(3) 面部严密缝合的创口可以早期暴露,并及时使用 3% 过氧化氢、4% 硼酸及 95% 酒精混合液清除渗出物,防止渗出物凝聚、结痂、成块,以免造成感染或影响创口愈合。

(4) 面部的无菌创口可早期拆线,由于面部循环丰富,生长力强,可在术后 5 日开始间隔拆线。颈部缝线可在 7 日左右拆除,光刀手术创口拆线应推迟至术后 14 日。

(二) 污染创口的处理

(1) 污染创口也应该争取初期缝合。由损伤引起者,应在彻底清创后进行;创口较深大或者可能发生感染者应放置引流物;对不能进行缝合的创口可以用碘仿纱条或者凡士林纱条填塞覆盖,并随肉芽组织生长和创口愈合情况决定抽出纱条的时间。

(2) 除非高度怀疑或已确诊感染者外,一般不宜打开敷料观察。

(3) 面部的污染创口也可以早期暴露。

(4) 为争取污染创口一期愈合,应采取抗感染预防措施,给予抗生素;对污染较重而且创口深在者应注射破伤风抗毒素血清(TAT)。

(5) 口腔内有创口者应保持口腔卫生,选用漱口剂含漱。

(6) 面颈部污染创口的拆线时间与无菌创口相同,但已化脓感染者应及早拆除缝线,放置引流。口内创口应在术后 7～10 日拆线,腭裂术后的创口缝线应延长至 10 日以上拆除。

(三) 感染创口的处理

(1) 感染创口不做初期缝合,而应在感染控制后或病灶清除后进行,而且缝合不宜过紧并做可靠的引流,其引流物应在感染完全控制、无脓液排出 48 小时去除,脓肿切开引流后不进行缝合,但必须放置引流物。

(2) 感染创口应覆盖无菌敷料,应定时检视和换药,一般每日 1 次,分泌物多者可每日 2 次。

(3) 创面有肉芽组织生长并有大量脓性分泌物的创口,应予以湿敷。湿敷药物应根据细菌和药物敏感试验的结果选择:一般细菌感染可用 0.1% 呋喃西林;铜绿假单胞菌感染可用 1% 醋酸、2% 苯氧乙醇或 0.2%～0.5% 庆大霉素溶液;厌氧菌感染可用 3% 过氧化氢溶液。高出创面的不健康肉芽组织应剪除,肉芽组织水肿可用高渗盐水湿敷,健康的肉芽创面可早期植皮,使其早期愈合。

(4) 脓腔引流宜通畅,并应进行药物冲洗,窦道和瘘管应行刮治和烧灼。

(5) 对经处理以后缝合的创口,应放置引流物,缝线应延期至一周后拆除。

(6) 在感染创口的处理过程中,应酌情使用抗菌药物,全身情况差、病程长的患者应考虑支持疗法,加强营养和维生素 C 的摄入,必要时给予输血,以促进创口的早期愈合。

Note

四、换药

（一）换药的一般程序

（1）先用手去除外层敷料，再用镊子去除内层敷料。内层敷料去除时，应顺切口方向揭开，以免撕裂创口。如果敷料与创口发生粘连，切勿强行去除，可用盐水或过氧化氢溶液浸湿后再行去除。

（2）用酒精棉球自创口由内向外擦拭，已接触外界皮肤后不要向内擦拭。

（3）有创面的创口，可用盐水棉球或其他消毒液涂拭清洁，不能用酒精棉球涂拭。

（4）应彻底清除窗口内外的异物，如坏死组织、线头等。

（5）脓性分泌物过多时，应用消毒液或抗生素溶液冲洗。

（6）换药结束后，应在创口上覆盖敷料（暴露创口除外）。一般应有 3～4 层纱布，然后用胶布或绷带固定。

（二）拆线

（1）拆线前，应用碘酊和 75% 酒精消毒缝合处。

（2）拆线的顺序一般是间隔缝线，以防创口有裂开倾向时，可及时停止拆除其他缝线。

（3）拆线时，一手以无齿镊将线头提起，在一端紧贴皮肤处剪断，然后向被剪断侧拉出。如任意在他处剪断拉出，容易感染深部组织；如拉出线头向非剪断侧，则易使创口裂开。

（4）拆线完毕，应再次清洁和消毒创口。如发现创口张力过大，或有轻度裂开倾向时，可用蝶形胶布牵拉，以减少张力。

五、常用绷带包扎法

绷带的应用最为广泛和简便，可适用于各种部位创口的包扎，包扎的方法可因不同的部位和要求而多样。绷带取材方便，一般以纱布或普通棉布裁成长条卷成，长度和宽度可因使用的部位不同而异，使用时根据需要确定。常用的绷带包扎法有以下几种。

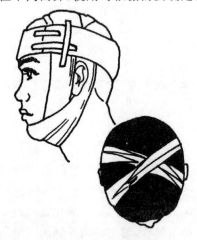

图 2-15　交叉十字绷带包扎法

（一）交叉十字绷带包扎法

交叉十字绷带包扎法也称环绕法，此法广泛用于颌面部和上颈部术后和损伤的创口包扎固定。用绷带先由额部至枕部环绕两圈，继而反折至一侧耳前腮腺区向下，再经下颌下、颏部至对侧耳后向上，再经顶部向下至同侧耳前；绕下颌下及颏部至对侧耳前，向上经顶部，向下至同侧耳后，再绕下颌下、颏部至对侧耳后。如此反复缠绕，最后再如前做额枕部的环绕，以防止绷带滑脱，止端打结或以胶布固定。绷带缠绕时应注意勿使耳廓受压，颏下绷带应避免过紧，以防止出现疼痛、压迫呼吸道及局部坏死（图 2-15）。

（二）四头带包扎法

四头带包扎法又称四尾带包扎法，制作方法简便，临床上常用一段绷带，将其两端剪开一定长度，形成四个带头即可。带的长度一般为 70 cm 左右，剪开的长度视需要而定。其主要用途如下。

1. 包扎鼻部创口　将四头带的中份置于鼻部，后方两头自左右分别至枕下打结，另两头

Note

亦自左右反折向上至头顶打结(图 2-16)。

2. 包扎下颌、颏部创口 将四头带中份置于并兜住颏部,上方两带头分左右绕至枕下打结,下方两带头分别向上经下颌部与前者交叉,上至头顶打结,即可达到下颌骨制动和限制张口的目的(图 2-17)。此法多用于临时性颌骨固定。

3. 压迫术后创口 四头带中份包入纱布数块,使之卷成圆柱状,使用时将其置于创外区,带头仍在枕下部和头顶部打结。四头带压迫创口有减轻疼痛、止血、防止和减轻水肿,促使创口贴服并稳定之功效。

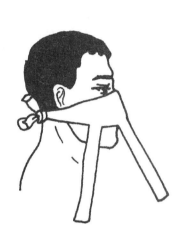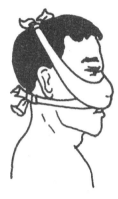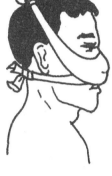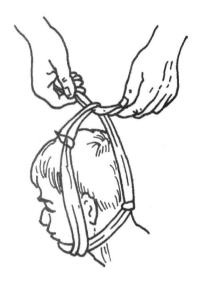

图 2-16 四头带包扎鼻部创口　　　　　　图 2-17 四头带包扎下颌、颊部创口

(三)面部绷带包扎法

面部绷带也称单眼交叉绷带。于健侧鼻根部先放置一块上下斜行的短绷带或纱布条,并在患侧耳周垫棉垫或纱布,以免包扎时压迫耳廓。绷带自额部开始,先环绕额枕两圈,继而斜经头后绕至患侧耳下并斜行向上经同侧颊部、眶下至鼻背、健侧眶上,如此环绕数圈,每圈覆盖前一层绷带的 1/3～1/2,直至包扎妥善为止,最后再绕额枕一圈,止端用胶布固定,将留置的短绷带或纱布条打结收紧,以暴露健眼。面部绷带常用于上颌骨、面、颊部手术后的创口包扎。

▨本章小结

口腔颌面外科基本知识和基本操作是医学生必须掌握的基础知识,是未来口腔颌面外科临床实践的立业之本,也是口腔执业(助理)医师实践技能考试的重点内容。

口腔颌面外科临床检查方法的掌握程度与检查结果正确与否,直接关系到疾病的诊疗质量和成败。

病历记录是医务人员在医疗活动过程中形成的文字、符号、图表、影像、切片等资料的综合,包括门(急)病历和住院病历。病历书写是医务人员通过问诊、查体、辅助检查、诊断、治疗、护理等医疗活动获得有关资料,通过归纳、分析、整理形成医疗活动记录的行为。病历书写应当客观、真实、准确、及时、完整。

口腔颌面外科手术多位于口腔和接近眼、耳、鼻、鼻窦、咽等污染区,术后发生感染的机会较多。因此,口腔颌面外科医生必须严格遵循无菌原则,防止感染。

口腔颌面外科手术的基本操作包括显露、止血、解剖分离、打结、缝合和引流六个方面,这是与外科手术相同的。但口腔颌面外科手术操作又有其特殊性。

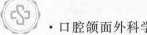

创口处理是外科治疗中一项经常而且重要的工作。要掌握创口愈合的规律和护理知识，换药的原则及基本操作。

目标检测

目标检测及答案

邢台医学高等专科学校　邢青霞

第三章　口腔颌面外科麻醉与镇静镇痛

学习目标

1. 掌握：口腔颌面外科局部麻醉的常用药物、方法和并发症的防治。
2. 熟悉：口腔颌面外科全身麻醉的特点、实施方法和麻醉后处理，以及镇静、镇痛的基本药物和方法。
3. 了解：口腔颌面外科重症监护的收治范围和监护内容。

本章PPT

案例导入

患者，男，因左下第一磨牙严重龋坏，不能保留，口腔医生在口腔局部麻醉下拔除了该患牙。2年后因右下颌骨肿胀，再次回当地医院就诊，经检查发现颌骨肿瘤，遵医生建议，住院一周，在全身麻醉下成功接受手术治疗，术前术后予镇静镇痛，围手术期未出现并发症。

1. 局部麻醉有何特点？局部麻醉和全身麻醉各适用于什么情况？
2. 临床上局部麻醉和镇静镇痛的常用药物有哪些？
3. 口腔局部麻醉的常用方法有哪些？有何并发症？

案例导入
答案

麻醉(anesthesia)是指用药物暂时性地使患者全身痛觉和意识消失或某区域痛觉消失，以便于手术或某些疼痛的治疗。口腔颌面外科的麻醉可分为局部麻醉和全身麻醉。局部麻醉常用于牙拔除术及口腔颌面部小手术的治疗、牙髓病的治疗，以及活髓牙固定义齿牙体预备。全身麻醉常用于口腔颌面部大中型手术、不能配合的儿童和精神残障等特殊需求患者的手术。两种麻醉方法各具特点，麻醉药也不同，在进行口腔颌面外科手术时，应根据患者的疾病性质、手术部位、全身状况、麻醉技术等，选择最适合患者的安全、有效、方便的麻醉方法。对术前紧张或手术恐惧症患者实施镇静(sedation)，可消除或改善患者的紧张情绪和恐惧心理，有利于配合手术诊疗。口腔颌面部手术后、肿瘤、神经疾病等均可引起不同程度的疼痛，往往需要给予镇痛(pain control or analgesia)。

随着现代医学技术的发展，麻醉学已扩展到围手术期镇静、镇痛、复苏、监护与管理等方面，与外科工作密切相关。在口腔医学领域中，局部麻醉技术是口腔医生必须掌握的一项基本技能，同时还要熟悉全身麻醉、镇静镇痛的基本知识，具备无痛治疗的理念。

第一节　口腔局部麻醉

一、局部麻醉的特点

局部麻醉(local anesthesia)是用局麻药暂时阻断机体一定区域内神经末梢和纤维的感觉

Note

传导,从而使该区域疼痛消失的方法。麻醉后患者神志清醒,麻醉区域除暂时痛觉消失外,其他感觉如触压觉、温度觉等依然存在。如运动神经传导被麻醉阻断,则可产生暂时性的肌肉运动减弱或松弛,麻醉作用经过一定时限后可完全恢复。

局部麻醉由术者独立操作,一般不需要特殊设备和麻醉医生参与,局部麻醉后患者意识清醒,术后无需特别护理,安全性相对较大。口腔疾病治疗中采用局部麻醉必须综合考虑适应证和禁忌证、麻醉和手术部位、局麻药及其剂量的选择、并发症的防护等。一般来说,局部麻醉适用于一般的口腔颌面外科门诊手术、牙髓病的治疗及固定义齿修复的牙体预备等。大、中型手术和深部手术,局部麻醉的效果往往不够理想,而局部麻醉也不适用于局部有炎症和肿瘤的部位,以及不能配合的儿童、精神残障等特殊需求患者。

二、局麻药

(一)常用局麻药

神经细胞传递功能的基础是动作电位(action potential)的产生,局麻药使周围神经细胞的兴奋阈值提高,并降低膜电位上升幅度,使其不能达到阈电位,动作电位不能产生,从而阻断神经传导功能,使身体一部分区域痛觉丧失。

理想的局麻药应具有以下特点:①麻醉效果确切、起效快、维持时间满足临床需要;②毒性低、副作用少、不成瘾、对神经和周围组织无损害;③理化性质稳定、易灭菌和存储;④对各种神经(感觉神经、运动神经、交感神经等)有一定选择性,对神经的麻醉完全可逆。

局麻药按其化学结构分为酯类和酰胺类。目前,常用酰胺类局麻药有利多卡因(lidocaine)、布比卡因(bupivacaine)、阿替卡因(articaine)、甲哌卡因(卡波卡因,carbocaine)和丙胺卡因(prilocaine);常用酯类局麻药有普鲁卡因(procaine)和丁卡因(dicaine)。

1. 利多卡因 又名赛洛卡因(xylocaine),为中效酰胺类局麻药,有较强的组织穿透性和扩散性,局部麻醉作用较强,麻醉维持时间亦较长,血管扩张作用不明显,临床上主要以含1:100000肾上腺素的1%~2%利多卡因行阻滞麻醉,一般无需皮试,也可用作表面麻醉。利多卡因具有良好的抗室性心律失常作用,是快速型室性心律失常患者的首选局麻药,但室性传导阻滞患者应慎用。

2. 布比卡因 又名麻卡因(marcaine),为长效酰胺类局麻药,麻醉性能强而持久,其麻醉持续时间为利多卡因的2~4倍,一般可达6小时以上,麻醉强度为利多卡因的3~4倍,毒性为利多卡因的2倍。常以0.5%的布比卡因溶液与1:200000肾上腺素共用,特别适合费时较久的手术,术后镇痛时间也较长,但无表面麻醉作用。

3. 阿替卡因 组织穿透性和扩散性强于利多卡因,毒性低,显效快,给药后2~3分钟出现麻醉效果。临床常用制剂为含4%阿替卡因和1:100000肾上腺素的混合注射液,商品名必兰。阿替卡因适用于成人及4岁以上儿童,也可用于表面麻醉,近年使用日益广泛。

4. 甲哌卡因 又名卡波卡因(carbocaine),麻醉强度和维持时间与阿替卡因相近,麻醉强度为普鲁卡因的2倍,而与利多卡因和普鲁卡因相比毒性更小,也可用于表面麻醉,禁用于3周岁以下儿童。临床常用制剂为含2%甲哌卡因和1:100000肾上腺素的混合注射液,商品名斯康杜尼。

5. 普鲁卡因 又名奴佛卡因(novocaine),为短效酯类局麻药,曾是临床应用较广的一种局麻药,组织穿透性和扩散性较差,麻醉强度较低,毒副作用少,麻醉维持时间较短,一般不超过1小时,有明显血管扩张作用。普鲁卡因和其他酯类局麻药,偶能产生过敏反应,应用前需皮试,久存容易变质氧化,现临床已不常用。

6. 丁卡因 又名潘托卡因(pantocrine),为长效酯类局麻药,易溶于水,有很强的组织穿透性,麻醉强度是普鲁卡因的 10 倍,毒性是普鲁卡因的 10～15 倍。丁卡因由于毒性大,代谢速度慢,且具有明显的心肌和中枢神经系统抑制作用,临床上一般不作浸润和阻滞麻醉,只用于黏膜表面麻醉,现已少用。

一般情况下,增加局麻药的使用剂量和浓度可以增强麻醉强度、加快显效时间和增长麻醉维持时间,但须注意每种局麻药的一次最大剂量,以免发生中毒反应。两种或多种局麻药配成混合液联合应用,在增强麻醉效果的同时,也会使毒性大大增强,因此,一般不提倡联合用药。为了临床应用方便,将上述常用局麻药列表说明(表 3-1)。

表 3-1 临床常用局麻药

药 名	普鲁卡因	布比卡因	利多卡因	阿替卡因	甲哌卡因
麻醉强度	1	8	2	2	2
毒性强度	1	4	2	1～1.5	0.8
显效时间/分钟	6～10	6～10	2～3	2	2～4
牙髓麻醉维持时间/分钟#	60～90	90～180	60	45	60
软组织麻醉维持时间/分钟#	180～480	240～540	180～300	120～300	150～250
阻滞麻醉浓度/(%)	2～4	0.5	2	4	2～3
一次最大剂量/(mg/kg)	6.0	1.3	4.4	7	6.6

注:麻醉强度和毒性强度以普鲁卡因等于 1 作为标准;# 表示局麻药含 1：100000 的肾上腺素。

(二)局麻药过敏试验

酯类局麻药如普鲁卡因,偶可出现过敏反应,而酰胺类局麻药的过敏反应极罕见。为防止过敏反应,在用普鲁卡因之前,建议做过敏试验,特别是过敏体质患者,更应高度重视。临床上普鲁卡因过敏试验阳性或有过敏史者,可改用利多卡因等酰胺类局麻药,但也应做过敏试验。过敏试验的方法是将局麻药 0.1 mL 稀释至 1 mL,皮内注射 0.1 mL,20 分钟后看注射区反应,阳性为局部红肿、红晕直径超过 1 cm。在进行过敏试验之前,应备好肾上腺素、地塞米松、氧气等急救药物及用品,必要时先建立静脉通道,以防意外。

(三)血管收缩剂

很多局麻药都具有不同程度的血管扩张作用,局麻药中加入适量的血管收缩剂,可以延缓局麻药吸收,从而增强局麻药在组织中的浓度,增强麻醉效果,延长麻醉时间,降低毒性反应,同时也减少了注射部位的出血,使术野清晰。

局麻药中是否加入血管收缩剂,应考虑手术时间、手术需要及患者的机体状况等因素。局麻药中加入微量的血管收缩剂,对健康人和心脑血管病患者都一般不会引起明显的不适和血压变化,但一次性用量过大或注射时误入血管,可引起心悸、头痛、紧张、恐惧、颤抖及失眠,高血压病患者可因血压骤升而发生脑出血,心脏病患者可因心脏过度兴奋引起心律失常,甚至心室纤颤等不良反应。因此,如果患者有严重的心脑血管病未控制,收缩压高于 160 mmHg 或舒张压高于 110 mmHg,或心肌梗死、冠状动脉搭桥术、脑血管意外后 6 个月以内的,或未控制的甲状腺功能亢进或心律失常者,应慎用血管收缩剂。

口腔局部麻醉中常用的血管收缩剂是肾上腺素(adrenalin),一般以 1：(50000～2000000)的浓度加入局麻药中做局部浸润麻醉和阻滞麻醉,应严格限制局麻药中的肾上腺素浓度并控制好一次注射量,健康人注射肾上腺素的最大剂量为每次 0.2 mg,心血管病患者为每次 0.04 mg。注射前注意回抽,避免误入血管。

三、局部麻醉方法

口腔颌面外科临床常用的局部麻醉方法有表面麻醉、浸润麻醉、阻滞麻醉和冷冻麻醉,目前单纯的冷冻麻醉在临床上已很少应用。麻醉前应与患者进行充分的沟通交流，把口腔局部麻醉的必要性、局麻药和方法的选择、术中感觉、患者如何配合和可能出现的并发症告知患者，让患者有充分的心理准备，在知情同意下接受麻醉。

（一）表面麻醉

表面麻醉（superficial or topical anesthesia）是将穿透性强的局麻药涂布或喷射于手术区表面，药物吸收后使末梢神经麻痹，浅层组织的痛觉消失。表面麻醉适用于表浅的黏膜下脓肿切开引流、拔除松动的乳牙或恒牙，以及气管内插管前的黏膜表面麻醉，也有学者认为注射局麻药前均须先在注射区行表面麻醉，以减少注射疼痛。

以往常用 0.25%～0.5% 的盐酸丁卡因溶液，麻醉前须把黏膜表面擦干，使局麻药和黏膜直接接触（图 3-1），如不注意隔湿，药物可被唾液溶解稀释而影响麻醉效果，也有被儿童误吞的风险。现临床上推荐应用 2%～5% 的利多卡因凝胶、4% 阿替卡因冷冻麻醉喷剂，后者兼有冷冻麻醉的作用。

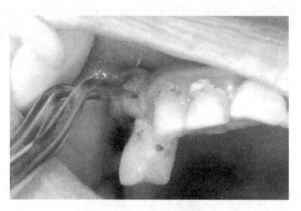

图 3-1　表面麻醉

（二）浸润麻醉

浸润麻醉（infiltration anesthesia）是将局麻药注入治疗区组织内，使组织内神经末梢失去传导痛觉的能力而产生麻醉效果，适用于脓肿切开引流、外伤清创缝合、小肿物的切除，及牙槽骨质疏松薄弱部位的牙拔除术、活髓牙的开髓术和牙体预备。临床上常用 1%～2% 利多卡因或 4% 阿替卡因注射液。

常用的浸润麻醉方法如下。

1. 软组织浸润麻醉法　先注射少量局麻药于皮肤和黏膜内使成一小皮丘，再由浅至深，分层注射到手术区域的组织中（图 3-2），使局麻药扩散、渗透至神经末梢而发生麻醉效果。

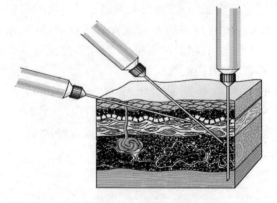

图 3-2　软组织浸润麻醉

注意事项：①注射前应先回抽，避免局麻药进入血管。②注射过程中如需改变方向，应先将注射针退至黏膜下或皮下再改变方向。③注射针不可穿过肿瘤和感染病灶，以免肿瘤细胞和炎症扩散。

2. 骨膜上浸润法 将局麻药注射到牙根尖部位的牙槽突骨膜上（图3-3），使麻药渗透至骨内而麻醉牙槽突，适用于上颌切牙、尖牙、前磨牙及下颌切牙的牙拔除术及牙槽突手术，因为这些部位的牙槽突骨质比较薄弱，且疏松多孔，局麻药容易渗透入骨质小孔而麻醉颌骨内的神经。实际麻醉效果取决于注射部位的骨质情况、所选用局麻药的穿透性、麻药与骨质之间的距离等因素。

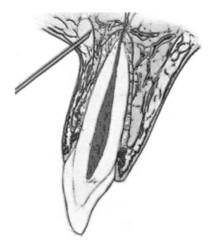

图3-3 骨膜上浸润法

临床上一般在拟麻醉牙的前庭沟稍偏牙槽突的黏膜处进针，先用口镜牵拉唇颊部使前庭沟黏膜绷紧，纱布或棉花拭干局部黏膜，以1％碘酊消毒后，将注射针刺入黏膜内，针尖达牙根尖处的骨膜上（图3-4），缓慢注射局麻药1～2 mL。局麻药注入后可穿透至牙槽突内而麻醉牙槽骨、牙周膜和牙髓，一般2～4分钟内即显麻醉效果。前庭沟浸润麻醉的优点如下。①前庭沟离牙槽突和牙根尖最接近，局麻药容易向牙槽突渗透。②前庭沟位置较表浅，视野清楚，进针深度浅，创伤小，操作容易。③前庭沟是疏松软组织，注射时压力极小，可容纳较多麻药量。④前庭沟的神经末梢相对较少，注射疼痛较轻。但是，前庭沟注射的局麻药一般不能穿透至腭（舌）侧牙龈和黏骨膜，因此在牙拔除术中，还须再麻醉腭（舌）牙龈，一般在距离腭（舌）侧牙龈缘0.5～0.8 cm处进针（图3-5），注入麻药0.2～0.3 mL，使牙龈和黏骨膜发白即可。

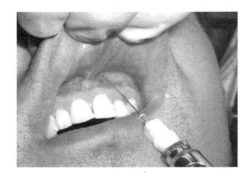
(a)前牙

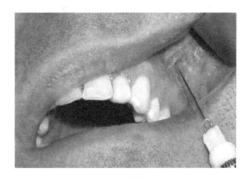
(b)后牙

图3-4 上颌前庭沟骨膜上浸润法

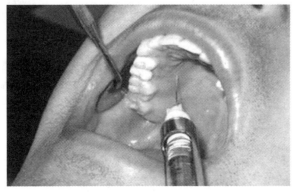

图3-5 腭侧黏骨膜浸润麻醉

Note

注意事项:①如局麻药注射至牙槽突骨膜下,可导致骨膜分离,产生明显疼痛,因此,在注射过程中,如注射针头触及骨面,则应适当退针1~2 mm再注射(图3-6)。②注意缓慢注射,注射速度为1.5 mL/min,注射速度过快可导致黏膜下组织撕裂和缺血。③注射麻药时手部应有稳定支点,但不能以患者身体为支点,以免患者身体突然晃动而产生意外伤害。④较大区域的手术不推荐应用此法,因为会增加注射次数和局麻药使用剂量。

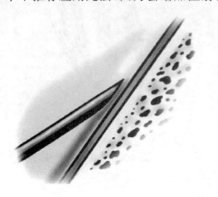
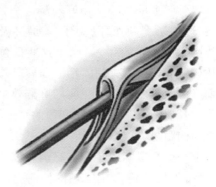

图3-6 骨膜上浸润法(左)和骨膜下浸润法(右)

3. 牙周膜注射法 将注射针自牙的近中和远中侧刺入牙周膜(图3-7),深约0.5 cm,分别注入麻药0.2 mL,即可麻醉牙及牙周组织。这种麻醉方法的缺点是注射时比较痛,但注射所致的损伤小,适用于血友病和有出血倾向的患者,可以避免浸润麻醉或阻滞麻醉容易产生的血肿。注射时一般用后装式金属注射器(图3-8)及短细的注射针头,这种注射器和注射针头也适用于软组织和骨膜上浸润麻醉法。

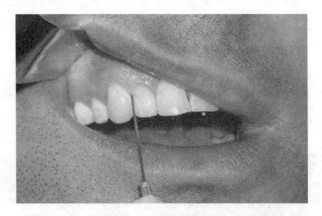

图3-7 牙周膜注射法

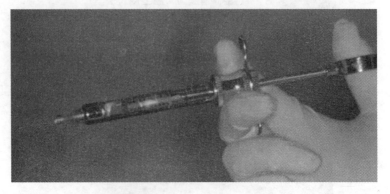

图3-8 后装式金属注射器

4. 计算机控制局部麻醉 通过预设程序精确控制注药速率的局麻输注设备来完成的麻醉。设备的手持部件轻巧,采用握笔式,局麻药的传送由计算机控制,在注射腭黏膜、附着龈或牙周膜等致密组织时能保证一个特定的注药速率和可控制的压力,减少患者疼痛感和组织反应。第二代计算机控制局部麻醉输注装置,即 STA 单颗牙麻醉系统已在临床上广泛应用(图 3-9)。

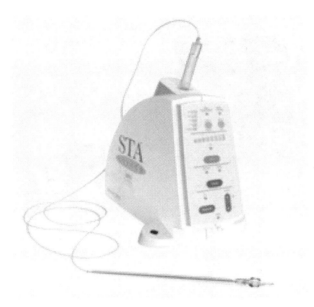

图 3-9 STA 单颗牙麻醉系统

(三)阻滞麻醉

阻滞麻醉(block anesthesia)是将局麻药注射到神经干或其主要分支附近,阻断神经痛觉传导,使被阻滞的神经分布的整个区域产生麻醉效果。由于支配颌骨和下颌后牙的三叉神经分支多位于颌面深部或致密骨管之中,这些部位浸润麻醉效果不理想。采用阻滞麻醉,不但能收到良好的麻醉效果,而且麻醉区域广,持续时间长,还可减少麻药的用量和注射次数,也避免了在感染和肿瘤区域直接进针。阻滞麻醉适用于:①下颌尖牙、前磨牙、磨牙及上颌磨牙的牙拔除术;②上、下颌骨手术;③唇、腭、颊、舌及舌下区等处的手术;④面部疼痛,如三叉神经痛的定位诊断等。

注意事项:①阻滞麻醉成功的关键在于准确把握注射标志、进针角度和深度,操作者必须熟悉口腔颌面部解剖,掌握三叉神经及分支的行径和分布,以及注射标志与有关解剖结构的位置关系;②操作时,应严格遵守无菌原则,注射前必须对注射区域进行消毒,以防感染;③当注射针头到达神经干附近,注射麻药之前必须将注射器的内芯回抽,确定针尖是否位于血管内,若见回血,应将注射针头后退少许,稍微改变方向后再行刺入,直到回抽无血时,方可注射,以免将局麻药直接注入血管。

常用的阻滞麻醉方法如下。

1. 上牙槽后神经阻滞麻醉 上颌骨后部外侧,上颌结节上方偏外侧有数个牙槽孔,上牙槽后神经在此进入上颌骨内,此法是将局麻药注射于上颌结节,使局麻药渗透至牙槽孔而麻醉上牙槽后神经,又称上颌结节注射法(tuberosity injection)。

(1)适应证 适用于上颌磨牙的拔除以及相应的颊侧牙龈、黏膜、上颌结节区域的手术,以及上颌磨牙活髓牙的开髓术和牙体预备。

(2)注射标志 一般将上颌第二磨牙远中颊根处的口腔前庭沟作为进针点。对于上颌第

Note

二磨牙尚未萌出的儿童，则将第一磨牙的远中颊侧前庭沟作为进针点。对于上颌磨牙已缺失的患者，则以颧牙槽嵴稍后方处的前庭沟作为进针点。

（3）注射方法　患者采取坐位，头微后仰，上颌牙平面与地平面成45°角，半张口，面颊部放松，术者用口镜或颊拉钩将颊部向后、上、外方牵开，以显露进针点。注射针与上颌牙平面成45°角（图3-10），同时向上、后、内方向进针，针尖沿上颌结节弧形表面滑动，深约1.5 cm（图3-11），回抽无血后注入局麻药1.5～2 mL。

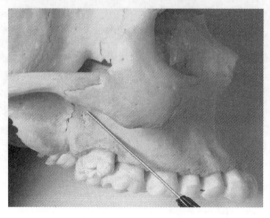
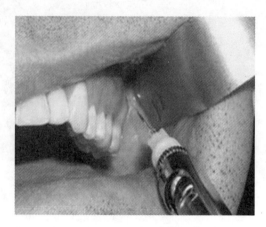

图3-10　上牙槽后神经阻滞麻醉（标本）　　　　　图3-11　上牙槽后神经阻滞麻醉

（4）麻醉区域及效果　同侧上颌第二、三磨牙和第一磨牙远中颊根、腭侧根的牙槽突、牙周膜、牙髓及其相应的颊侧软组织可被麻醉（图3-12）。注意第一磨牙的近中颊根由上牙槽中神经支配，因此，在拔除上颌第一磨牙时，尚需在第一磨牙近中颊根相应部位的前庭沟处补充浸润麻醉。一般2～5分钟后可显示麻醉效果，此时用探针刺龈组织应无痛觉，但患者的主观麻醉感觉常不明显。

（5）注意事项　①上颌结节后上方有翼静脉丛，应注意患者颅骨的大小，严格控制进针深度，注意针尖不宜刺入过深，以免刺破翼静脉丛引起血肿。②颧牙槽嵴位于第一磨牙牙槽突颊侧，骨质丰满且位置恒定，其后方的第二、三磨牙牙槽突及上颌结节稍向内凹，如果注射点偏前，注射针可被颧牙槽嵴阻挡，如进针内旋不够，则麻药不能达到上颌结节，均可使麻醉失败。

2. 腭前神经阻滞麻醉　腭前神经在翼腭管下行，出腭大孔后向前分布于上颌同侧磨牙、前磨牙、尖牙的腭侧牙龈和黏骨膜，此法是将局麻药注射入腭大孔或其附近以麻醉腭前神经（图3-13），故又称腭大孔注射法（greater palatine foramen injection）。

（1）适应证　适用于同侧上颌前磨牙、磨牙拔除术的腭侧麻醉、腭隆突修整术及腭裂整复术等。

（2）注射标志　腭大孔位于上颌第三磨牙腭侧龈缘至腭中线弓形凹面连线的中点，表面黏膜可见小凹陷，即为进针标志。如第三磨牙尚未萌出，则应在第二磨牙腭侧。如从平面观，腭大孔的位置在腭侧龈缘至腭中线连线的中外1/3交界处。

（3）注射方法　患者头后仰，大张口，上颌平面与地平面成60°角。注射针在腭大孔的表面标志稍前处刺入腭黏膜，往上后方可推进至腭大孔（图3-14），回抽无血后注入局麻药0.3～0.5 mL。

（4）麻醉区域及效果　同侧磨牙、前磨牙腭侧的黏骨膜和牙龈等组织被麻醉（图3-15）。

（5）注意事项　注射麻药不要过量，注射点不可偏后，以免同时麻醉腭中、腭后神经，引起软腭、腭垂麻痹，导致患者恶心、呕吐或吞咽不适。

3. 鼻腭神经阻滞麻醉　鼻腭神经是蝶腭神经的鼻支之一，经腭前孔（切牙孔）向下进入口腔，呈扇形分布于两侧尖牙腭侧连线前方的牙龈和黏骨膜，此法是将局麻药注入腭前孔或其附

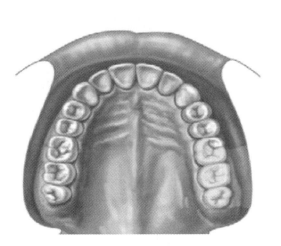

图 3-12 上牙槽后神经阻滞麻醉范围

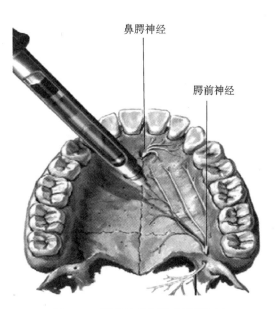

图 3-13 腭前神经阻滞麻醉(标本)

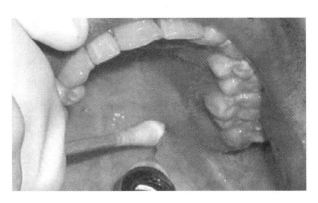

图 3-14 腭前神经阻滞麻醉

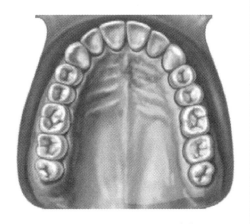

图 3-15 腭前神经阻滞麻醉范围

近以麻醉鼻腭神经,故又称为腭前孔注射法(anterior palatine foramen injection)。

（1）适应证　适用于上颌前牙拔除的腭侧麻醉、腭前部埋伏多生牙、腭前部囊肿等手术。

（2）注射标志　腭前孔的解剖位置在左右尖牙连线与腭中线的交点上,表面有梭形的腭乳头覆盖;前牙缺失者,以唇系带为准,越过牙槽突往后 0.5 cm 即为腭乳头。

（3）注射方法　患者头后仰,大张口,注射针与中切牙的长轴平行,刺入注射标志黏膜下,先注射少量局麻药,再向后上方推进约 0.5 cm(图 3-16),针尖可达切牙孔,回抽无血后注入局麻药 0.2~0.5 mL。

（4）麻醉区域及效果　两侧尖牙腭侧连线前方的黏骨膜和牙龈(图 3-17)。如注入切牙管内的局麻药足够,可使双侧上颌中切牙的牙髓、牙周膜和牙槽骨也获得麻醉效果。

（5）注意事项　①尖牙腭侧软组织因有鼻腭神经和腭前神经交叉分布,所以该处常不能获得完全的麻醉效果,应辅以尖牙区腭侧黏骨膜局部浸润麻醉或腭前神经阻滞麻醉。②腭前部神经末梢较丰富,注射时疼痛较明显,可在注射前对注射点进行表面麻醉,并应用细小的注射针头。③腭前部软组织致密且与骨面紧密贴合,注射时需用较大压力,但应注意缓慢注射,因为快速注射药物会产生很高的组织压力,有使腭部软组织撕裂的可能。

4. 眶下神经阻滞麻醉　上颌神经的后半段进入眶下管,称为眶下神经,并在眶下管内发

Note

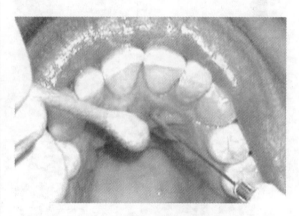

图 3-16 鼻腭神经阻滞麻醉

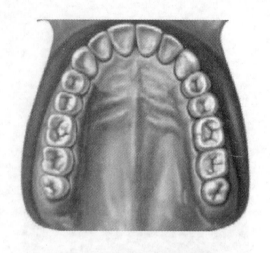

图 3-17 鼻腭神经阻滞麻醉范围

出上牙槽中、前神经,在骨内下行至牙槽突,眶下神经终末支出眶下孔,分布于同侧下眼睑、鼻翼、眶下区、上唇。此法是将局麻药注入眶下孔或眶下管以麻醉眶下神经及其分支,又称眶下孔或眶下管注射法(infraorbital foramen or canal injection),临床上分为口内注射法和口外注射法。

(1) 适应证 适用于同侧上颌切牙至前磨牙、牙冠偏唇侧的上颌埋伏牙、多生牙的拔除、上颌骨前部的牙槽突修整术、囊肿摘除术,以及唇裂整复术等手术。

(2) 口外注射法 眶下孔位于眶下缘中点下方 0.5~1 cm 处。注射时用左手示指扪及并按压眶下缘,右手持注射器,注射针自同侧鼻翼旁外侧约 1 cm 处刺入皮肤,使注射针与皮肤成 45°角,向上、后、外进针约 1.5 cm,可到达眶下孔或其附近骨面,先注射少量麻药使局部无痛,然后移动针尖寻探眶下孔,直到感觉阻力消失,表明已经进入孔内(图 3-18),回抽无血后注射局麻药 1~1.5 mL。

(3) 口内注射法 牵引上唇向前向上,注射针与上颌中线成 45°,于侧切牙根尖相应部位的口腔前庭沟刺入,向上、后、外进针,即可到达眶下孔,但因角度问题不易进入眶下管。

(4) 麻醉区域及效果 麻药注入眶下管内的麻醉效果较眶下孔注射为好。麻药注入眶下孔或附近骨质可麻醉同侧下眼睑、鼻、眶下区、上唇,3~5 分钟后即显麻醉效果。如麻药注入眶下管后可同时麻醉上牙槽前、中神经,包括上颌切牙、尖牙、前磨牙的牙槽突、牙髓、牙周膜,以及这些牙位的唇颊侧牙龈和黏骨膜(图 3-19)。

(5) 注意事项 ①注射针进入眶下管不可过深,以防损伤眼球。②注射麻药量不可过大,以免局麻药向眼眶扩散。

5. 上颌神经阻滞麻醉 上颌神经出圆孔在翼腭窝内分支前行(图 3-20),此法是将局麻药注入此处以麻醉上颌神经,亦称翼腭窝注射法(pterygopalatine fossa injection)。这是一种深部注射麻醉,难度较大,临床上少用。

(1) 适应证 适用于上颌窦手术、高位埋伏的第三磨牙拔除术、上颌骨部分切除术、上颌骨骨折复位、上颌骨畸形矫治手术、鉴别诊断三叉神经第二支痛等。

(2) 翼腭管注射法 表面标志为腭大孔,腭大孔的位置已在腭前神经阻滞麻醉中描述。注射时选用 25 号细长而坚韧的针头,侧斜刺入腭大孔表面标志黏膜凹陷处并注入少量麻药,然后注射器移至同侧,再仔细探刺进入翼腭管,并与上颌牙面成 45°角,向上向后缓慢进针约 3 cm(图 3-21),回抽无血后注入局麻药 2~3 mL。有时很难将注射针推到应有的深度,此时可推注局麻药使局麻药经翼腭管上行渗透麻醉上颌神经,切勿强力推进,以防断针。

(3) 口外注射法 从下颌骨冠突后方颧弓下方进针直达翼腭窝以麻醉上颌神经的方法。

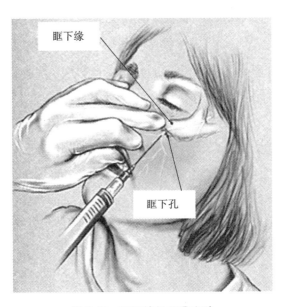

图 3-18 眶下神经阻滞麻醉

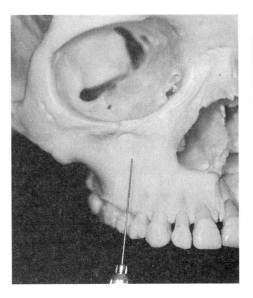

图 3-19 眶下神经阻滞麻醉(标本)

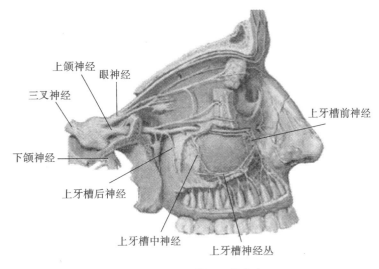

图 3-20 上颌神经及其分支

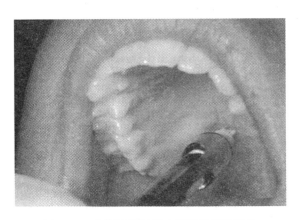

图 3-21 上颌神经阻滞麻醉翼腭管注射法

以颧弓与下颌切迹之间的中点作为进针点,选用 7.5 cm 长的 25 号针头,置一消毒橡皮片于距针尖 5 cm 处,作为进针的限制深度。注入少量局麻药于皮下,再自皮肤垂直进针直抵翼外板,

Note

33

然后调整橡皮片的位置使之距皮肤约 1 cm,然后退针到皮下,针尖重新向上 10°、向前 15°进针,直到橡皮片标志处即已到达翼腭窝(图 3-22),一般总深度不超过 5 cm,回吸无血后注射局麻药 2~3 mL。

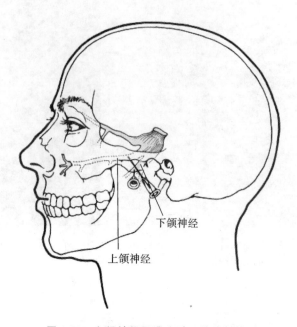

图 3-22　上颌神经阻滞麻醉口外注射法

(4) 麻醉区域及效果　可麻醉整个上颌神经支分布区,包括同侧上颌骨及同侧鼻、下睑、上唇和软、硬腭(图 3-23)。注射局麻药后 5~10 分钟,可以发生麻醉效果,同侧上唇、腭部和下眼睑有麻木、肿胀感,同侧鼻腔有干燥、阻塞感。由于腭中、腭后神经被麻醉,还可有恶心、呕吐。在接近中线部分有对侧同名神经交叉分布,因而此处常不能获得完全的麻醉效果。

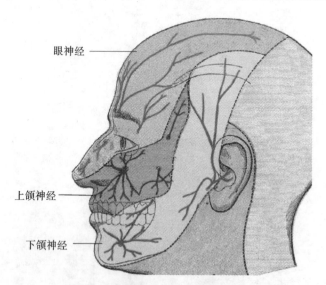

图 3-23　上、下颌神经的麻醉范围

(5) 注意事项　①上颌神经阻滞麻醉进针较深,注射前必须严格消毒,以免引起深部感染。②翼腭窝处血管丰富,有时容易损伤血管而造成深部血肿。③翼腭管注射有时阻力较大,有断针的危险。④上颌神经阻滞麻醉时疼痛较明显。所以临床上采用上颌神经阻滞麻醉时应当慎重。

6. 下颌神经阻滞麻醉 将局麻药注入卵圆孔附近（图3-24），以阻滞麻醉整个下颌神经，故又称卵圆孔注射法（oval foramen injection）。

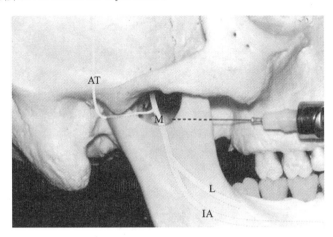

图3-24 下颌神经阻滞麻醉卵圆孔注射法

（1）适应证 适用于面部疼痛的诊断和鉴别诊断，如非典型面痛、三叉神经痛等。

（2）注射标志和方法 本法与上颌神经阻滞麻醉口外注射法极为相似。用21号长注射针套上消毒橡皮片，以颧弓下缘与下颌切迹中点为刺入点，与皮肤垂直进针，直抵翼外板，再将橡皮片固定于距皮肤1 cm处标记深度，然后退针至皮下，重新使注射针向后、上、内偏斜15°，推进至标记的深度，针尖即达颞下窝上壁后内份卵圆孔附近（图3-22），回抽无血后注射局麻药3～4 mL。

（3）麻醉区域及效果 同侧下颌牙、舌前2/3、口底、下颌骨及颌周组织、升颌肌群、颞部皮肤及颊部皮肤黏膜等被麻醉（图3-23）。注射5～10分钟后麻醉显效，同侧下唇、口角、舌尖出现麻木、肿胀和烧灼感。

7. 下牙槽神经阻滞麻醉 下牙槽神经从下颌神经分出后，在下颌支内侧向前下方行走，沿下颌神经沟从下颌孔进入下颌管，下牙槽神经下颌管段被坚硬的骨质包绕，局麻药不易渗透，因此，必须在下牙槽神经进入下颌孔前予以阻滞麻醉（图3-25）。此法是将局麻药注射到下颌支内侧下颌神经沟和下颌孔附近的骨面（图3-26），局麻药扩散后可麻醉下牙槽神经，此时注射针头位于翼下颌间隙内，故又称翼下颌注射法（pterygomandibular injection）。

（1）适应证 适用于同侧下颌牙的拔除、活髓牙的开髓术和牙体预备，以及同侧下颌骨、颏部、下唇的手术。

（2）注射标志 患者大张口时，可见磨牙

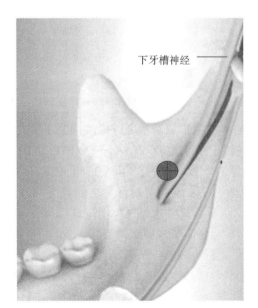

图3-25 下牙槽神经在下颌支内侧进入下颌孔

后区延伸向上有纵行的黏膜皱襞、翼下颌皱襞，另在颊部有一由脂肪组织突起形成的三角形颊脂垫，其尖端正居翼下颌韧带中点而稍偏外侧3～4 mm处，此处为注射标志（图3-27）。若遇颊脂垫尖不明显或磨牙缺失，可在患者大张口时，上、下颌牙槽突相距的中点线与翼下颌皱襞中点外侧3～4 mm处作为注射标志。

Note

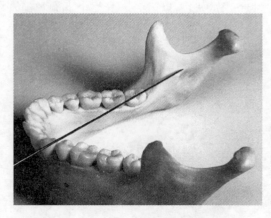

图 3-26　下牙槽神经阻滞麻醉(标本侧面)

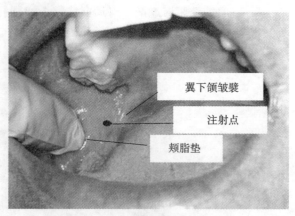

翼下颌皱襞

注射点

颊脂垫

图 3-27　翼下颌皱襞和颊脂垫

（3）注射方法　患者大张口，下颌牙平面与地面平行。将注射器放在对侧口角处，即第一、第二前磨牙之间，与中线成45°，注射针应高于下颌牙平面 1 cm 并与之平行，按上述注射标志，进针 2～2.5 cm，可触及骨壁，针尖达下颌支内侧骨面的下颌神经沟附近(图 3-28)，为避免将麻药注射到骨膜下，此时应退针 1～2 mm，回抽无血后注入局麻药 1.5～2 mL(图 3-29)。如回抽有血，应稍微退针 1 cm，稍微加大或减少角度后重新进针并触及骨壁，直至回抽无血方可注射局麻药。

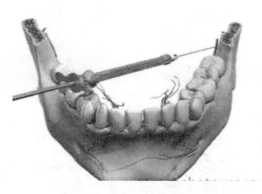

图 3-28　下牙槽神经阻滞麻醉(标本正面)

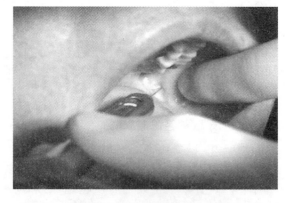

图 3-29　下牙槽神经阻滞麻醉

（4）麻醉区域及效果　麻醉同侧下颌骨、下颌牙、牙周膜、前磨牙至中切牙唇(颊)侧牙龈、黏骨膜及下唇(图 3-30)。2～5 分钟后，患者感同侧下唇口角麻木、肿胀，是注射成功的标志；如超过 10 分钟仍不出现麻醉征，可能是注射部位不准确，应重新注射。中线处可受双侧下牙槽神经交叉支配，可有麻醉不全的情况，必要时须辅以局部浸润麻醉。

（5）麻醉失败的原因　①进针点偏高，进针方向斜向上，使注射针高于乙状切迹，不能触及骨壁，或将麻药注射至关节囊附近，可导致耳鸣、头晕。②注射针与中线的角度太小，进针方向偏后，使针尖越过下颌骨后缘，不能触及骨面，此时如将麻药注射于腮腺内，可导致面神经暂时性麻痹，应将注射针退出一半，增大注射针与中线的角度，重新进针到适当深度一般可触及下颌孔附近骨壁。③进针点太靠前，或注射针与中线的角度太大，则进针很浅就触及下颌支前缘骨壁，使注射点远离了下颌孔，此时应将进针点往咽部后移，重新进针，或将注射针退至黏膜下，缩小注射针与中线的角度，进针约 1.5 cm 后，再增大注射针与中线的角度，稍微进针即可触及下颌孔附近骨壁。

（6）个体差异　下颌骨的发育存在个体差异。①下颌骨弓越宽，注射针应靠向磨牙区，与中线的角度越大。②下颌支宽度越大，下颌孔到下颌支前缘的距离就越大，进针深度会增加。

③下颌支长度越大,下颌孔的位置相对变高,进针点应适当上移。因此,注射前应根据患者脸型、必要时结合影像学检查,对注射方法进行适当的调整。

8. 舌神经阻滞麻醉 舌神经自下颌神经分出后与下牙槽神经伴行向下,在相当于下颌神经沟的平面,舌神经位于下牙槽神经的前内方约 1 cm 处(图 3-31)。此法是将局麻药注射到翼下颌间隙内舌神经干周围而麻痹舌神经。

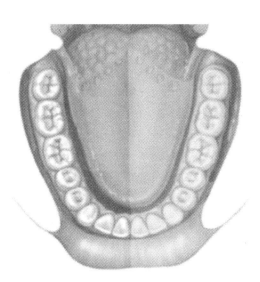

图 3-30 下牙槽神经阻滞麻醉范围

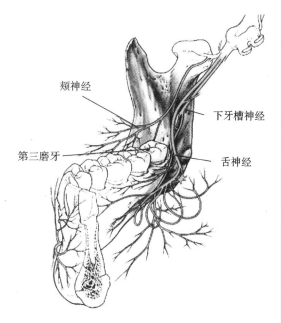

图 3-31 下牙槽、舌、颊神经

(1) 适应证 适用于同侧下颌牙的拔除、牙槽突手术的舌侧牙龈麻醉,以及同侧舌前 2/3 的肿物切除及舌下区手术。

(2) 注射方法 在行下牙槽神经阻滞后,将注射针退出 1 cm,注射局麻药 0.5~1 mL,即可麻醉舌神经,或在退针时,边退边注射局麻药,直到针尖退至黏膜下为止。舌神经在行经下颌第三磨牙舌侧牙龈下方时,位置表浅,如单独麻醉舌神经,可将局麻药注射至此处。

(3) 麻醉区域及效果 可麻醉同侧下颌牙舌侧牙龈、黏骨膜、口底黏膜及舌前 2/3 部分。舌有烧灼、肿胀、麻木感。同时行下牙槽神经麻醉者,一般舌神经出现麻醉征较下牙槽神经早。

9. 颊(长)神经阻滞麻醉 是将局麻药注射到颊神经干周围而麻痹颊神经。颊神经自下颌神经分出后往下前行,在下颌升支前缘内侧往下(图 3-31)。大约在相当于下颌第二磨牙牙冠远中处呈终末支分布于颊部、下颌第二前磨牙及磨牙颊侧牙龈和黏骨膜。

(1) 适应证 适用于同侧下颌第二前磨牙及磨牙的牙拔除术的颊侧牙龈麻醉、颊侧牙龈手术及局部脓肿切开。

(2) 注射标志和方法 由于行下牙槽神经麻醉的针刺点周围是颊神经分布的区域,并接近颊神经干,所以,可在下牙槽神经阻滞麻醉过程中,针尖退至肌层、黏膜下时注射局麻药 0.5~1 mL,有时可麻醉颊神经,或在拟拔除磨牙的远中根口腔前庭沟处行局部浸润麻醉。如需单独麻醉颊神经,则在下颌第三磨牙颊侧黏骨膜处进针,一般针尖达下颌支前缘处,回抽无血后注入局麻药 1~1.5 mL(图 3-32)。

(3) 麻醉区域及效果 同侧下颌第二前磨牙及磨牙的颊侧牙龈、黏骨膜、颊部黏膜、颊肌和皮肤可被麻醉,局部有肿胀、麻木感。

10. 下牙槽、舌、颊神经一次阻滞麻醉 下颌支内侧下颌小舌的前上方是由髁状突向前下和冠突向后下汇合成的骨嵴,此处称为下颌支内侧隆突,由前往后有颊神经、舌神经、下牙槽神

Note

经通过(图 3-33),且位置相对较接近。此法是将局麻药注射至下颌支内侧隆突,又称下颌支内侧隆突注射法(injection on internal ramus prominence),本法只注射一针,可同时麻醉下牙槽神经、舌神经、颊神经三条神经,但不易操作,且与下牙槽神经阻滞麻醉口内法相比,优势不明显,在注射点邻近颞下颌关节,患者注射后可出现耳鸣症状,因此,临床上应用不多。

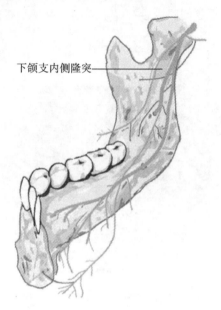

下颌支内侧隆突———

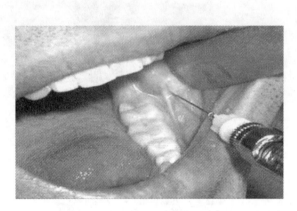

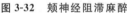

图 3-32　颊神经阻滞麻醉　　　　　　　　图 3-33　下颌支内侧隆突处

(1)注射标志　在翼下颌皱襞外侧,可将相当于上颌第三磨牙殆面下 0.5 cm 处作为针刺点,若上颌无牙,则将相当于第三磨牙牙槽嵴下 1.5 cm 处作为刺入点。

(2)注射方法　患者大张口,注射器置于对侧口角处,并尽量后推,使注射针与患侧颊黏膜面接近垂直,于刺入点进针,深 1.5～2 cm,针尖触及骨面,回抽无血后注入局麻药 1.5～2 mL,再将注射针退回少许,再注入局麻药 0.5 mL(图 3-34)。

11. 咬肌神经阻滞麻醉　三叉神经第三支的运动神经分支,分别分布于咬肌、颞肌、翼外肌和翼内肌,因而又叫咀嚼肌神经。麻醉该神经可以暂时解除或减轻肌肉痉挛,改善冠周炎、牙源性感染等引起的牙关紧闭,增大张口度,以利病灶牙的早期拔除。咬肌神经封闭还可用于治疗颞下颌关节紊乱病。

(1)适应证　暂时解除或减轻某些炎症,如冠周炎、牙源性感染等引起的张口受限,增大张口度,以利病灶牙的早期拔除;咬肌神经封闭还可用于治疗颞下颌关节紊乱病。

(2)注射标志和方法　按下颌神经阻滞麻醉的注射标志,用 21 号长针垂直刺入,进针 2.5～3.5 cm 深,回抽无血后注射局麻药约 2 mL。

(3)麻醉效果　一般注射后 5～10 分钟,患者有同侧面部灼热、麻木感,张口度有不同程度改善,下颌活动度加大。

12. 颏神经、切牙神经阻滞麻醉　颏神经、切牙神经是下牙槽神经在颏孔处分出的终末支,颏神经出颏孔并分布到同侧下唇黏膜、皮肤和颏部,以及第一前磨牙、尖牙和切牙的唇颊侧牙龈及黏骨膜;切牙神经在颌骨内继续向前分布到第一前磨牙、尖牙和切牙的牙髓、牙槽突和牙周膜。此法是将局麻药注射至颏孔,亦称颏孔注射法(mental foramen injection)。颏孔位于下颌第一前磨牙和第二前磨牙根尖的下方,下颌骨下缘上方约 1 cm 处,开口偏向后上方。

(1)适应证　同侧下唇及颏部手术,下颌切牙、尖牙、第一前磨牙的牙拔除术、活髓牙开髓及牙体预备。

(2)口内注射法　用口镜向外拉开口角,在下颌第二前磨牙根尖相应的口腔前庭沟进针,向前、下内方寻找并刺入颏孔,回抽无血后注射局麻药 0.5～1 mL(图 3-35)。

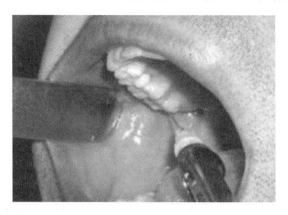

图 3-34 下颌支内侧隆突注射法

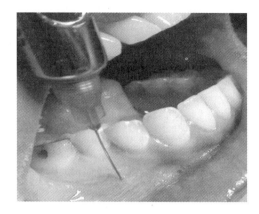

图 3-35 颏神经、切牙神经阻滞麻醉

(3)口外注射法 从下颌第二前磨牙根尖部稍后处皮肤进针,先注入少量麻药做一皮丘,然后推进到骨面,再用针尖向前、下、内方寻找颏孔,感到阻力顿减时,即表示进入颏孔,回抽无血后注射局麻药 0.5～1 mL。

(4)麻醉区域及效果 如注射局麻药于颏孔附近,则可麻醉下唇黏膜、皮肤和颏部软组织,及下颌切牙、尖牙、第一前磨牙的唇颊侧牙龈。注射麻药后 1～3 分钟,患者可感觉局部麻木、肿胀。如要同时麻醉切牙神经分布的下颌切牙、尖牙、第一前磨牙的牙髓、牙周膜、牙槽骨,则必须将足够的局麻药注射于颏孔内。

四、各牙拔除的麻醉选择

(一) 各牙拔除的一般麻醉选择

一般情况下,以 2％利多卡因(含 1∶100000 肾上腺素)为局麻药,表 3-2、表 3-3 分别列出了上、下颌各牙拔除时应使用的麻醉方法。

表 3-2 上颌各牙拔除时应使用的麻醉方法

牙 位	唇(颊)侧	腭 侧
1、2	前庭沟浸润麻醉或眶下神经阻滞麻醉	黏骨膜浸润麻醉或鼻腭神经阻滞麻醉
3	前庭沟浸润麻醉或眶下神经阻滞麻醉	黏骨膜浸润麻醉
4、5	前庭沟浸润麻醉或眶下神经阻滞麻醉	黏骨膜浸润麻醉或腭前神经阻滞麻醉
6	上牙槽后神经阻滞麻醉＋前庭沟浸润麻醉	黏骨膜浸润麻醉或腭前神经阻滞麻醉
7、8	上牙槽后神经阻滞麻醉	黏骨膜浸润麻醉或腭前神经阻滞麻醉

表 3-3 下颌各牙拔除时应使用的麻醉方法

牙 位	方案 A	方案 B
1、2	下牙槽神经、舌神经阻滞麻醉	前庭沟＋舌侧黏骨膜浸润麻醉
3、4	下牙槽神经、舌神经阻滞麻醉	切牙神经阻滞麻醉＋舌侧黏骨膜浸润麻醉
5～8	下牙槽神经、舌神经、颊神经阻滞麻醉	下牙槽神经、舌神经阻滞麻醉＋前庭沟浸润麻醉

(二) 各牙拔除的其他选择

1. 不同局麻药应使用的麻醉方法 成年人上颌磨牙区域的牙槽骨相对增厚,此区域用利多卡因作骨膜上浸润麻醉效果不确切,特别是对腭侧根的麻醉效果较差,须进行上牙槽后神经

Note

39

阻滞麻醉。阿替卡因、甲哌卡因的麻醉强度优于利多卡因。

2. 不同年龄应使用的麻醉方法 儿童上、下颌骨密度较成人低,年龄越小,浸润麻醉效果越好。临床上10岁前的下颌第一磨牙拔除、15岁前的下颌前磨牙拔除均可使用阿替卡因(或甲哌卡因)在拟麻醉牙的前庭沟和舌侧黏骨膜做骨膜上浸润麻醉。

3. 神经变异时应使用的麻醉方法 下颌神经的分支可存在变异的情况:①下颌中切牙可受双侧下牙槽神经支配;②颊神经在牙龈的分布可延长至下颌尖牙,或后缩至下颌第二磨牙处;③下颌切牙、尖牙和前磨牙也可受到下颌舌骨神经、颈皮神经等支配。因此,临床上出现麻醉不全的表现或效果不佳时,须在拟拔牙齿的前庭沟加浸润麻醉。

五、口腔局部麻醉的并发症

口腔局部麻醉的并发症与口腔科医生的操作技术、注射针和局麻药的质量、患者的个体特质有关,大多数并发症可以预防和避免,但有些并发症难以预计,所以口腔局部麻醉存在一定风险。口腔局部麻醉的并发症可分为全身并发症和局部并发症。

（一）全身并发症

1. 晕厥 神经反射引起的突发性、暂时性脑缺血缺氧而出现的一系列症状群,常见原因是恐惧、紧张、忧虑等精神心理因素,多在饥饿、闷热、疲劳、体弱、疼痛等情况下发生。

临床表现:在局麻药注射过程中或注射后,患者出现头晕、胸闷、恶心、无力、面色苍白、全身冷汗、四肢冰冷、脉搏细弱、血压下降,可有短暂的意识丧失。

防治原则:做好患者麻醉前检查和身体评估,重视麻醉前解释和思想准备工作,消除患者紧张情绪,避免在空腹时进行手术。一旦发生晕厥,应立即停止注射,迅速放平坐椅,松解衣领,保持呼吸通畅,同时密切观察心率、血压、呼吸、脉搏变化,给予解释和安慰,一般可逐渐缓解。重者可给予输液(10%葡萄糖溶液)、吸氧、升压、强心、按压人中穴等对症处理。

2. 中毒反应 单位时间内进入血液循环的局麻药量超过分解速度时,血内局麻药升高到一定的浓度后出现的药物中毒症状,主要原因是单位时间内注射局麻药量过大,或局麻药被快速注入血管,或患者有全身重要脏器疾病而对局麻药耐受力降低。

中毒反应的表现可分为兴奋型与抑制型,兴奋型表现为烦躁不安、多汗、多语、恶心、呕吐、血压上升,严重者出现肌肉震颤、全身抽搐,甚至惊厥;抑制型临床表现同晕厥,出现头晕、嗜睡、脉搏细弱、血压下降、神志不清,随即呼吸、心跳停止。进入血液循环的局麻药量越大,中毒反应越严重。

防治原则:注意局麻药的毒性及一次最大用量;老年人、儿童、体弱者及患有全身重要脏器疾病患者对麻药的耐受力均低,应控制用药量;口腔颌面部血管丰富,一般应使用含适量肾上腺素的局麻药,以减缓药物吸收,减低毒性;注射前要坚持回抽无血,再缓慢注射局麻药。一旦发生中毒反应,应立即停止注射,多数情况下中毒反应比较轻微,具有自限性,可先观察,不必特殊处理,待麻药在体内分解后症状可自行缓解。中毒反应严重者要及时采取吸氧、补液、激素及升压药等抢救措施,发生抽搐和惊厥时,可用安定5~10 mL缓慢静脉注射。

3. 过敏反应 由免疫细胞和(或)体液介导的对不同浓度的抗原所产生的反应。临床上使用酰胺类局麻药出现过敏反应很罕见。局麻药过敏反应分为延迟反应和即刻反应:延迟反应常表现为血管神经性水肿或荨麻疹,偶见哮喘、过敏性紫癜,一般在数小时后发生;即刻反应是极少量用药后,立即全身发痒、面部潮红,喉头水肿可导致吞咽和呼吸困难(图3-36),进而血压下降、过敏性休克、神志不清或昏迷,若抢救不及时可导致呼吸、心搏骤停而死亡。即刻过敏反应是口腔局部麻醉中最严重的并发症,过敏反应的严重程度和局麻药剂量无关。

防治原则:术前详细询问有无酯类局麻药如普鲁卡因过敏史,对酯类局麻药过敏及过敏体

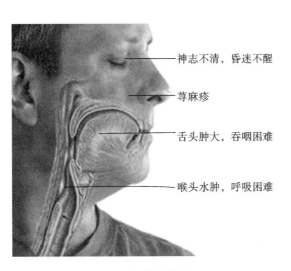

神志不清，昏迷不醒

荨麻疹

舌头肿大，吞咽困难

喉头水肿，呼吸困难

图 3-36 即刻过敏反应

质的患者,应选用酰胺类药物,如利多卡因,并预先做皮内过敏试验。轻度过敏反应出现皮疹、发痒时,可用扑尔敏片、氯雷他定片 10 mg 口服,或 20% 苯海拉明 40 mg 肌内注射,症状可逐渐缓解。严重过敏反应如出现过敏性休克,可按以下步骤处理:①立即以 1:1000 肾上腺素 1 mL 静脉注射,密切观察血压、脉搏、呼吸、神志,必要时持续给药,直至血压恢复和症状缓解;②20% 苯海拉明 40 mg 肌内注射;③地塞米松 20 mg 加入 50% 葡萄糖溶液 50 mL 静脉缓慢注射;④如患者出现呼吸困难和哮喘症状,给予地塞米松雾化吸入;⑤如患者能自主呼吸,但没有气体交换,应考虑喉头水肿,应立即行环甲软骨切开术,保持呼吸道通畅;⑥如心跳、呼吸停止,则应立即按心肺复苏方法进行抢救。

晕厥、中毒反应、即刻过敏反应早期临床表现有时难以鉴别,可先按晕厥处理,但必须密切观察血压、脉搏、呼吸、神志等生命体征,一旦出现中毒或过敏症状,或生命体征紊乱,应立即做对症处理。

4. 其他

(1)肾上腺素反应 局麻药中含肾上腺素过多所致,表现为一过性头晕、心悸、血压升高、心率加快、脉搏有力,但神志清醒,无意识障碍,一般数分钟内可逐渐缓解。

(2)癔症 精神心理因素引起的类似晕厥症状的心理性反应,生命体征正常,无阳性体征,予心理暗示治疗可缓解。

(3)心脑血管意外 有冠心病、高血压病史患者注射局麻药后出现胸闷、胸痛、气促、呼吸困难、头痛、神志不清或昏迷,应警惕心绞痛、心肌梗死、脑出血的发生。术前应排除手术和麻醉禁忌证,血管收缩剂的使用要慎重,一旦发生心脑血管意外,立即请相关科室共同处理。

(二)局部并发症

1. 注射区疼痛 常见的原因是注射针头钝而弯曲,或倒钩损伤组织或神经,或操作不熟练,对注射区进行了反复多次进针。骨膜上浸润麻醉后偶尔可见在注射部位出现多个疱疹性小溃疡,伴有疼痛,是注射速度过快或加入肾上腺素过多,局部黏膜缺血,导致上皮脱落所致。

防治原则:注射前认真检查麻醉剂和器械,局麻药不要加入过多的肾上腺素,避免同一部位反复注射和注入药液过多过快。当发生疼痛、水肿时,可局部热敷理疗或给予消炎、止痛药物。黏膜溃疡可在局部应用止痛及促进组织愈合的药膜,避免过热、辛辣等刺激性食物,数日后可自行恢复。

2. 注射区血肿 注射针刺破血管可导致局部血肿,较常见于上牙槽后神经和下牙槽神经阻滞麻醉。在刺伤血管后,可发生组织内出血,如穿破动脉或密集的翼静脉丛,则出血较多,在

Note

黏膜下或皮下出现紫红色淤斑或肿块,深层血肿则不易被发现,只有疼痛或张口受限等症状,完全消散一般需1～2周。

防治原则:注射针尖不能有倒钩。注射时避免反复穿刺,上牙槽后神经阻滞麻醉时注意进针深度。若局部已出现血肿,应立即压迫止血和冰敷,可给予抗菌及止血药物,48小时后改为热敷和理疗,促使血肿吸收。

3. 注射区感染 注射部位消毒不严,注射针或麻药被污染,或注射针穿过感染灶,均可将口腔细菌带入深层组织,引起局部组织感染。一般在注射后1～5天局部出现红、肿、热、痛症状,甚至有张口受限或吞咽困难,严重者可引起全身症状。

防治原则:尽量使用一次性注射针头;注射部位严格消毒;防止注射针和麻药被污染;避免穿过或直接在炎症区注射。已发生感染者应进行抗感染治疗。

4. 张口受限 张口受限可发生于下牙槽神经阻滞麻醉,多次穿刺可造成翼内肌损伤,注射部位感染或血管损伤后出现血肿也可刺激局部组织导致肌肉痉挛和运动受限。临床表现为注射区疼痛及不同程度的张口受限,可持续数日,甚至数周,如超过6周,可使局部出现纤维化和瘢痕挛缩,导致颞下颌关节强直。如果注射时将局麻醉药误注入翼内肌或咬肌内,可使肌肉暂时失去收缩与舒张的功能,并停滞于收缩状态而出现暂时性牙关紧闭,这种情况一般在2～3小时内自行恢复。

防治原则:避免同一部位反复注射。如已发生牙关紧闭或张口受限,可局部热敷理疗,给予抗菌、激素、止痛药物,并嘱患者主动进行张口训练。

5. 神经损伤 注射针刺中神经,或局麻药中混有酒精、防腐剂,可能造成神经损伤,出现感觉异常,主要发生在下牙槽神经和舌神经。临床表现为下唇和舌前部麻木、刺痛、灼热感、触觉敏感或迟钝,舌神经损伤还可出现不同程度的味觉丧失。临床上多数神经损伤是轻微的、暂时性、可逆性的病变,轻者数日后即可恢复,无需治疗,严重的神经损伤则恢复较慢,持续数周或数月,甚至不能完全恢复。

由于神经损伤程度难以判断,因此局麻药作用消失后出现神经损伤症状者,应立即积极处理,原则上是消除神经水肿,改善局部血液循环,促进神经功能的完全恢复。术后早期(10天内)给予以下治疗:①激素治疗,口服强的松20 mg/d或地塞米松10 mg/d;②阿司匹林,口服0.5～1.0 g,3次/天;③维生素 B_1 100 mg肌内注射,1次/天;④维生素 B_{12} 500 μg肌内注射,1次/天。急性期不宜应用强烈针刺、理疗等治疗。

6. 注射针折断 注射针的质量差、阻滞麻醉进针时用力不当或进针较深时患者躁动,均可发生注射针折断。目前临床上一次性注射器的广泛使用,注射针折断已不多见。

防治原则:注射前一定要对注射针进行检查,勿用有问题的注射针或已过使用期的一次性注射器。在进针时遇到阻力时不可强行推进,不可过度弯曲注射针。一次性注射器的针头连接处是注射针的薄弱处,因此进针较深时不应使注射针全部刺入,至少应有1 cm长度保留在组织外,以便万一发生断针时可立即钳夹取出。发生断针时,立即嘱患者保持张口状态,不要做下颌骨运动,若有部分针体露在组织外,可用血管钳夹取,若针已完全进入组织内,可用美兰在进针处做标记,做X线或CBCT定位后手术取出,切忌盲目探查,以免将断针继续推向深部,增加取出难度。

7. 暂时性面神经麻痹 多见于下牙槽神经阻滞麻醉时,由于注射针偏向内后不能触及骨面,或偏上越过下颌切迹,局麻药注入腮腺内麻醉面神经。这种情况待局麻药作用消失后,神经功能即可恢复,无需特殊处理。可对暂时不能闭眼者给予眼保护措施。

8. 暂时性复视或失明 见于下牙槽神经阻滞麻醉注射后,由于注射针误入下牙槽动脉且未回抽,推注的局麻药可经脑膜中动脉、眼动脉或其主要分支逆行进入眼眶,引起眼肌、视神经麻痹而出现暂时性复视或失明,待局麻药作用消失后,眼运动和视力即可恢复。

第二节 全身麻醉

全身麻醉(general anesthesia)是麻醉药物进入人体后,产生可逆性的全身痛觉和意识消失、反射抑制和一定程度肌松弛的方法。在全身麻醉下实施口腔颌面外科手术有一定的特殊性,口腔科医生特别是口腔颌面外科医生,必须掌握一定的全身麻醉相关理论与实践技能。

一、口腔颌面外科手术全身麻醉的特点

(一)麻醉与手术同一部位,相互干扰

口腔颌面外科手术部位邻近呼吸道,与全身吸入麻醉、气管插管相互干扰,如在手术过程中出现紧急情况,麻醉急救处理也更困难。一般情况下要求全身麻醉气管内插管的径路、麻醉机管道等装置摆放尽量远离手术区域,减少麻醉对手术的干扰。但手术时如患者出现异常,手术则应服从或利于麻醉急救处理。手术者也要熟悉和掌握口腔颌面外科麻醉的基本知识,在手术过程中也应注意观察患者生命体征和病情变化,与麻醉者共同协作。

(二)特别重视保持呼吸道通畅

1. 术前 部分口腔颌面外科疾病,如口底、咽旁多间隙感染,颌面部瘢痕挛缩,口咽、舌根及颈部肿瘤,颞颌关节强直,颌骨骨折,小颌畸形等,能引起不同程度的张口困难,加大了麻醉诱导、气管内插管的难度,使麻醉中和麻醉苏醒期间呼吸道发生危险的机会增加,麻醉前应该认真检查和评估,对有可能发生者,应选择在其清醒或半清醒状态下,用盲探法或盲探插管装置、光导纤维镜和逆行引导法进行气管内插管,再进行全身麻醉。

2. 术中 口腔颌面部血管丰富,手术区出血较多,手术区内的血液、冲洗液、分泌物和异物,在术中术后均有可能在咽腔滞留、积聚、堵塞,并误入呼吸道,导致窒息、吸入性肺炎、肺不张等严重并发症。术中患者头部位置也应常变换,可能造成气管插管脱落和扭曲,因此,气管插管必须牢固固定,气囊充气,辅以纱布填塞咽部;对手术出血较多的病例,麻醉时应采取控制性降压;术后拔管前注意彻底清理咽部液体和异物。

3. 术后 术后患者麻醉恢复期仍有部分麻醉药物在体内残留,嗜睡、困倦或意识未完全恢复,容易出现舌根后坠,压迫呼吸道;另外口咽、舌根、口底等部位手术后肿胀,颌骨切除后软组织塌陷、肿瘤切除游离皮瓣移植术后、口腔内伤口继发出血、颌间固定或颌外包扎过紧等,均能影响呼吸道,导致窒息和缺氧。因此,应加强术后呼吸、脉搏、血压和血氧饱和度监护,常规给予吸氧,注意头位和体位,床边备吸痰机和气管切开包。为避免意外发生,对估计术后可能出现呼吸道阻塞的病例,建议术后拔管前做预防性气管切开术。

(三)注意儿童、老年患者麻醉的特殊性

1. 儿童 儿童的呼吸、循环、神经等系统在解剖、生理和药代动力学方面,与成人相比有明显差别,在麻醉诱导、气管插管、麻醉维持和麻醉药量控制等方面难度较大;麻醉恢复期并发症较多,而且先天性唇腭裂患儿,常伴有呼吸道慢性感染、营养不良和先天性心脏畸形,年龄越小,麻醉风险越大。麻醉前应认真检查和评估,选择恰当的手术麻醉时机,术前应纠正贫血和控制呼吸道感染,避免各种麻醉并发症。

2. 老年人 老年人器官功能减退,心脑血管疾病、糖尿病等患病率高,麻醉耐受力低,老年人的口腔颌面外科手术又多为肿瘤根治性手术,麻醉手术时间较长,术中术后的呼吸、循环系统并发症比较常见。因此,术前必须认真询问病史,通过完善的术前检查,进一步明确潜在

的心、脑、肾等疾病的程度或受累器官的功能状态。对严重的高血压心律失常、糖尿病、缺血性心脏病以及近期发作的脑血管疾病患者,术前必须经过妥善治疗,待病情得到控制后再接受手术。

二、口腔颌面外科全身麻醉的实施

根据给药途径的不同,口腔颌面外科手术的全身麻醉方法有静脉麻醉、吸入麻醉、基础麻醉、静脉吸入复合麻醉,以及控制性降压、低温麻醉等特殊麻醉处理方法。不同麻醉方法适应证和禁忌证不同,临床上应依据疾病性质、患者年龄、手术需要等进行选择。

（一）全身麻醉的基本方法

1. 静脉麻醉 麻醉药物经静脉注射进入血液循环,作用于中枢神经系统产生全身麻醉的方法。静脉麻醉的优点为诱导快,对呼吸道无刺激,不污染环境等。常用的静脉麻醉药有硫喷妥钠(thiopental)、氯胺酮(ketamine)、依托咪酯(etomidate)、异丙酚(丙泊酚,propofol)、咪唑安定(咪达唑仑,midazolam)。单独使用一种静脉麻醉药常镇痛不全,复合用药可以增强麻醉效果,减少毒副作用。

临床上将静脉麻醉药、镇痛药和肌松药经静脉联合使用,称为全凭静脉麻醉(total intravenous anesthesia)。常用的麻醉性镇痛药有芬太尼(fentanyl)、舒芬太尼(sufentanil)、瑞芬太尼(remifentanil),常用的肌松药有罗库溴铵(rocuronium)、琥珀胆碱(succinylcholine)。

2. 吸入麻醉 挥发性麻醉药经呼吸道吸入,通过肺-脑血液循环,作用于中枢神经所产生的麻醉作用。吸入麻醉药有氟烷(halothane)、恩氟烷(安氟醚,enflurane)、异氟烷(异氟醚,isoflurane)、七氟烷(七氟醚,sevoflurane)、氧化亚氮(笑气,nitrous oxide)等。

在麻醉过程中,几乎所有的麻醉药或麻醉方法都不同程度地抑制呼吸功能,口腔颌面外科全身麻醉中一般都要求经鼻腔或口腔插入气管导管,再与麻醉装置连接,实施紧闭式吸入麻醉,呼吸气与空气隔绝,呼吸完全受麻醉装置的控制和管理,患者被动呼吸管路内的氧气和麻醉药,解决了术中呼吸抑制和呼吸道阻塞的问题,具有较高的安全性和可控性。

3. 静脉吸入复合麻醉 以全凭静脉麻醉为主,吸入麻醉为辅,或以吸入麻醉为主,全凭静脉麻醉为辅的复合麻醉方法,麻醉效果较好,避免了术中患者呼吸道阻塞的风险,以及一种麻醉药用量过大产生的毒副作用。口腔颌面外科手术最常用这种全身麻醉方法。

4. 基础麻醉 让不能配合的儿童或精神心理疾病患者等特殊需求人群在进入手术室前提前进入浅度麻醉状态的方法,一般为盐酸氯胺酮注射液 4～5 mg/kg 肌内注射,临床上麻醉效果在个体间差异较大。

5. 控制性降压 麻醉期间将患者的血压适度降低,以减少术中失血的一种方法,适用于口腔颌面血管瘤切除术、正颌手术、颅颌面恶性肿瘤切除术等出血较多的手术。为保证重要器官供血供氧,一般减低至基础血压的 70%～80%,平均动脉压(MAP)不低于 60～70 mmHg,选择出血较多的手术时段内进行,停止降压后可迅速恢复正常,不产生永久性器官损害。常用的控制性降压药物有硝普钠(sodium nitroprusside)、硝酸甘油(nitroglycerine)、酚妥拉明(phentolamine)、艾司洛尔(esmolol)、拉贝洛尔(labetalol)等,为了减少用量,临床上常将几种药物合用。

6. 低温麻醉 在全麻的基础上,用物理降温法将体温下降到一定程度的一种麻醉方法,其临床意义在于机体代谢率降低、氧耗量下降,有利于减小组织细胞适应复杂手术操作给机体带来的伤害。低温麻醉适用于口腔颌面特大手术如恶性肿瘤颅颌面联合切除术、双侧颈淋巴清扫术等涉及脑循环或脑代谢的手术,是静脉吸入复合麻醉的辅助方法,降温幅度以 30～34 ℃为宜。

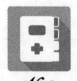

（二）全身麻醉的实施过程

1. 全身麻醉的选择和准备 术前应检查患者全身情况,进行详细的体格检查和实验室检查,了解患者病史和既往史、个人史,排除麻醉禁忌证,根据手术大小、时间长短、手术治疗需要、患者机体情况等选择合适的麻醉方案。一般手术范围大、部位深、手术时间长、不能很好配合的儿童患者可考虑全身麻醉。

麻醉准备包括麻醉药品、急救药品、麻醉及监护设备(如麻醉机、氧气、气管导管、吸引器、牙垫、测血压袖带、心电监护仪等)的准备,全麻诱导前先建立静脉通道。麻醉医生应和患者进行充分的麻醉前谈话和耐心细致的沟通解释工作,消除患者顾虑和紧张、恐惧心理。全身麻醉前常规禁饮食,成人术前 10～12 小时禁食,婴幼儿术前 4～6 小时禁饮水。

麻醉前为减少患者焦虑、恐惧和紧张情绪,以及降低术中各种不良神经反射,一般在术前 30 分钟至 1 小时给予药物镇静(详见本章第三节),同时予阿托品 0.5 mg 肌内注射,减少呼吸道分泌。

2. 全身麻醉诱导 目前全麻的诱导通常选择静脉诱导法,不合作的儿童可先行基础麻醉或七氟烷吸入。具体步骤:①面罩吸入纯氧 2～3 分钟;②依次静脉注射镇静药、静脉麻醉药等,同时观察呼吸与循环指标的波动;③麻醉深浅合适后再静脉注射肌松药;④待全身骨骼肌松弛、呼吸停止后,进行气管内插管、连接麻醉机进行机械控制呼吸。麻醉诱导和气管内插管期间可出现血压剧烈波动、心动过速和期前收缩等循环系统不良反应。

3. 气管内插管 在麻醉诱导后,经口腔或鼻腔在喉镜明视下插入带气囊的通气导管(图3-37),导管连接麻醉机进行机械控制呼吸。呼吸道阻塞的患者,如口底肿瘤、小下颌畸形、肥胖、颞下颌关节强直等,气管插管可能非常困难,临床上需要借助特殊方法来完成,如盲探经鼻插管、纤维支气管镜引导插管、盲探装置引导插管光束引导插管以及经气管切开插管,这类插管通常是在患者清醒状态下操作的,以免麻醉状态下呼吸抑制而机械呼吸未建立,危及生命。

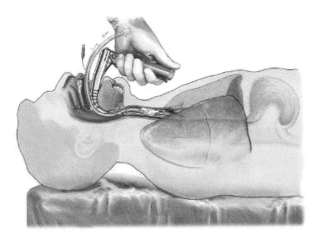

图 3-37 全身麻醉气管内插管

4. 麻醉维持 患者进入麻醉状态后,用吸入麻醉、全凭静脉麻醉或静脉吸入复合麻醉等几种方式继续给药,使患者体内血药浓度在手术过程中维持恒定平稳状态。麻醉全过程要求不间断地进行生命体征监测,准确判断麻醉深度,根据手术进度及时增加或减少麻醉药用量。

靶控输注(target controlled infusion,TCI)麻醉是静脉麻醉的一种比较合理的给药方式,由麻醉输注泵的给药程序来控制,操作者预先向该系统程序中输入患者年龄、性别、体重,达到某药的血药浓度等指标后,输注泵将自动连续工作,向体内输注麻醉药物。目前常用于靶控输注的静脉麻醉药主要有异丙酚和瑞芬太尼。

Note

5. 麻醉苏醒和气管拔管　手术结束前5～10分钟停止给药,患者进入麻醉苏醒期。手术过程中麻醉药的用量、患者的体质、手术时间的长短等因素决定麻醉恢复所需的时间。手术完毕后如患者苏醒不佳,可酌情使用麻醉苏醒药,如纳洛酮、氨茶碱和中枢兴奋药。必须待患者呼吸道反射恢复、神志基本清醒后,方可拔除气管内导管。

三、口腔颌面外科全身麻醉后处理

口腔颌面外科手术后一段时间内,患者体内仍有麻醉药物的残余作用,特别是术后6～8小时内各种并发症的发生率较高,必须高度警惕、早期发现、及时处理。

(一)保持呼吸道通畅

密切观察患者有无呼吸道阻塞、通气不足、缺氧等情况,及时清除口腔和气管导管内的分泌物、血凝块、唾液等;持续中流量吸氧4～6小时;术后要使用地塞米松5～20 mg静脉点滴,改善呼吸道水肿;床边备有吸引器和气管切开包。

重症监护

(二)密切监护生命体征

术后患者应进入重症监护治疗室,连接心电监护仪,密切观察血压、心率、呼吸、脉搏、神志及血氧饱和度6～8小时。

(三)注意外科补液和抗感染

考虑患者术前禁饮食、术中出血、术后进食困难等情况,根据患者术中出血量、生理需要量来进行术后补液,注意补液量和电解质酸碱平衡,补液中可加入抗菌药物。

(四)不良反应及处理

口腔颌面外科手术后常见的不良反应如下。①患者苏醒期间可能发生恶心、呕吐、嗜睡,是麻药的残余反应,严重者可致误吸、窒息、呼吸脉搏暂停,可肌内注射甲氧氯普胺等镇吐药。②儿童全身麻醉后12～48小时可出现烦躁不安,哭闹,抽搐等,可给予适量安定对症处理。③术后咽痛、干咳,多是气管内插管损伤所致,可给予地塞米松、抗菌药物加入生理盐水中雾化吸入,2次/天。④部分患者术后数小时内可出现排尿困难或排尿无力,但多可自行排尿,如出现尿潴留时应给予插尿管排尿,对于有前列腺肥大的老年男性患者或手术时间较长者,术前应给予插尿管。

第三节　镇静与镇痛

一、镇静

镇静(sedation)是通过药物改善或消除患者紧张情绪、恐惧心理,使其达到精神放松、生命体征平稳,有利于配合诊疗的方法。口腔颌面外科疾病诊疗过程中约80％人群存在不同程度的紧张和恐惧心理,特别是儿童、精神残障者和牙科恐惧症(phobia)患者,往往需要不同程度的镇静,才能有效配合治疗。

(一)镇静的分类和特点

镇静的深度与用药量有关,一般分浅镇静和深镇静。浅镇静时患者意识存在,情绪平和,可有嗜睡,能服从各种指令,用药后呼吸、循环等生命体征变化小,生理反射基本正常,而几乎没有镇痛作用,痛觉存在,不能取代麻醉,但能加强麻药的镇痛效果。深镇静时意识模糊,强刺

Note

激时才能唤醒,呼吸和循环功能可受到明显干扰,呼吸道反射减弱,痛觉迟钝。一般情况下口腔颌面外科手术前多采用浅镇静。

（二）镇静方法

1. 常规给药 一般在术前 30 分钟给药,地西泮 10 mg 口服,或苯巴比妥钠 100～200 mg 肌内注射,也可用地西泮 0.2 mg/kg 或咪达唑仑 0.05～0.1 mg/kg 缓慢静脉注射。临床上个体间镇静效果差异性较大,静脉和肌内注射后起效快,镇静效果优于口服用药。无论何种给药方式,都建议在抢救和麻醉设施的保障下进行,以免发生意外。

2. 氧化亚氮(笑气)吸入 1799 年由英国化学家汉弗里·戴维发现的一种无色有甜味的气体,有轻微麻醉作用,并能致人发笑,其镇痛效果强于镇静,对呼吸道无刺激作用,患者始终意识清醒。笑气吸入是一种口腔颌面外科拔牙、小手术、种植牙,以及注射治疗的辅助麻醉方法,适用于精神紧张患者、不配合的儿童患者,也可用于全身麻醉诱导。临床上常按 30%～50%氧化亚氮和 50%～70%氧气的比例混合吸入,经专用设备如麻醉机或吸入镇静装置混合后,由鼻罩吸入。在充分供氧条件下,对循环基本无影响,但操作过程中应常规监测心率、血压和血氧饱和度等。含气闭合腔如气胸、肠梗阻和中耳疾病的患者禁用。

二、镇痛

疼痛是机体在组织损伤刺激后引起的保护性生理反应,主观上是一种不愉快的感觉或情感体验,常伴有恐惧、紧张、焦虑等情绪活动。镇痛(pain control or analgesia),是用药物或其他方法消除或减轻患者疼痛感的方法,常用于口腔颌面部的外伤、炎症、晚期恶性肿瘤、神经疾病,以及拔牙或手术后疼痛等。目前倡导的镇痛理念,包括有效消除疼痛,最大限度地减少不良反应、成瘾性和疼痛引起的心理问题。但镇痛不能根治疾病,大多数情况是疾病治疗的辅助手段。

（一）药物镇痛

1. 解热镇痛抗炎药 这类药物的镇痛作用在外周,通过抑制局部组织的前列腺素合成而实现镇痛,可用于缓解轻中度的疼痛,对牙痛、头痛、关节痛、神经痛、癌性疼痛、手术后疼痛均有良好的镇痛效果,并有降热作用,无成瘾性和耐受性。

常用药物及剂量如下。①阿司匹林(aspirin)300～600 mg/次,3 次/天,口服。②对乙酰氨基酚(扑热息痛,acetaminophen)300～600 mg/次,2～3 次/天,口服。③布洛芬(brufen)200～400 mg/次,3 次/天,口服。④吲哚美辛(消炎痛,indomethacin)25 mg/次,2～3 次/天,口服。这类药物同时有抑制血小板聚集的作用,不良反应主要是胃肠道损害,因此,患有出血性疾病、消化道溃疡、食管炎的患者应慎用。

2. 麻醉性镇痛药 这类药物为阿片碱类及其合成代用品,这类药物与特异性受体结合,通过激活中枢疼痛抑制通路,减少疼痛传导所需的各种神经递质而实现镇痛,适用于中度及重度疼痛,不良反应包括便秘、恶心、呕吐等,严重并发症为呼吸抑制,长期或大量使用易耐受和成瘾。这类药物为国家特殊管理的麻醉药品,在医院受严格管理,开具需用专门的精神麻醉处方,必须在专科医生的指导下使用,不可滥用。

常用药物及剂量如下。①吗啡(morphine),镇痛作用强,临床上常用盐酸吗啡缓释片 20 mg/次,2 次/天,用于治疗慢性顽固性剧痛,如晚期癌症患者。②可待因(codeine),在罂粟中提取的阿片生物碱,镇痛作用为吗啡的 1/12～1/7,但强于一般解热镇痛药,其呼吸抑制、便秘、耐受性及成瘾性均较吗啡弱,适用于中等程度疼痛的镇痛、各种原因引起的剧烈干咳和刺激性咳嗽,常用剂量 15～30 mg/次,2～3 次/天,口服。③哌替啶(pethidine),又名杜冷丁(dolantin),为人工合成的阿片受体激动剂,镇痛效果和作用时间较吗啡弱,主要用于创伤和手术后镇痛,常用剂量为 50～100 mg/次,肌内注射。④芬太尼(fentanyl),为人工合成的强效麻醉性镇痛药,为阿片受体激动剂,镇痛作用机制与吗啡相似,作用强度为吗啡的 60～80 倍,起效快,但维持时间短,适用于术中术后镇痛,常用剂量为 0.05～0.1 mg/次,静脉注射,用量过大可发生呼吸抑制。⑤其他麻醉性镇痛药有氢吗啡酮(hydromorphone)、美沙酮(methadone)、丁丙诺啡(buprenorphine)、喷他佐辛(pentazocine)等。

癌性疼痛使用镇痛药,应采用世界卫生组织(WHO)推荐的三阶梯镇痛疗法(the analgesic ladder regime),首先使用阿司匹林等解热镇痛抗炎药(第一阶梯),当这类药物不能有效止痛时,则采用可待因或其他弱阿片类止痛药(第二阶梯),如果疼痛未能缓解或继续加重,则采用吗啡等强阿片类止痛药(第三阶梯),可配辅助性药物。

3. 其他药物

(1)抗抑郁药　抗抑郁药也有镇痛作用。应用较多的是三环类抗抑郁药阿米替林(amitriptyline)和多塞平(doxepin),用量均为 25 mg/次,3 次/天,口服,可用于治疗慢性疼痛,没有耐药性或成瘾性,不良反应包括口干、尿潴留、体位性低血压、心动过速等。

(2)镇静催眠、抗焦虑药　此类药物对中枢神经系统有不同程度的抑制作用,有利于改善慢性疼痛患者的焦虑、失眠症状。常用苯巴比妥(phenobarbital)30～60 mg/次,或地西泮(diazepam,valium)2.5～5 mg/次,口服。

(3)糖皮质激素类药物　包括泼尼松、泼尼松龙、地塞米松、倍他米松等,主要消除肿瘤周围的炎症,缓解组织水肿对神经的压迫。口服泼尼松龙 10 mg/次,3 次/天。颞下颌关节疼痛者可用 0.5 mL(12.5 mg)泼尼松龙加入 2%普鲁卡因 1 mL 中做局部封闭治疗。

(4)维生素类药物　主要治疗神经痛。维生素 B_1 100 mg、维生素 B_{12} 500～1000 μg 肌内注射,隔日 1 次,或将维生素 B_1 100 mg 或维生素 B_{12} 500 μg 加入局麻药中行神经阻滞。

(5)抗癫痫药　主要治疗三叉神经痛、舌咽神经痛和带状疱疹后遗神经痛。卡马西平(carbamazepine,痛痉宁)初始剂量 100 mg/次,2 次/天,根据镇痛效果调整每次剂量和给药次数,极量 1200 mg/天。苯妥英钠(sod,phenytoin)初始剂量 100 mg/次,2 次/天,极量 300/次,500 g/天。

(二)非药物镇痛

1. 放疗　放疗可减轻或缓解恶性肿瘤侵犯骨质或骨转移癌引起的疼痛,但对软组织疼痛疗效差。疼痛缓解的可能性还取决于肿瘤的组织学类型对放疗敏感性、放疗部位的有效照射量、患区正常组织的耐受性等方面。

2. 化疗　化疗可缓解头颈部恶性肿瘤引起的多个部位疼痛,但不同类型的肿瘤对化疗的反应不同,腺癌、恶性黑色素瘤、骨和软组织肉瘤和累及神经的鳞癌,采用抗癌药物化疗难以控制疼痛。

3. 针刺镇痛　针刺镇痛(acupuncture analgesia)是中医学上通过对腧穴针灸来疏通经脉、行气活血,缓解病变部位疼痛。

4. 其他　包括经皮神经电刺激疗法、心理疗法等。治疗三叉神经痛的方法还有神经阻滞疗法、射频温控热凝术(radiofrequency coagulation)、神经切断术等。

🔳 本 章 小 结

口腔颌面外科临床麻醉分为局部麻醉和全身麻醉。

口腔局部麻醉是用局麻药暂时阻断机体一定区域内神经末梢和纤维的感觉传导,从而使该区疼痛消失的方法,常用局麻药有利多卡因、布比卡因、阿替卡因、甲哌卡因,常用方法有表面麻醉、浸润麻醉和阻滞麻醉,常见并发症有晕厥、中毒反应、过敏反应、注射区疼痛、血肿、感染、张口受限、神经损伤、注射针折断、暂时性面瘫和失明。

全身麻醉是麻醉药物进入人体后,产生可逆性全身痛觉和意识消失、反射抑制和一定程度肌松弛的方法。口腔颌面外科全身麻醉有其特殊性,麻醉方法有静脉麻醉、吸入麻醉、基础麻醉和静脉吸入复合麻醉,以及控制性降压、低温麻醉等,麻醉实施包括麻醉前准备、麻醉诱导、气管内插管、麻醉维持、麻醉苏醒和气管拔管,麻醉后处理包括保持呼吸道通畅、密切监护生命体征、注意外科补液、抗感染,以及不良反应的处理。

镇静是通过药物改善或消除患者紧张情绪、恐惧心理,使其精神放松、生命体征平稳,有利于配合诊疗的方法。口腔颌面外科常用的镇静药有地西泮、苯巴比妥、咪达唑仑,经口服、静脉注射或肌内注射等途径给药,以及氧化亚氮(笑气)吸入镇静。

镇痛是用药物或其他方法消除或减轻患者疼痛感的方法,常用于口腔颌面部的外伤、炎症、晚期恶性肿瘤、神经疾病,以及拔牙或手术后疼痛等。药物镇痛是主要的镇痛方法,常用药物有阿司匹林、对乙酰氨基酚、布洛芬等解热镇痛抗炎药,吗啡、可待因、哌替啶等麻醉性镇痛药,以及其他辅助性药物。

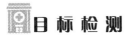

目标检测

目标检测及答案

肇庆医学高等专科学校　黎　祺

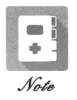

Note

第四章 牙与牙槽外科

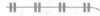

本章PPT

案例导入
答案

学习目标

1. 掌握：牙拔除术的适应证和禁忌证、基本方法和步骤；一般牙和牙根拔除术的方法和特点；阻生牙的概念、临床分类、阻生原因及拔除适应证；牙拔除术可能出现的术中、术后并发症及防治原则；各种拔牙器械的使用方法等。

2. 熟悉：拔牙创的愈合过程；牙槽骨修整术和唇、舌系带矫正术的适应证及手术操作基本要点。

3. 了解：各型阻生牙的阻力消除及拔除方法。

案例导入

患者，女，38岁。左下后牙区反复肿痛一周，近两日咀嚼、吞咽时加重，有张口不适来院就诊，要求拔除。患者空腹血糖为 9.0 mmol/L，无过敏史，无其他系统性疾病等。查：左侧面部稍肿，颌下淋巴结有压痛，张口轻度受限，左下 8 近中阻生，牙龈红肿，探诊易出血，可探到盲袋内有脓液溢出。X 线片示：左下 8 近中低位阻生，融合根，左下 7 远中邻面未见龋坏。

1. 该患者的主诉疾病可诊断为什么？

2. 诊断依据有哪些？

3. 该疾病的治疗设计应遵循哪些原则？

4. 在门诊行左下智齿拔除术，术后 3 天伤口疼痛，呈持续性，并向头顶部放射。

检查：左下颌第三磨牙拔牙窝内空虚，有腐败坏死的残留凝块，用棉球蘸取内容物嗅之有恶臭，则可诊断为哪种疾病？如何治疗？

目前，牙及牙槽外科主要涉及牙拔除术、修复前外科和其他牙槽外科手术。牙拔除术包括一般牙拔除术、牙根拔除术和阻生牙拔除术。修复前外科指的是通过外科手术等手段改善口腔现状，为义齿修复提供良好的条件。本章内容为口腔临床实践奠定必要的理论基础。

第一节 牙拔除术的适应证和禁忌证

牙拔除术（exodontia）是口腔颌面外科门诊最常规、最基础的手术，常作为治疗某些牙病的终末手段，也是治疗口腔颌面部牙源性疾病或某些相关性全身疾病的外科措施。

牙拔除术作为一种外科手术，不可避免地造成术区软、硬组织不同程度的损伤，产生出血、肿胀和疼痛等局部反应，同时也会引发不同程度的全身反应，如血压、心率、体温及精神、心理

Note

等变化等,甚至可能引发其他系统性疾病的激化或加重,因此作为一名口腔医生既要掌握牙拔除术的操作,也应对其有可能造成的各种并发症及全身影响有深入的了解,并关注手术可能对患者心理产生的不利影响,给予充分理解与重视。

牙拔除术的准备和操作应遵循无痛、无菌、少创伤等一切外科原则。尽管其手术是在口腔内特定的环境下进行的,唾液和口腔宿留微生物使手术几乎不可能在无菌条件下进行,但对各项手术仍应坚决执行无菌操作的原则。其中,疼痛控制应当作为成功完成牙拔除术的先决条件和步骤,医生应以最小的损伤换取手术的成功为原则,而不应盲目地扩大创口。在理论学习和临床实践中,应清楚认识到牙拔除术的如下要求:拔牙是积极治疗和预防的手段;无痛时拔牙,减少创伤,减少并发症;严格遵循无菌操作原则;合理有效掌握拔牙的适应证和禁忌证;心理护理贯穿于术前、术中、术后的整个过程。

因此,医生只有全面地掌握了口腔及其相关临床各科知识、技术和技巧等,才能取得拔牙手术的成功。

一、适应证

牙拔除术的适应证是相对的,应根据现有的医疗水平及患者的自身条件选择。

随着口腔医学的进步,口腔治疗技术的提高,口腔微生物学和药物学的发展,口腔材料和口腔修复手段的不断改进,拔牙适应证正在不断变化,过去很多认为应当拔除的患牙现已可以通过治疗、修复保留下来。必须强调:口腔医生首要考虑的是保存牙齿,应最大限度地保持功能及其美观。所以,在考虑牙齿是否应拔除时,应持慎重态度,既应遵循一定原则,又要灵活掌握运用,必要时请牙体牙髓科、修复科、正畸科医生会诊决定。

(一)牙体病

牙体组织龋坏或破坏严重,用现有的修复手段无法恢复和利用者可拔除,如:因龋齿引起牙体破坏过大,无法治疗或修复的牙;牙颈部深龋已达牙槽突下方难以修复的牙;残根或外伤所致断根不能修复的牙。一些牙隐裂经一定治疗后可考虑保留。

(二)根尖周病

严重的根尖周病变,不能采用根管治疗或者根尖切除等方法治疗者可拔除。

(三)牙周病

晚期牙周病导致的牙齿明显松动,牙周骨组织支持大部丧失,采用常规和手术治疗,均已无法取得牙的稳固及保留牙的功能。

(四)牙外伤

牙外伤冠折通常经治疗处理是可以保留的,冠根折应依据断面位于龈下的位置、松动度、牙周组织状况、修复条件等综合考虑是否保留;也可经冠延长等手术改良条件后留存患牙。具体地说,根中1/3折断一般为拔牙适应证;根尖1/3折断可经治疗后观察;部分脱位牙,如牙体组织基本完整,应局麻下手法复位、可靠固定后保留患牙;完全脱位牙,条件良好时,可行牙再植术保留患牙。

(五)移位、错位牙

影响功能和美观,导致咬合紊乱、邻近组织病变或创伤、邻牙龋坏、食物嵌塞、牙周炎、妨碍义齿修复,不能用正畸等方法恢复到正常位置者,均可考虑拔除。

(六)埋伏牙、阻生牙

引起邻牙牙根吸收、冠周炎,造成牙列不齐、邻牙龋坏的埋伏牙、阻生牙均应拔除。

（七）额外牙

额外牙常会引起正常牙的萌出障碍或错位，造成错殆畸形，常为拔牙适应证。

（八）融合牙及双生牙

发生于乳牙列延缓其牙根的生理吸收，阻碍其继承恒牙的萌出者应拔除。

（九）滞留乳牙

影响恒牙正常萌出者应及时拔除；乳牙慢性根尖周炎反复急性发作不能控制者应予拔除、乳牙根尖外露刺伤周围软组织者应予拔除；若距换牙期尚早者，有条件应做乳牙列间隙保持器；乳牙滞留，如其下方无恒牙胚（先天缺失）或恒牙阻生，乳牙无松动且有功能时，予以保留。

（十）治疗需要

因正畸治疗需要进行减数的牙、因义齿修复需要拔除的牙、囊肿或良性肿瘤波及的牙，可能影响治疗效果者均为拔牙适应证。恶性肿瘤放疗前，为预防或减少严重并发症而需要拔除的牙，但应注意，拔牙 2 周以后方可行放射治疗。

（十一）病灶牙

引起蜂窝组织炎、颌骨骨髓炎、牙源性上颌窦炎等局部病变的病灶牙，在急性炎症控制后也应予以拔除；对可疑为某些疾病，如亚急性心内膜炎、风湿病、肾炎，特别是一些眼病（虹膜睫状体炎、视神经炎、视网膜炎等）的病灶牙，在相关科室医生的要求下，可慎重考虑拔除。

（十二）骨折累及的牙

因颌骨骨折或牙槽骨骨折所累及的牙，有龋坏、牙周病而影响骨折愈合者应拔除；但在不影响骨折愈合的前提下，有利于骨折固定者尽可能保留。

二、禁忌证

牙拔除术的禁忌证亦具有相对性。禁忌证受口腔局部情况、全身系统状况、患者精神心理状况、医生水平、设备药物条件等因素的综合影响。在一定程度上，拔牙的禁忌证是可以转化的，应根据具体情况，慎重考虑后决定。某些疾病必要时，应协同相关各科医生共同决定，做好周密的术前准备，在一定的监控条件下实施拔牙手术。

（一）心脏病

术前应了解患者患心脏病的种类，其患病程度如何，治疗情况及目前心功能状况如何。一般而言，心脏病患者如心功能尚好，为Ⅰ级或Ⅱ级，可以耐受拔牙及其他口腔小手术；但必须保证镇痛完全，保证患者安静，不激动、恐惧或紧张。

（1）下列情况应视为拔牙的禁忌证或暂缓拔牙：①6 个月内发生过心肌梗死；②心绞痛近期频繁发作；③心功能Ⅲ-Ⅳ级或已出现心力衰竭症状者，如端坐呼吸、发绀、下肢水肿、颈静脉怒张等症状；④心脏病合并未控制的高血压者，血压高于 24/14.7 kPa（180/110 mmHg），应先治疗后拔牙；⑤有Ⅲ度或Ⅱ度Ⅱ型房室传导阻滞、双束支阻滞、阿斯综合征（突然神志丧失合并心传导阻滞）史者。

（2）牙拔除术及口腔手术能引起暂时性菌血症的发生。因此，先天性心脏病、肺心病、风湿性瓣膜病、心脏修补术等患者，在有菌血症发生时，都有导致细菌性心内膜炎的可能性，主要表现为绿色链球菌（甲型溶血性链球菌）菌血症，青霉素是预防绿色链球菌性心内膜炎的首选药物；但使用青霉素 24 小时后，即产生耐药菌株，所以在有多个牙需拔除时，较安全的方法是在术前 15 分钟肌内注射青霉素或术前 30 分钟口服青霉素类药物，一次将应拔的牙全部拔除；若在 2 周内曾使用过青霉素或对青霉素过敏的患者，建议用阿莫西林胶囊、大环内酯类等抗生素预防心内膜炎。

（3）冠心病患者术前预防性口服消心痛或含化硝酸甘油等扩血管药物；高血压性心脏病患者术前合理降压；心肌炎患者多为病毒性，做好心功能监测，慎重拔牙。

（4）心脏病患者如处于抗凝药物治疗之中，在行牙拔除术时，应注意出血问题。

（5）心脏病患者在拔牙术中的注意事项如下。

①保证无痛操作、轻柔快速的手术；局麻药物以使用2％利多卡因为宜，但如有Ⅱ度以上的传导阻滞不宜应用。麻醉药中一般不加血管收缩剂肾上腺素，以免增加心脏负担。

②术前口服抗心脏病药物。

③预防性使用抗生素，预防细菌性心内膜炎的发生。

④心理护理贯穿于拔牙术整个过程，如患者的信任感、消除紧张情绪等。

⑤在心电监护下拔牙，必要时协同心内科医生会诊。心脏病患者应在安静宽敞的专用诊室，配备心电图机、多导生理监测仪、氧气传输设备、气管插管器械、心脏除颤器等监测和抢救器材及配齐各类急救药品，同时应配备具有一定临床经验且操作熟练的麻醉师和医护人员。

（二）高血压

（1）小于120/85 mmHg为正常血压；大于140/90 mmHg为异常血压；介于两者之间为临界血压。如为单纯性高血压病，在无心、脑、肾并发症的情况下，血压在180/100 mmHg之内，一般是可以拔牙的。

（2）合并有脑、心、肾等器质性病变者，最好在心脏、血压监护下行牙拔除术。一般的高血压患者是否可以拔牙，应根据血压高低、有无自觉症状、既往血压最高值和近期血压波动情况，以及患者精神是否紧张来决定。如患者有头痛头晕症、血压在既往最高水平、近来血压波动较大，应暂缓拔牙，给予硝苯地平、安定类药物控制较高血压，减小血压波动，缓解紧张焦虑症状。

（3）局麻药以使用2％利多卡因为宜，禁用血管收缩剂肾上腺素，注意完善止血。术后应继续控制血压，防止拔牙后出血。

（三）造血系统疾病

造血系统疾病包括贫血、白血病、出血性紫癜及血友病等。应注意血液成分的量与质，有出血倾向和抗感染能力低时，应视为拔牙禁忌证。

1. 贫血 外周血液血红蛋白量低于正常值的下限，一般伴有红细胞数量压积减少。正常人血红蛋白（Hb）范围：成年男性120～160 g/L，成年女性110～150 g/L，新生儿170～200 g/L。WHO诊断贫血的血红蛋白标准为（氰化高铁血红蛋白测定法测定）：成年男性低于130 g/L，成年女性低于120 g/L，孕妇低于110 g/L。

贫血是一种症状，而不是具体的疾病，多种疾病可伴有贫血。皮肤和黏膜苍白是最常见和显著的体征，观察指甲、手掌、皮肤皱纹处、口唇黏膜和睑结膜等处，较为可靠；疲倦、乏力、头晕耳鸣、记忆力衰退和思想不集中等皆为常见症状。临床中常见的贫血类型包括再生障碍性贫血、巨幼细胞性贫血、缺铁性贫血、溶血性贫血。其中，急性再生障碍性贫血可因拔牙而发生严重的出血和感染，应禁忌拔牙。应注意：血红蛋白低于60 g/L者，约30％患者可有心电图改变。

如血红蛋白在80 g/L以上，血细胞比容在30％以上，一般可以拔牙。慢性贫血者因机体已有良好适应性和代偿功能，即使血红蛋白在60 g/L左右，也能耐受一般手术。但老年或动脉硬化者，血红蛋白应保持在100 g/L左右，以防止术中术后出血。

2. 白细胞减少症和粒细胞缺乏症 正常成人周围血白细胞数为$(4～10)×10^9$/L，当白细胞低于$4×10^9$/L时，称为白细胞减少症，粒细胞绝对计数持续低于$2×10^9$/L时，称粒细胞缺乏症。白细胞和粒细胞的大量减少，可以直接引起严重感染和影响伤口愈合，临床上一般要求,中性粒细胞为$(2\sim2.5)\times10^9/L$,或白细胞总数在 $4\times10^9/L$ 以上,患者可耐受拔牙及手术。

引起白细胞和粒细胞减少的病因甚多,一些临床上常用的药物的应用,如心得安、氯霉素、青霉素、磺胺、利福平、异烟肼、苯妥英钠、氯丙嗪等,治疗肿瘤的药物,如多种细胞毒制剂、抗代谢药物等,密切接触放射线或苯的工作人员亦可导致发病。

3. 白血病 急性白血病常有发热和感染,而以咽峡炎及口腔炎多见。1/3 以上患者由于血小板减少表现为出血倾向,约 2/3 患者有严重贫血症状。

急性白血病为拔牙的禁忌证。

慢性白血病包括慢性粒细胞白血病(慢粒)和慢性淋巴细胞白血病(慢淋),主要表现为脾肿大和白细胞、血小板异常,如必须拔牙时,应与有关专家合作,注意预防感染及出血。

4. 淋巴瘤 为原发于淋巴结或淋巴组织的恶性肿瘤,恶性程度不一,淋巴瘤现分为霍奇金病及非霍奇金淋巴瘤两大类,前者的发病率明显低于后者。典型者有无痛性、进行性淋巴结肿大并多见于颈部,发热及肝脾肿大也常见;晚期有恶病质、贫血等表现。必须拔牙时,应与有关专家配合,在治疗有效、疾病稳定时进行。

5. 出血性疾病 为止血功能缺陷引起,表现为自发性出血或损伤后出血不止。

(1)原发性血小板减少性紫癜或称自身免疫性血小板减少性紫癜 并无特殊病因引起的血小板减少(有明确病因者为继发性),为较常见的一种出血性疾病。急性型常见于儿童,突然发生广泛、严重的皮肤及黏膜出血,此时为拔牙的禁忌证;慢性型较常见,约 80% 为青年女性,起病慢,表现为持续、反复的皮肤出血、牙龈及口腔黏膜出血、女性月经过多等方面,拔牙时,应选择在血小板 $5\times10^9/L$ 以上时进行,注意术中、术后选择合适有效的止血方法,必要时行专科会诊检查,与专科医生合作拔牙。

(2)血友病 一组遗传性凝血功能障碍的出血性疾病。共同特征为活性凝血活酶生成障碍,凝血时间延长,终生都有轻微创伤后出血倾向。以血友病甲最多,血友病甲及血友病乙仅见于男性;血友病丙男女均可患病及传递疾病,在我国少见。血友病甲患者必须拔牙时,应补充凝血因子Ⅷ,当凝血因子Ⅷ浓度提高到正常值的 30% 时,可进行拔牙或小手术;提高到 60% 时始可行较大手术。拔牙时应力求减少创伤,拔牙后拉拢缝合牙龈,缩小创口,拔牙创内填塞止血药物。

(3)血管性假血友病 也称 von willebrand 综合征(VWD)。本病为遗传性疾病,男女皆可罹患。患者有出血倾向,如鼻衄、牙龈出血、妇女月经过多等。常发生于儿童期,随年龄增长,出血的严重程度可逐渐减轻。此类患者禁用阿司匹林、保泰松、消炎痛、潘生丁和低分子右旋糖酐等影响凝血功能的药物,以防加重出血。原则上应避免拔牙或手术,必须手术时应在术前及术后输新鲜血,拔牙时注意事项同血友病。

有些疾病和出血诱因,如血管性假血友病、轻型血友病、血小板功能缺陷性疾病、长期服用某些药物等,在日常生活中可不出血,但手术或创伤后可出血不止,因此在考虑拔牙或手术时,必须详细询问病史,认真判断。

(四)糖尿病

正常成人空腹血糖为 $3.9\sim6.1$ mmol/L。临床上未得到控制的糖尿病是拔牙术的禁忌证,如需拔牙,空腹血糖应在 8.88 mmol/L 以内,且又无酸中毒症状时进行;糖尿病患者在接受胰岛素治疗时,拔牙术最好在早餐后 $1\sim2$ 小时进行,术后还应注意进食情况,继续控制血糖。由于糖尿病患者机体抵抗力低,术后容易发生感染,应在术前、术后给予抗生素。

(五)甲状腺功能亢进症

此类患者可因感染、手术、焦虑引起"甲状腺危象",重者可迅速引起衰竭甚至死亡,故不宜贸然拔牙。必须拔牙时应做详细检查,使其基础代谢率在 20% 以下,脉搏 100 次/分以下。麻药中不加肾上腺素类血管收缩剂,术前、术中、术后应监测脉搏和血压,术前术后都应采取抗感染措施。

(六) 肾脏疾病

各类急性肾病、肾功能衰竭或肾病严重者均应暂缓拔牙。慢性肾功能不全者,如处于肾功能代偿期,即内生肌酐清除率 >50%,血肌酐 <132.6 μmol/L,临床无症状,则可以拔牙,但手术前后应预防感染,一般术前应肌内注射青霉素,以防止拔牙造成的暂时性菌血症,而促使肾病急性发作;慢性肾衰竭接受透析治疗的患者,如果患牙作为病灶具有较大危害时,可在完成一次透析后进行手术,且应避免使用可能加重肾脏负担的药物。

(七) 肝炎

急性期肝炎或肝功能损害严重者应暂缓拔牙。主要由于肝脏产生的凝血酶原及纤维蛋白缺乏,或肝脏无能力利用维生素 K 合成某些凝血因子而导致术后出血不止,必须待疾病好转后再行拔牙。

慢性肝炎,肝功能有明显损害者,会导致术后出血,术前应做凝血酶原和出、凝血时间检查,术后应使用维生素 K、维生素 C、止血敏等药物。肝炎患者,特别是乙型肝炎患者,术中应注意防止医源性交叉感染,如戴手套、使用一次性器械盘、拔牙器械使用后应用消毒液浸泡后再清洗高压消毒等。

(八) 妊娠

对于引起极大痛苦、必须进行的拔除牙术,健康孕妇在妊娠期间皆可进行手术;但是由于在妊娠期前 3 个月手术容易发生流产,后 3 个月容易发生早产,故对于选择性手术,则应在怀孕的第 4、5、6 月期间进行较为安全,必要时术前 1~2 天注射黄体酮,手术应尽量避免恐惧、疼痛,麻药中不加肾上腺素。

(九) 月经期

月经期拔牙,有可能发生代偿性出血,一般认为应暂缓拔牙。但必要时,简单的拔牙仍可进行,但要注意防止出血。

(十) 急性炎症期

急性炎症期拔牙应根据感染的部位、波及的范围、病程的发展阶段、细菌的种类和毒力、拔牙创伤的大小、医生所能使用的抗生素水平、患者的全身状况、有无并发症等因素综合考虑。

(1) 对于牙源性感染,病变局限,无全身并发症,通过拔牙有利于去除病灶和引流者,可以在有效的抗生素控制下拔除简单的牙齿,术后应严密观察。如急性颌骨骨髓炎。

(2) 在急性炎症未控制前,应首先控制炎症,防止炎症扩散,择期拔除患牙。如蜂窝组织炎、智齿冠周炎。

(3) 口腔黏膜急性病变,如急性坏死性龈炎、急性传染性口炎,应暂缓拔牙。

(4) 急性传染病、严重的肺结核、营养不良、过度疲劳都可以降低机体的抵抗力,延迟伤口愈合,合并感染,因此应暂缓拔牙。

(5) 复杂阻生牙的拔除,由于创伤大,有可能使炎症扩散,则应先控制炎症。但容易拔除的阻生牙,拔除有利于冠周炎症的控制,可在抗生素控制下拔牙。

(十一) 恶性肿瘤

恶性肿瘤患者,瘤区的牙齿拔除可使肿瘤扩散,应与肿瘤一同做根治性手术,所以如发现拔牙区有经久不愈的溃疡、肿物时应先取活检,排除恶性肿瘤后再拔牙。

恶性肿瘤患者放射治疗前 7~10 天完成患牙拔除或治疗。放射治疗后,对位于治疗区中

Note

牙的拔除应持慎重态度,一般认为,在放疗期间和放疗后3～5年不应拔牙。必须拔牙时,术中尽量减少创伤,术前、术后应给予大剂量抗生素预防感染,并向患者说明创口可能不愈合,甚至可能发生放射性骨坏死、放射性骨髓炎等。

(十二) 长期抗凝药物治疗

抗凝疗法多采用抗凝剂(阿司匹林、肝素等)降低血液黏滞度,抑制凝血过程的某些环节,防止血栓形成或扩大,以预防疾病复发。长期抗凝药物治疗常用于急性缺血性心脑血管疾病、血黏滞性增高、陈旧性心肌梗死、冠心病合并高血脂、脑血栓、肺栓塞、快速进行性肾小球肾炎、微血管病变、视网膜血栓栓塞性疾病和糖尿病血管病变等。

长期服用小剂量者,如需停药应在术前3～5天开始,做好相关疾病的严密监测;长期使用肝素的患者,其主要副作用为出血、血小板减少,如停药,药效需在五个半衰期后方可解除,通常肝素静脉注射6小时后、皮下注射24小时后,方可进行手术。

临床治疗中考虑停药的风险比拔牙后出血的危害更大,停药需冒严重的或致命的栓塞意外之险,故主张不停药,要求凝血酶原时间高于正常2倍时拔牙;术中和术后使用有效止血措施,如缝合创口、加压、局部止血剂(碘仿海绵)、局部冷敷等手段控制出血;心瓣膜置换术、冠状动脉搭桥术后的患者,可使用立止血预防术后出血。

(十三) 长期肾上腺皮质激素治疗

长期使用肾上腺皮质激素类药物,可导致肾上腺皮质萎缩。此种患者的机体应激反应能力及抵抗力均降低,故如发生感染、创伤、手术等应激情况时,可导致危象的发生,表现为高热、恶心呕吐、腹泻、烦躁不安、血压下降、脉搏弱快等,最终发生循环衰竭,必须及时抢救。

术后20小时左右是发生危象最危险的时期。此类患者在拔牙前应与专科医生合作,术前迅速加大皮质激素用量,并需注意减少创伤、稳定患者情绪、保证无痛及预防感染。

(十四) 神经精神疾病

有器质性及功能性神经疾病的患者,主要为合作问题,因精神与肉体的刺激或手术容易诱发疾病发作,轻度疾病者如必须拔牙,应在神经内科医生会诊与治疗后才能进行手术,术前还应给予镇静剂;严重疾病者应在全麻下进行手术。如震颤麻痹(帕金森病)患者,经常有不随意的活动;大脑性麻痹患者,有痉挛状态:这些患者皆不能合作,除非使用全麻方可进行手术。

(十五) 获得性免疫缺陷综合征

获得性免疫缺陷综合征(AIDS),即艾滋病,1981年在美国首次被报道命名。平均潜伏期是2～10年,是人类免疫缺陷病毒(HIV)破坏感染者免疫系统,逐渐导致免疫功能衰竭,最终感染者会死于任何一种(即使对正常人来说是微不足道的)感染、恶性肿瘤、神经系统病变,如EB病毒感染、卡氏肺囊虫肺炎、卡波西肉瘤、恶性淋巴瘤等,最终恶病质、全身衰竭而死亡。所以,此类患者一般不能耐受常规手术,对于艾滋病的临床监测、预防、治疗、控制感染的问题应加以高度重视。

第二节 拔牙前准备

术前准备就是依据手术目的制定计划,在手术前对患者的身体状态作出必要的调整,对手术人员、手术器械、手术场地进行必要准备和检查,对手术野进行必要的清洁和预备,以保证手术安全顺利地完成。

术前检查也是术前准备的重要内容。术前检查的内容有病史采集、局部和全身检查,以及必要的辅助检查。口腔医生应将患牙咀嚼系统、口腔颌面颈部与全身作为相互密切关联的整体加以全面关注。

(一) 全身检查

在全面了解现病史的同时,既往史的追溯要高度重视,特别是有全身其他系统疾病时,对于牙拔除术可诱发或加重的重要器官疾病(如心脏病、高血压)、术后易发生感染的疾病(如糖尿病、开放性肺结核)、可能引起拔牙后出血的疾病(如血液病、肝病)、可能造成伤口愈合延迟的疾病(如糖尿病、消耗性疾病、放射治疗)等情况应着重了解。常规记录可将血压体现在病例中。

(二) 局部检查

首先对患者口腔情况做全面细致的检查,然后检查将要拔除的牙,确定所要拔除的牙是否为拔牙适应证,告知患者并取得其同意。

1. 牙体情况 了解牙的大小、形态、牙根数目及有无弯曲或变异;明确要拔除的牙有无龋病及病损程度,是否做过根管治疗;有无充填物或修复体,是否为死髓牙,有无隐裂或纵折。还需检查邻牙有无龋坏或充填物和修复体,对于复杂牙齿(阻生牙、埋伏牙)应了解牙根数目、弯曲情况、与邻牙的关系、与周围窦腔的距离、与周围神经血管束的关系等,都要记录在病史中。

2. 牙周情况 有无炎症、肿胀;有无牙石、牙龈炎、牙周萎缩、牙周袋形成;有无牙槽骨吸收和牙松动程度等。

3. 口腔黏膜情况 有无充血、水肿、溃痛、出血、增生瘘管与窦道等。

4. 其他情况 如果有多个牙需要拔除,应根据患者的健康情况和拔牙的困难程度做出全面计划。一般一次可以拔一个象限内所有的牙,1周后如肿胀及不适已消失,可以再拔其他象限内的牙。如果要拔除上下一对同名牙,通常先拔上牙再拔下牙,因为上牙的麻醉起效快,还可避免碎牙石、牙片和骨片等掉入下牙牙槽窝;当前后有多个牙需拔除时,应先拔除最后面的牙,再拔前面的牙,因为先拔前面的牙时,流出的血液、涎液多积聚于后方,导致再拔后面的牙时视野不清;对于较难拔除的牙(阻生牙、第一磨牙、尖牙),通常应最后拔除,因为先拔邻牙时,有利于牙槽窝扩张,再拔阻力大的牙时较容易。X线片是判断牙根数量和形态最直观的资料,可以用来判断阻生牙和埋伏牙在颌骨中的位置、与邻牙的关系以及重要解剖结构的相对位置,可以了解根尖周病变和骨质状况等。

因此,术前检查的目的是要明确:拔哪个牙? 为什么拔? 现在能否拔? 选用哪种麻醉药物和方法? 术中可能出现的情况及对策? 准备用什么器械? 用什么方法拔? 如果有多个牙需要拔除,应在术前全面考虑,制定全面计划,分次拔除不能保留的患牙。

一、拔牙前患者的思想准备

多数患者对于拔牙皆有恐惧、忧虑及焦急等心理问题。患者精神心理状态的变化可导致机体生理功能的变化,对于有全身系统性疾病患者的影响尤为明显。牙拔除术大多数可在局部麻醉下进行,术前医生应进行必要的解释工作,加强患者对医生和疾病治疗的信心,并能让患者保持情绪上的平衡,取得与医生的积极配合,减少情绪波动对生理功能的影响,使手术顺利平稳地完成。

为达到调整患者心理状态的目的,患者术前的思想准备包括如下。

(1) 应与患者良好沟通。通过适当的解释,安慰性的语言取得患者的信赖。如说明拔牙术中可能发生的情况;告知患者如有不适,向医护人员示意;不承诺拔牙术后无任何不良反应。

(2) 避免使用刺激性的字眼;避免对拔牙过程进行描述;避免无痛的暗示,不承诺绝对无痛;避免准确估计拔牙时间等。

（3）术前的准备应始于患者就诊时，包括医院及诊室的环境应整齐、清洁、优雅美观;与患者接触的一切工作人员，皆应亲切、体贴、同情、耐心，认真听患者叙述病情，细致解释等;对于恐惧严重的患者可以使用放松、分散注意力、呼吸放松疗法等椅旁调整缓解方法。

二、拔牙前手术区和体位准备

手术医生根据患者的检查情况制定恰当的手术预案，应以冷静、平和、自信的心态进行手术。手术医生严格按照无菌操作的原则，穿好手术衣，戴好手术帽和口罩;按照标准洗手法洗手、戴手套，完成对术者的准备。

（一）手术区准备

口腔为有菌环境，难以达到无菌程度，但术者不能因此而降低术区消毒与灭菌的要求，应尽可能减少口腔内的细菌量，更不能发生医源性感染，所用的手术器械与敷料等均需严格地消毒灭菌。在术区消毒前，应嘱患者取下义齿和眼镜，擦掉口红等，以免妨碍手术或造成破坏。如牙石较多，应先行全口洁治术。如为拔除阻生牙、埋伏牙，或需翻瓣去骨的手术，口周与面部的皮肤常规消毒铺无菌巾。

术前口腔冲洗或含漱是有效减少细菌量的方法，可用 1：5000 的高锰酸钾溶液或 0.05％ 的氯己定溶液;较为复杂的口腔手术，应使用 1：10000 苯扎溴铵（新洁尔灭）或 75％ 酒精消毒口周和面部皮肤至少 2 次，然后用无菌孔巾遮盖面部。口内术区及麻醉穿刺区以 1％ 碘酊或 1％ 碘伏局部消毒;手术时也可在术区周围放置灭菌纱巾或棉卷，以隔离手术区，且可将舌隔开;在不妨碍手术操作的情况下，也可吸取唾液及血液，并防止牙及各种碎片进入咽腔。

（二）体位准备

为了便于手术操作，术者应立于患者的右前方，拔下前牙时，应立于患者的右后方，使患者与术者均能处于舒适、自然、稳定和便于操作的体位。患者头部应稍后仰;拔上颌牙时，上颌牙𬌗平面与地面成 45°角，上颌与术者肩部平齐;拔下颌牙时，下颌牙𬌗平面与地面平行，下颌与术者的肘关节平齐。医生可采用坐位或站位，位于患者的右前方;医生双脚必须平踏于地面上，以保持身体的协调稳定，严禁将脚放于医生座椅底部滑轮之上，以防用力过程中，由于座椅的移位导致拔牙器械的失控。

三、拔牙器械的准备

根据患牙在牙列中的位置、牙冠大小、牙根的数量和形态、牙体组织破坏程度、周围骨质状况选择合理、适用、效率高的拔牙器械。一般拔牙手术，应选择相应牙钳及牙挺，并准备牙龈分离器，刮匙。准备做翻瓣、去骨并修正牙槽突时，应准备手术刀、骨膜分离器、骨凿、骨钳、骨锉、持针器、组织镊、剪及缝针缝线等。

（一）牙钳

1. 牙钳的结构 由钳喙、关节、钳柄构成。多数牙钳采用通用型钳喙，其形态是对称的，钳喙是用以夹持牙齿的部分，钳喙为外凸内凹，一般有多种形态，内凹面使牙钳与牙根成面与面的接触;非锐利的喙缘与牙面成线面形接触;锐利喙缘还可使牙龈附着进一步分离，并增进牙钳更广泛地夹住牙根。关节是连接钳喙与钳柄的结构，并能使其活动灵活、便于启闭。钳柄是手术者握持的部分，它有各种形态，以适应牙钳避让邻近组织而探入口腔内患牙部位的要求，并能舒适牢固地握持。钳柄的长度可增加人力的机械效益。

2. 牙钳的类型

（1）按形态分可分为直钳、反角式钳、刺枪式钳、直角鹰嘴式钳。

（2）按钳喙形态分可分为对称型和非对称型。非对称型是为拔上颌磨牙设计的，左、右各一。特点是颊侧钳喙中部有一角形突起，以伸入上颌磨牙两颊根分歧处更紧密地夹持磨牙。

（3）临床上常通过所适用的牙位将牙钳区分，如乳牙钳、恒牙钳、上（下）颌前牙钳、上（下）颌双尖牙钳、上（下）颌第一、二磨牙钳、上（下）颌第三磨牙钳、上（下）颌根钳、前（后）牙根钳、牛角钳等。此分类有利于初学者识别牙钳，待熟练掌握后，则不必拘泥于其名称的限制，可根据所拔牙的形态、位置灵活选择牙钳（图 4-1）。

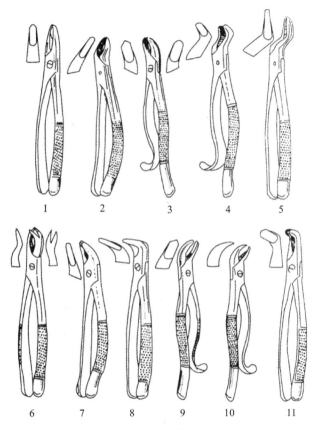

图 4-1　各类牙钳及型号

1. 上颌前牙钳（1）　2. 上颌前磨牙钳（150）　3. 上颌第一、二磨牙钳（18R18L）　4. 上颌第三磨牙钳（210）

5. 上颌根钳（65）　6. 上颌牛角钳（18R18L）　7. 下颌磨牙钳（151）　8. 下颌前牙钳（44）　9. 下颌磨牙钳（15）

10. 下颌牛角钳（16）　11. 下颌第三磨牙钳（222）

3. 牙钳的使用　牙钳用右手握持，将钳柄置于手掌，一侧钳柄紧贴掌心，另一侧钳柄以示指和中指把握，无名指与小指伸入钳柄之间，以便张开钳柄与钳喙，在夹稳患牙后，退出无名指、小指，与示指、中指同在一侧，紧握钳柄，拇指按在关节处，可进行拔牙手术。

在拔除牢固的后牙时，亦可反手握钳，掌心向上，五指紧握钳柄，进行拔牙动作；与此同时，术者可将左手拇指和示指捏触于患牙、邻牙和钳喙尖端部位，确保勿伤及邻牙，用力平稳而适度（图 4-2，图 4-3）。

安放牙钳时，牙钳的钳喙一般应与患牙的长轴平行，以防断根及伤及邻牙。在拔牙的全过程应始终夹紧患牙，以完成各种拔牙动作，并向根方推进。

使用牙钳时应注意保护。拔上颌牙，术者可用左手两指捏触患牙和邻牙；拔下颌牙术者用左手拇指扶于钳喙与钳柄交界区，起到辅助加力和防止伤及对颌牙的作用，其他手指托住下颌下缘，起固定颌骨及减小对颞下颌关节损伤的作用。

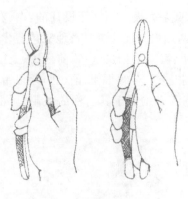

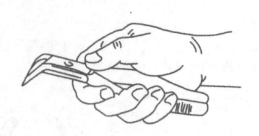

图 4-2　上颌牙钳握持方法　　　　图 4-3　下颌牙钳握持方法

（二）牙挺

对牢固的或无法直接夹持的患牙，牙挺常为首选器械。

1. 牙挺的构成　由挺刃、挺杆、挺柄构成。

挺刃是作用于患牙的部分，它的形状及大小随使用目的而有所不同。挺刃多数中间有稍倾斜的纵行凹槽，刃端为圆弧状锐利边缘。挺杆是挺刃和挺柄的连接部分，多为直型，也有因功能要求不同而成一定角度的曲折状。挺柄是术者握持的部分，有直柄和横柄两种，常见的为直柄牙挺，柄与中轴基本在一条直线上；横柄牙挺主要是三角挺，用于拔除下颌第三磨牙时，以颊侧骨板为支点挺松牙体。

牙挺用右手握持，挺柄置于掌心，用中指、无名指和小指握持挺柄的一侧，平伸拇指，把握住挺柄的另一侧，示指固定在挺杆上。根尖挺挺柄细长，常采用持笔式握持，小指或无名指常以所拔牙附近硬组织处作为支点，以控制所用力大小和方向。

2. 牙挺的类型　按形状分直挺、弯挺、三角挺；按挺刃的宽窄和功能分牙挺、根挺、根尖挺。

3. 牙挺使用的基本原理　牙挺使用的工作原理是力学中杠杆原理、轮轴原理与楔原理。借助手的压力或骨锤的敲击力，将牙挺楔入牙体与牙槽骨面之间，通过这三种原理，将牙体挺松。操作过程中，三种力量可以单独使用，亦可相互结合作用。

（1）杠杆原理　根据杠杆原理公式，力×力臂=重力×重臂。挺刃的凸面与牙槽嵴的接触点为支点，挺刃的凹面与所拔牙牙根的接触点为重点，手握持的挺柄的部位为力点。力臂越长，支点距重心越近，越省力，所获得机械效益越大（图 4-4）。

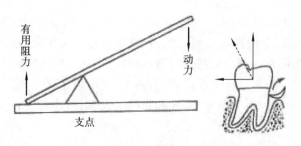

图 4-4　牙挺使用的杠杆原理

（2）轮轴原理　根据轮轴原理公式，力×轮的半径=重力×轴的半径。挺柄的半径相当于轮的半径，而挺刃的半径相当于轴的半径，尤其是三角挺，其轮轴半径相差悬殊，轮的半径越大使用时就越省力（图 4-5）。

（3）楔原理　根据楔原理公式，力×斜面长度=重力×斜面高度。根挺或根尖挺的挺刃

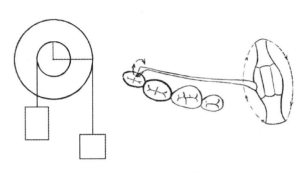

图 4-5 牙挺使用的轮轴原理

薄而斜面较长,所获利益较大。当挺刃插入牙根与牙槽窝骨壁间,并与根的长轴平行时,借助手的压力或锤轻敲击的力量,可产生楔力,则牙或牙根能沿斜面方向从牙槽窝内楔出(图 4-6)。

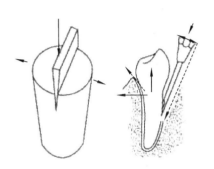

图 4-6 牙挺使用的楔原理

4. 牙挺的使用

牙挺的握法有掌握持法和指握持法两种。①掌握持法:牙挺用右手握持,挺柄置于掌心,用中指、无名指和小指握持挺柄的一侧,平伸拇指,把握住挺柄的另一侧,示指固定在挺杆上,所产生的力量较大。②指握持法:适用于根尖挺,因根尖挺挺柄细长,常采用持笔式握持,小指或无名指放于所拔牙附近硬组织处作为支点,以控制所用力的大小和方向。掌握持法所产生的力量较大,指握持法的感觉更为敏锐(图 4-7)。

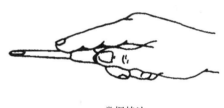 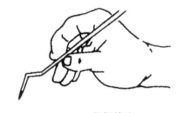

掌握持法　　　　　　　　　　　　　　指握持法

图 4-7 牙挺握持方法

5. 牙挺使用时的注意事项　正确使用牙挺,省力且不易断根;当使用牙挺不当时,会出现许多并发症,如邻牙损伤、骨折、软组织刺伤、牙根移位到上颌窦或下颌神经管、穿过舌侧骨板、牙根被推入咽旁间隙等。因此,牙挺使用时,必须遵循下列原则。

(1) 绝不能以邻牙作为支点,除非邻牙需同时拔除。

(2) 除拔除阻生牙或颊侧需去骨者外,龈缘水平处的颊侧骨板一般不应作为支点。

(3) 龈缘水平处的舌侧骨板,也不应作为支点。

(4) 操作时用手指保护,防止牙挺滑脱伤及邻近组织。

(5) 用力必须有控制,不得使用暴力,挺刃的用力方向必须准确。

(三) 常用的拔牙辅助器械

1. 牙龈分离器　用于拔牙前分离牙龈,握持牙龈分离器应为持笔式,使用时可将其凹面紧贴牙的颊、舌面,自龈沟插入至牙槽嵴顶部,向近远中方向移动,离断牙颈部的牙龈附着。

2. 刮匙　刮匙的首要作用是探查。刮匙可用于探查牙槽窝,除去异物,刮除病变组织。刮匙有直、弯两种,适用于前、后牙槽窝;握持刮匙应为持笔式,轻巧灵活、感觉敏锐。

Note

操作时注意事项:牙槽窝内壁上的牙周膜(牙周韧带)不应刮除;有急性炎症和脓肿时,一般不应刮除;乳牙拔除后不应刮除,以免伤及恒牙胚;刮除上颌后牙8-5|5-8牙槽窝时,警惕与上颌窦的关系,如上颌磨牙根尖上方因生理(低位上颌窦)或病理因素(根端囊肿),可能出现牙槽窝与上颌窦底之间的骨质间隔菲薄或缺如,探查和搔刮要仔细,不使用过大向上的力,避免造成上颌窦穿孔;对遗留的残片不要用力搔刮,只需清理出即可;如确认有残余的肉芽组织、根端囊肿时,可用力将病变组织去除刮净;最后处理完牙槽窝时,应保证出血充满牙槽窝,以达到正常愈合。

3. 骨凿与骨锤 骨凿常见的有双面骨凿、单面骨凿、刀面骨凿、半圆骨凿,通过骨锤的敲击,达到去骨、劈冠、分根、增隙等目的。骨锤敲击骨凿、牙挺等拔牙器械时,助手必须托稳患侧下颌角,以防敲击力造成对颞下颌关节的损伤;骨锤敲击牙挺或半圆骨凿增隙时,要求连续双声(先轻后重)敲击;骨锤敲击刀面骨凿去骨时,要求连续单声(较轻)敲击;骨锤敲击单面骨凿或双面骨凿劈冠、分根时,要求单声(较重)敲击,且1~3次内成功劈冠、分根,否则牙齿可因出现轻度松动,导致操作失败。

4. 手术刀 用于切开牙龈和黏骨膜,口外常用为15号小圆刀。

5. 骨膜分离器 用于切开牙龈和黏骨膜后,将其从骨面剥离。握持骨膜分离器应为持笔式,小指或无名指放于附近硬组织处作为支点;使用时,将其凹面朝向骨面、圆钝的凸面朝向软组织,从切口处插入骨膜下,在骨面上滑行剥离,使黏骨膜瓣逐渐与骨面分离。

6. 咬骨钳 用于修整牙槽骨突起的骨质,以及去除过高的牙槽窝骨壁、牙槽间隔或牙根间隔。

7. 骨锉 用于锉平细小的骨尖和锐利的骨缘。常见的为双头直柄骨锉,握持骨锉应为持笔式,小指或无名指放于附近硬组织处作为支点,以适当的压力向单一方向反复运动锉平骨面。

8. 涡轮钻 用于钻除骨质或分牙。阻生牙手机的机头与机柄成45°角,钻针长度24 mm。

第三节　牙拔除术的基本步骤和常用方法

一、牙拔除术的基本步骤

牙拔除术就是通过外科手术操作,将牙齿与牙周组织分离,将患牙从牙槽窝中取出的过程。在完善术前各项准备工作时,医生应常规核对牙位,手术野消毒,选择适宜的麻醉方法,进行局部麻醉。注射麻药后,医护人员应注意观察患者的情况,不可离去。当麻醉显效时,按以下步骤进行拔牙操作。

（一）分离牙龈

拔牙时,必须将牙龈分离器紧贴牙齿的唇颊面和舌腭面,沿牙槽嵴顶分别仔细充分分离唇侧和舌侧,将牙龈与根面分离,避免安放牙钳时夹住并损伤牙龈。

（二）挺松患牙

对坚固无松动的牙、死髓牙、冠部有大的充填物或破坏较大的牙齿等,应先用牙挺,将患牙挺松到一定程度后再改用牙钳。

（三）安放牙钳

牙钳放置时应注意以下几点:

Note

（1）必须正确选用牙钳，牙钳关节处松紧度要合适。

（2）握钳时，手掌勿太接近关节部，应握钳柄接近末端处。

（3）安放时，钳喙的长轴必须与牙长轴平行，钳喙应紧贴牙面，在推压力下滑入牙颈部，并且尽量向根方插入；此时钳喙的位置必须在牙根部，而不是放于牙冠釉质上。

（4）夹紧患牙，保证在用力时，钳喙不会在牙骨质上滑动，否则易断根。

（5）确定钳喙没有损伤到牙龈和邻牙。对于错位扭转的患牙，可以灵活选择牙钳或血管钳，选择性地从颊舌方向或近远中方向夹持患牙。

（6）再次核对牙位，以免发生错误。

（四）拔除患牙

牙钳夹紧牙体后，使患牙脱位的运动力包括摇动、旋转、牵引（图4-8）。

1. 摇动 术者紧握夹住患牙的牙钳，向牙的唇舌侧方向缓慢反复摇动，以逐渐扩大牙槽窝并撕裂牙周膜纤维。摇动的方向应向弹性大阻力小的一侧进行，并逐渐加大摇动的幅度，直至牙根已在牙槽窝中完全松动。

2. 旋转 术者紧握牙钳循牙根纵轴反复旋转，旋转的幅度应由小到大，以逐渐撕断牙周膜纤维并扩大牙槽窝，而使患牙松动（适用于圆锥形根的上前牙）。

3. 牵引 使患牙脱出牙槽窝的力量。牵引应与摇动或扭转力相结合，向阻力最小和牙根弯曲弧度的方向，将牙牵引脱位。如多根牙应循诸根共同的最小阻力方向牵引，以免断根。

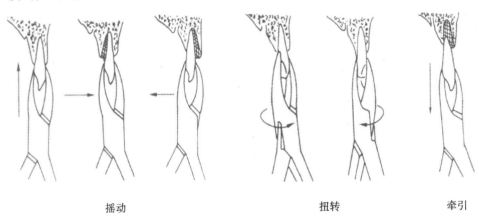

摇动　　　　　　　　扭转　　　　　　　牵引

图 4-8　钳拔法的三种运动力

（五）拔牙后的检查与处理

将牙齿拔出后，手术并没有结束，需做好以下相关处理。

（1）检查拔除的牙或牙根是否完整，如发生断根，应及时取出。必要时辅助X线片检查。对多根牙及多个残根进行拔除时，应检查牙根数量是否符合。

（2）使用刮匙探查牙槽窝，清除创口内的碎牙片、骨屑、牙石及炎性肉芽组织等，保证新鲜血液充满牙槽窝。

（3）创口内有过高的牙槽间隔、牙根间隔、骨嵴或牙槽骨壁时，可妨碍创口愈合和义齿修复，应同期去除修整。

（4）检查牙龈有无撕裂，如有撕裂应予缝合，以避免术后出血。

（5）对有化脓性根尖周感染的创口应以生理盐水冲洗，并置碘仿纱条引流。

（6）将消毒的棉卷或纱布放于创口处，压迫止血，嘱患者咬紧。

（六）术后医嘱

（1）30分钟后吐出压迫止血的棉卷或纱布。

（2）术后 2 小时后再进食，可进温、软的食物，不宜进食过热、过硬食物，当日避免手术侧咀嚼。

（3）术后 24 小时内，勿刷牙漱口，次日可刷牙，但勿伤及伤口。

（4）术后当日不要反复吐唾及吮吸伤口，不要用舌尖舔伤口或用手指触摸伤口，以免由于口腔内负压增加而破坏血凝块。术后当日或次日，唾液内有少量血丝或唾液呈淡红色属正常现象；如出血较多，应及时就诊。

（5）术后当日适当休息，不宜剧烈活动。

（6）注意保持口腔卫生清洁。

（7）对手术创伤大、时间较长或炎症期拔牙，以及全身抵抗力较差者，可酌情给予抗生素、镇痛及止血药物，必要时，可予以输液等。

（8）留置的引流条在术后 24～48 小时撤除或更换。创口的缝线，术后 5～7 天拆线。

二、牙拔除术的常用方法

临床上常根据患牙的形态特点、所处的位置、萌出或病损的程度、牙根与牙槽骨的解剖特点，选用不同的手术方法进行拔牙。

（一）钳拔法

钳拔法是拔牙手术中常用的方法之一，适用于位置正常，牙冠无严重破损的牙。拔牙时，术者左手应适当配合右手，在拔牙术中除可帮助固定患者的头部、牵引唇颊部暴露手术野外，还可将左手拇指和示指捏触患牙、邻牙和钳喙尖端部位，感知动度，用力平稳而适度。拔牙时应使患者的头部与躯干成一直线，枕部稳靠在头托上，使患者体位舒适，能在较自然的姿势下进行拔牙手术操作，这不仅可降低手术并发症的发生，而且还可减轻术者疲劳，预防职业病的发生（图 4-9，图 4-10）。

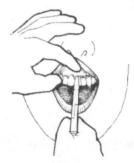
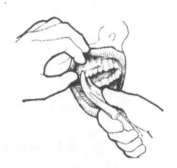

上颌前牙拔除　　　　　　　　　　　上颌后牙拔除

图 4-9　上颌牙齿的拔除（钳拔法左手配合）

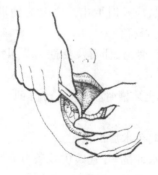
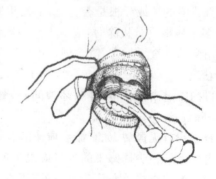

下颌前牙拔除　　　　　　　　　　　下颌后牙拔除

图 4-10　下颌牙齿的拔除（钳拔法左手配合）

（二）挺拔法

挺拔法适用于患牙特别稳固，或难以直接用钳拔法拔除的牙，如死髓牙、纵折牙、阻生牙、埋伏牙、错位牙、残根、断根。牙挺使用的基本手法如下。

1. 挺法 将挺刃插入患牙牙根的近（远）中面与牙槽窝内壁之间，使挺刃的凹面朝向根面，凸面支靠在近（远）中牙槽嵴顶作为支点，通过挺刃的旋转，使靠近患牙侧的挺刃面作用于牙体，将患牙挺松。

2. 推法 将挺刃插入患牙牙根的近（远）中面与牙槽窝内壁之间，使挺刃的凹面朝向根面，凸面支靠在近（远）中牙槽嵴顶作为支点，通过挺刃的旋转，使远离患牙侧的挺刃面作用于牙体，使患牙受力后，被推向另一侧而松动。临床上常用于拔除位于牙列末端或一侧邻牙缺失的患牙。

3. 楔法 使牙挺长轴与牙长轴方向一致，将挺刃插入牙根面与牙槽窝内壁之间，然后施力，边楔入边旋动，使牙根在牙槽窝内逐渐松动。

4. 撬法 将挺刃从残根或断根根面较高一侧插入，楔入牙根面与牙槽窝内壁之间，以牙槽嵴或牙槽窝骨壁作为支点，撬动牙根使之松动；常用于残根或断根的拔除（图4-11）。

在挺拔法中，上述手法常需结合使用。

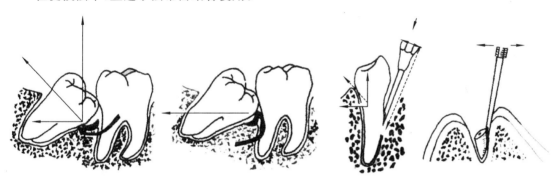

图4-11 挺拔法的基本手法

（三）分牙法

分牙法是指利用牙挺、骨凿或涡轮钻等器械进行劈冠和分根，将难以完整拔除的牙或牙根分成若干部分后，分别拔除的方法。分牙法适用于拔除阻生牙、嵌顿在邻牙间的错位牙、牙根分叉过大或异向弯曲的多根牙及残冠、残根或断根（称分根法）等（图4-12）。

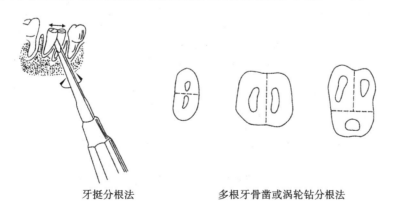

牙挺分根法 多根牙骨凿或涡轮钻分根法

图4-12 多根牙分根法

传统方法中，骨凿分牙时如手法熟练、使用得当，常可在一击之下即可达到目的，是一种简便、迅速的分牙手段。涡轮钻分牙时，因无骨凿分牙时的锤击震动与不适感，创伤小，是近些年

Note

来较常用的分牙手段。使用时,机头和钻针必须严格消毒灭菌,防止交叉感染。

（四）增隙法

用增隙凿、凹面骨凿或涡轮钻,插入牙冠或牙根与牙槽骨之间,压缩或去除一部分骨质而达到扩大牙槽窝的目的,使挺刃便于插入或钳喙便于夹持患牙。增隙法适用于拔除阻生牙、残冠、残根及断根等(图4-13)。

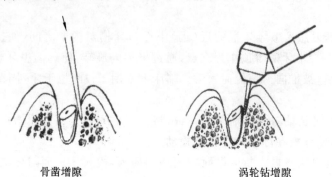

骨凿增隙　　　　　　　　涡轮钻增隙

图4-13　增隙法

（五）冲击法

将小骨凿放置在舌(腭)侧错位牙或舌向阻生牙的唇(颊)侧牙颈部,使凿刃或挺刃朝向牙冠𬌗面,顺牙长轴的方向锤击凿尾,使牙受冲击力而松动脱出牙槽窝(图4-14)。

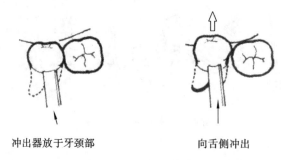

冲出器放于牙颈部　　　　　　向舌侧冲出

图4-14　冲击法

（六）翻瓣去骨法

翻瓣去骨法是指用外科手术切开部分黏骨膜而形成的带蒂的软组织瓣,并在掀起黏骨膜瓣后暴露下方骨壁,凿除适量的牙槽骨、显露牙或牙根后,再将牙或牙根拔除的方法。翻瓣去骨法适用于阻生牙、某些拔除困难的牙、畸形根、残根、断根等的拔除。

1. 切口　切口设计应遵循以下原则。

(1) 切口的范围应大于去骨的范围,以便缝合后的切口下方有足够的骨组织支持,有利于创口愈合。

(2) 较常用的切口有梯形切口、角形切口(适用于牙列末端或去骨仅在牙槽骨边缘时)和弧形切口(适用于手术只要求去除根尖部骨质时)(图4-15)。

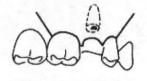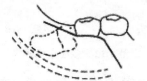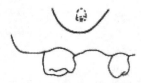

图4-15　翻瓣去骨法手术切口

（3）切开后所形成的黏骨膜瓣，蒂部应较游离缘宽，使整个瓣皆有良好的血液供应。

（4）纵向的切口不要超过前庭沟黏膜接触处，因为此处组织松软易出血和形成血肿，或术后引起广泛的水肿或皮下气肿。

2. 翻瓣 在全层切开黏骨膜后，用骨膜分离器自切口边缘插入，并紧贴骨面向黏膜皱襞方向剥离，使黏骨膜瓣从骨面上完整掀起而不致撕裂。

3. 去骨 用骨凿或涡轮钻去骨。用凿去骨时，选单斜面凿，按去骨的范围在骨面上先凿出一痕迹，凿的斜面应朝向欲去除的骨质，再换凹面凿，即可将整个骨质除去。去骨时，凿应有良好的支持，以防滑脱。用钻去骨时，应连续用水冷却，否则骨组织可因高热而坏死。去骨范围以能满足手术的实际需要为度，切勿暴露或伤及邻牙牙根。

在上颌去骨时应避免损伤上颌窦及鼻底的骨质，在下颌去骨时应注意勿损伤下颌管及出颏孔的神经血管束。

4. 拔牙 经去骨显露牙冠和牙根后，用牙挺或牙钳将牙拔除。然后按牙拔除术基本步骤中介绍的方法进行创口处理。

5. 缝合 缝合前用生理盐水冲洗，以清除细小的骨屑，修正黏骨膜瓣后复位缝合。术后5～7天拆线。

第四节 各类牙拔除的特点

在拔除不同部位的患牙时，除按照一般牙拔除术的基本方法和步骤外，还应结合各类牙的牙体解剖形态和周围牙槽突的解剖特点，灵活应用各种手法，掌握相关注意事项。

一、恒牙的拔除

（一）上颌中切牙

上颌中切牙牙根较直，近圆锥形单根，牙根横剖面近于圆形。唇侧牙槽骨弹性较腭侧大且壁薄。钳拔时应先向唇腭侧摇动，向唇侧的力量应较大（以扩大牙槽窝），待牙松动时，再略施旋转力（以撕裂牙周膜），最后向下牵引脱位。

（二）上颌侧切牙

上颌侧切牙牙根稍细，两侧面略扁平，根尖微弯向远中。拔除以摇动为主，扭转幅度要小于中切牙，牵引方向宜向下前并逐渐偏向远中。

（三）上颌尖牙

上颌尖牙牙根形态为锥形，根粗而长，根尖的1/3常向远中弯曲，牙根横剖面为圆三角形。该牙十分稳固，拔除时常需要较大的力量。而向腭侧摇动时力量应较小，反复摇动以扩大牙槽窝，并可向远中侧稍施旋转力，待牙松动后再向下牵引，从唇侧脱位除。由于唇侧骨壁较薄，拔除时要注意防止唇侧牙槽骨折断。

（四）上颌前磨牙

上颌前磨牙是扁根，断面呈颊腭径宽的哑铃状。上颌第一前磨牙常在根尖1/3或1/2处分为颊、腭两个较细易断的根；第二前磨牙多为单根，颊侧骨壁较腭侧薄。拔除时先向颊侧小幅度摇动，感到阻力较大后，转向腭侧，逐渐增大幅度，同时向颊侧远中牵引。该牙拔除不宜使用扭转力，以免断根。

（五）上颌第一、第二磨牙

此两牙均有三个根，颊侧两根，腭侧一个根。上颌第一磨牙三根分叉较大，颊侧两根较短，横剖面呈扁圆形，腭侧根较长，横剖面为圆形。颊侧上方因有颧牙槽嵴而增厚，所以拔除时阻力较大。上颌第二磨牙三根较细，分叉角度小，有时两个颊根融合或三根完全融合。

拔除上颌第一、第二磨牙时，如遇牙稳固者，可用牙挺先将牙挺松。再用牙钳向根端方向施于推压力后做颊腭侧反复缓慢摇动，并逐渐增大向颊侧的摇动力，扩大牙槽窝，当牙松动时，向下、向颊侧循阻力小的方向牵引脱位。

（六）上颌第三磨牙

上颌第三磨牙牙根变异较大，但多数为单根或颊、腭两根，一般向远中弯曲，周围的骨质疏松，远中为上颌结节，拔除相对较易。用牙挺向后、下外方施力，多可拔出；用牙钳在摇动的基础上，向下、远中颊侧牵引。应注意防止断根及上颌结节骨折。

（七）下颌切牙

下颌切牙牙冠窄小，牙根细直而扁平。牙槽骨唇及舌侧骨板均较薄，牙根较细薄，易折断。用钳拔法拔除时，牙钳应于唇舌侧摇动，在充分摇松后使用牵引力，向唇侧上方牵引脱位。

（八）下颌尖牙

下颌尖牙为单根，牙根长而粗壮，根尖稍向远中弯曲，牙根横剖面近似三角形。拔牙阻力较上颌尖牙小，因其唇侧骨板较薄，拔除时先向唇侧，后向舌侧反复摇动，可配合小幅度的扭转，最后向上向唇侧牵引脱位。

（九）下颌前磨牙

下颌第一、第二前磨牙的牙根形态相似，均为细而长的锥形单根，根尖有时略向远中弯曲，根的横剖面为扁圆形。

下颌前磨牙因其颊侧牙槽骨壁较薄，拔牙的动作主要为颊舌侧缓慢摇动，辅以小幅度的扭转，最后向上、颊侧、远中牵引脱位。

（十）下颌第一磨牙

下颌第一磨牙多数为近中及远中两个扁形牙根，根尖弯向远中，有时有三根型，其远中根又分成远中颊根和远中舌根，远中颊根扁平而稍小，远中舌根短而细小，常呈弯钩状，术中易折断。

因其颊舌向牙槽骨板均较厚，骨壁坚实而致密，拔除较难。如为三根者，术中易断根。术中宜观察 X 线片后决定，可先用牙挺使其松动，再用牙钳做颊舌侧反复摇动，不可使用旋转力，最后向上、向颊侧牵引脱位。

在拔除牢固的死髓牙、牙冠破坏较大或有大充填物者，可用下颌牛角钳，将两个尖锥形钳喙伸入根分叉之下，紧握钳柄向颊舌侧施力，将牙从牙槽骨中楔出。

（十一）下颌第二磨牙

牙根形态与第一磨牙相似，多为两较细的牙根，但牙根分叉度小，有时两根融合，根尖常向远中方向弯曲。

颊侧骨壁因有外斜线而增厚，使颊侧阻力增大。下颌第二磨牙的长轴在牙列上向舌侧倾斜，故舌侧骨壁较薄，阻力较小。可先用牙挺将牙挺松，再用牙钳向舌颊侧摇动，待牙松动后向上、向舌侧牵引脱位。

（十二）下颌第三磨牙

此牙的牙槽骨在颊侧因有外斜线而使骨壁更为坚实，且牙的位置和冠根形态变异较大，牙

68

根多融合成锥形单根或 2～3 个牙根,且常有异向弯曲,术中易发生断根。

下颌第三磨牙因其位置在最后,舌侧骨板相对较薄,拔除前应观察 X 线片,可先用牙挺将牙挺松,再用牙钳施以颊舌向的摇动力,在牙明显松动后,循阻力较小的方向牵引脱位。

二、乳牙的拔除

滞留乳牙具备拔牙适应证时,应予拔除。乳恒牙替换期,乳牙根已被吸收,牙根常仅与牙龈相连而松动者,用表面麻醉即可拔除。拔除稳固的乳牙或乳牙根时,仍需选用浸润麻醉或阻滞麻醉,选择合适的乳牙钳、血管钳或持针器,操作要轻巧、敏捷,使患儿顺利配合手术。乳牙拔除后,为避免损伤下方的恒牙或牙胚,不宜搔刮牙槽窝。乳牙脱位时,应夹稳牙体,防止乳牙脱落后掉入气管中。

三、多生牙的拔除

多生牙的大小不一,其牙冠形态不规则,大多数呈锥体形,多见于上前牙区或硬腭前部。拔牙时,应灵活恰当正确地选择拔牙器械,注意防止损伤邻牙。如为埋伏额外牙,采用翻瓣去骨法拔除。

四、错位牙的拔除

牙排列在正常牙列之外,错位于颊侧或舌侧而导致牙列的重叠和拥挤,拔除此类牙齿时,应选用钳喙宽窄适当的牙钳,当不能从唇舌向置钳时,可从其近、远中向夹持牙齿,摇动和旋转的幅度均要小,常需用牵引力拔除,必要时,利用劈冠分根法,可将牙齿或牙根分成几部分,分别拔除。

第五节 牙根拔除术

牙根拔除术是指将牙冠已破坏遗留于牙槽骨内的残根和牙拔除术中折断的断根取出的方法。

一、分类和手术原则

(一) 分类

1. 残根的拔除 残根是指遗留牙槽窝中时间较长的牙根。在根周组织中多存在慢性炎症及肉芽组织,牙根尖、牙周膜及牙槽骨常伴有不同程度的吸收,一般拔除较易。亦有少数残根,因牙体、牙周组织的慢性增生性病变造成牙周膜间隙极度狭窄,甚至根骨粘连,使拔牙手术的难度增加。

2. 断根的拔除 断根是指外伤或拔牙手术中所造成的牙根折断而存留于牙槽窝内的牙根。当断根部分与根周组织基本未分离时,拔除难度较为复杂。

拔牙术中应尽量减少断根的发生。拔牙术中造成牙根折断的因素如下。

(1)技术因素 拔牙器械选用不当,钳喙安放位置不正确,未与牙长轴平行,拔牙时用力不当,用力方向错误、误用旋转力、突然使用暴力,拔牙经验不足等。

(2)病理因素 牙冠有广泛的龋坏,有较大的充填物,牙齿的脆性增加。如老年人的牙、死髓牙、做过根充的牙等。

（3）解剖因素　牙根外形变异（弯根、额外根等），牙骨质增生导致根端肥大，牙根与骨质粘连、根分叉过大，老年人骨质弹性降低等。

（二）手术原则与术前准备

1. 手术原则　对于残根、断根，尤其是根尖周围有炎性病变者，原则上都应在进行拔牙术时同时取出，避免牙根遗留骨内，作为慢性感染病灶，引起根尖周组织炎症性改变和疼痛，甚至影响拔牙创的愈合。

在某些情况下，也须考虑全身情况，如患者体质较弱或有其他系统性疾病，而取根手术时间长、创伤大，有的断根较短，仅为根尖 1/3 折断，且本身无炎症存在，或者断根接近上颌窦或下颌管部位时，为避免手术所造成的过大创伤或引起并发症，也可不予拔除。留在牙槽窝内的断根可能有两个归宿：一是被骨组织包裹骨化成为牙槽骨的一部分；二是逐渐升高自行从牙槽窝内排出。

2. 术前准备　牙根拔除前应做仔细的检查分析：确定断根的数目、大小、部位、深度及弯曲程度、阻力、断根斜面情况及其与上颌窦、下颌管的关系等，必要时结合 X 线片检查，然后制定取根方案和准备器械，对术中可能发生的情况，应向患者解释清楚。顺利取出断根的前提是清晰辨别牙根断面，切忌盲目操作；可使用干棉球或含血管收缩剂（如肾上腺素）的棉球压迫止血，达到术区的充分止血，并做到光源明、术野清，光线必须照入牙槽窝底；术中应避免急躁情绪，忌用暴力，防止出现断根的进一步移位。

二、牙根拔除的方法

（一）根钳拔除法

根钳拔除法适用于高位残根、颈部折断的断根或牙根折断部位略低于牙槽嵴，经增隙法或去除少量牙槽骨质后，仍能用根钳夹住的断根或残根。

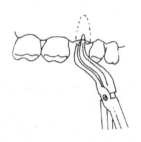

根钳的钳喙薄而窄长，与牙根可紧密贴合，夹持牙根时，根钳应尽可能地向根端方向推进，使之能夹住较多的牙根，边拔除边向根方向插入，避免用力时引起牙钳滑脱或将牙根夹碎。当唇颊断根面过低时，可同时夹持住一小部分唇颊骨板和牙根一块拔除，注意去除的牙槽骨板不应太多，一般 2～3 mm 即可（图4-16）。

图 4-16　根钳拔除法

（二）牙挺拔根法

牙挺拔根法适用于根的折断部位较低，不能用根钳夹住或特别稳固的牙根。

1. 器械的选择　采用挺刃宽窄、厚薄合适，能进入断根根面与牙槽骨壁之间，挺刃的大小、宽窄与牙根表面相适应，并能达到一定深度，与牙根表面外形相适应的牙挺、根挺或根尖挺等。直挺用于拔除高出牙槽嵴平面以上的牙根；弯挺常用于拔除后牙牙根；根尖挺适用于拔除根尖 1/3 折断的牙根；三角挺可用于下颌的磨牙已有一根拔除而另一根存留者。

2. 支点的选择　使用牙挺或根挺最常选用的支点部位是颊侧近中、牙槽间隔和牙根间隔或腭侧骨壁；上下前牙的唇侧骨板均较薄，不可作为支点，避免损伤骨板及牙龈。

3. 器械的使用　牙挺应从牙根断面的边缘与牙槽骨壁之间顺根面插入，插挺的方向与牙根长轴平行。如断根位于牙槽深部，根面不平整，根挺或根尖挺应从断面较高的一侧插入；对稳固的位于牙槽窝深部的根尖 1/3 折断，可以用根挺或小半圆骨凿，去除一小部分根周的牙槽窝内壁骨质，增隙后使根尖挺插入；插挺成功后，使用楔力及旋转力，旋转的频率要多，角度要小，逐渐使挺深入并使牙根松动（图4-17）。

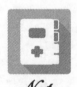

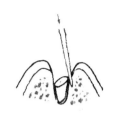
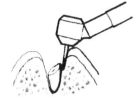

图 4-17　牙挺拔根法

（三）分根法

分根法适用于多根牙。当牙根分叉大,同时拔除所有牙根时阻力也较大,此时可将各牙根分开,逐一取出。如用骨凿、牙挺、涡轮钻或牛角钳先将各牙根分开,再用根钳或根挺拔除每一个牙根(图 4-18)。

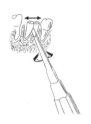
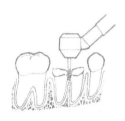
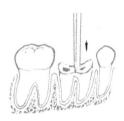

牙挺分根　　　　　　　　涡轮钻分根　　　　　　　　骨凿分根

图 4-18　分根法

（四）去根尖中隔法

去根尖中隔法适用于多根牙仅有一个根的 1/3 折断的牙根。可用骨凿或涡轮钻,去除根尖中隔,然后再取出断根;如下颌磨牙仅有一个根折断,或一个根已拔除者,可用三角挺将挺刃深入到牙根已被拔除的牙槽底部,挺尖朝向根尖中隔,以牙槽骨为支点,向上旋动牙挺,即可将断根与根尖中隔一起挺出(图 4-19)。

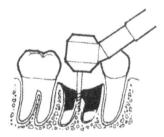
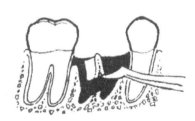

涡轮钻去除牙根间隔　　　　　　　　三角挺去除牙根间隔

图 4-19　去根尖中隔法

（五）翻瓣去骨法

翻瓣去骨法广泛适用于深部断根取出、阻生牙埋伏牙的拔除、牙槽突修整、颌骨囊肿刮治等手术,如无法用根钳和牙挺拔出的牙根、牙根粗大或弯曲、根端肥大、牙体组织脆而易碎、牙根与牙槽骨病理性粘连、根尖深在、断根距上颌窦等重要组织过近、断根已发生移位等情况,均可使用此法;但此方法对组织创伤大,且去除牙槽骨会导致牙槽突变窄、变低,不利于义齿的修复,故不应滥用。

翻瓣去骨法的原理是用外科手术的方法,将牙根表面的黏骨膜瓣(带蒂软组织瓣)切开并掀起,显露其下方的骨组织并将骨适量凿除,以显露牙根及病变组织,将其去除,最后将黏骨膜

Note

71

瓣复位缝合。手术步骤及要求如下(图 4-20)。

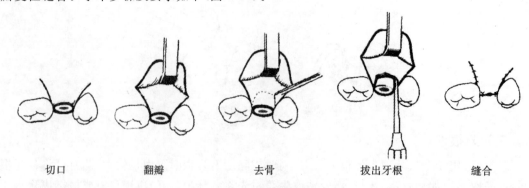

| 切口 | 翻瓣 | 去骨 | 拔出牙根 | 缝合 |

图 4-20　翻瓣去骨法

1. 切口　设计瓣时,首先要考虑好手术需暴露的部位和范围,瓣要有足够的大小,保证术野清晰;应注意血运供给,瓣的基底必须比游离缘宽大;切口距术后骨创缘 6～8 mm,有足够的去骨间隙,使去骨时不致损伤软组织边缘;切口的位置应在不准备去除的骨质之上(在去骨的范围之外),使缝合后的切口之下有骨组织支持而有利于愈合,否则创口可能因塌陷、裂开而延迟愈合。

下颌双尖牙区设计瓣时,应避免伤及颏神经;下颌磨牙后区的切口,也应注意勿太偏舌侧,以免损伤舌神经;上颌者应注意由腭大孔及切牙孔穿行之血管神经束,后者必要时可切断,因出血不多,且神经再生迅速。

常用的切口有梯形切口、角形切口(适用于牙列末端或去骨仅在牙槽骨边缘时)和弧形切口(适用于手术只要求去除根尖部骨质时)。各种瓣的蒂都要放在唇龈颊沟侧,纵向的切口一般不要超过唇龈颊沟底,否则易出血,术后肿胀重。

2. 翻瓣　瓣的厚度应包括覆盖于骨面上的全部软组织(黏膜、黏膜下软组织、骨膜),亦称黏骨膜瓣。

将黏骨膜瓣作为一层全层切开,从骨膜下,紧贴骨面翻瓣;这是由于骨膜是牙槽骨创区愈合的有利条件,再者口腔内黏膜与骨膜之间紧密连接,强行分离会造成严重出血和创伤。

翻瓣时使用器械为骨膜分离器,从两切口相交处开始,应贴骨面向前推动,先剥离附着龈,然后向移行沟推进;在下颌双尖牙区翻瓣时,要注意避开颏神经。

翻瓣波及多个牙龈乳头时,应将颊舌侧牙龈乳头间垂直抛开再翻瓣,避免牙龈乳头处的撕裂。

3. 去骨　去骨可使用骨凿、牙钻、涡轮机和其他外科动力系统。去骨量不宜过多,以能暴露牙根,能插入牙挺或根钳可以夹持为宜,去骨宽度应达牙根的整个宽度,切不可暴露或伤及邻牙牙根。

临床上常用的为半圆骨凿去骨,敲击方法为连续双击,先轻(进入骨内)后重(劈开骨板)反复进行,直至去骨完成;操作时,应有良好支点,防止滑脱;敲击下颌时,助手必须用手托稳下颌骨,减小对颞下颌关节的刺激和损伤。使用钻去骨时,必须注意充分的局部冷却,防止出现骨烧灼。去骨时,上颌要避免损伤鼻底和上颌窦壁,下颌要防止损伤下颌神经管和颏孔。

4. 拔出牙根　暴露牙根后,用根钳、牙挺或根挺取出;牙根取出后,应去除锐利不规则的骨缘、骨突和过高的牙槽中隔,并使之光滑移行;按常规拔牙创处理方法,将骨创口彻底清理干净后,用生理盐水冲洗,以清除细小的骨屑。

5. 缝合　将黏骨膜瓣正确复位、拉拢缝合,术后 5～7 天拆线。

(六) 其他拔根法

临床上,对于松动的牙根也可试用小头刮匙刮出或蚊式止血钳夹持后取出。如遇根尖部

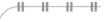
折断的断根,已有一定松动度但难以取出时,可试用牙科探针或根管扩大针,插入断根的根管内,逐渐用力摇动,加大其松动度再施提拉牵引力将其取出(图 4-21,图 4-22)。

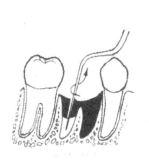
图 4-21 断根探针取出法

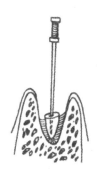
图 4-22 根管扩大针取根法

第六节 阻生牙拔除术

阻生牙(impacted tooth)是指由于邻牙、骨或软组织的影响而造成牙萌出受阻,只能部分萌出或完全不能萌出且以后也不能萌出的牙。阻生牙最常见于下颌第三磨牙,其次是上颌第三磨牙、上颌尖牙。

由于阻生牙发生位置特殊、常邻近重要解剖结构、与邻牙关系密切,因而造成手术难度较大。术者应对阻生牙的形态和位置、与邻牙的关系、阻生牙周围的局部解剖环境,通过术前详细的临床检查和必要的 X 线检查做出准确的判断,并在术中根据实际情况及时调整。

一、下颌阻生第三磨牙拔除术

下颌阻生第三磨牙阻生的原因,主要为人类的不断进化,食物日趋精细,颌骨发育所需要的生理刺激减弱,使颌骨发育不足,缺乏足够的间隙以容纳全部萌出牙而造成的。

(一) 应用解剖

下颌阻生第三磨牙位于下颌体后部与下颌支交界处。此区域颌骨骨质由厚变薄;且下颌体和下颌支的方向不同,应力向周边的传递受阻;加之牙体深入骨体内,使骨的连接更加薄弱;拔牙时,如使用暴力,有可能引起下颌角骨折。

下颌阻生第三磨牙位于下颌支前下缘内侧。在下颌支前下缘与第三磨牙之间形成一骨性颊沟,下颌支前下缘向前与外斜线相延续,外斜嵴的上面常为凹槽状,此区域还有颊肌附着。拔牙后的渗出物、血液及冠周炎的炎症产物或脓液,会沿这一路径向前下引流至第一、第二磨牙的颊侧,形成肿胀、血肿或脓肿。

下颌阻生第三磨牙颊侧骨板较厚,并被外斜线强固,成为骨阻力产生的重要部位,而且去骨困难。然而这也成为使用牙挺时的支点。

下颌第三磨牙的颊侧骨皮质的纹理与下颌体平行,成层状排列,去骨时,凿骨线可能沿纹理向前延伸,导致邻牙颊侧骨板缺损。为避免这一问题的发生,水平凿骨前,应在邻牙的远中凿纵痕,中断骨纹理。用凿去骨时,可利用层状结构,顺纹理凿行,去除板层状骨片,提高去骨效率。

下颌阻生第三磨牙舌侧骨板薄,自牙根的下方突出于下颌体的舌面:一方面其弹性较大,

Note

牙多向舌侧脱位;另一方面,容易导致舌侧骨板骨折,引起出血、肿胀等反应。有人提出利用这一特点,用劈开舌侧骨板的方法拔除低位阻生第三磨牙。

舌神经在下颌第三磨牙处常位于黏膜下,有的位置较高。术中切口和累及舌侧的操作应谨慎。下颌阻生第三磨牙是距离下颌管最近的牙,牙根可在下颌管的上方、侧方甚至直接接触。拔牙取根时,应避免损伤下牙槽神经血管束。

下颌阻生第三磨牙的远中是磨牙后区,磨牙后区内有一下颌血管分支经过,如远中切口延及下颌支前缘且较偏舌侧时,可导致术中出血多而影响术野,应予以注意。

(二) 下颌阻生第三磨牙拔除适应证与禁忌证

1. 有症状者 对于有症状或引起病变的阻生下颌第三磨牙均主张拔除,包括以下几点。

(1)下颌阻生第三磨牙反复引起冠周炎者。

(2)下颌阻生第二磨牙本身有龋坏,或引起第二磨牙龋坏。

(3)引起相邻的下颌第二磨牙与第三磨牙之间食物嵌塞。

(4)因压迫导致第二磨牙牙根或远中骨吸收。

(5)已引起牙源性囊肿或肿瘤。

(6)因正畸需要保证正畸治疗的效果。

(7)可能为颞下颌关节紊乱病诱因的下颌阻生第三磨牙。

(8)因完全骨阻生而被疑为某些原因不明的神经痛病因者或可疑为病灶牙者,亦应拔除。

2. 无症状者 由于下颌阻生第三磨牙可以引起局部感染、邻牙损害、颞下颌关节紊乱病,并成为牙源性囊肿及肿瘤的潜在病源,且本身无法建立正常的咬合关系而行使功能,故有人提出对无症状的下颌阻生第三磨牙应考虑早期预防性拔除。预防性拔除下颌阻生第三磨牙的目的如下。

(1)预防下颌第二磨牙牙周破坏 下颌阻生第三磨牙的存在,特别是在近中和前倾阻生时,使下颌第二磨牙远中骨质丧失。牙弓中最后一个牙的远中面最不易保持清洁,易导致炎症,使上皮附着退缩,形成牙周炎。

(2)预防龋病 阻生牙的本身及第二磨牙的远中面皆易产生龋病。

(3)预防冠周炎 当下颌阻生第三磨牙部分萌出时,阻生牙的𬌗面常为软组织覆盖,形成盲袋,成为细菌滋生的良好场所而引起冠周炎。如不拔除阻生牙,冠周炎可反复发作,且有逐渐加重并引起一系列并发症的可能。

(4)预防邻牙牙根吸收 有时阻生牙的压力会引起下颌第二磨牙牙根吸收,早期发现及早期处理有助于保存邻牙。

(5)预防牙源性囊肿及肿瘤发生 如阻生牙存在,则滤泡囊亦存在。虽然在大多情况下不发生变化,但也有发生囊性变而成为牙源性囊肿及牙源性肿瘤的可能性。

(6)预防发生疼痛 完全骨阻生有时也会引起某些不明原因的疼痛。

(7)预防牙列拥挤 下颌第三磨牙与牙列拥挤之间的关系,有两种不同的观点:一种认为第三磨牙与牙拥挤的发生、发展无关;也有不少学者认为下颌第三磨牙对前面的牙有挤压作用,引起和加重前牙拥挤。在这些情况下,是否应拔除下颌阻生第三磨牙,应与正畸科专家共同研究决定。

3. 特殊情况 当下颌第三磨牙仅处在下列情况时可考虑保留。

(1)正位萌出达邻牙𬌗平面,经切除远中覆盖的龈片后,可暴露远中冠面,并与对颌牙可建立正常咬合关系者。

(2)当下颌第二磨牙已缺失或因病损无法保留时,如下颌阻生第三磨牙近中倾斜角度不超过45°,可保留做修复的基牙,避免游离端缺失。

（3）虽邻牙龋坏可以治疗，但因牙间骨质吸收过多，拔除下颌阻生第三磨牙后邻牙可能松动者，可同时姑且保留下颌阻生第三磨牙和下颌第二磨牙。

（4）完全埋伏于骨内，与邻牙牙周无相通，无压迫神经引起疼痛症状者，可暂时保留。

（5）下颌第三磨牙根尖未形成，下颌其他磨牙因病损无法保留时，可将其拔出后移植于其他磨牙处，行使其功能。

（6）下颌第二磨牙拔除后，如下颌第三磨牙牙根未完全形成，可以自行前移替代第二磨牙，与上颌磨牙建立咬合，如配合正畸治疗，可建立良好的咬合关系。

（7）8～10岁的儿童下颌第一磨牙龋坏无法保留时，如下颌第三磨牙前倾位阻生，拔除下颌第一磨牙后的间隙，可能因下颌第二、第三磨牙的自然调整而消失，配合正畸治疗，可获得更好的咬合关系。

4. 其他 下颌阻生第三磨牙拔除的禁忌证与一般牙拔除术禁忌证相同。在临床上，当患者具备拔除下颌阻生第三磨牙的适应证，且无拔牙禁忌证时，一般认为拔除下颌阻生第三磨牙（智齿）的最佳时机为16～18岁，由于此阶段智齿牙根形成1/3～2/3，且已萌出到应有的高度，拔除患牙时较容易、不易断根，再者，此阶段患者全身耐受力好，创口愈合快。

（三）下颌阻生第三磨牙临床分类

（1）根据阻生牙与第二磨牙及下颌升支前缘的关系，可分为以下三类。第Ⅰ类阻生：第二磨牙远中面与下颌升支前缘之间的距离，能容纳阻生牙牙冠的近远中径。第Ⅱ类阻生：第二磨牙远中面与下颌升支前缘之间的距离，不能容纳阻生牙牙冠的近远中径。第Ⅲ类阻生：阻生牙牙冠的大部分或全部位于下颌升支内。

（2）根据阻生牙在颌骨内的深度，分为高位（position A）阻生、中位（position B）阻生、低位（position C）阻生（Pell & Gregory）。①高位阻生：牙的最高部位平行或高于牙弓𬌗平面。②中位阻生：牙的最高部位低于𬌗平面，但高于第二磨牙的牙颈部。③低位阻生：牙的最高部位低于第二磨牙的牙颈部。骨埋伏阻生牙（牙全部被包埋于骨内）也属于此类（图4-23）。

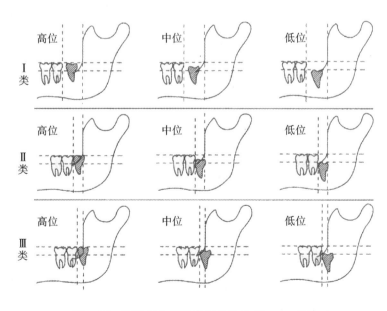

图 4-23 下颌阻生第三磨牙 Pell & Gregory 分类

（3）根据阻生牙的长轴与第二磨牙长轴的关系，分为垂直阻生、水平阻生、近中阻生、远中阻生、倒置阻生、颊向阻生、舌向阻生（图4-24）。

（4）根据阻生牙在下颌牙列中线的位置分为颊侧移位、舌侧移位、正中位（图4-25）。

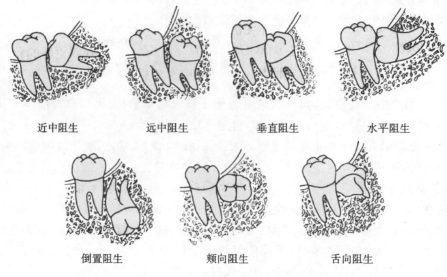

近中阻生　　　远中阻生　　　垂直阻生　　　水平阻生

倒置阻生　　　　颊向阻生　　　　舌向阻生

图 4-24　下颌阻生第三磨牙 Winter 分类

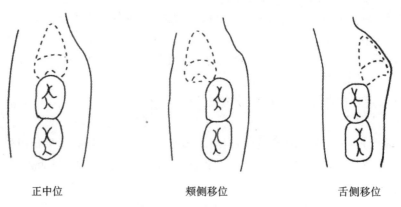

正中位　　　　　　颊侧移位　　　　　舌侧移位

图 4-25　下颌阻生第三磨牙与牙列中线的关系分类

临床上,为准确描述阻生牙的位置,应将各项分类结合,这样才能将牙的三维位置表述出来。在阻生的下颌第三磨牙中,垂直阻生最常见(43.8%),其次为近中阻生(28.5%)、水平阻生(15.4%),拔除的难易程度差别很大。

（四）术前检查

1. 适应证检查　检查患者的全身情况,符合拔牙适应证,无拔牙禁忌证。

2. 局部检查　详细全面的局部检查,确定手术的最佳时机。

（1）口外检查　颊部软组织有无红肿、硬结、瘘管;下颌下及颈部淋巴结有无肿大、压痛;下唇感觉有无异常或麻木;有无张口受限及受限程度。

（2）口内检查　下颌阻生第三磨牙的阻生情况(位置、方向、与邻牙关系等);牙冠发育沟是否明显;牙冠有无龋坏及大小如何;冠周龈瓣覆盖情况,有无炎症及溢脓;下颌第二磨牙远中面有无龋坏、有无松动及叩痛,牙周状况如何。

3. X 线片检查　常规在拔除下颌阻生第三磨牙之前,需做 X 线片检查。术前的 X 线检查在阻力分析、手术设计、术中注意事项等方面有重要的参考价值。

X 线片观察内容包括:阻生牙萌出的位置、类型;牙根的数目(单根、融合根、多根)与形态(长度、分叉大小、弯曲方向);牙根与下颌神经管的关系;阻生牙与邻牙的关系,以及邻牙的牙根情况、邻牙有无远中龋坏;阻生牙周围的骨质有无骨硬化等。

X线片虽能提供很多信息,但应注意投照造成的重叠和失真。下颌管与牙根重叠时,易误认为根尖已突入管内,此时,应观察牙根的牙周膜和骨硬板是否连续,重叠部分的下颌管是否比牙根密度高、有无变窄等,以判断牙根是否已进入管内。下颌阻生第三磨牙常位于下颌支前下缘内侧,在下颌体侧位片和第三磨牙根尖片上,牙冠常不同程度地与下颌前缘重叠,形成骨质压盖的假象,误认为需去骨法拔牙,故判断冠部骨阻力时,应结合临床检查综合诊断。

锥形束CT可以避免根尖片因影像重叠和投照角度偏差而造成的假象,直观并量化下颌管在不同层面和方位上与下颌第三磨牙的距离关系。

（五）阻力分析

在拔除下颌阻生第三磨牙之前,必须对阻生牙所存在的各种阻力进行仔细分析。一般来说,有三种阻力,即软组织阻力、骨组织阻力、邻牙阻力(图4-26),只要将其阻力去除,患牙的拔除难度就会降低。

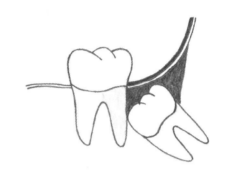

图4-26 下颌阻生第三磨牙阻力分析示意图

1. 软组织阻力 牙冠部的软组织阻力,来自下颌第三磨牙牙冠方覆盖的龈瓣,此龈瓣组织质韧并保持相当的张力,对下颌第三磨牙向远中𬌗向运动形成阻力。龈瓣覆盖超过冠部远中1/2常产生阻力,解除软组织阻力的方法是切开、分离。

2. 骨组织阻力

(1)冠部骨阻力 冠部骨阻力来源于包裹牙冠的骨组织,主要是牙冠外形高点以上的骨质。解除冠部骨阻力主要采用去骨法,有时截冠或增隙也可达到减除冠部骨阻力的目的;垂直阻生时,冠部骨阻力多在远中,近中或水平阻生时冠部骨阻力则多在远中和颊侧。

(2)根部骨阻力 根部阻力来自牙根周围的骨组织。根部阻力的大小取决于牙的阻生情况,牙根的数目、形态,根尖的形态和周围的骨质情况;牙根多、粗长、分叉大、根尖弯曲、根尖肥大、根周骨质与牙根粘连等,都是增大根部骨阻力的因素。去除根部骨阻力的方法有分根、去骨、增隙。

3. 邻牙阻力 拔除下颌阻生第三磨牙时,下颌第二磨牙所产生的妨碍其脱位运动的阻力称为邻牙阻力。邻牙阻力视第二磨牙与阻生第三磨牙的接触程度和阻生的位置而定。邻牙阻力的解除可采取劈冠法和去骨法。

X线片的阻力分析,指在X线根尖片上,根据阻生牙脱位运动中可能出现的阻力进行分析。虽然它不能完全等同于手术的实际情况,但可作为阻生牙手术设计时的参考。Thoma提出在X线片上,以近中阻生牙的根尖为圆心,以根尖到冠部近中牙尖为半径画弧线,如果弧线与邻牙冠部远中面相重叠,则可判断有邻牙阻力存在,拔牙时需去除此阻力。

（六）手术设计

拔牙设计是根据阻力分析、器械设备条件和个人操作经验,设计合适的拔牙手术方案。

手术方案应包括:严格的无菌操作原则;麻醉方法和麻醉药物的选择;黏骨膜瓣的设计(充分暴露手术野、充足血运、切口下方有骨支持);确定解除阻力的方法(切开位置、去骨范围、劈冠部位);估计牙脱出的方向。

由于阻力分析不是绝对可靠的,会出现不符合实际情况的推断,所以拔牙术前设计的方案,不应机械地执行,要根据术中出现的问题及时调整。

1. 各类低位牙阻生牙 由于各种阻力都大,常需做附加切口、翻瓣、去骨、解除冠部骨阻力和显露牙冠的沟裂;用去骨法、分牙法、增隙法来解除各种阻力,使阻生牙顺利拔出。去骨范

Note

围不宜过多,可减少手术创伤及术后出血、水肿等反应。

2. 各类中位牙阻生牙 因有一定程度的软组织及骨组织阻力,有时需切开、翻瓣后去骨解除冠部阻力,根据邻牙及根部骨阻力的程度,可采用分牙、增隙等方法,使阻生牙顺利拔出。

3. 高位牙阻生牙 在进行无根部骨阻力的垂直或近中阻生牙的拔除时,可配合增隙法解除阻力,常无需切开、分牙或去骨。水平阻生牙因脱位时需转动的角度较大,为减少转动半径,有时仍需采用分牙法,甚至少量去骨后才能顺利拔出。

(七) 拔牙步骤和方法

下颌阻生第三磨牙拔除术是一项较为复杂的手术。手术本身包含对软组织和骨组织的处理。该区位于口腔后部,进路及术野显露均较困难。术野中的血液及唾液亦增加手术的难度。拔除时应严格遵守无菌原则。

手术方案应包括:麻醉方法及麻药的选择;黏骨膜瓣的设计;解除阻力方法的选择;预估需去除骨质的量和分开牙体的部位;设计牙脱位的方向。

根据手术方案选择器械。如有条件,可选择涡轮机、种植机、骨钻等动力系统去骨及分开牙体,相对使用锤、凿而言,既避免因掌控不当引发较严重并发症,也减少对患者锤击时震动所引发的痛苦和心理影响,显现人文关怀。

在完善术前检查、手术设计后,现将标准手术步骤介绍如下(图 4-27)。

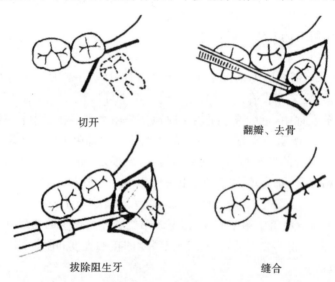

切开

翻瓣、去骨

拔除阻生牙

缝合

图 4-27 下颌阻生第三磨牙拔除术主要手术步骤

1. 麻醉 通常选择下牙槽、舌、颊神经一次阻滞麻醉。为了减少术中出血,保证术野的清晰,可在下颌第三磨牙的颊侧近中、颊侧远中角及远中,三点注射含血管收缩剂(1:(50000～200000)肾上腺素)的药液。当局部龈瓣有感染时,切开之前,应彻底冲洗盲袋并滴入杀菌剂,切开后还应进一步冲洗。

2. 切开、翻瓣 高位阻生牙一般不需翻瓣,以能挺出牙冠为宜,当有部分软组织阻力时,仅在牙冠骀面处做远中切口,分离龈瓣即可。

对于中、低位阻生牙,常用的是角形切口;其远中切口从距下颌第二磨牙远中面约 1.5 cm 开始,向前切开,直抵第二磨牙远中面中央;近中颊侧切口从下颌第二磨牙的远中或近中颊面轴角处,与龈缘约成 45°角,斜向前下切开。如用涡轮机拔牙,远中切口宜稍偏向下颌第二磨牙远中舌侧龈缘,向后外方成弧形切口,其目的在于翻瓣后,骨面暴露充分,可避免操作中舌侧软组织被卷入钻针而造成撕裂伤。

注意事项:远中切口勿过分偏舌侧,以免损伤舌神经;近中颊侧切口勿超过移行沟底,颊侧瓣掀起一般不要超过外斜嵴,以免引起术后肿胀;切开时应直达骨面,做黏骨膜瓣的全层切开;翻瓣时使用骨膜分离器,由近中切口开始,将黏骨膜瓣作为一层,沿骨面全层翻起,切口舌侧黏骨膜也应稍加分离,避免因粘连导致软组织撕裂。

3. 去骨　翻瓣后应检查骨质覆盖牙面的状况,决定去骨量和部位。一般垂直阻生去骨要达牙各面外形高点以下;水平和近中阻生颊侧去骨,应达近中颊沟之下,远中至牙颈部以下。

去骨最好用涡轮机或其他外科动力系统,用钻针去骨速度快,震动小。临床上常使用半圆骨凿去骨,应先在第二磨牙的远中颊侧骨皮质凿一纵向切痕,形成应力中断线,防止去骨前移过多;凿骨时应利用骨纹理,按去骨量的需要,力求大块、凿次少,以减少创伤。一般阻生牙为颊侧去骨,如需去除舌侧骨板,可将凿置于牙远中面后,凿刃向下前方,抵舌侧骨板内侧面,与舌侧板上缘成45°角,锤击骨凿去骨。

4. 分牙　分牙的主要目的是解除邻牙阻力,减小牙根骨阻力。分牙包括劈冠和分根,临床上多用双面骨凿分牙,创伤小、速度快,操作方法有正中劈开(纵劈法)和近中劈开(斜劈法);如使用涡轮机等动力系统分牙,多采用横断截开牙齿,并可分多块断开取出,但应注意横断牙冠时必须使游离冠下部小、上部大,方可取出(图4-28)。

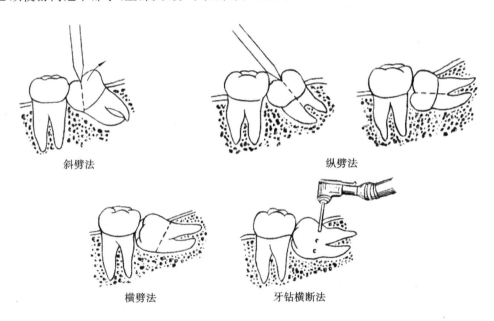

斜劈法　　　　　纵劈法

横劈法　　　　　牙钻横断法

图 4-28　下颌阻生第三磨牙分牙方法

正中劈开的劈开线与牙长轴基本一致,将牙冠在根分歧处一分为二,同时将近远中牙根分开。优点:解除邻牙阻力;减小牙根部骨阻力。缺点:劈开角度如有误差可导致远中牙冠被劈开;锤击骨凿用力过大时,易并发下颌角部骨折。

近中劈开是将下颌第三磨牙的近中冠劈下,牙根未受影响。优点:解除邻牙阻力;劈开角度如有误差导致正中劈开,仍可达到分牙的目的;不易导致下颌角部骨折。缺点:未能分根,没有减小牙根部骨阻力。

双面骨凿分牙的注意事项如下。

(1) 选择凿刃较薄,宽度合适的双面骨凿为宜。

(2) 分牙之前,牙冠最大周径必须暴露。

(3) 一般骨凿放于牙冠颊侧发育沟进行分牙,如果颊沟不明显,可用涡轮机车针磨出沟槽,放置骨凿。

Note

（4）注意掌握分牙时的骨凿方向及角度。

（5）术者握持骨凿，要有稳定的支点，防止骨凿滑脱。

（6）助手一只手用骨锤敲击骨凿时，另一只手应托稳患者下颌角，以免锤击时造成颞下颌关节损伤；应注意避免两人同时参与敲击，如一人敲击、另一人托患者下颌角时，会导致敲击时间、力度的不一致，损伤到颞下颌关节。

（7）骨锤锤击骨凿时，应准确地敲击在凿柄末端，方向与骨凿长轴方向一致，且为重单声、快速闪击样敲击，一般1～3次要将牙齿劈开，锤击次数增多后，牙齿会出现松动，不易劈开。

（8）被劈分的牙在牙槽内必须稳固无松动，如牙已松动，则牙周区出现一定弹性，不仅不易劈开，还易造成舌侧骨壁折裂或牙被击入颌周间隙内。

5. 增隙　用增隙凿、半圆骨凿或牙挺，插入牙体（牙根）与牙槽窝内壁之间，利用松质骨的可压缩性，扩大牙周间隙，解除根周骨阻力的方法。增隙法是锤凿拔牙的重要手段。

6. 拔出阻生牙　当软组织阻力、邻牙阻力解除，骨阻力在一定程度上解除后，根据临床的情况，选择适当的牙挺，将患牙挺松或基本挺出，最后用牙钳使牙完全脱位。

使用牙挺时，应明确牙挺使用时的注意事项，左手手指随时感知牙齿的动度和舌侧骨板的扩开幅度，避免舌侧骨板折断及牙移位；牙拔除亦可使用牛角钳和冲出法；牙的最终脱位一般用牙钳或根钳完成，以减少牙挺滑脱和牙被误吸、误吞的可能。

对分牙后拔出的牙，应将牙体组织全部取出，并拼对检查是否完整；如有较大缺损，应仔细检查，取出残片。

7. 拔牙创处理　拔牙创不仅应遵循常规相关处理，而且应注意以下问题。

（1）使用劈开法或去骨法拔牙，会产生碎片或碎屑，应认真清理。但不可用刮匙过度搔刮牙槽窝，以免损伤残留牙槽骨壁上的牙周膜而影响愈合。

（2）在垂直阻生牙的远中、水平阻生或近中阻生牙冠部的下方常存在肉芽组织，X线片显示为月牙形的低密度区。如探查为脆弱松软、易出血的炎性肉芽组织，应予以刮除；如已形成较致密的纤维结缔组织，探查有韧性感则对愈合有利，不必刮除。

（3）低位阻生牙的牙冠常有牙囊包绕，拔牙后多与牙龈相连，为防止形成残余囊肿，应将其去除。

（4）对扩大的牙槽窝应压迫复位。锐利的骨边缘应加以修整，避免刺激黏膜而产生疼痛。大部分游离的折断骨片应取出，骨膜附着多的骨片予以复位。

（5）应避免过多的唾液进入拔牙窝与血液混合，唾液和血液混合后会形成质量不佳血凝块，影响拔牙创的愈合。封闭拔牙窝前，用生理盐水冲洗，去除各种残渣，以棉球拭干，使血液充满牙槽窝。

8. 缝合　目的是将组织复位以利于愈合，防止术后出血，缩小拔牙创，避免食物进入，防止血凝块脱落。

缝合不宜过于严密，通常第二磨牙远中、切口转折处可以不缝，这样既可达到缝合目的，又可使伤口内的出血和反应性产物得以引流，减轻术后周围软组织的肿胀，减少血肿的形成。

缝合时，先缝近中再缝远中。近中颊侧切口的缝合不便操作，应斜向夹针，使针与切口垂直交叉；先从切口近中未翻瓣侧膜龈联合稍下位置刺入，使针按其弧度贴骨面自然顺畅地推进，不可强行使针穿出而造成牙龈撕裂；针前部穿出后，如继续推进困难，可用持针器夹住针前段拔出，再缝向切口远中侧；线结不要过紧，以免撕脱；一般近中颊侧切口缝合一针即可。

9. 压迫止血　缝合完成后，压迫止血方法同一般牙拔除术。如果拔牙创较大、拔牙时间较长，为预防术后干槽症，可放入碘仿海绵1～2小块。

10. 术后医嘱及注意事项　遵循一般牙拔除术后注意事项，告知患者，如有不适，及时复诊处理。

（八）各类下颌阻生第三磨牙拔除的特点

1. 垂直阻生 ①高位垂直阻生,多数牙根为融合锥形根,故根部阻力不大,较容易拔除;可将牙挺从近中颊侧插入,以近中牙槽嵴为支点,用牙挺的推力和挺力将患牙向远中挺出,也可挺松后用牙钳拔除。②低位垂直阻生,冠及根部阻力都较大,拔除较困难;如𬌗面有软组织覆盖者,应先做切口,去除软组织阻力,然后,通过去骨解除颊侧及远中骨阻力,显露牙颈部后再试挺,如根部仍存在较大骨阻力(如根分叉大,根端肥大等),还需结合分根法、去骨法、增隙法,方可拔除。

2. 近中阻生 高位近中阻生如邻牙及牙根阻力不大,多数可用牙挺从近中颊侧插挺将牙挺出;如邻牙阻力较大而根部阻力不大,可用近中劈冠法,解除邻牙阻力后分别拔除;如邻牙及牙根阻力均较大,且根分叉较高,可用正中劈冠法,解除邻牙及牙根阻力后分别拔除。中位和低位近中阻生,一般冠部、根部、邻牙阻力均较大,需结合切开法、去骨法、分牙法共同拔除。

3. 水平阻生 高位水平阻生有根部阻力和邻牙阻力,解除方法为去除颊侧及远中骨板,邻牙阻力可用近中劈冠法解除;如根部阻力较大,且根分叉较大时,可用正中劈冠法解除阻力后,再分别拔除。中位及低位水平阻生,因其三种阻力都较大,常需结合切开法、去骨法和分牙法共同拔除;有时需在去骨显露牙冠及牙颈部后,用骨凿或涡轮钻在牙颈部将牙截断,先将牙冠挺出后,再去除根部骨质或分根或去除牙根间隔,最终将牙根拔除。

二、上颌阻生第三磨牙拔除术

（一）上颌阻生第三磨牙的分类

1. 根据在颌骨内的深度分类

（1）低位（Pell & Gregory A 类） 阻生牙牙冠的最低部位与第二磨牙𬌗面平行。

（2）中位（Pell & Gregory B 类） 阻生牙牙冠的最低部位在第二磨牙𬌗面与颈部之间。

（3）高位（Pell & Gregory C 类） 阻生牙牙冠的最低部位高于第二磨牙的颈部或与之平行。

2. 根据阻生牙长轴与第二磨牙长轴之间的关系分类 上颌阻生第三磨牙分为垂直阻生、水平阻生、近中阻生、远中阻生、倒置阻生、颊向阻生、舌向阻生。

3. 根据阻生牙与牙弓之间的关系分类 上颌阻生第三磨牙分为颊侧错位、舌侧错位、正中错位。

4. 根据阻生牙与上颌窦的关系分类 上颌阻生第三磨牙分为:①与窦底接近(SA),即阻生牙与上颌窦之间无骨质或仅有一薄层组织;②不与窦接近(NSA),即阻生牙与上颌窦之间有 2 mm 以上的骨质(图 4-29)。

（二）手术适应证

（1）阻生上颌第三磨牙本身龋坏者。

（2）阻生上颌第三磨牙反复引起冠周炎者。

（3）阻生上颌第三磨牙因无对颌牙而下垂伸长者。

（4）阻生上颌第三磨牙,常咬伤颊部或摩擦颊黏膜者。

（5）阻生上颌第三磨牙与邻牙之间有食物嵌塞者。

（6）阻生上颌第三磨牙引起邻牙龋坏或疼痛、压迫邻牙牙根吸收或牙槽骨明显吸收者。

（7）上颌第三磨牙埋伏阻生,引起神经痛症状或形成颌骨囊肿者。

（8）阻生上颌第三磨牙影响义齿的制作及戴入者。

（9）妨碍下颌冠突运动者。

完全埋于骨内且无症状者可不拔除。

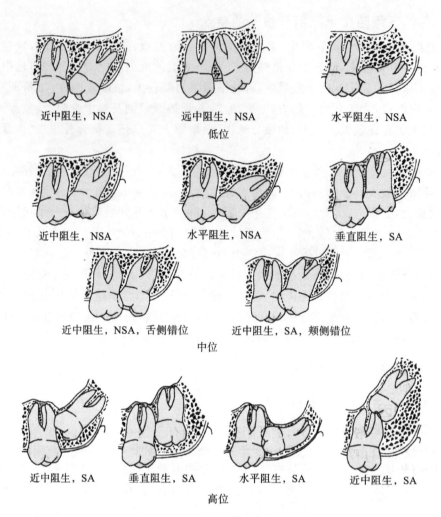

近中阻生，NSA　　　　远中阻生，NSA　　　　水平阻生，NSA
低位

近中阻生，NSA　　　　水平阻生，NSA　　　　垂直阻生，SA

近中阻生，NSA，舌侧错位　　　近中阻生，SA，颊侧错位
中位

近中阻生，SA　　垂直阻生，SA　　水平阻生，SA　　近中阻生，SA
高位

图 4-29　上颌阻生第三磨牙的分类

（三）拔除方法

上颌第三磨牙阻生的发生率较下颌低（上颌第三磨牙阻生垂直位占 63%，远中阻生占 25%，近中阻生占 12%，颊侧错位和（或）颊向阻生最为常见）。由于术区狭窄，操作空间小，直视困难等原因，手术难度增加。

高位或中位阻生上颌第三磨牙，由于上颌结节的骨质疏松，易于挺出；低位阻生上颌第三磨牙，需翻瓣去骨暴露牙冠后多易挺出。应注意：上颌阻生第三磨牙不宜使用劈开法，因周围骨质疏松，上前方为上颌窦，上内方为翼腭窝，上后方为颞下凹，锤击时很易使其进入以上各腔隙内。

1. 术前检查　临床检查结合 X 线片影像，需注意邻牙本身的情况；注意上颌阻生第三磨牙与邻牙的关系；注意上颌阻生第三磨牙与上颌窦之间的关系。口内检查时注意用手指触诊软组织、硬组织及邻牙情况。

2. 切开及翻瓣　手术多从颊侧进路，可从上颌结节后部开始做远中和颊侧的角形切口，其相关注意事项同下颌阻生第三磨牙拔除术。

3. 去骨　去除阻生牙颊侧或覆盖牙冠的骨质。去骨范围以能显露牙冠颊侧及牙冠最大周径，以能插入牙挺为宜；在去骨时，力度不要太大，注意勿将上颌阻生第三磨牙推入上颌窦。

4. 拔牙　用牙挺从近中颊侧插入，将牙齿向颊侧远中方向挺出。

5. 拔牙创处理及缝合　按常规处理拔牙创后，缝合创口压迫止血（图 4-30）。

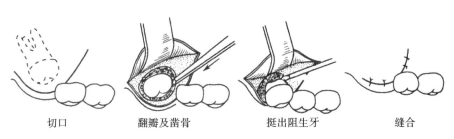

切口　　　翻瓣及凿骨　　　挺出阻生牙　　　缝合

图 4-30　上颌阻生第三磨牙拔除术基本步骤

三、阻生尖牙拔除术

尖牙对牙颌系统的功能和美观甚为重要,故对其拔除应持慎重态度,术前应与口腔正畸医生商讨。阻生尖牙好发于上颌,现以阻生上颌尖牙为主要讨论内容;阻生下颌尖牙的处理,其原则基本相似。

(一) 阻生原因

除引起阻生牙的一般因素之外,尖牙阻生还可能与以下因素有关。

1. 发育和萌出过程的影响　在发育过程中,恒尖牙的牙冠位于乳尖牙牙根舌侧,故乳尖牙的位置改变、龋坏、早失等,皆能影响恒尖牙牙胚的生长发育,并使其位置或萌出路线发生改变。再者,尖牙在萌出时,牙根发育的程度较其他牙更接近于完成,其萌出的距离越长,偏离正常萌出轨道的可能性越大,易发生阻生。

2. 解剖因素的影响　上颌尖牙错位于腭侧者是错位于唇侧者的 3 倍,原因如下:恒尖牙牙冠在发育过程中位于乳尖牙牙根舌侧,而腭侧骨组织密度大;硬腭前 1/3 的黏骨膜瓣反复承受咀嚼摩擦的刺激,致密而坚厚,有一定程度的阻萌作用;尖牙是后萌出的,间隙多不足;一般尖牙的间隙在后期得以调整而能将其容纳,但调整过程如果受到影响,则导致尖牙萌出的间隙不足,发生阻生。

(二) 上颌阻生尖牙的分类

第 I 类:阻生尖牙位于腭侧,可呈水平位、垂直位或半垂直位。

第 II 类:阻生尖牙位于唇侧,亦可呈水平位、垂直位或半垂直位。

第 III 类:阻生尖牙位于腭及唇侧,如牙冠在腭侧而牙根在唇侧。

第 IV 类:阻生尖牙位于牙槽突,多为垂直位,在侧切牙和第一双尖牙之间。

第 V 类:无牙颌之阻生尖牙。

(三) 拔除方法

1. 术前检查　临床检查结合 X 线片(根尖片和定位片)影像,需确定阻生牙的具体位置,明确阻生尖牙位于唇侧或腭侧,了解阻生牙与邻牙的关系和与上颌窦或鼻腔的关系。

2. 腭向进路法　适用于第 I 类阻生尖牙拔除。切口自中切牙至第二双尖牙的远中腭侧龈缘,并沿腭中线向后延续 1.5 cm;双侧阻生可将双侧第二双尖牙之间腭侧的龈缘切开;如阻生位置高可距龈缘 5 mm 切开。其他相关操作注意事项参见翻瓣去骨法(图 4-31)。

3. 唇向进路法　适用于第 II 类阻生尖牙拔除。在上颌前牙唇侧牙龈相当于阻生尖牙的牙冠部做梯形或弧形切口,其他相关操作注意事项参见翻瓣去骨法(图 4-32)。

4. 唇腭向进路法　适应于第 III 类阻生尖牙拔除。牙冠在腭侧、牙根在唇侧者,从腭侧做弧形切口;牙冠在唇侧、牙根在腭侧者,从唇侧做弧形切口;其他相关操作注意事项参见翻瓣去骨法。

Note

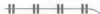
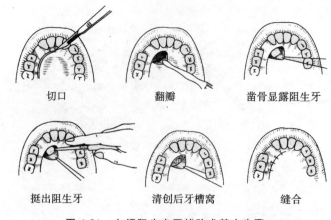

切口　　　　翻瓣　　　凿骨显露阻生牙

挺出阻生牙　　清创后牙槽窝　　缝合

图 4-31　上颌阻生尖牙拔除术基本步骤一

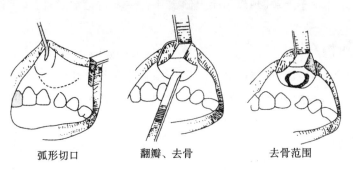

弧形切口　　　翻瓣、去骨　　　去骨范围

图 4-32　上颌阻生尖牙拔除术基本步骤二

四、埋伏多生牙拔除术

上颌前部是埋伏多生牙的好发部位,额外牙埋伏多偏于腭侧,数目由一颗到多颗不等,外形偏小、形态常为变异锥形牙,较容易鉴别。埋伏多生牙在替牙期常因恒牙迟萌或错位而发现,也有相当数量的病例是在前牙区 X 线片检查时发现的。埋伏多生牙除造成错𬌗畸形、邻牙根压迫吸收、影响正畸治疗外,还是引发牙源性囊肿和肿瘤的诱因,临床建议在恰当年龄予以拔除。

（一）多生牙的定位

埋伏多生牙的定位是决定手术成败的关键。X 线片检查是必须进行的,不同的投照方式和技术所得到信息,可以从不同的方位确定多生牙在颌骨的位置。

1. 根尖片　额外牙常在根尖片时发现。可以用来判定额外牙的基本位置,确定与邻牙牙根近远中及上下的关系;投照角度好的根尖片通常显示的比例关系为 1∶1,可据此按照邻牙冠根比例确定打开骨窗的位置;单一根尖片不能确定埋伏多生牙唇腭方向的位置。

2. 定位根尖片　通过不同的水平投照角度摄片,得到两张根尖片影像,依据投影移动相对距离判定埋伏额外牙与对照牙的唇腭方向位置。具体为:选择埋伏多生牙附近牙列上的一颗可见牙齿作为标记牙,将两张根尖片影像对比观察,当埋伏多生牙移动度大于标记牙移动度时,埋伏多生牙位于标记牙的唇颊侧,当埋伏额外牙移动度小于标记牙移动度时,埋伏额外牙位于标记牙的舌腭侧。

3. 全口牙位曲面体层 X 线片　此片观察范围广泛而全面,提供的位置信息与根尖片相似,但有放大效应,上颌前部重叠影像较多。

4. 上颌前部横断颌片　正常上颌牙列上所有牙齿冠根重叠,可以清晰判定埋伏多生牙的唇腭侧位置关系。

5. 锥形束CT 是目前比较理想的判定埋伏牙位置的技术。可以在不同的轴向观察埋伏牙与邻牙的位置,还可以判断距唇腭侧骨表面的距离。但临床上仍要求医生具有三维定向的能力,用以判断埋伏额外牙在颌骨内的真实位置。

(二) 手术要点

1. 麻醉 可选用局部浸润麻醉;对埋伏较深、位置较高的额外牙可采用眶下神经阻滞麻醉和鼻腭神经阻滞麻醉;儿童患者可以配合镇静术或全麻。

2. 手术入路 位于邻牙唇侧或邻牙牙根之间的埋伏额外牙,可以选择牙槽突唇侧做弧形切口或龈缘梯形切口;如埋伏额外牙位于邻牙腭侧,通常选用腭侧龈缘切口;对于埋伏位置较高、大部分位于邻牙根尖上方且偏腭侧的多生牙,唇侧入路可能比腭侧更易于暴露,易于操作。

3. 打开骨窗 建议初始开窗时选用骨凿,当去骨在牙骨界面处形成清晰边界,待发现额外牙后再使用骨钻扩大骨窗比较安全;如直接用骨钻去骨,应对埋伏额外牙的位置和深度有较高把握,因为去骨操作时,深度易发生偏差,如磨过牙骨界面时可造成进一步手术的困难(图 4-33)。

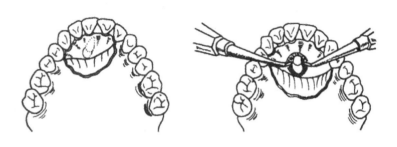

图 4-33 上颌前部额外牙拔除术

4. 保护邻牙 开窗位置应尽量远离邻牙。术中应随时感觉邻牙是否有关联性动度,距邻牙较近的去骨使用骨凿较骨钻安全。

第七节　微创拔牙术

20世纪90年代,国外将外科动力系统用于牙的拔除,该方法不仅避免了传统的阻生第三磨牙拔除时,凿骨劈冠造成的创伤大、并发症多的不足,还克服了用涡轮机拔除阻生牙时易造成皮下气肿的缺点,从而提高了牙拔除的效率,极大地减少了并发症的发生率,因而现已被广泛推广使用。

一、微创拔牙器械

伴随微创拔牙理念的引入,不仅简化了拔牙过程,缩短了手术时间,而且减轻了患者的恐惧和痛苦,也有效减少了并发症的发生,尤其在减轻拔牙术中创伤方面,凸显其优势。现代口腔修复学对维护牙槽突骨量、保持牙龈丰满度提出了新的要求,特别是近年来口腔种植修复的发展,为使种植体可以在更理想的位置和状态下植入,也要求拔牙后的牙槽突吸收应尽量减小。目前减小拔牙后牙槽突吸收最基本也是行之有效的临床环节,就是减轻拔牙术中的创伤,力求做到不去骨,减少微小骨折,不使骨膜与骨面分离。

知识链接

现代微创拔牙新理念

众所周知,微创拔牙技术的实现与手术器械的改良密不可分,良好的器械可以使手术方法和手术技巧产生很大的改变,从而有效地控制手术时间和并发症的发生。近年来,微创技术牙拔除法器械主要包括45°仰角冲击式气动手机、外科专用切割针、颊拉钩、骨膜分离器、外科专用金属吸唾器、橡胶开口粭垫、镊子、刀柄、15号小圆刀片、持针器、圆针、1号丝线等,现将主要微创拔牙器械介绍如下。

1. 冲击式气动手机和外科专用切割针代替骨凿和骨锤作为去骨、切割器械。具体特点如下。①冲击式气动手机的头部为45°仰角,更加适合口腔深部术操作,即使是位置较深的下颌阻生第三磨牙,也易于达到所需位置进行操作。②冲击式气动手机的头部体积更小,可减少对视线的阻挡。③冲击式气动手机的喷水气方式与传统涡轮机有很大不同,其冷却水呈柱状直接喷在车针头部,而气体向两侧分散,可避免将空气直接喷入伤口,减少了皮下气肿的发生。④外科专用切割针较传统裂钻更长,切割能力强,即使对低位埋伏牙也能够有效切割。⑤外科专用切割针的纹理与传统裂钻的纹理不同,其切割能力强,而传统裂钻的钻孔能力更好。

2. 颊拉钩代替口镜作为牵拉器械。颊拉钩宽度是口镜的4倍,牵拉力相同的情况下,它在牵拉时对口角的压强是口镜的1/4,从而减少了对口角的损伤;在拔牙过程中,颊拉钩始终放置在颊黏膜、组织瓣与术区之间,避免了其他器械对颊黏膜和组织瓣的意外损伤;此外,颊拉钩手柄较宽,术者可以轻松掌握,方便操作且不易疲劳。

3. 骨膜分离器代替牙龈分离器。传统的牙龈分离器尖部较窄,翻瓣时易将组织瓣撕裂;而骨膜分离器尖部宽大,使用时就不存在这个问题了。

4. 金属吸唾器代替一次性塑料吸唾器。金属吸唾器为全金属制造,头部较小,可伸入牙槽窝将血液及唾液吸出,使手术视野更加清晰,尤其是在拔除断根时尤为重要;同时,该吸唾器吸力较大,在清除牙碎片或松动牙根时,也可用吸唾器将其吸出,减少不必要的去骨,从而减小创伤。

5. 应用橡胶开口器。橡胶开口器小巧、柔软,拔牙时,将其置于健侧的磨牙间咬住,既方便拔牙操作,又避免因长时间张口而导致的颞下颌关节损伤,同时也可保护牙齿。

目前临床上微创拔牙器械最常见的一类是以原有牙挺为雏形,其挺刃部分薄且有锐利刃端;宽度为适应不同直径的牙根而成系列,并有不同的弯角;其握持手柄部分更符合人体工学要求,握持舒适,易于操控,并最大限度地发挥杠杆省力作用(图4-34)。

超声骨刀

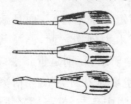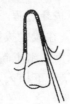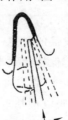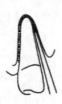

图4-34 微创拔牙器械

Note

另一类微创拔牙器械是将薄刃牙周纤维剥离刀与螺栓牵引器相结合。先使用牙周膜剥离刀，尽量多和深入地剥离牙周纤维，然后将螺栓打入根管，使用滑轮牵引器将牙根拉出（图4-35）。在操作时还需超声骨刀、颊拉钩、吸引器、分离器、橡胶咬合垫等辅助设备。

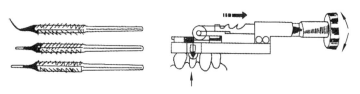

图 4-35　牵引拔牙器示意图

二、微创拔牙的方法

采用外科微动力系统拔牙主要用于拔牙过程中需使用切开、翻瓣、去骨、增隙、分牙拔除等外科技术和方法。

（一）切口

手术多采用龈缘连续切口，如拔除位置比较低的上颌阻生第三磨牙时，可选用三角瓣，以达到充分暴露视野的目的。

（二）翻瓣

用骨膜分离器翻瓣，用颊拉钩牵拉和保护上、下颌阻生第三磨牙的软组织瓣，用宽头的骨膜分离器牵拉和保护其他部位的软组织瓣。翻瓣后应将颊拉钩或骨膜分离器头部始终紧紧抵在黏骨膜瓣与手术区域间的骨面，避免前后滑动，以保证翻起的软组织瓣远离术区，以免在使用切割工具时损伤软组织。助手用吸引器及时清除血液、唾液，保持术野清晰。

（三）去骨

术者首先可根据X线片确定最小的去骨量，一般来说，只需用钻将覆盖牙冠𬌗面的骨质去除即可。

（四）增隙

拔除下颌阻生第三磨牙时用钻在患牙的颊侧和远中骨壁磨出沟槽即可，切割针的方向与牙体长轴平行，深度可达根分叉，注意不可过深以免损伤下颌管。

对于前牙区埋伏牙的拔除，术前最好拍摄CT片以确定牙齿位置及毗邻结构。若埋伏牙是正位阻生，仅在牙冠两侧磨出沟槽即可。若埋伏牙是倒置阻生则去骨量较大，应暴露至牙中部，为下一步分牙做准备。去骨时，一定要避开邻牙牙根及上锁窦等重要结构。拔除牙根时，一般从牙根一侧磨出间隙，深度达牙根的一半即可。

（五）分牙拔除

大多数情况下只需将牙挺插入磨好的沟槽间隙即可将牙挺出。当患牙骨阻力较大、牙齿体积较大或根分叉较大时，就需要进行分牙，然后将牙齿分块拔除。分牙时，要保证钻在患牙范围内进行切剖，不需将牙齿磨透。用牙挺将患牙分片、分块挺出。

第八节　拔牙创的愈合

综合实验研究和临床观察的结果，可将拔牙创的正常愈合分为五个主要阶段。

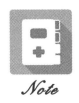

一、拔牙创出血和血凝块形成

拔牙后,拔牙创内充满的血液,15～30分钟即可形成血凝块而将创口封闭。血凝块的存在可以保护伤口,防止感染,促进创口的正常愈合。如果牙槽窝内的血凝块脱落、形成不良或无血凝块形成,则创口的愈合延缓,出现牙槽感染、疼痛等并发症。

二、血块机化、肉芽组织形成

拔牙后数小时,牙龈组织收缩,使拔牙创变小,这也是保护血块及促进愈合的一种反应。约24小时,毛细血管及成纤维细胞自牙槽骨壁向血凝块内延伸生长,即血块开始机化、肉芽组织形成,7～8天以后牙槽窝内被肉芽组织所充满。

三、结缔组织和上皮组织替代肉芽组织

拔牙后3～4天更成熟的结缔组织开始替代肉芽组织,至20天左右基本完成;同时,术后5～8天开始形成新骨,不成熟的纤维状骨逐渐充填拔牙窝。在牙槽突的尖锐边缘骨吸收继续进行,当拔牙窝充满骨质时,牙槽突的高度将降低。

拔牙后3～4天,上皮自牙龈缘开始向血凝块表面生长,但在24～35天,乃至更长的时间内,上皮组织的生长仍未完成。

四、原始的纤维样骨替代结缔组织

大约38天后,拔牙窝的2/3被纤维样骨质充填,3个月后才能完全形成骨组织。这时骨质的密度较低,X线检查仍可看到牙槽窝的低密度影像。

五、成熟的骨组织替代不成熟骨质、牙槽突功能性改建

尽管人为将拔牙创的愈合分为5个阶段,但实际上其中许多变化是同时交织进行的。牙槽突的改建早在术后3天就开始了;40天后愈合区内逐渐形成多层骨小梁一致的成熟骨,并有一层密质骨覆盖这一区域;牙槽骨受到功能性压力后,骨小梁的数目和排列顺应变化而重新改造;3～6个月后重建过程基本完成,出现正常骨结构,6个月后X线片检查可见牙槽窝影像消失,已形成正常骨组织结构。临床上,由于多数牙的颊侧骨板薄,拔牙时多从颊侧脱位拔出,因此颊侧牙槽骨的改建、重建过程远较舌侧活跃,这就是颊侧出现骨尖、骨隆突多的原因。

第九节　拔牙并发症及防治

牙拔除术作为一项外科手术,术中或术后可能会出现一些并发症,常由于患者机体状态的改变或颌骨、牙解剖结构上的变异等而引发。为了预防与减少拔牙术中及术后的并发症,应加强医务人员责任心,对患者进行详尽的术前检查(全身状况检查和必要的辅助检查尤为重要),制定合理有效的治疗方案。

术前医生应向患者及其家属详尽地解释手术的过程、可能发生的问题;对术中出现的变化也应及时通报;对已发生的并发症应本着积极诚恳的态度告知患者,最终取得患者及其家属的理解和配合。

即使进行了充分的准备、负责细心的手术,并发症仍可能发生,因此,在做好预防的基础上,术者应对各种并发症的诊断和处理全面掌握。同时,为减少并发症的产生,术者应对自己

的能力有清醒的判定,绝不能做能力不及的手术,手术计划也应充分考虑患者全身状况对手术的影响,必要的辅助检查不可因盲目迷信既往的经验而省略。

一、术中并发症

(一)晕厥

牙拔除术中患者由于恐惧、疼痛、饥饿、疲劳等原因,有时会发生晕厥。其发生原因、临床表现和防治原则与局部麻醉时发生者相同。手术中,特别是在孔巾遮盖面部的情况下,要注意及早发现,及时处理;经适当处理恢复后,一般仍可继续手术。

(二)术中出血

1. 术中出血　原因有急性炎症期拔牙,术中损伤牙龈、骨膜或牙槽骨等组织,局部血管断裂,拔牙禁忌证所涉及的相关内容,如出血性疾病、高血压、月经期等。

2. 预防和处理　术前应仔细询问患者有无拔牙禁忌证,必要时做相关检查。如因局部因素导致术中出血,应及时压迫止血;较大血管断裂引发出血时,应结扎止血;牙槽内的出血,可用明胶海绵、碘仿纱条或骨蜡填塞止血;必要时,拔牙创两侧牙龈做水平褥式缝合,并观察半小时,创口无出血后再让患者离去。

(三)牙及牙根折断

牙及牙根折断是拔牙术中最常见的并发症。造成牙和牙根折断的相关因素和手术原则在牙根拔除术中已详述。

预防及处理:掌握各类牙及周围骨质的解剖特点,准确地检查和判定其病变情况,熟练掌握正确的操作方法,深刻理解牙根折断的相关因素(技术因素、病理因素和解剖因素),不断总结临床经验,尽量减少牙和牙根折断的概率。

断根发生后,原则上应取出。但经综合分析患者状况、断根及根周情况、创伤大小、可能的并发症等多个因素后,如对患者无所影响,可以不取。

(四)恒牙、邻牙或对颌牙的损伤

1. 恒牙损伤　乳恒牙交替时期,由于乳牙牙根吸收不完全,恒牙牙冠顶嵌入乳牙牙根下,或者因恒牙初萌,牙冠部分显露形似乳牙残根(尤其是恒牙釉质发育不良),容易造成误伤。

2. 邻牙损伤　可导致松动、疼痛、牙折或修复体脱落等,相关原因如下。

(1)在拔除牙列拥挤、错位牙过程中摇动或旋转幅度过大。

(2)使用牙挺时邻牙被作为支点而受力。

(3)钳拔牙时,牙钳选择不当,钳喙过宽,钳喙与牙长轴方向不一致等。

(4)在拔除阻生牙时,邻牙阻力未解除。

(5)缺乏左手的配合及保护等。

3. 左手位置　对颌牙常因牙钳撞击而损伤,易发生于拔除下颌前牙时,术中应注意左手的保护位置并控制用力,待牙齿完全松动后再牵引拔出。

4. 预防及处理　严格选择拔牙器械,遵循拔牙手术原则,避免以上所述的危险因素;同时,术前必须认真检查邻牙,对有大充填体、全冠修复者,应向患者解释可能发生修复体脱落、邻牙牙体损伤的可能性;如已造成邻牙或对颌牙损伤,应降低咬合接触,对松动半脱位的牙,应予结扎固定或行牙再植术。

(五)软组织损伤

1. 软组织损伤　常见于以下情况。

(1)由于局麻患者口唇麻木,牙钳关节部或牙科镊也可能夹伤口唇黏膜。

（2）牙龈分离不彻底、钳喙夹住牙龈或牙龈与牙面粘连而引起牙龈撕裂。

（3）牙挺、骨凿使用时支点不稳、滑脱、用力不当或缺少左手保护，可刺伤颊、腭、舌、咽、口底等软组织，严重者可因刺破腭咽深部大血管而造成致命的大出血。

（4）强行牵拉黏骨膜瓣可导致其撕裂。

（5）使用涡轮钻时，如保护隔离不当，将软组织卷入导致撕裂伤。

2. 危害性 软组织损伤后，会引起组织的出血、肿胀、疼痛，甚至将感染带入深部组织。

3. 预防及处理 严格遵循拔牙手术原则，避免以上所述的危险因素存在；对软组织意外损伤的创口，应及时清创缝合，术后合理选用抗生素预防感染。

（六）骨组织损伤

1. 骨组织损伤 常见于以下情况。

（1）牙槽突骨折 多因拔牙用力不当，牙根与牙槽骨粘连或牙根形态异常所致。如拔除上颌第三磨牙时上颌结节的骨折，拔除下颌第三磨牙时舌侧骨板骨折，拔除上下颌前牙时唇侧牙槽骨板折断。

（2）下颌骨骨折 极罕见，主要发生在拔除下颌第三磨牙（尤其是低位埋伏阻生牙），采用凿骨或劈冠法拔除时，由于该处因智齿埋伏而使下颌角部极为薄弱，再者，凿、挺时的用力过大或方向不正确，可导致受力后下颌角部的骨折。

（3）全身性骨疾病 如在拔牙区附近有较大的颌骨囊肿及肿瘤或有全身性骨疾病（如骨质疏松症、甲状旁腺功能亢进等）时，颌骨已较薄弱，拔牙手术中也有发生骨折的可能性。

2. 预防及处理 术前仔细分析、操作细致，切忌粗暴，避免以上所述的危险因素。当发现牙槽突骨折后，如骨折片与牙根粘连，不可强行将牙拔出，可使用骨膜分离器仔细分离黏骨膜后再取出，避免牙龈撕裂；如牙已拔出，骨片一半以上无骨膜附着，应取出骨片，修整锐利边缘后缝合；若骨片大部有骨膜附着，可将其复位，牙龈拉拢缝合。一旦发生下颌骨骨折，应及早发现，按颌骨骨折的处理原则及时处置。

（七）神经损伤

1. 损伤 拔牙时可能损伤的神经有颏神经、舌神经、鼻腭神经、颊神经和下牙槽神经。

（1）鼻腭神经和颊神经损伤 在翻瓣手术时神经被切断，但它们可迅速恢复，一般不产生影响；颏神经损伤发生在下颌前磨牙区手术时，多由于切开翻瓣或器械滑脱造成，如为牵拉或触压造成，可能在数月后恢复功能。

（2）下牙槽神经损伤 90%发生于拔除下颌阻生第三磨牙时。其发生原因与下颌第三磨牙和下颌管解剖上邻近切切相关，也与拔牙难易、拔牙方法、拔牙技术有关。如：骨凿劈开阻生牙，牙向后下方被压，能压碎薄弱的下颌管壁而损伤神经；取断根时，由于牙根的压迫、器械的直接创伤，可导致下牙槽神经受压，造成下唇长期麻木或感觉异常等后遗症。

（3）舌神经损伤 在拔除阻生下颌第三磨牙时易发生，主要见于舌侧骨板折断或器械滑脱的情况下。

2. 预防及处理 阻生牙拔除术前应进行 X 线片检查，以了解牙根与下颌神经管的关系，避免术中损伤。如发现断根已入下颌神经管，应及时扩大牙槽窝后取出，不可盲目用器械强取；如神经已受损伤，术后应给予预防水肿及减压的药物，如地塞米松、地巴唑，以及促进神经恢复药物，如甲钴胺、维生素 B_1 或理疗等。

舌神经损伤易发生在舌侧骨板折断或器械滑脱的情况下，如舌侧骨板折断，应仔细、轻柔地分离取出骨片，有望恢复其功能。

（八）颞下颌关节损伤

较常见的有颞下颌关节脱位和颞下颌关节紊乱病。多因在拔牙时，开口过大、时间过长，以及拔牙时摇动和锤击震动(分牙、去骨、增隙)所引起。

预防及处理:在拔牙过程中应控制张口度,尽量缩短手术时间,并用手托扶下颌;在分牙、去骨、增隙时,必须托稳下颌骨,避免锤击震动导致颞下颌关节和咀嚼肌损伤。

如发生关节脱位,应及时复位,并在2~3周内限制下颌运功;如关节区有疼痛、张口受限、关节弹响者,则以颞下颌关节紊乱病治疗方法合理实施。

(九) 口腔上颌窦穿通

口腔上颌窦穿通常见于以下情况。

(1) 上颌窦的下壁由前向后盖过上颌8-5|5-8 的根尖,与上述根尖之间隔以较厚或较薄的骨质,或无骨质仅以黏膜相隔。当根尖位于上颌窦底黏膜下时,拔牙时,有时可撕裂窦底黏膜,或在搔刮牙槽窝时导致口腔上颌窦穿通。

(2) 因慢性根尖周感染使根尖与上颌窦黏膜发生粘连,拔牙时撕裂窦底黏膜,导致口腔上颌窦穿通。

(3) 因上颌磨牙根尖病变导致窦底骨质缺如,拔牙后搔刮病变时窦底穿孔。

(4) 临床上取上颌后牙断根时,如盲目在根面上施以暴力,易将断根推入上颌窦,导致窦底穿孔。

口腔上颌窦穿通的症状主要表现为:捏鼻鼓气时,空气由口腔通过窦腔经鼻腔冲出;在捏鼻鼓气时,空气可由鼻腔进入窦腔,并由病变区牙槽窝瘘口冲出;患侧鼻腔常有出血;X线片检查,有时可显示窦内有断根存留。

预防及处理:术前应仔细观察X线片,注意牙根与上颌窦的关系;如两者关系密切,根分叉大,拔除困难时,应从颊侧做梯形切口,去除颊侧骨壁,显露牙根断端,将根挺插入牙根断端的根方,用力向下方将其挺出;如为腭侧根折断,还须去除牙根间隔,显露牙根将其取出。

如断根在窦底黏膜下方靠近穿孔处,可小心地从扩大的拔牙窝将其取出;如断根已进入上颌窦内,可扩大牙槽窝,通过拔牙创吸引或用大量生理盐水对窦腔反复冲洗,有时断根可从已扩大的牙槽窝排除;当用以上各种方法无效时,常需从颊侧翻瓣去骨或经上颌窦前壁开窗,取出断根。

如发生口腔上颌窦穿通,处理方法决定于穿通口的大小。

小的穿孔(直径2 mm左右),可按拔牙后常规处理,使牙槽窝内形成以高质量的血凝块,待其自然愈合。术后特别注意保护血凝块,除常规注意事项外,要求患者2周内,切忌鼻腔鼓气、吸食饮料、吸烟,避免强力喷嚏;必要时患侧鼻腔使用滴鼻剂可降低上颌窦炎的发生,并合理选用抗生素预防感染。

中等大小穿孔(直径2~6 mm)也可按上述方法处理,如将两侧牙龈拉拢缝合,进一步固定保护血凝块,更有利于自然愈合。相关注意事项同前。

穿通口大于7 mm,需用邻位组织瓣关闭创口。可将颊侧牙槽突适当降低后,利用颊侧梯形组织瓣关闭(图4-36);也可使用腭侧黏骨膜舌形瓣转移封闭创口(图4-37);组织瓣封闭交通口的关键是组织缝合区有足够的新鲜创面接触,且下方有骨支持;必须做到无张力缝合。相关注意事项同前。

口腔上颌窦交通如合并有上颌窦炎,则需上颌窦修补术和上颌窦根治术同期进行。

(十) 断根移位

术中断根移位原因如下:在拔除下颌阻生第三磨牙时或取根过程中,由于盲目操作、锤击不当或用挺不当、强力推压,使断根或整个患牙推入翼下颌间隙或咽旁间隙内;移位后的断根成为组织内的异物,原则上均应取出。

预防及处理:术前应做必要的X线片检查,有利于全面了解阻生牙周围的解剖关系及薄

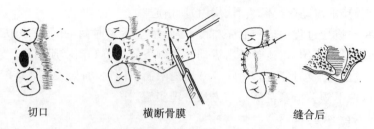

切口　　　　　　　横断骨膜　　　　　　　缝合后

图 4-36　颊侧梯形瓣关闭口腔上颌窦穿通

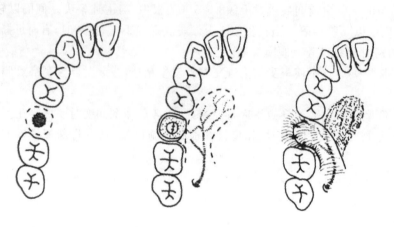

图 4-37　腭侧黏骨膜瓣关闭口腔上颌窦穿通

弱点。锤击骨凿、牙挺或根尖挺时,应注意直视操作,掌握正确的方法、方向与力量,避免暴力,注意保护。

如牙根被推出舌侧骨板,应立即用手指按压患牙根尖舌侧,用示指从下向上推挤,有时可将落下的牙根推回原牙槽窝,从而将其摘除;当牙根被推入颌周间隙时,不应盲目探查,应进一步做 X 线片定位或电视 X 线透视,需扩大手术野将其取出;如果从牙槽窝难以取出断根时,必须从下颌下做切口方能取出。

（十一）误入食道或气管

患牙拔出后,如果未能夹紧落在舌根部,可能吞入食道或吸入气管。食道吞入无严重后果,无需特殊处理;吸入气管将引起频繁的强力呛咳,如能咯出则好,如不能排出者,需在气管镜下取出。例如,乳牙冠小不易夹稳,加之患者拔牙不配合,乳牙易脱落后掉入口腔中,尤应注意。

二、术后并发症

（一）出血

拔牙术后经压迫止血,一般 15 分钟左右即可形成凝血块而不再出血;如果牙拔除后半小时,仍有明显出血时,称拔牙后出血。拔牙后出血可分为原发性出血和继发性出血:原发性出血为拔牙后当日,取出压迫棉卷后,牙槽窝出血未止,仍有活动性出血;继发性出血是拔牙出血当时已停止,术后 48 小时以后因创口感染、血块分解等其他原因引起的出血。

1. 拔牙术后出血原因

（1）局部因素　①急性炎症期拔牙;②牙龈及黏骨膜撕裂未行缝合或缝合不当;③牙槽窝内残留炎性肉芽组织;④牙槽内小血管破裂;⑤手术创伤大,牙槽骨折未行复位;⑥创口护理不当,如术后反复漱口、吐唾、吮吸、进食过热过硬食物、剧烈活动等;⑦局麻药中肾上腺素含量过高或术中用肾上腺素棉球压迫止血,引起局部小血管暂时性收缩,当其作用消失时引起的血管

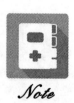

后扩张。对全身因素所致的拔牙后出血(如高血压、血液疾病、肝脏疾病等)应以预防为主。

(2)全身因素 如高血压、造血系统疾病、肝脏疾病等引起的拔牙后出血。

2. 预防及处理 应注意出血患者的全身状况,问明出血情况,估计出血量;在了解全身情况后,应向患者细心解释;先安慰患者使其消除恐惧紧张状态,使其情绪稳定;当患者有全身状况不适(如虚脱、晕厥甚至血压下降时),应立即平卧,并根据情况给予静脉注入葡萄糖、输液、输血、使用升压药物等。

针对不同情况,局部可采取相应的止血措施。

(1)出现高出牙槽窝的血凝块,松软并轻微出血时,可清除高出的血凝块,填塞碘仿海绵后压迫止血。

(2)牙槽窝内的出血,在局麻下彻底清创,刮除不良的血凝块或残留的炎性肉芽组织及碎骨片,用碘仿纱条填塞止血。

(3)对于牙龈及黏骨膜撕裂后的出血,应在局麻下将两侧牙龈做水平褥式复位缝合。

(4)必要时,创口局部使用止血粉、云南白药、止血灵等药物外敷止血。

全身因素引起的出血应以预防为主,详细询问病史及做必要检查时常可发现其危险因素。对于全身因素引发的拔牙术后出血,应给予合理的局部、全身止血药物,并使用抗生素预防感染,必要时请内科医生协同诊治。

(二)拔牙后反应性疼痛

牙拔除时,骨组织和软组织皆受到不同程度的损伤,创伤造成的代谢分解产物和组织应激反应产生的活化物质刺激神经末梢,引起疼痛。拔牙术后,常无疼痛或仅有轻度疼痛,一般经过 24 小时以后疼痛即明显减轻,大多可以耐受;但是术后如有周围软组织损伤、牙槽突损伤、拔牙创内异物、拔牙创血块分解脱落(骨壁上末梢神经暴露,受到外界刺激,引起疼痛)、术后感染以及邻牙损伤时,可发生持续疼痛。

临床上应注意:术后反应性疼痛要与干槽症或三叉神经痛相鉴别;详细询问病史,疼痛患者是否有麻醉药品成瘾性或吸毒等行为。

预防及处理:详细询问病史,避免以上所述的疼痛危险因素发生;一般应根据原因对症处理,通常不使用止痛剂;如异常剧痛,可行镇痛治疗方案。

(三)感染

口腔组织血运丰富,抗感染能力甚强,术后急性感染少见。临床所见急性感染,常由于拔牙适应证掌握不恰当而造成,如:急性浆液性炎症期拔牙,导致急性感染向周围或全身扩散;手术创伤大、时间长或患者全身状况不良,术后发生菌血症、颌周蜂窝织炎,甚至引起脓毒败血症;风湿性心脏病患者可能发生细菌性心内膜炎等。

慢性感染较多见,常与术前有根尖周围慢性感染及术后有碎牙片、碎骨片、牙石及炎性肉芽组织等残留有关。临床表现常为患者感觉创口不适,检查发现创口愈合不良,局部充血明显,可有淤血和水肿,拔牙创内有暗红、松软的炎性肉芽组织,触及易出血,或有瘘管溢脓;拔除下颌阻生智齿后,可伴发咽峡前间隙感染;局部颌下区淋巴结可有肿大、压痛;偶有低热、全身不适等症状;X 线片显示有残留的碎牙片或碎骨片。

预防及处理:预防急性感染应严格掌握拔牙适应证,做好术前准备,尽量减少手术创伤,注意无菌操作,术后应给予有效的抗生素预防感染;如在急性炎症期拔牙,禁忌搔刮牙槽窝,创口不应严密缝合;术前有慢性感染者,切勿遗留炎性肉芽组织、碎牙片与碎骨片等;术后拔牙创的感染,在局麻下彻底刮治、清创后,用生理盐水冲洗创口,然后放置碘仿纱条引流。

(四)术后肿胀反应

术后肿胀反应多在创伤大时,特别是翻瓣术后出现,主要由于局部组织渗出物所致。术后肿胀开始于术后12~24小时,3~5天内逐渐消退;肿胀松软而有弹性,手指可捏起皮肤,因而可与感染性浸润鉴别;此外要与麻药的局部过敏反应、血肿相鉴别。

为防止术后肿胀,黏骨膜瓣的切口尽量不要越过移行沟底;切口缝合不要过紧,以利于渗出物的排出;术后冷敷、加压包扎;也可使用肾上腺皮质激素(如地塞米松5 mg)与麻药混合后术区局部注射,其预防、减轻肿胀的效果明显。

（五）术后开口困难

术后的单纯反应性开口困难,主要是由于拔除下颌阻生牙时,颞肌深部肌腱下段和翼内肌前部受创伤及创伤性炎症激惹,产生反射性肌痉挛造成的;应注意与术后感染、手术致颞下颌关节病发作相鉴别。

预防及处理:用去骨法拔牙时,切口及翻瓣大小应适度,尽量减轻磨牙后区的创伤。明显的开口受限可用热含漱或理疗帮助恢复正常开口度。

（六）干槽症

干槽症是以疼痛和拔牙创愈合障碍为主要特征的拔牙术后并发症。干槽症的病因有多种学说,目前均不能全面解释干槽症的发病及临床表现。

1. 病因

（1）感染学说　感染学说是基于干槽症实际上表现为骨创感染,它是较早提出的病因。但迄今为止,单一的病原体尚未发现。多数学者认为干槽症是一种混合感染,厌氧菌起重要作用。感染的作用可以是直接的,也可以是间接的,即引起血凝块的纤维蛋白溶解。基于感染学说,全身或局部使用抗感染药物可预防及治疗干槽症,针对厌氧菌的药物预防干槽症也取得了满意的效果。但也有学者不支持感染学说。

（2）创伤学说　许多研究者认为创伤为干槽症的主要发病因素之一。创伤引起发病的机制有不同的解释:创伤使骨组织易发生继发感染;创伤使骨壁的血管栓塞,导致牙槽窝内血凝块形成障碍;创伤产生的组胺影响伤口愈合;创伤骨组织使组织活化剂释放,导致纤维蛋白溶解。确切机制有待进一步研究。

（3）解剖因素学说　此学说认为下颌磨牙区有较厚的密质骨,致使该部位血液供应不良。下颌第三磨牙拔除后,骨腔大,血凝块不易附着。下颌牙拔除后,食物及唾液易进入拔牙创面引发感染。

（4）纤维蛋白溶解学说　此学说认为拔牙的创伤或感染,引起骨髓的炎症,使组织活化剂释放,将血凝块中的纤溶酶原转化为纤溶酶,使血凝块中的纤维蛋白溶解导致血凝块脱落,出现干槽现象;同时产生激肽,引发疼痛。

除上述因素以外,还有许多病因被提出,如全身因素、吸烟等。目前认为干槽症的病因是综合性的,起作用的不是单一因素,而是多因素综合作用的结果。

2. 临床表现　干槽症多数发生于拔除下颌阻生第三磨牙或其他复杂牙拔除术后。临床上可分为腐败型与非腐败型两类,前者更严重而多见。主要症状发生在术后2~3天后的持续性疼痛,可向耳颞部放射,一般止痛药不能镇痛;检查可见创口周围牙龈红肿;牙槽窝内残留腐败变性的血凝块或血凝块脱落,牙槽窝内空虚,牙槽窝内壁有灰白色假膜覆盖;骨壁有明显的探痛;有明显恶臭味;局部淋巴结肿大、压痛;偶有张口受限、低热和全身不适等症状。

3. 治疗　治疗原则:消炎止痛,清创,隔离外界刺激,促进牙槽窝内肉芽组织生长。具体操作方法:在局麻下,用刮匙彻底刮除牙槽窝内的炎性肉芽组织、残余的血凝块及坏死组织;用小棉球蘸3%过氧化氢溶液,彻底清除牙槽窝内的坏死腐败组织直至骨壁清洁;再用0.9%等渗盐水反复冲洗,直到骨壁清洁后吸干;自牙槽窝底部起紧密填入碘仿纱条,为防止其脱落,也可缝合1针。经此处理后,多数患者的疼痛可逐日缓解直至完全消失;一般不需再换药,偶尔可更换 1 次,再次换药时不可再搔刮牙槽窝,轻轻用过氧化氢溶液和生理盐水小棉球交替擦洗牙槽窝即可,一般 7～10 天后取出纱条,可在空虚的拔牙创内看到已有一薄层肉芽组织覆盖,其愈合过程为 1～2 周(图 4-38)。

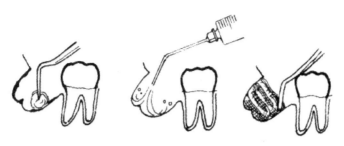

图 4-38　干槽症的局部处理

4. 预防　尽量减少创伤及预防感染。术后创口内置入碘仿海绵(明胶海绵浸入 10%碘仿液,晾干后剪成小块),压迫牙槽窝骨壁、缝合创区牙龈缩小创口,术后注意血凝块的保护、口腔卫生清洁和合理使用抗生素等。

(七) 皮下气肿

皮下气肿发生的可能原因:在拔牙过程中,反复牵拉已翻开的组织瓣,使气体进入组织中;使用高速涡轮机时,喷射的气流导致气体进入组织;术后患者反复漱口、频繁吐唾、咳嗽或吹奏乐器,使口腔内不断发生正负气压变化,使气体进入创口,导致气肿产生;严重者甚至可形成颈胸部皮下气肿及纵隔气肿。

皮下气肿主要表现:局部非炎性肿胀,无压痛,可有捻发音;发生在颊部、下颌下、颏部较多。

预防及处理:应避免过大翻瓣;使用涡轮机时,应使组织瓣敞开;术后嘱患者避免做鼓气等造成口腔压力加大的动作。如果发生气肿,应拆除缝线,并在伤口内放置引流,局部加压包扎,口服抗生素控制感染,一般 24～48 天即可逐渐吸收。

第十节　牙槽外科手术

牙槽外科手术是指在口腔内进行的一些为修整或矫治牙槽骨和周围组织畸形的手术。其中主要是义齿修复前手术和口腔上颌窦瘘修补术。

一、义齿修复前手术

义齿修复前手术,是因义齿修复需要,对妨碍义齿固位和承受殆力的畸形组织进行外科修整手术,具体表现为矫正畸形或去除不利于义齿修复的口腔内软、硬组织的外科手术。

义齿修复对口腔骨组织和软组织的要求应具备以下条件:有足够的牙槽嵴支持义齿基托;骨组织有足够的软组织覆盖;牙槽嵴无影响义齿就位的倒凹或悬突,无锐利的嵴突或骨尖;唇颊、舌侧有足够的深度;上下颌牙槽突关系良好;无妨碍义齿就位的肌纤维、系带、瘢痕、软组织皱襞或增生。

(一) 牙槽突修整术

牙槽突修整术是矫正牙槽突不利于义齿戴入和就位的手术。其修整目的如下:矫正牙槽

Note

突各种妨碍义齿戴入和就位的畸形;去除牙槽突上突出的尖或嵴,防止引起局部疼痛;去除突出的骨结节或倒凹;矫正上前牙槽突的前突。手术应在拔牙后2～3个月,拔牙创基本愈合,牙槽突改建趋于稳定时进行。对拔牙时即发现有明显骨突者,亦可拔牙同时加以修正。

1. 适应证 凡用手指触诊牙槽骨能感到明显压痛的骨尖、骨突、锐利的骨缘、骨嵴、倒凹或隆起,应予修整;义齿基托下方牙槽嵴严重突出者;即刻义齿修复时,应于拔牙后同时修整牙槽嵴,使预成义齿能顺利戴上;上下颌间隙过小,上下颌牙槽嵴之间距离过小;上颌或下颌前方牙槽骨明显前突,不利于义齿正常𬌗的建立及面部容貌美观,应适当修整。

2. 手术方法与步骤 根据手术范围,选用局部浸润或阻滞麻醉。

孤立的小骨尖,可用钝器垫以纱布,直接锤击将其挤压平复。现将常规牙槽突修整术的方法与步骤介绍如下(图4-39)。

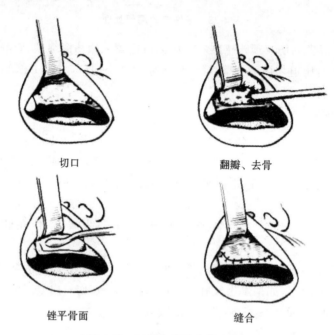

切口　　　　　　　　　　　翻瓣、去骨

锉平骨面　　　　　　　　　　缝合

图 4-39　牙槽突修整术基本步骤

(1) 切口　小范围的修整术,可做蒂在牙槽底部的弧形切口;较大范围的修整可选用梯形或"L"形切口(上颌结节部位),无牙颌大范围牙槽突修整术的切口沿牙槽突顶做长弧形切口,在两侧磨牙区颊侧做纵行附加切口。切口顶部应位于牙槽突顶偏唇颊侧,既有利于暴露骨突,又可避免修剪软组织时去除过多的承托区角化黏膜。

(2) 翻瓣　翻瓣时,选用小而薄的骨膜分离器;由于牙槽突顶多有瘢痕组织粘连,故应从唇颊侧骨板光滑处开始,以免撕裂软组织;翻瓣的大小应稍大于需修整的骨面,勿越过移行沟底,以减少术后水肿。

(3) 去骨　去除骨尖、骨突、骨嵴时,可使用刀面骨凿、单面骨凿、咬骨钳、钻针。去骨量应适度,仅去除过高尖的骨质,在尽量不降低牙槽突高度的基础上,必须保持牙槽突顶的圆弧状外形;上颌前部牙槽突明显前突者,可整块去除唇侧骨质;根据咬合情况修整牙槽突的高度,保证有足够间隙安装义齿;去骨后,应用骨锉锉平骨面,清理碎屑,冲洗创面,将软组织瓣复位,触摸检查骨面是否平整。

(4) 缝合　过多的软组织应当修剪,然后间断缝合伤口。

3. 术后处理

(1) 保持口腔卫生清洁,可用消毒含漱剂漱口。

(2) 骨修整范围较广、创伤大者,应合理给予抗生素和止痛药物。

（3）术后 7 天拆线。

（4）伤口完全愈合后即可取模制作义齿。

（二）骨隆突修整术

骨隆突是颌骨局部的发育畸形，表现为颌骨局限性的圆形凸起，质地坚硬，表面光滑，生长缓慢，无任何自觉症状。常见于硬腭正中部的腭隆突及下颌尖牙或双尖牙区舌侧的下颌隆突。一般不需要手术处理，如妨碍义齿的就位与稳定时，则需做修整术。

1. 腭隆突修整术 腭隆突位于硬腭正中，属良性骨质增生，表面覆有较薄的黏膜；过高、过大的腭隆突会导致进食摩擦出现黏膜溃疡，以及造成义齿就位困难、翘动、压痛等问题，应予平整。确定骨隆突前应排除颌骨的其他病变，术前应摄上颌正位断层片，了解腭隆突至鼻腔的距离，避免造成口腔鼻腔瘘。

手术范围小者，可用局部浸润麻醉；较大骨隆突修整，宜进行鼻腭神经及腭前神经阻滞麻醉。手术切口自中线向两侧翻黏骨膜瓣；整块凿除腭隆突易穿通鼻腔，应将整块腭隆突用钻分割成多块，分次用骨凿小块去除骨质，使用刀面骨凿或单面骨凿，斜面与腭板平行相贴；去骨后，平整骨创面，冲洗创面；修剪黏骨膜瓣，正确复位缝合；可用碘仿纱布打包压迫或使用腭托压迫，防止血肿。术后注意事项同前（图 4-40）。

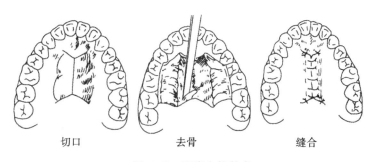

切口　　　　　去骨　　　　　缝合

图 4-40 腭隆突修整术

2. 下颌隆突修整术 下颌隆突位于下颌尖牙及双尖牙的舌侧，大小不一，可为单个或多个。在确定骨隆突前应排除颌骨的其他病变，择期手术。

在下牙槽神经及舌神经阻滞麻醉下，做蒂在口底侧的弧形或梯形切口；翻黏骨膜瓣，显露骨隆突，翻瓣范围尽量不向口底延伸，以减小术后肿胀；可选用宽而薄的刀面骨凿，置于隆突的根部，沿颌骨体的方向凿去骨隆突，由于该处骨质为层叠排列，较易整块凿除，也可用钻磨一浅槽，再用骨凿去除；骨锉锉平骨面、冲洗创面；复位软组织瓣，正确复位缝合（图 4-41）。术后注意事项同前。

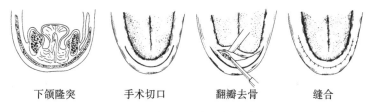

下颌隆突　　　手术切口　　　翻瓣去骨　　　缝合

图 4-41 下颌隆突修整术

（三）上颌结节肥大修整术

上颌结节肥大分为骨性肥大和纤维性肥大两种。无论何种肥大，凡妨碍义齿戴入或造成上下颌之间、上颌结节与喙突之间的间隙过小者，均需做上颌结节修整术。术前应注意以下两点。①上颌结节肥大，有时骨内可含有埋伏阻生第三磨牙，在手术修整前应进行 X 片检查，正确设计手术方案。②上颌结节肥大也可能同时伴有上颌窦位置过低,术前进行 X 片检查,掌握局部解剖,防止盲目手术造成上颌窦底的穿通。

在上牙槽后神经和腭前神经阻滞麻醉下手术。

伴有纤维组织肥厚者,可采用牙槽突顶入路。将顶部软组织楔形切除达骨面,切口两侧组织做黏膜下切除,去除过多的骨组织和倒凹,平整、冲洗、修剪后缝合。

如软组织无过度肥厚,可采用侧方入路。切口位于颊侧,平行于殆面,由后向前通过颧牙槽突下方切达骨面;切口两侧向下做松弛切口达牙槽突顶,掀起整个黏骨膜瓣;亦可在黏膜下切除部分软组织;去除骨质;从横切口上方游离,加深颊沟;将整个黏骨膜瓣滑行向上缝合,这样颊沟黏膜也覆有角化上皮;术后应立即戴上边缘已延伸的义齿,以维持颊沟的深度(图 4-42)。

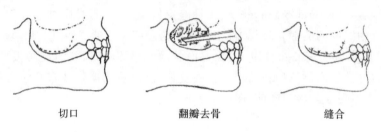

切口　　　　　　翻瓣去骨　　　　　　缝合

图 4-42　上颌结节肥大修整术

上颌结节修整通常先修整一侧,且应保持足够的牙槽突宽度,以不妨碍义齿戴入为准;避免双侧修整后,出现义齿固位不良。

肥大的上颌结节内有埋伏阻生牙时,在修整中牙已外露,应予同时摘除;上颌窦底过低,无法按要求进行修整时,可将对颌相应部分骨质进行修整,使之有足够的间隙戴入义齿。

(四) 牙槽嵴增高术

牙槽嵴增高术是通过植骨或植入其他材料,以增加因萎缩而低平的牙槽嵴高度的手术。适应证:无牙颌患者,牙槽嵴明显的萎缩而影响义齿的固位,且不能采用唇颊沟加深术达到目的者;牙槽嵴低而锐利,义齿固位不良,又不能正常承受咀嚼功能者;牙槽嵴表面黏膜条件良好,是手术成功的重要基础。

1. 自体骨牙槽突加高术　自体骨移植是较早应用于牙槽突重建的方法。采用自体髂骨移植较多,但远期吸收率较高。近年来提出进行颅骨外板移植,愈合能力强,远期骨吸收少,但不易被患者接受。

自体骨牙槽突加高术的适应证:上颌牙槽突完全吸收,口腔前庭与腭呈水平状;下颌体高度不足 10 mm,尤其是因颌骨肿瘤、创伤致下颌下缘以上部分缺损者。

自体骨移植时应将骨块固定,用螺钉固定使移植骨块稳定是骨移植成功的关键。保证有足够的软组织在无张力状况下严密缝合。应严格消毒,选择适宜的抗生素并使用足够的时间。及时进行(一般为术后 4 个月)唇颊沟成形及义齿修复,使植入骨表面生成骨皮质,以减少骨吸收。

2. 生物材料人工骨植入牙槽突重建术　人工骨植入,不需取自体骨,创伤小,患者易接受。具体做法有两种:一是将颗粒状生物材料植入骨膜下;二是块状生物材料植入。后者既可做贴敷式植入亦可做夹层法植入。

植入的材料种类很多,临床上一般使用羟基磷灰石(HA)为基础物质的材料。羟基磷灰石是一种磷酸钙材料,与人骨的无机成分相似,是一种具有良好组织相容性的人工骨移植代用材料。生物机械性能良好,有较高的抗压强度,稳定性好,不降解,并有一定的骨诱导作用(图4-43)。

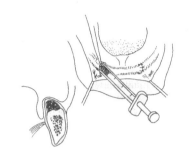

图4-43 羟基磷灰石牙槽突重建术

(五)唇颊沟加深术

唇颊沟加深术或称牙槽突延伸术。目的是改变黏膜及肌的附着位置,使之向牙槽突基底方向移动,加深唇颊沟,相对增加牙槽突的高度,使义齿基托能伸展至较大范围,加大与牙槽突的接触面积,增加义齿的固位和稳定。这种手术在存有相当量的牙槽骨时,才能实施。否则,在下颌下区,由于颏神经的位置、颊肌和下颌舌骨肌的位置改变,将使手术难以完成;而在上颌,前鼻棘、鼻软骨、颧牙槽突等移位也会影响手术结果。

唇颊沟加深术应遵循的原则:裸露的软组织应有上皮组织覆盖,以预防术后的收缩;局部组织不足(或手术目的不能达到,或不能在无张力状态下覆盖缺损部)时,应采用组织移植(腭黏膜及皮片游离移植);应预计术后的组织收缩程度,特别是使用游离移植或局部瓣时,一般应在手术时做一定量的过矫正;断层皮片移植时,皮片越厚,收缩越小(图4-44,图4-45)。

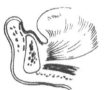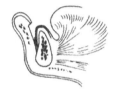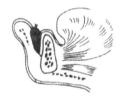

切口　　　　　转位黏膜瓣形成新的前庭沟　　　置入碘仿纱卷并固定

图4-44 唇颊黏膜转位前庭沟加深术

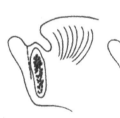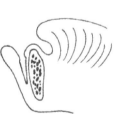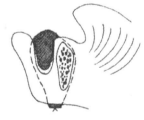

切开　　　　　形成前庭沟创面　　　　移植皮片、压入碘仿纱团并固定

图4-45 游离植皮前庭沟加深术

二、唇舌系带矫正术

唇、颊及舌系带如发生形态、位置及数目异常,可影响唇、舌的运动,导致哺乳、咀嚼、发音等功能障碍,可影响牙齿萌出排列,以及义齿的就位和稳定,常需手术矫正。

1. 唇系带矫正术 唇系带矫正术常配合横切纵缝法做V形切除术。在局部浸润麻醉下,用一直止血钳平行贴于牙槽骨唇面,并推进至前庭沟夹住系带;将上唇向外上拉开,使之与牙槽突成直角,用另一直止血钳平贴上唇,与已夹住系带的止血钳成直角相抵夹住系带;在两止血钳外侧面切除系带;潜行游离创口后,拉拢纵行缝合(图4-46)。也可用Z成形术或V-Y成形术。

2. 舌系带矫正术 舌系带过短或其附着点前移,有时颏舌肌过短,两者可同时或单独存在,导致舌运动受限。先天性舌系带过短主要表现为舌不能自由前伸运动,勉强前伸时舌尖呈

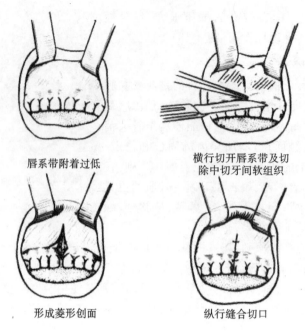

图 4-46 唇系带矫正术

W 形;同时舌尖的上抬困难;出现卷舌音和舌腭音发音障碍。在婴幼儿期可因舌前伸时系带与下切牙切缘经常摩擦,发生压疮性溃疡。在婴儿期乳牙未萌出前,系带前部附着可接近于牙槽突顶,随着年龄增大和牙的萌出,系带会逐渐相对下降移近口底,并逐渐松弛。因此,先天性舌系带异常的矫正术在 1~2 岁进行为宜。

无牙颌患者下颌牙槽突的吸收和萎缩,舌系带或颏舌肌的附着接近牙槽突顶,常妨碍义齿的就位和固位。

手术可在局麻下进行,以缝线通过舌中央距舌尖约 1.5 cm 处,当作牵引用。实施横切纵缝法,向上牵拉舌尖,使舌系带保持紧张,舌系带中央垂直剪开;剪开线从前向后,与口底平行,长度为 2~3 cm,或剪开至舌尖在开口时能接触到上前牙的舌面为止,如有必要可剪断颏舌肌;拉拢缝合横行切开出现的菱形创面,使之成为纵行线状的缝合创口(图 4-47)。有时也可用 Z 成形术或 V-Y 成形术。

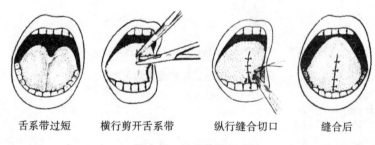

图 4-47 舌系带矫正术

术中应注意勿损伤舌静脉,避免损伤下颌下腺导管和开口处的乳头;缝合时切勿结扎下颌下腺导管,临床可通过以下方法检测:缝合后,患者舌部给予酸性物(如柠檬酸、橘子)刺激,如口底即刻出现肿胀,证明下颌下腺导管被结扎,需拆除口底处缝线,重新缝合;若口底无肿胀出现,证明缝合正确。

三、口腔上颌窦瘘修补术

在拔牙手术中断根推入上颌窦,取根时扩大了与上颌窦的通路,或上颌骨囊肿手术后所遗留的穿孔均可造成上颌窦瘘。

（一）拔牙手术所致的上颌窦与口腔穿孔的处理

在拔牙时发现牙槽窝与上颌窦穿通时，应用刮匙轻轻去除牙槽窝内及上颌窦底部的炎性组织。用刀片切去牙槽窝周围腭侧牙龈2～3 mm，使骨面暴露，再在牙槽窝颊侧近远中牙龈上各做一切口，形成一梯形龈瓣，将龈瓣覆盖于牙槽窝及腭侧暴露的骨面上，与腭侧牙龈紧密缝合。

（二）陈旧性口腔上颌窦瘘封闭术

1. 手术原则

（1）术前应做临床检查及鼻窦摄片；伴有上颌窦炎症者，术前应行上颌窦冲洗，并用抗生素控制感染，同时给予滴鼻剂，选用抗生素时，应考虑有厌氧菌感染的可能。待炎症消除后方能实施手术。

（2）黏膜瓣的设计应注意要有足够的血供，做腭侧黏骨膜瓣转移时应包括腭大动脉。

（3）准备穿孔周围的创面，暴露周围新鲜的骨面，使黏骨膜瓣转移后不仅有缘对缘的缝合，同时也有正常骨组织支持。

2. 手术方法

（1）颊侧滑行瓣修补术　在去除穿孔周围的牙龈后，刮除病变组织并剪去锐利骨缘，沿创面的两端向上方做平行切口到达颊沟。切透骨膜，剥离切口内的黏骨膜瓣，将其拉下覆盖穿孔及穿孔周围的骨面并与下方牙龈紧密缝合。

（2）腭侧旋转瓣修补术　先去除穿孔周围的牙龈，切除骨缘及病变组织。再设计足够大小的黏骨膜瓣，并在黏骨膜瓣的基部及穿孔之间切去一个"V"形组织，以免黏骨膜瓣转移后形成皱褶。黏骨膜瓣应注意连同骨膜一起剥离，以保证将距离骨面很近的腭大动脉包含于瓣内一起转移。穿孔颊侧的牙龈亦应剥离，以便与黏膜瓣接触更好。最后紧密缝合创口，7～8天拆线。

📖 本 章 小 结

本章介绍了牙拔除术的适应证、禁忌证，术前准备，拔牙器械及使用方法。讲述了牙拔除术的基本步骤，各类牙的拔除特点；阻生牙的应用解剖、分类、拔除前的准备、阻力分析、具体方法；拔牙创的愈合。强调拔牙术中、术后并发症及其预防。

牙槽外科手术讲解义齿修复前手术，包括牙槽突修整术、骨隆突修整术、上颌结节肥大修整术、牙槽嵴增高术、唇颊沟加深术、唇系带矫正术和舌系带矫正术。还介绍了口腔上颌窦瘘修补术。

以上内容是口腔科医生临床工作中应用最多，应掌握的基本技术。

🏥 目 标 检 测

目标检测及答案

唐山职业技术学院　韩灿灿

第五章 种植外科

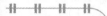

学习目标

1. 掌握:种植体的分类;种植手术的适应证与并发症。
2. 熟悉:牙槽嵴的分类;种植手术的基本操作步骤。
3. 了解:上颌窦提升的主要方法。

案例导入

患者,男,61岁。主诉:下颌戴义齿困难两年。现病史:患者全口牙齿缺失五年,戴全口义齿四年余。最近两年下颌义齿佩戴困难,主要是松动,严重影响进食、咀嚼、语言,期望做种植牙。体格检查:全身情况无明显异常。全口牙齿缺失,佩戴有全口义齿。下颌骨牙槽嵴严重萎缩,颌骨曲面断层片和 CBCT 检查显示下颌牙槽骨嵴高度降低,严重萎缩。牙槽骨按 Lekholm 分类为 C 级。

1. 如果拟定给予患者做下颌种植术,怎样设计?请简要叙述术前设计方案和手术步骤。

2. 若是患者植入种植体后,出现颏部肿胀淤血,该如何处理?

第一节 概 论

口腔种植学(oral implantology)是近几十年来发展起来的一门独立的新兴分支学科,主要包括种植外科、种植义齿修复、种植材料学、种植力学及种植生物学等内容。口腔种植学中通称的牙种植体(dental implant)或称口腔种植体(oral implant),口腔种植体在口腔中起到支持、固位作用。口腔种植学所涉及的外科内容被称为种植外科(implant surgery)。

一、口腔种植学发展过程

20 世纪 30 年代,随着材料科学的发展,一批高强度、耐腐蚀、易加工的金属材料相继问世,如钴铬合金、钛金属等得到发展。早期代表学者 Forminggini 被誉为现代种植学的奠基人。由于当时的临床应用速度明显超过基础研究的发展速度,导致临床上出现了大量失败的病例,使得初期的牙种植术转入低谷。直到 20 世纪 50 年代,瑞典学者 Branemark 引入"骨结合"理论和提出规范的两次种植技术才使牙种植术有了突破性的进展,被世界医学界公认并应用于临床。

瑞典哥德堡大学 Branemark 所领导的研究团队,在研究骨微循环的实验中采用纯钛的显微镜观察窗,意外发现钛与骨组织牢固结合,并进行大量系统的基础实验研究。实验证实,纯钛具有良好的生物兼容性,并由此提出了种植体的骨结合理论。Branemark 教授预测钛作为牙种植体的前景,20 世纪 60 年代中期设计定型的钛螺钉种植体首次应用于临床,通过长期的病例积累和临床观察,骨结合理论得到公认。传统的"假性牙周膜"理论基本上被否定。与此同时,Branemark 教授报道长达 24 年的临床随访结果:种植体 10 年成功率,下颌可达 90% 以上,上颌可达 80% 以上。

自此在骨结合理论的指导下,口腔种植学得到了突飞猛进的发展,牙种植体系统是指各生产公司所研发的全套产品即称为系统,至今为止,据不完全统计,在全球有 400 多个系统。其中除 Nobel Biocare 公司旗下的 Branemark 和 Replace 系统外,还有 ITI 系统、Bicom 系统、Anthogyr 系统、Ankylos 系统等。各自形成了独立的种植外科体系及其理论,种植器械也逐渐地系统化、精细化,并随着学科的建设和发展而不断完善。

我国的口腔种植学起步较晚,大多数在 20 世纪 90 年代或 21 世纪初开始应用。1984 年起,华西医科大学口腔医学院、中国科学院、四川大学生物材料研究所组成口腔种植协作组,从种植材料、基础理论和临床应用等不同角度对人工骨和人工种植牙做了比较全面的研究,但是进展缓慢。目前,进口多个种植体系统产品,使得口腔种植外科在临床上获得巨大成功,并广泛开展对缺失牙齿病例的临床应用。当然在基础理论上,尚需要进一步完善,主要存在的问题如下:①两次法种植周期长,一次法种植成功率低;②种植体的龈界面尚不完善,有待进一步研究;③种植外科缺乏完整、系统的理论基础;④种植系统繁多,种植器械互不兼容,甚至各品牌有自己的种植理论,缺乏统一性;⑤骨组织、软组织的缺损修复困难。尽管如此,国际品牌的种植牙系统引入中国,数字化、3D 打印等,使得口腔种植外科和修复方兴未艾,口腔种植学的未来会有更大的发展。

随着现代人工智能化科学技术、材料科学技术、干细胞工程三大科学技术的研究与突破,将会带来口腔医学科学与种植学的超长发展。给予人们对未来有着许多想象空间和美好的前景。

二、口腔种植体分类

严格意义上说,口腔种植体,除牙种植体之外,还应当包括义耳、义眼、义颌等赝复体固位的颅颌面种植体。牙种植体可以从多方面特征进行分类。例如,按其所用的材料可以分为金属类种植体、陶瓷类种植体、碳素类种植体、高分子聚合物种植体和复合材料种植体等。还可以按在义齿修复中的作用来分类,包括全颌种植体、末端种植体、中间种植体。按种植次数分类,包括一次植入种植体、两次植入种植体。

目前,最常用的分类方法是按植入部位分类,主要包括以下几种类型。

(一) 黏膜内种植体

黏膜内种植体也称子母扣种植体,是利用有倒凹的纽扣型黏膜内种植体。外形如蘑菇,常用钛或钛合金做成,蘑菇形部分植入黏膜内,垂直部分固定于义齿的组织面,端部稍有倒凹,嵌入义齿基托组织面的保持孔内,起到固位作用。近期效果尚好,远期效果不良,现已淘汰。

(二) 骨膜下种植体

骨膜下种植体(subperiosteal implant)是植入黏膜下的骨面上的种植体,周缘伸展并吻合于骨面以获稳定,支架伸出,种植桩露在外面支持义齿(图 5-1)。

由于种植体周围以纤维包囊形式愈合,长期压迫导致牙槽骨吸收,远期临床效果不理想,现已趋向淘汰。

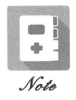

Note

（三）根管内种植体

根管内种植体(endodontic implant)又称根管内固定器,也称牙骨内种植体。以针状种植体穿过已经治疗过的根管,出根尖孔延伸至颌骨内一定深度(一般在 10 mm 以上,或针长应长于牙根长的 1/3~1/2),相当于增加了牙根的长度,改善了牙的稳定性。根管内种植体虽然在种植体中只占一部分,但却是很重要的一部分。它可以挽救许多有病变而需要拔除的牙齿,既是种植体,又是固定器。由于该种植体不存在龈界面,远期效果较好(图 5-2)。

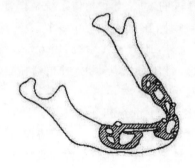

图 5-1　骨膜下种植体

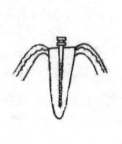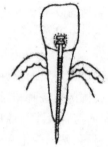

图 5-2　根管内种植体

（四）骨内种植体

骨内种植体(endosteal implant)是目前临床上应用最广泛的一类种植体。将种植体植入颌骨内以支持义齿,获得良好的修复效果,按形状可以分为以下几个类型(图 5-3)。

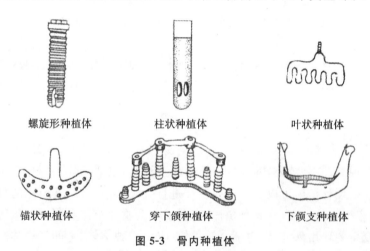

螺旋形种植体　　　　柱状种植体　　　　叶状种植体

锚状种植体　　　　穿下颌种植体　　　　下颌支种植体

图 5-3　骨内种植体

1. 螺旋形种植体　以 Branemark 种植系统为主要代表的一类骨内牙种植体,利用种植体表面的螺纹来提高骨界面的结合强度,分自攻型与非自攻型两种,为两段式。预先在颌骨上钻孔,然后将种植体旋入就位,种植体与颌骨组织密合程度好,增加种植体的固位力。目前,螺旋形种植体为主流,其他类型的种植体已经较少应用或不用。

2. 柱状种植体　此类种植体直径一般较螺旋形种植体粗,为提高种植体骨界面的结合强度,表面多采用涂层技术形成粗糙面,同时设计成中空、多个柱状复合体、带有侧孔或一端带有几圈螺纹的形式。代表性的种植系统有两段式的 Core-Vent 系统、IMZ 系统。

（五）叶状种植体

叶状种植体骨内段设计成薄片状,主要适用于牙槽嵴过窄或高度不足,尤其是上下颌后牙区的种植。叶状种植体几乎不用,现代牙槽骨外科手术方法很多,能解决此类难度问题。

（六）锚状种植体

锚状种植体是叶状种植体的一种改进,目前临床上逐渐淘汰。

（七）穿下颌种植体

该种植体由底板和若干个螺钉组成,一部分是贯穿下颌骨下缘的长形固位底板,固位钉连接在一起,由短螺钉固位在下颌骨上,主要用于下颌骨严重萎缩的患者。

（八）下颌支种植体

下颌支种植体由位于口内、悬在牙槽嵴上方的弓形支架与在前牙区和双侧升支处植入骨内的骨内段组成,利用口内支架支持、固定义齿。该种植体亦主要用于下颌骨严重萎缩的患者。

（九）即刻种植固定种植体

即刻种植固定修复(all-on-four)(图5-4)是通常在外科手术中一次性完成植体植入、基台安放和修复体戴入等的所有操作。其临床功效已被证实,治疗方案的发展也日趋简化。即刻负重方案已成为简化方案中的典型。即刻负重修复给患者以积极的心理影响并且使临床技术团队获益良多。近些年来,在国内被推广应用。但价格较贵。

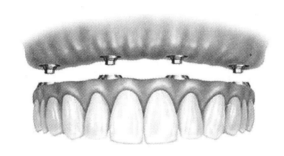

图5-4 即刻种植固定修复

即刻种植固定修复理念最早由马洛医生提出,它以最佳数量的植体来完成对全口无牙颌修复体的支撑。这个理念得益于后牙区向远中倾斜的两个植体的植入,从而使其形成双侧的悬臂支撑,能够适应几乎任何临床条件的无牙颌病例。对于即刻负重来说,轴向植体的植入相对简单,而后牙区由于牙齿长期缺失使牙槽骨吸收严重,上颌窦气化,下牙槽神经上移,不能进行植体的常规植入。在牙槽骨高度不足的区域,为了保证最大的骨接触面积,使修复体远中的悬臂最小化,向远中倾斜植入植体成了理想的解决方案。倾斜植体是该种修复成功的关键,要点如下:种植支持可向远中移动;种植体和修复体的长度可以增加;种植体可植入骨高密度区;种植体的植入位置可以因修复体而改变;种植体间距适当,修复体悬臂小。

另外,通过3D打印导板定向植入的倾斜植体相比轴向植体在支持上的生物力学优势明显。即刻种植固定修复的理念就是要克服解剖条件的限制,给即刻负重固定修复体充分支持力。

1. 适应证与禁忌证 患者术前必须经过全面评估,包括药物史,常规体检,X线片检查,骨高度检查,必要时进行CBCT(锥体束CT)检查以确定骨高度、宽度,解剖结构和是否有骨缺陷(如囊肿)等。即刻种植固定修复的外科手术方案有标准型、混合型和超颌骨外种植型,选择哪种方案具体由上颌窦前壁之间和下颌孔之间骨的高度和宽度来确定。

2. 标准型种植方案 该方案就上颌骨而言(图5-5),包括前牙区两颗轴向植体和向远中45°倾斜的后牙区植体,倾斜的植体可以克服解剖限制,沿上颌窦前壁植入。对上颌无牙颌来说,值得注意的解剖结构主要有上颌窦,上颌骨的骨量和颌骨中线。标准型适应条件包括前牙区牙槽嵴宽度不低于 4 mm,高度大于 10 mm。即刻种植固定修复之所以能够适应萎缩程度各异病例,原因在于后牙区的植体可以决定种植体间的距离。根据牙槽嵴吸收程度的不同,后牙区植体在牙槽嵴上出龈的位置也各异。通常,中等吸收,出龈位于第一磨牙,重度吸收位于第一前磨牙。如果这些基本条件不能满足,可以考虑行混合型种植和超颌骨种植。

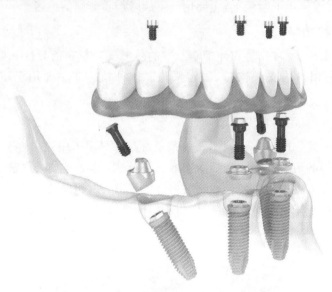

图 5-5　即刻种植固定修复(标准型种植方案)

三、口腔种植材料

口腔种植体材料是直接植入人体口腔内颌骨的牙槽骨内,并与体液密切接触,并且要传导咬合力,包括咀嚼压力和扭力,实现骨结合是基本的生物学保障。这就要求种植材料既应满足基本的生物兼容性,也应具有良好的生物力学兼容性,两者缺一不可。种植材料除种植体材料以外,还应当包括骨粉和生物膜等。

(一) 金属类材料

金属类材料目前应用最多的是钛及钛合金,有比重轻、耐高温、抗腐蚀和生物惰性等特点,

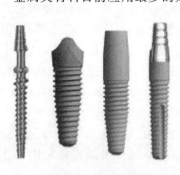

图 5-6　螺旋形种植体

具有良好的生物兼容性和理想的力学性能,在临床上应用最广泛。在化学性能方面,钛是一种活泼元素,当暴露于空气中瞬间即在材料表面形成一层菲薄的 TiO_2 氧化膜,这层氧化膜惰性程度很高,能有效地防止进一步的氧化和腐蚀,确保钛良好的生物兼容性;在机械强度方面,钛的密度低,机械强度高,弹性模量与其他医用金属相比更接近骨组织,这就使钛具有较理想的生物力学兼容性,另外,钛还有良好的机械加工性能(图 5-6)。目前种植产品越来越倾向于两个方向:一是倾向于种植体材料使用纯钛或钛合金;二是倾向于螺旋形种植体。其他金属材料在种植体中也有应用,如钽、锆等,也具有良好的生物兼容性,但价格昂贵,很少使用。

(二) 陶瓷类材料

陶瓷类材料生物兼容性好,多数具有引导成骨作用;色泽与自然牙接近,但也存在着机械强度差、脆性大、加工性能不好等缺点。

（三）碳素类材料

碳素主要是一种玻璃碳，具有良好的化学及生物学稳定性，但机械性能差、脆性大、易折断。

（四）高分子材料

高分子材料的弹性模量低，具有较好的骨适应性，但强度低，存在着降解和老化问题，故目前极少用作种植材料。不过随着自身性能的改善和提高，有可能成为未来的一种潜在的种植材料。

（五）人工骨粉

当种植区域骨量不足时，往往需要植骨或使用人工骨粉来增加骨量。人工骨粉具有良好的生物兼容性，与骨诱导蛋白结合使用，可以诱导新生骨的形成，目前使用较为广泛。

（六）生物膜

种植外科所使用的生物膜一般为可吸收性生物膜。种植区域植入人工骨粉以后，可被所覆盖的软组织吸收。为了防止植骨吸收，常在植骨表面覆盖一层可吸收性生物膜。除了具有生物屏障作用外，该生物膜还有骨诱导作用，引导骨再生。

（七）钛网

钛网能较好地应用于种植外科。钛网具有一定的强度，可以控制引导骨再生的轮廓外形，临床上使用时可将钛网放置成为所需的形态，并且能够保持这种形态。钛网具有一定的厚度（0.1～0.6 mm），便于切割和塑形，且有足够的力学强度。缺损部位越大，钛网厚度也应越大，一般情况下，0.2 mm 厚度的钛网可以用于绝大多数病例。1985 年，波尼（Boyne）等人使用钛网及髂骨颗粒状松质骨进行植骨，跟踪 3～15 年，随访发现骨吸收为 10%～20%。

（八）干细胞工程再生牙齿

利用干细胞技术进行牙齿再生的研究由来已久。近日，美国哈佛大学的科学家利用弱激光刺激实验老鼠暴露的牙齿结构及其下方的软组织，激活了一种叫做 TGF-β 的生长因子，从而刺激干细胞再生出牙本质；日本东京大学医学研究所的研究人员从狗的腭骨中取出牙胚，从牙胚中提取出干细胞并将其与胶原纤维一起培养之后，再植入狗的腭骨，经过 20 周以后，狗长出了完整牙齿；中国的科研人员将人尿液中的细胞诱导成多能干细胞，并将这些干细胞进一步诱导成上皮膜样结构，进而与小鼠的牙胚间充质细胞混合后，"种"在小鼠肾脏中。大约 3 周后，"种"出了一批大小为 1 cm³ 左右的"再生牙齿"。现在干细胞工程再生牙齿正在研究中，并进行临床试验。如果干细胞工程再生牙齿获得成功，将成为口腔医学基础和临床的重大突破（图 5-7）。

再生牙齿

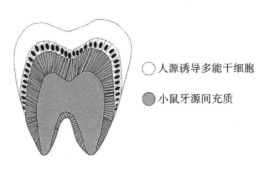

○ 人源诱导多能干细胞

● 小鼠牙源间充质

图 5-7 再生牙样结构来源示意图

Note

据专家学者预测,这种人工牙齿具有自然牙齿的所有组成部分(釉质、牙冠、牙根等)和全部的功能,在吃东西时和其他自然生长的牙齿几乎没有什么不同。而且,与目前所使用的金属材料义齿相比,这种生物工程牙在外观上更接近自然生成的牙齿,如未来在临床上获得应用,应该也更易被患者接受。但目前这项研究仍然处于早期阶段,用于临床还需要较长时间。

四、种植牙的组成和结构

种植牙(义齿)由下部的种植体和上部的义齿两部分组成。种植义齿的上部结构,是由义齿、义齿与种植体的连接部分组成。

上部结构的固位和支持,依靠种植体在口腔内的开发部分,即种植基台(包括基桩部分和种植颈)。基台和种植体的连接方式,有固定连接和可拆卸连接。固定连接者的种植体、种植颈和基桩是一个整体,种植体一经植入,其种植基桩即留在口腔内。可拆卸连接者,常见于二期手术病例,种植体植入颌骨内 3～6 个月,待骨性结合产生后再做第二次手术,将基台连接在种植体上。较常使用的是螺丝固位方式,将基台的固位螺丝旋入种植体螺孔内;也可将基台下端设计成固位杆,种植体内做成相对应的孔道状,制成一定的固位形,用粘结的方式将基台固定在种植体内。

种植牙和种植体之间的连接方式有多种,主要的连接方式有可拆卸式(图 5-8)、固定式(图 5-9)和可摘式(又称覆盖式)三种。

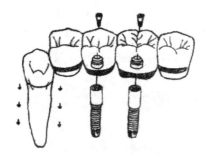

图 5-8　可拆卸式种植义齿

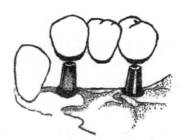

图 5-9　固定式种植义齿

第二节　种植外科的应用解剖

一、牙缺失后牙槽骨的改变

牙缺失,尤其是全口牙列缺失,牙槽骨均有不同程度的萎缩或吸收。一般正常人咬合力,通过牙周膜传导到牙槽突,这是一种生理性刺激,可刺激牙槽骨的生长,调节骨吸收与再生,使其保持相对平衡。老年妇女雌激素水平降低导致骨质疏松等均是促使牙槽骨嵴萎缩的因素。

由于牙槽骨萎缩和吸收,上颌牙槽骨弓逐渐变小,下颌牙槽骨弓相对于上颌逐渐变大,下颌管相对上移。所以牙槽骨形态学上改变对种植体植入手术和种植义齿的设计制作带来困难。因此,有必要从解剖学、组织学的角度对缺牙后牙槽骨进行分类评估,以便采取相应的措施。

二、牙槽骨吸收的分类

根据临床和 X 线表现及吸收程度,一些学者提出了不同的分类。现介绍有代表性的

Lekholm 和 Zarb 提出的分类方法(图 5-10)。

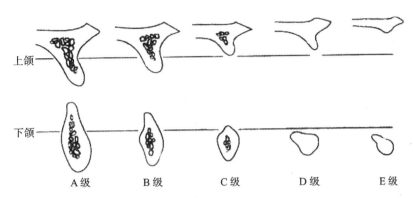

图 5-10　牙槽骨萎缩的 Lekholm 和 Zarb 分类

A 级:大部分牙槽骨嵴尚存。B 级:发生中等程度的牙槽骨嵴吸收。
C 级:发生明显的牙槽骨嵴吸收,仅基底骨(basal bone)尚存。
D 级:基底骨已开始吸收。E 级:基底骨已发生重度骨吸收。

三、骨的质量分类

根据骨密度与松质骨的含量比例及骨质疏松程度,可将颌骨质量分为 4 个级别(图 5-11)。

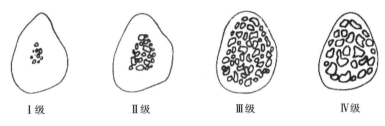

图 5-11　颌骨质量分类

Ⅰ 级:颌骨几乎完全由均质的密质骨构成。
Ⅱ 级:厚层的密质骨包绕骨小梁密集排列的松质骨。
Ⅲ 级:薄层的密质骨包绕骨小梁密集排列的松质骨。
Ⅳ 级:薄层的密质骨包绕骨小梁疏松排列的松质骨。

颌骨严重萎缩者行种植术时应慎重,可以考虑同时植骨或行骨增高术。从种植体骨结合的角度来看,密质骨有利于种植体的稳定,松质骨有利于其血供。密质骨和松质骨的量相当者为最理想的植入床。

以上分类除了临床检查加 X 线平片检查进行判断外,有条件的可进行 CBCT 扫描及骨密度测量。

(一) 下颌骨种植的应用解剖

下颌骨由两侧垂直的下颌支和中央水平的下颌体组成。在绝大多数情况下,下颌的种植术在下颌体区域进行。下颌支的内侧面中央偏后上方有一漏斗状的下颌孔,开口朝后上方。下牙槽神经血管束进入下颌孔向前下通入下颌管,该管是位于下颌骨骨松质之间由骨密质包绕的管道。

下颌体呈弓形,分为内外两面和上下两缘。内面正中线处有两对突起分别称为上颏嵴和下颏嵴,自颏嵴斜向后上方的骨嵴称为内斜线(或内斜嵴),将下颌骨分为上下两部分。下颌体的外面正中隆起部分称为颏正中联合,其两侧近下颌骨下缘处各有一隆起,称颏结节,由此伸向后上方与下颌支前缘相连的骨嵴,称外斜线(或外斜嵴)。在相当于第一、第二前磨牙下方、

Note

下颌体上下缘之间的稍上方,有颏孔开口向后上方。下牙槽神经在颏孔处分出颏神经后向前变细至切牙和尖牙,所以下颌体两颏孔间无横行的神经干。在下前牙区域,唇侧牙槽窝骨板较舌侧薄;在下颌前磨牙区,颊舌侧牙槽窝骨板厚度相近;下颌磨牙的牙槽窝骨壁坚实致密,且颊侧有外斜线使骨质更为增厚。下颌第三磨牙舌侧的骨壁较薄。下颌骨下缘,尤其是前部,是下颌骨最坚实的部分,故种植体末端植入此处有利于其固定。

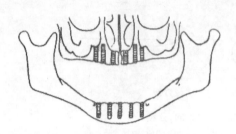

图 5-12　上、下颌种植的有利区

不管是上颌还是下颌,植入的种植体在唇(颊)侧都需有 3 mm 以上的骨质存在,种植体与下颌管及邻牙需有 3 mm 以上的距离。下颌种植时,种植体可穿出下颌骨下缘皮质骨 1~2 mm。尤其是种植体肩部要比牙槽嵴顶深 2 mm,冠根之比应在 2∶3 以上,倾斜要在 25°~30°之间。下颌第二磨牙以后难以操作,故不宜种植。两颏孔之间骨质较多,不会损伤颏神经,此处为种植有利区(图 5-12)。颏孔与种植体应有 2~3 mm 的间隔,以免损伤颏神经。

（二）上颌骨种植的应用解剖

上颌骨的解剖形态不规则,大致可分为一体(上颌体)、四突(额突、颧突、腭突和牙槽突),施行种植手术时主要涉及牙槽突及上颌体。

上颌骨体部中央为空腔,称上颌窦,开口于中鼻道。上颌窦四周由较薄的骨板构成拱形结构,其下壁与上颌牙槽突相连,窦底部盖过上颌前磨牙或第一、第二磨牙的根尖,其间相隔的骨质厚度变异很大,有的根尖与上颌窦底之间没有骨质间隔而仅覆以黏膜。上颌第一磨牙根尖距上颌窦下壁最近,第二、第三磨牙逐渐次之。上颌牙槽突厚而疏松,前部较窄后部较宽,内外骨板均由骨密质构成,中间夹以骨松质。上颌切牙及尖牙上方为鼻底,再向上为鼻腔。两侧中切牙腭侧中间为切牙孔,其内有血管神经束走行,行种植术时注意勿损伤。

上前牙区,牙槽骨嵴至鼻底间的骨量范围较大,骨质较厚;在尖牙区,鼻腔与上颌窦之间有较充足的骨段,被视为种植有利区(图 5-13)。

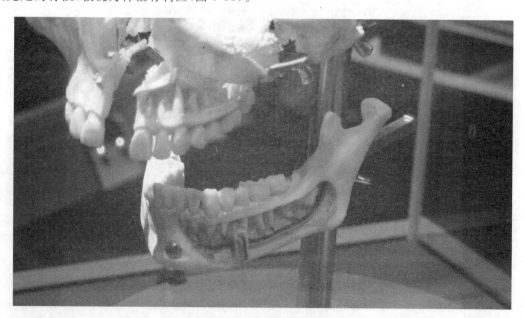

图 5-13　上、下颌骨的立体解剖

第三节 口腔种植的生物学基础

牙齿由于牙周组织的支持才得以发挥功能。牙龈结合上皮紧密附着于牙表面,牙周膜支持牙齿,并含有神经感受器,以调节和缓冲咀嚼力。其丰富的血供不仅营养牙周膜,也营养牙骨质和牙槽骨;牙周膜还不断地更新与改建。种植牙的周围组织与自然牙有很大的差别,但是种植体与周围牙龈及牙槽骨之间有良好的结合。

一、种植体与骨组织间的界面

(一) 纤维-骨性结合(界面)

纤维-骨性结合是指种植体与骨组织之间存在着一层非矿化的组织,常形成一种软组织界面,被称为植入体牙周膜,也称"拟牙周膜",实际上这是一种非矿化组织,人们曾希望它发挥牙周膜的生理作用。但从病理学的角度看,这是一种异物反应。临床观察表明,界面的软组织膜使种植体产生一定的松动度,受力时局部形成挤压,最后松动感染导致失败。

(二) 骨结合(界面)

种植体-骨界面的结合(骨结合 osseointegration)是瑞典学者 Branemark 教授首先提出的。并将其定义为负载在种植体表面与周围发育良好的骨组织之间在结构和功能上直接结合,这意味着种植体和骨组织间不存在骨以外的组织如结缔组织等。如果植入的材料(如纯钛)具有良好的生物兼容性,种植手术中能将骨的切削量控制在恰好的水平,并保证骨组织的活力不降低,种植体植入后与骨组织间紧密结合,手术后创口严密缝合,使种植体在基本不受力的情况下度过"愈合期",同时在义齿修复时能够保证种植体合理的受力方向和大小,就能形成骨结合。

种植体骨结合状态,临床上可以通过以下方式进行确认。

(1) 检查种植体无松动,用金属杆敲击时发出清脆的声音。

(2) X 线显示种植体与骨组织紧密贴合无透射间隙。

二、龈界面

龈界面是指牙龈软组织与种植体形成的界面。上皮细胞附着在种植体表面而形成生物学封闭,成为袖口。在龈上皮与植入体的交界处,上皮细胞以半桥粒结构与植入体相吻合(图 5-14)。

在其深部,血管供应丰富,成纤维细胞周围可见骨胶原纤维形成的网状结构,起到袖口样的抽紧作用,再向深部则是骨组织与种植体间的界面。龈界面被认为是种植体的大门,同时也是结合较薄的部位,细菌异物易由此侵入,外力也可使此处的附着剥离,龈界面易出现感染、炎症,上皮组织向深部潜行,最后导致种植体松动、脱落而失败。

此外,种植体接龈部分的物质表面微形态与龈附着也有很大关系。一般认为,此处要求非常光洁。粗糙表面不但不利于龈的结合,而且容易被菌斑、牙结石附着,从而容易发生感染,进而破坏生物封闭状态。

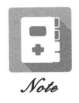

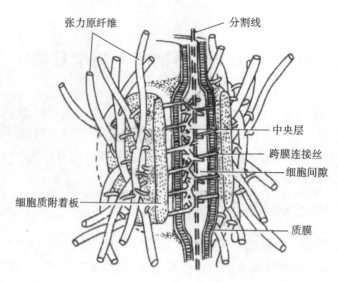

图 5-14　半桥粒模式图

第四节　口腔种植手术

一、种植外科手术器械

为了实现种植体的骨结合,施行种植手术时对种植外科的手术器械与操作要求非常严格。在实施种植手术过程中要创伤小、产热少,种植窝的方向、大小精确,种植体植入后固位良好,避免种植体异种元素的污染等,因此世界各国各品牌种植厂家都设计了系统、专业的种植器械。现以纯钛两段式螺旋形牙种植体为例,按种植体的手术分期,简要介绍如下。

二、种植体植入术器械

(一)种植机

种植机主要由主机、马达和机头三部分组成(图 5-15),应保证两种基本的输出转速,高速为 2000 r/min,低速为 20 r/min,机头部分设计有冷却水接口,用于降低种植机钻头钻取骨质时产生的热量。

(二)钛质种植工具盒

钛质种植工具盒包括种植体钛架、钛盒、钛钳、钛镊、方向指示器、长度测量尺等(图 5-16)。主要用于手术过程中抓取,连接种植体以及测量种植窝的长度,标明种植窝的方向等一切与种植体接触的操作。由钛或钛合金制成,以防止异种金属元素的污染及由此造成对种植体生物兼容性的影响。

(三)转头

转头包括球钻、先锋钻、扩大钻、肩台钻、丝锥。常见的种植体直径为 3.5 mm、4 mm、4.5 mm、5 mm,长度常为 8 mm、10 mm、11.5 mm、13 mm 和 15 mm。所以扩大钻直径依次增粗及长度依次加长。在制备种植窝时,扩大钻的直径逐级扩大,保证种植窝制备的过程中产热小,对周围骨组织无明显的热灼伤,同时结合导航钻的应用,使种植窝的直径、方向精确,确保种植

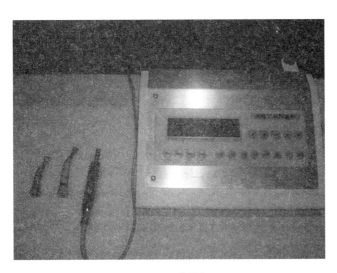

图 5-15 种植机

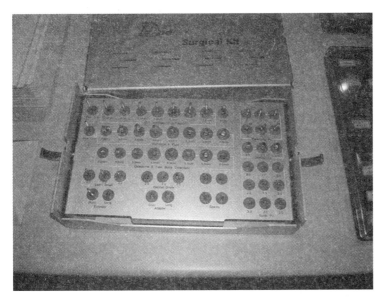

图 5-16 钛质种植工具盒

体植入后固位良好。

（四）种植体连接器及螺丝扳手

种植体连接器及螺丝扳手包括机用对角连接器、手动对角连接器、种植体四方扳手、种植体固定扳手、各种大小的螺丝扳手等。

（五）第二期种植体愈合基台（牙龈接圈）

此期手术是将种植体愈合基台连接在已实现骨结合的牙种植体上，将牙种植体穿出牙龈，接入口腔内。

这些器械主要包括牙龈环切刀、骨旋刀、小骨膜剥离子、小骨凿等种植体显露器械、牙龈厚度测量尺以及安装愈合基台使用的扳手等。

三、口腔种植手术

如前几节所述，要想实现种植体的骨结合，不仅要对种植器械有严格的要求，同时种植设计、手术操作规程、种植材料等都是手术成功的关键，有着极其严格的要求，首先就是对种植病例的选择。

（一）种植的适应证与禁忌证

1. 适应证

（1）上下颌部分或个别缺牙，邻牙不宜作为基牙或为避免邻牙受损伤者。

（2）磨牙缺失或游离端缺牙。

（3）全口缺牙，尤其是下颌牙槽骨严重萎缩者、牙槽突形态改变者。

（4）活动义齿固位差、无功能、黏膜不能耐受者。

（5）活动义齿的修复要求较高，而常规义齿无法满足者。

（6）种植区应有足够的高度及宽度（唇颊、舌腭）的健康骨质。

（7）口腔黏膜健康，种植区有足够厚度的附着龈。

（8）肿瘤或外伤所致单侧或双侧颌骨缺损，需功能重建者。

（9）耳、鼻、眼眶内容及颅面缺损的颌面赝复体固位。

需要说明的是，目前种植手术的适应证范围正在逐步扩大，几乎所有缺失牙均可做种植牙修复。可以通过植骨术、牙槽骨增高术、上颌窦提升术、特殊设计外形的种植体等方式使过去不能用种植修复的缺失牙均可以采用种植牙修复。

2. 禁忌证　有局部和全身并发症。但是全身并发症极其少见。

（1）全身情况差或因严重系统疾病不能承受手术者。

（2）严重糖尿病，血糖过高或已有明显并发症者，因术后易造成感染，故应在糖尿病得到控制时方可手术。

（3）口腔内有急、慢性炎症者，如牙龈、黏膜、上颌窦炎症等，应在治愈后手术。

（4）口腔或颌骨内有良性、恶性肿瘤者。

（5）骨的疾病，如骨质疏松症、骨软化症及骨硬化症等。

（6）严重习惯性磨牙症。

（7）口腔卫生差者。

（8）精神病患者。

（二）种植外科的基本原则

现代口腔种植技术发展迅速，手术步骤已经规范了流程。

1. 手术时应遵循的外科原则

（1）无菌原则　种植手术必须掌握无菌原则。设立专门手术室进行手术，手术操作时器械、伤口等不能被污染，目前的种植体一般都分袋包装，出厂时已进行灭菌，使用前要核对保质期。

（2）种植体表面无污染原则　种植体表面不仅要注意不被细菌污染，还要注意不被其他异种离子污染。要使用钛或钛合金器械，手术前要用蒸馏水冲洗手套，操作时尽量减少器械和手套与种植体接触的时间。

（3）种植手术的微创原则　种植手术的微创操作，一方面减少过多切削骨组织，另一方面尽量减少钻取骨质时所产生的热量。还要注意保护神经和邻牙不被损伤。

（4）初期稳定性原则　根据Branemark的"骨结合"理论，种植体植入初期，要获得良好的初期稳定性，有利于骨结合的实现。目前的种植器械的设计已经系列化，只要选择合适型号的钻头与种植体匹配，手术时保障种植窝的规范制作等，一般都能够保障种植体的初期稳定性。

（5）无干扰愈合原则　种植体无干扰愈合有利于骨结合的实现，它受种植体材料和表面处理、种植窝污染、负重等因素的影响。

（6）牙种植术的手术室标准　1000级以上洁净层流手术间。

2. 诊疗程序　以两段式两次法为例，患者先通过专科门诊检查，经口腔颌面外科、修复科和影像科医生共同会诊,或者是种植牙专科,设计和确定手术方案,分先后两次植入种植体及其上部结构,最后完成种植牙修复(图 5-17 至图 5-19)。做好诊疗计划,同患者签订种植牙专项同意书。

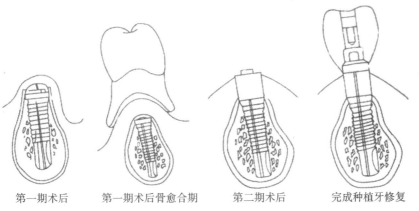

第一期术后　　第一期术后骨愈合期　　第二期术后　　完成种植牙修复

图 5-17　两段式种植牙修复的诊疗过程示意图

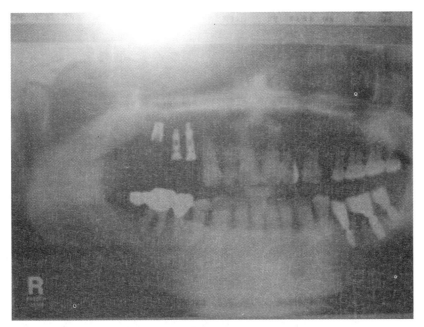

图 5-18　种植牙修复 X 片显示骨性愈合

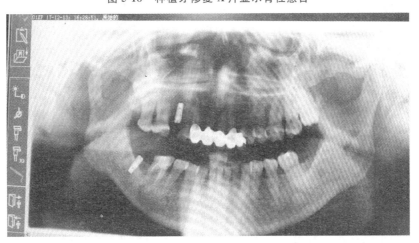

图 5-19　种植牙手术后曲面体层 X 片显示骨性愈合

（1）第一期手术　将种植体（implant）植入缺牙部位的牙槽骨内，术后 7～12 天拆线，可吸收缝线可不予拆线，待创口完全愈合后，将过渡义齿或原来的活动义齿基托组织面经调整缓冲后，继续佩戴。

（2）第二期手术　待第一期手术后 3～6 个月（上颌 6 个月，下颌 3 个月）种植体完成骨愈合后，可安装与牙龈衔接的愈合基台，第二期手术后 21～30 天即安装印模帽、转移基台，硅胶取模，制作种植桥架和义齿。

（3）复诊　种植义齿修复后，第一年每隔 3 个月复查一次，以后每年至少复诊 2 次。

3. 术前准备　术前要对患者进行全面检查，包括呼吸、脉搏、血压以及血常规、血凝常规、免疫八项、心电图、胸透、肝功能、肾功能等，还应重点检查颌骨、牙槽骨嵴形态、邻牙情况、颌间距离、咬合关系等。通过 X 线曲面断层片及颌骨 CBCT 了解骨松质、骨密质的比例及上颌窦情况，以及颏孔及下颌管的位置等。还应取上、下颌模型，将患者口腔咬合关系转移到𬌗架上，并在石膏模型上设计确定种植体植入的方向、位置、数目及分布。

现代对全口牙齿缺少者进行诊疗时，可以进行 3D 扫描设计。做口腔超声波洁治，治疗患牙，口腔内消毒使用 1%～2% 络合碘，但必须用 75% 酒精脱碘，防止碘对金属种植体的损害。现在基本上都用 2%～3% 碘伏消毒口腔周围和口腔内黏膜。

4. 麻醉　行上颌上牙槽前、中、后神经，腭大神经及鼻腭神经麻醉，下颌取下牙槽神经、舌神经及颊神经阻滞麻醉。麻药采用 2% 利多卡因或 0.5% 的布比卡因，可在麻药中加入 1∶500000 的肾上腺素。

现在多用碧兰麻或斯康杜尼等进行局部浸润注射麻醉。采用金属注射器做局部浸润麻醉。浸润麻醉方法如下。

（1）软组织浸润麻醉法　先注射少量局麻药于皮肤和黏膜内使成一小皮丘，再由浅至深，分层注射到手术区域的组织中，使局麻药扩散、渗透至神经末梢而发生麻醉效果。

（2）骨膜上浸润麻醉法　将局麻药注射到牙根尖部位的牙槽突骨膜上，使麻药渗透至骨内而麻醉牙槽突，适用于上颌切牙、尖牙、前磨牙及下颌切牙的手术，因为这些部位的牙槽突骨质比较薄弱，且疏松多孔，局麻药容易渗透入骨质小孔而麻醉颌骨内的神经。实际麻醉效果取决于注射部位的骨质情况、所选用局麻药的穿透性、麻药与骨质之间的距离等因素。

临床上一般在拟麻醉牙的前庭沟稍偏牙槽突的黏膜处进针，先用口镜牵拉唇颊部使前庭沟黏膜绷紧，纱布或棉花拭干局部黏膜，消毒后，将注射针刺入黏膜内，针尖达牙根尖处的骨膜上，缓慢注射局麻药 1～2 mL。局麻药注入后可穿透至牙槽突内而麻醉牙槽骨、牙周膜和牙髓，一般 2～4 分钟内即显麻醉效果。前庭沟浸润麻醉的优点如下。①前庭沟离牙槽突和牙根尖最近，局麻药容易向牙槽突渗透。②前庭沟位置较表浅，视野清楚，进针深度浅，创伤小，操作容易。③前庭沟是疏松软组织，注射时压力极小，可容纳较多麻药量。④前庭沟的神经末梢相对较少，注射疼痛较轻。但是，在前庭沟注射局麻药一般不能穿透至腭（舌）侧牙龈和黏骨膜，因此在种植牙手术中，还须再麻醉腭（舌）牙龈，一般在距离腭（舌）侧牙龈缘 0.5～0.8 cm 处进针，注入麻药 0.2～0.3 mL，使牙龈和黏骨膜发白即可。

如局麻药注射至牙槽突骨膜下，可导致骨膜分离，产生明显疼痛，因此，在注射过程中，如注射针头触及骨面，则应适当退针 1～2 mm 再注射。注意缓慢注射，注射速度为 1.5 mL/min，注射速度过快可导致黏膜下组织撕裂和缺血。注射麻药时手部应有稳定支点，但不能以患者身体为支点，以免患者身体突然晃动而产生意外伤害。

（3）牙周膜注射麻醉法　将注射针自牙的近中和远中侧刺入牙周膜，深约 0.5 cm，分别注入麻药 0.2 mL，即可麻醉牙及牙周组织。这种麻醉方法的缺点是注射时比较痛，但注射所致的损伤小，适用于血友病和有出血倾向的患者，可以避免浸润麻醉或阻滞麻醉容易产生的血肿。一般用后装式金属注射器及短细的注射针头，这种注射器和注射针头也适用于软组织和

Note

骨膜上浸润麻醉法。

(4)计算机控制局部麻醉法 通过预设程序精确控制注药速率的局麻输注设备来完成的麻醉方法。设备的手持部件轻巧,采用握笔式,局麻药的传送由计算机控制,在注射腭黏膜、附着龈或牙周膜等致密组织时能保证一个特定的注药速率和可控制的压力,减少患者疼痛感和组织反应。第二代计算机控制局部麻醉输注装置,即 STA 单颗牙麻醉系统已在临床上广泛应用。

5. 麻醉药

(1)阿替卡因 组织穿透性和扩散性强于利多卡因,毒性低,显效快,给药后 2~3 分钟出现麻醉效果。临床上常用制剂为含 4% 阿替卡因和 1∶100000 肾上腺素的混合注射液,商品名必兰。阿替卡因适用于成人及 4 岁以上儿童,也可用于表面麻醉,近年使用日益广泛。

(2)甲哌卡因 又名卡波卡因(carbocaine),麻醉强度和维持时间与阿替卡因相近,麻醉强度达到普鲁卡因的 2 倍,而与利多卡因和普鲁卡因相比毒性更小,也可用于表面麻醉,禁用于 3 周岁以下儿童。临床常用制剂为含 2% 甲哌卡因和 1∶100000 肾上腺素的混合注射液,商品名斯康杜尼。

6. 体位 往往患者取仰卧位或半仰卧位。术者、助手及护士的位置可根据手术需要确定。

四、牙种植术操作流程

(一)全口牙种植术

种植体植入手术分两期完成。以下以种植牙下颌植入螺旋形种植体为例进行介绍。

1. 第一期手术即种植体植入术

(1)术前设计 全口缺牙患者常因牙槽骨萎缩、义齿固位差而行种植手术。上、下颌全口种植可采取三种形式做义齿修复:①尖牙区各植入一枚种植体,以杆卡式修复;②颏孔间植入 4~6 枚种植体,以杆卡式或固定式修复;③除颏孔间种植外,两侧前磨牙及磨牙区各种植 1~2 枚种植体,以可摘式或固定式修复。上颌一般在前牙及尖牙区种植,磨牙区骨质较少,常需植骨和上颌窦提升才能种植。

种植前,预先设计好植入的位置、数目及方向,以此制作塑胶导板,定位好种植体位置后,在塑胶导板上开孔定向定位,将定位导板消毒备用。

(2)切口翻瓣 在牙槽嵴顶的唇侧约 2 cm 处做平行弧形切口。切开黏膜,锐性分离至牙槽嵴顶 0.5 cm 处再切开骨膜,翻起黏骨膜瓣,显露骨面(图 5-20)。

(3)预备种植窝 准备好种植机和种植器械。第一步,戴定向导板,按该定向导板预留的孔道先用快速手机(2000 r/min)接球钻打一定位孔道(图 5-21);第二步,以先锋钻(导航钻)扩大至一定的深度(图 5-22),也可以在使用导航钻之前先使用一级扩大钻定位深度;第三步,以各级扩大钻进行种植窝逐级扩大;第四步,以肩台钻扩大种植窝上口(图 5-23)。以上各步骤在钻孔时,均需不间断地用 0.9% 生理盐水在钻孔局部冲洗降温。为使几个种植体互相平行(目的是义齿戴入时有共同的就位道),钻骨过程中应随时用定向杆作为方向指示不断定位(图 5-24)。

(4)攻丝 选择与种植体型号匹配的攻丝钻,以 15~20 r/min 的钻速在各种植孔道内壁形成骨螺纹(图 5-25)。

(5)旋入种植体 将预选的种植体使用专用器械(手用和机用两种),对准种植窝,使种植体长轴与种植窝长轴保持一致,缓慢旋入种植体于种植窝内,骨边缘下 2 mm。然后在种植体上安装覆盖螺丝,使其严密到位。

(6)缝合创口 用生理盐水冲洗,彻底清理骨屑等异物,将黏骨膜瓣复位,用可吸收缝线

Note

117

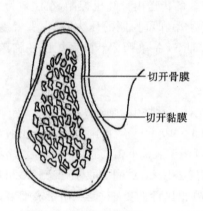

图 5-20 切口设计

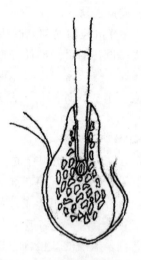

图 5-21 球钻定位

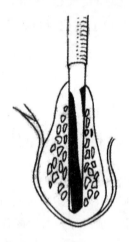

图 5-22 导航钻初定种植窝

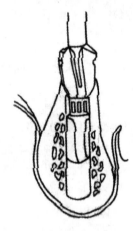

图 5-23 肩台钻扩大种植窝上口

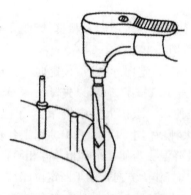

图 5-24 定向杆指导种植方向

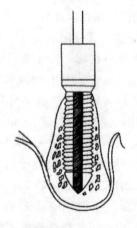

图 5-25 攻丝钻在种植窝内预备螺纹

间断缝合或褥式加间断缝合严密关闭创口。

2. 第二期手术即种植体基台(abutment)连接术

（1）第一期手术后 3～6 个月待种植体与颌骨完成骨愈合后，行第二期手术安装基台。

①切开、剥离：局麻状态下，可使用环形刀环形切开牙龈，也可以横行切开覆盖螺丝表面的

龈黏膜及骨膜,显露覆盖螺丝。

②安装基台:旋下覆盖螺丝,清除种植体表面的骨组织和软组织。测量种植体表面的牙龈厚度(图 5-26),根据此厚度选择相应高度的种植体基台,使其超出龈缘 1～2 mm,并应根据患者颌间距离的大小,调整基台的长度,以符合义齿修复的要求。基台就位以后(图 5-27),旋紧中心螺丝,用金属杆状器敲击基台,如发出清脆的敲击金属声,即证明衔接就位良好。

③安装愈合螺丝帽:旋入愈合螺丝帽以保护基台中心螺丝(图 5-28),不宜过紧,以防在卸除愈合螺丝帽时影响中心螺丝的固位。现在很多种植牙系统,不需要安装愈合螺丝帽。

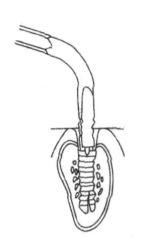
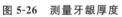

图 5-26　测量牙龈厚度

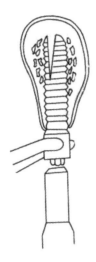

图 5-27　安装基台

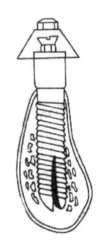

图 5-28　安装愈合螺丝帽

④缝合伤口:基台两侧牙龈创口做环抱式缝合。

⑤术后 7～12 天拆线:随后即可取牙颌石膏模型,制作种植牙(过渡义齿)。

(2)目前,第二期手术也可以只安装愈合螺丝。第二期手术 3～4 周,牙龈塑形完成,即可安装基台,取模,制作种植牙。

3. 单个牙种植术　单个种植牙外形及功能较佳,且不损伤邻牙,但是种植条件较严格。拔牙后一般需 3～6 个月,待牙槽窝骨愈合完成,才可种植。而且牙槽窝基部骨质高度不得少于 8 mm,牙槽骨嵴无明显萎缩,邻牙健康,无颌干扰,颌间距要有足够的空隙。其手术步骤与前所述基本相同。

现在越来越多地提倡做即刻种植术(即拔即种)。当即刻取出病灶牙齿需要微创外科技术,保存好骨皮质和牙槽嵴高度,称为位点保存术。

五、植骨技术

上下颌牙弓牙槽骨的功能是支持牙齿,牙齿缺失以后,牙槽骨就会逐渐减少或吸收。随着时间的延长,牙槽骨在高度和宽度上同时丧失。当骨缺失达到一定程度时,口腔种植无法进行,必须通过植骨以增加骨量。骨移植的材料通常分为自体骨、异体骨和骨代用品。由于自体骨没有抗原性而被广泛接受,自体骨可用块状皮质骨、松质骨或块状骨制成的碎屑,并可与骨代用品混合使用。目前,自体骨最常使用的供骨包括髂骨、肋骨、腓骨和颌骨等。

临床上,单个或多个牙齿缺失后,牙槽骨可能存在少量的骨量不足,一般采用就近取骨的方法。常取用下颌骨颏部、下颌角等部位的骨质,一般不采取远位取骨(如髂骨),以免增加创伤区域。

为了增加骨量,可使用人工骨粉,或将人工骨粉与自体骨混合使用。在缺骨区域植入骨粉

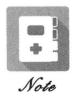

Note

（或自体骨）以后，以生物膜加以覆盖并固定，防止软组织长入而造成吸收。经 3～6 个月，牙槽骨嵴宽度和高度得以增加，再实施种植手术。

六、上颌窦提升术

上颌后牙区由于上颌窦的存在，牙槽骨嵴吸收，常导致牙槽嵴顶至上颌窦底距离过短，即垂直高度不足，再加上骨质疏松，常导致种植失败。为了解决上颌后牙区种植牙槽骨嵴高度不足的问题，目前常采用上颌窦提升术。上颌窦提升的方法主要有两种：一种方法是开放式提升术，即在上颌窦侧壁开窗，在直视下将骨移植材料植入上颌窦底；另一种方法是冲顶式提升术，即是在种植窝内使用特殊的冲顶器械将窦黏膜向上推起与上颌窦黏膜分离，送入骨移植材料提升上颌窦底。

一般来说，所需提升高度为 3 mm 时，可以采用冲顶式提升术，预期提升 4～5 mm 时，使用冲顶式提升术要相当谨慎，一旦窦底黏膜被穿破，难以进行补救；预期提升 5 mm 以上时，大多数专家建议采用侧壁开窗式窦底提升术，即开放式提升术。另外，在牙槽骨嵴剩余骨量小于 4 mm 时，需先进行骨增量手术，待新骨形成后，再行第二期种植体植入手术。

（一）开放式上颌窦提升术（外提升术）

开放式上颌窦提升术的外科程序如下。

（1）常规术前检查、消毒、局麻或全麻。

（2）切开翻瓣　做横过牙槽骨嵴顶的角形或梯形切口，切开黏骨膜达骨面，剥离颊侧黏骨膜瓣，向上翻起显露上颌窦外侧壁。

（3）开窗　下面介绍翻入式开窗法。用小球钻将开窗处的上颌窦前外侧壁钻磨，形成圆形或椭圆形骨窗，中央保留骨板，直到暴露粉灰色或浅蓝色的上颌窦黏膜，用剥离器仔细分离上颌窦黏膜，先底壁，后近远中壁，将开窗骨块连同黏膜完整推向窦内上方，形成新的上颌窦底。

（4）预备种植窝和植入移植物　如前所述的方法预备种植窝，注意勿损伤窦黏膜。植入种植体后，根据窦底黏膜抬高的空间大小，植入适量的骨移植材料（图 5-29）。延期种植者则直接植入骨移植材料。

（5）缝合　将黏骨膜瓣完全复位，严密缝合。

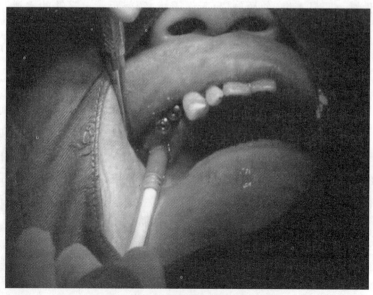

图 5-29　开放式上颌窦提升术实例图

（二）冲顶式上颌窦提升术（内提升术）

冲顶式上颌窦提升术外科程序如下。

术前常规准备。以先锋钻预备深度至低于上颌窦底约 2 mm，扩孔钻逐级扩大至设计直径，选择匹配的冲顶器械，在外力敲击的作用下，将上颌窦底黏膜及骨质提升到合适深度，植入种植体（图 5-30）。

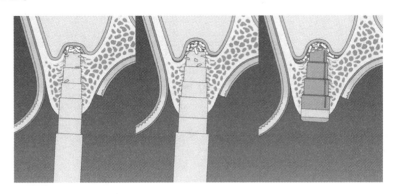

图 5-30 冲顶式上颌窦提升术示意图

第五节 种植手术并发症与种植义齿的成功标准

一、种植手术并发症

（1）创口裂开 缝合过紧或过松，尤其是存在可能感染的情况下更易导致局部创口裂开，应及时清创，再次缝合，避免种植体暴露。

（2）出血 广泛剥离黏骨膜，创伤过大，术后压迫不够，均易发生黏膜下或皮下出血。当一期手术种植体穿出下颌下缘时，也可发生颏下瘀血。局部瘀血一般于数日后吸收。提倡在术后早期冷敷，晚期热敷。因全身情况有出血倾向者，应对症处理。

（3）下唇麻木 多因手术中损伤颏神经或种植体植入时直接创伤所致。前者多可恢复，后者应去除种植体，重新选位植入。

（4）窦腔黏膜穿通 上颌种植时，由于骨量不足，容易穿通上颌窦底或鼻底黏膜，容易造成种植体周围感染，应及时去除。

（5）感染 多因手术区或手术器械污染以及其他并发症诱发感染。应及时清理创口，应用有效抗生素，尚可挽留部分种植体。

（6）牙龈炎 种植义齿修复后，由于口腔卫生不良或清洁不当，种植体基台清洁差，黏附在基台上的菌斑刺激牙龈所致。

（7）牙龈增生 由于基台穿龈过少，或基台与桥架连接不良，造成局部卫生状况差，长期慢性炎症刺激可致牙龈增生。可将其切除并对症处理。

（8）进行性边缘性骨吸收 发生在种植体颈部的骨组织，与牙龈炎、种植体周围炎、种植体应力过于集中等因素有关。

（9）植体创伤 常见种植义齿被意外撞击，严重时可导致种植体松动。

（10）种植体机械折断 与种植体连接的部分如中心螺丝、桥柱螺丝折断，主要因机械因素或应力分布不合理所致。

Note

二、种植外科即种植牙和种植义齿成功的标准

口腔种植体植入后,可以很大程度地改善患者的口腔形态和功能。种植是否成功,一方面,可以通过临床医生的客观检查,另一方面,患者的主观感受也应当作为参考。究竟种植体在口腔内留存多长时间、种植体的动度保持在什么程度、骨吸收量每年应当低于多少才算是种植成功? 虽然目前世界上已有多种标准进行衡量,但还有待于进一步科学化。下面介绍有代表性的三种标准。

1. 1978 年由美国国立卫生研究院组织召开的研讨会提出的种植成功标准

(1) 种植体在任何方向上的活动度小于 1 mm。

(2) 放射线检查,X 线片上所显示的种植体周围射线透射区,无评价意义。

(3) 垂直方向上的骨吸收不超过种植体的 1/3。

(4) 允许有可治愈的牙龈炎,无症状,无感染,无邻牙损伤,无感觉异常及麻木,无下颌管、上颌窦及鼻底组织的损伤。

(5) 5 年成功率要达到 75%。

2. 1986 年瑞典 Albrektsson 等提出的一个更为严格的成功评价标准

(1) 种植体无动度。

(2) 放射学检查,X 线片上种植体周围无透射影区。

(3) 种植体功能负荷一年后,垂直方向上的骨吸收小于 0.2 mm/年。

(4) 种植后无下列持续性或不可逆的症状及体征,如疼痛、感染、神经疾病、感觉异常及下颌管的损伤。

(5) 按上述标准,5 年成功率要达到 85% 以上,10 年成功率要达到 80% 以上。

3. 1995 年中华口腔医学杂志社在珠海的种植义齿研讨会上提出的标准

(1) 功能好。

(2) 无麻木、疼痛等不适。

(3) 自我感觉良好。

(4) 种植体周围 X 线片上显示无透射区,横行骨吸收不超过 1/3,种植体不松动。

(5) 龈炎可控制。

(6) 无与种植体相关的感染。

(7) 对邻牙支持组织无损害。

(8) 美观。

(9) 咀嚼效率达 70% 以上。

(10) 符合上述要求者 5 年成功率达到 85% 以上,10 年成功率达到 80% 以上(目前,国内外种植外科与修复远期成功率已经超出 90% 或 95% 以上)。

本 章 小 结

口腔种植学是近几十年来发展起来的一门独立的新兴分支学科。目前在临床上得到了广泛的应用,已经有越来越多的医生和患者选择做"种植牙"。口腔种植学主要包括种植外科、种植义齿修复、种植材料学、种植力学及种植生物学等内容。口腔种植体(在口腔中起到支持、固位作用)又称牙种植体,口腔种植学所涉及的外科内容则称为种植外科。

口腔种植外科为口腔种植学中涉及外科的内容。通过本章学习,要求掌握口腔种植适应证,手术的原则、步骤;熟悉骨量不足的处理方法、种植手术的并发症及种植义齿成功的标准;了解颌骨缺损种植功能重建的适应证、手术要点。复习颌面部解剖特点,将口腔种植学与基本

外科学知识相结合,有助于熟悉和掌握种植外科的基本理论和知识。

目 标 检 测

目标检测及答案

海南医学院　邓芳成　李鹏程　陶　巍

Note

第六章　口腔颌面部感染

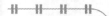

学习目标

1. 掌握：口腔颌面部感染的特点、途径、临床表现、诊断、处理原则；口腔颌面部感染的病原菌种类、感染途径。

2. 熟悉：智齿冠周炎、各类间隙感染以及颌骨骨髓炎的诊断和治疗。

3. 了解：急性淋巴结炎以及颌面部疖痈的临床特点与诊治原则。

案例导入

患者，男，30岁，5天前感冒出现左下后牙区胀痛，进食、吞咽时加重。昨天起出现局部自发性跳痛，张口受限，低热，头痛，检查可见：左下颌角区颊部稍肿胀，无压痛，张口度两指，左下第三磨牙近中阻生，牙龈红肿充血，挤压可见远中盲袋内少量脓液溢出，颊侧前庭沟丰满、充血，牙痛明显、叩诊（一），无松动，咽侧壁稍充血，无压痛。

1. 如患者出现重度开口受限，以下颌角为中心肿胀，皮肤潮红、压痛，此时应怀疑存在什么感染？

2. 如下颌角区存在广泛凹陷性水肿，怀疑局部脓肿形成，此时最有效的检查方法是什么？

3. 如下颌升支肿胀形成而未得到及时引流，会造成什么并发症？

4. 此患者经治疗后，病情好转，仅有远中牙龈轻度压痛，此时应做什么治疗？

第一节　概　　论

感染（infection）是指各种生物性因子在宿主体内异常繁殖及侵袭，在生物性因子与宿主相互作用下，导致机体产生以防御为主的一系列全身及局部组织病理反应的疾病。

近年来随着我国医疗健康水平的提高，口腔颌面部感染也相应减少。但就口腔疾病总体而言，口腔颌面部感染仍是口腔科的常见病、多发病。

口腔颌面部感染除具备红、肿、热、痛、功能障碍等全身各部位感染的共性外，因自身的解剖生理特点，又有其特殊性。

口腔颌面部位于消化道与呼吸道的起端，通过口腔和鼻腔与外界相通。由于口腔、鼻腔、鼻窦、牙、牙龈及扁桃体的特殊解剖结构和这些部位的温度、湿度均适宜细菌的寄居、滋生和繁殖，因此，正常时即有大量的微生物存在；此外，颜面皮肤的毛囊、汗腺和皮脂腺也都有细菌最常寄居的部位；当身体抵抗力降低、局部皮肤、黏膜遭受损伤或手术等因素影响时，均可导致正常微生物生态失调的内源性或外源性感染的发生。近年来微生态学的研究和发展证实,感染除由外环境中致病微生物引起外,多数由宿主各部位正常存在的大量微生物生态平衡失调所致。

口腔内牙和牙周组织与上、下颌骨相连,而龋病、牙髓病和牙周炎、智齿冠周炎的发病率均较高,若病变继续发展,感染可通过根尖和牙周组织向牙槽骨、颌骨和颌周组织蔓延。

颜面及颌骨周围存在较多互相连通的潜在性筋膜间隙,其间含有疏松的蜂窝结缔组织,其抗感染能力较低,形成易于感染蔓延扩散的通道。加之颜面部血液循环丰富,鼻唇部静脉缺少静脉瓣膜,感染可逆行扩散至颅内,引起海绵窦化脓性血栓性静脉炎等严重颅脑并发症。尤以鼻根至两侧口角区域内发生的感染易向颅内扩散而被称为面部"危险三角区"。

面颈部有丰富的淋巴结,口腔、颜面及上呼吸道感染,可沿相应区域的淋巴引流途径扩散,发生区域性的淋巴结炎,而由于婴幼儿淋巴结发育尚未完善,感染更易穿破淋巴结被膜,形成结外蜂窝织炎。

口腔颌面部组织疏松,特别是口底及咽旁一旦发生感染,组织水肿反应快而明显,轻则影响进食、吞咽,重则影响呼吸,甚至引起窒息。

上述口腔颌面部解剖生理特点,是容易导致感染发生的不利因素。但由于口腔颌面部器官位置相对表浅且暴露在外,发生感染易被早期发现,而得到及时治疗;同时口腔颌面部组织血液循环丰富,抗感染能力强,有利于控制感染和疾病的愈合。

一、口腔颌面部感染的途径

口腔颌面部感染是因病原微生物侵入口腔颌面部软、硬组织而引起的一系列局部和全身病理反应的疾病。其感染的途径主要有以下五种。

(一)牙源性

病原体通过病变牙或牙周组织进入人体内发生感染的,称为牙源性感染。牙在解剖结构上与颌骨直接相连,牙髓、牙周感染治疗不及时或治疗不当,可向根尖、牙槽骨、颌骨以及颌面部蜂窝组织间隙扩散。由于龋病、牙髓炎、根尖周炎、牙周炎、智齿冠周炎均为临床常见病,因此,牙源性途径是临床上最为常见的感染途径。

(二)腺源性

口腔、上呼吸道感染可引起面颈部淋巴结炎;淋巴结感染可穿破淋巴结被膜向周围扩散,又可引起筋膜间隙的蜂窝织炎。临床上因上呼吸道感染引起的腺源性感染,为儿童最常见的感染途径。

(三)损伤性

继发于损伤后的感染,病原体通过损伤的皮肤、黏膜或拔牙创进入组织,如口腔颌面部的开放性损伤、颌骨的开放性骨折等,都可能带进细菌引起感染。

(四)血源性

机体其他部位的化脓性病灶通过血液循环而引起口腔颌面部感染,常继发于全身脓毒血症或败血症,这类感染较重,但临床上不多见。

(五)医源性

医务人员在进行局部麻醉、穿刺、手术等操作未严格遵循无菌技术造成的继发感染称为医源性感染。

二、口腔颌面部感染的病原菌与类型

从生态力学来看,引起感染的微生物不一定是致病菌或病原体,而是正常微生物的异位或易主的结果。口腔的生态环境极为复杂。新生儿口腔一般是无菌的,与外界接触后导致细菌定植。研究证实:早期定植的是唾液链球菌,约 10 岁,菌种的定植过程基本完成并进入成人菌群阶段。通常菌群与宿主之间维持一种动态平衡而不引起宿主的不良反应。目前,对口腔颌面部感染的病因,一般认为可能是外源性细菌感染所致;也可因机体的内外环境变化导致口腔正常菌群失调而发生内源性感染。但内源性与外源性感染菌在引起感染中的作用有待进一步研究。口腔颌面部感染可由单一致病菌引起,也可由多种致病菌引起,临床上以多种致病菌引起的混合感染更为多见。口腔颌面部炎症因病原体不同,可分为非特异性感染和特异性感染两大类。

(一)化脓性感染

主要由金黄色葡萄球菌、溶血性链球菌、大肠杆菌等引起。近年来,由于厌氧培养技术的应用,在口腔颌面部感染中尚可检出厌氧菌属,如类杆菌属、梭杆菌属和消化链球菌等的检出率也极高,有时甚至可达 100%。临床细菌培养结果证实,目前口腔颌面部感染最多见的是需氧菌与厌氧菌的混合感染。在这种混合感染的环境中,由于需氧菌对氧的消耗,使感染后期厌氧菌数量增加,在腐败坏死感染为主的感染中,厌氧菌更为多见。

(二)特异性感染

由某些特殊的致病微生物引起的特定类型病变称为特异性感染,其病理及临床表现各具特点,如结核病、梅毒、放线菌病、艾滋病等,其临床过程和治疗均有别于化脓性感染,对其预防和治疗需采取相应的特殊方法。

三、口腔颌面部感染的转归

感染是微生物对宿主细胞、组织或血液系统的异常攻击和宿主对这种攻击反应的总和。感染的发生、发展一方面取决于致病菌的种类、数量和毒力大小;另一方面还取决于患者年龄、营养状况、抵抗力、易感染性以及感染发生部位的解剖特点、局部血液循环状况、有无血肿形成、异物存在、是否得到及时、合理的治疗等多种因素的影响。因此口腔颌面部感染的过程和转归取决于机体抵抗力、致病体的毒力和治疗措施三个方面,临床上感染的转归有以下三种情况。

(一)痊愈

感染被局限,通过自行吸收或形成脓肿引流后,病原微生物及变质组织完全清除,由健康组织修复损伤区域而痊愈。

(二)转化为慢性炎症

机体和病原体毒力形成相持状态,或对感染处理不当,感染转为慢性过程。

(三)感染扩散

当机体抵抗力弱,或病原体数量多、毒性大时,感染可向周围组织和器官蔓延,也可以通过淋巴管及血液循环扩散,引发淋巴管炎,淋巴结炎,甚至形成败血症、转移性脓肿、海绵窦血栓性静脉炎、中毒性休克等严重的并发症。

四、口腔颌面部感染的临床表现

(一)局部症状

临床上局部主要表现为红、肿、热、痛及功能障碍,炎症区相关的淋巴结出现肿大、压痛等典型症状。化脓性感染的急性期,病情发展迅速,一般由几天到十几天,局部反应明显。其组织病理改变为充血、水肿、渗出、变质、细胞代谢障碍以及组织坏死、化脓等。感染早期,由于炎细胞浸润,以感染区域为中心出现弥散性肿胀,皮肤潮红、发亮,触之较硬而疼痛,病变的中心区红肿及压痛最严重,周围逐渐减轻。肿胀与正常组织分界不清,且往往超出病变范围。当机体抵抗力强及用药及时、合理时,感染可以自行吸收而消散。若发病 5~7 天,体征无明显改变,则坏死组织、脓细胞及组织液积聚而形成脓肿。脓肿表浅者有自发痛及触压痛,皮肤隆起,颜色暗红,可扪及波动感;深部脓肿者除有一般的感染症状外,在皮肤表面不能触及波动感,但由于淋巴、组织液的回流障碍,指压病变皮肤可出现凹陷性水肿,此点有助于诊断。在化脓过程中,可呈现跳痛,且可放射至患侧头面部。感染区若位于咀嚼肌深面或升支内侧者,面部皮肤多无明显肿胀,主要表现为患侧疼痛及严重的张口受限;而位于口底、舌根、下颌下、咽旁间隙的感染,可影响咀嚼、吞咽、语言,严重者可致呼吸困难。

腐败坏死性蜂窝织炎受累区皮肤呈弥漫性肿胀,触压有明显凹陷性水肿,皮肤灰白发亮。随着局部循环障碍加重,皮肤色泽呈暗红或紫色,无弹性,由于组织间隙内有气体产生,常可扪及捻发音。

由于感染菌种不同,所形成的脓液性状也有差异。金黄色葡萄球菌感染者脓液呈黄色,黏稠;链球菌感染者脓液呈淡黄色、稀薄,有时由于溶血而呈褐色;大肠埃希菌感染者脓液为黄褐色、浓稠、有粪臭味;铜绿假单胞菌感染者脓液为翠绿色、稍黏稠、有酸臭味;混合性细菌感染者脓液呈灰白或灰褐色,有明显腐败坏死臭味;结核杆菌感染者脓液呈黄绿色、稀薄,可有豆渣样干酪物;放线菌感染者脓液中则可有黄色硫黄颗粒。

慢性炎症期,由于纤维组织增生,胶原纤维的收缩,局部形成较硬的炎性浸润块,有轻压痛。有的脓肿未及时治疗而自行破溃,形成长期排脓的皮肤或黏膜瘘(窦)口。

(二) 全身症状

全身症状的轻重因细菌数量、毒力,感染部位及机体的状况不同而有很大的差异。如面部疖可无明显全身症状,而急性中央型颌骨骨髓炎及多个颌周间隙蜂窝织炎则可伴有较重的全身症状,如畏寒、发热、头痛、全身不适、乏力、食欲减退、尿量短赤、脉搏细数、舌质红、苔黄等;实验室检查示白细胞总数不同程度增高、中性粒细胞比例上升、核左移。年老者、幼儿患者或病情重而病程较长者,可出现全身性营养和代谢障碍,引起水、电解质平衡失调,肝、肾功能损害。发生在面部危险三角区内的疖、痈,可导致海绵窦血栓性静脉炎等颅脑并发症,引起脑膜激惹及眼静脉回流受阻症状。个别病情严重者可发生败血症、脓毒血症,甚至中毒性休克。全身反应低下,多器官功能衰竭,脉快而弱,血压下降,体温或白细胞计数不升高或反而低于正常时,均提示病情严重,最后发生昏迷死亡。

慢性炎症患者多表现为局部病变经久不愈、长期排脓或反复发作,可伴有持续低热的全身症状。因长期处于慢性消耗状态,患者可表现为全身衰弱、营养不良以及不同程度的贫血等表现。

知识链接

口腔颌面部感染可出现的并发症

在机体抵抗力下降,致病菌数量多、毒力强的情况下,口腔颌面部感染可迅速扩散,造成一些严重的并发症,如海绵窦血栓性静脉炎、败血症、脓毒血症、脑膜炎、脑脓肿以及感染性休克等,这些并发症往往是导致患者死亡的主要原因。所以积极预防、早期发现,及时治疗可能出现的并发症,对患者的安全有重要意义。

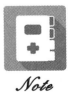

Note

败血症及脓毒血症

细菌进入血液循环,持续存在并迅速生长、繁殖,产生大量毒素而引起严重全身中毒症状者称为败血症。一般在患者全身情况差和致病细菌毒力强的情况下发生。原发化脓性病灶的细菌栓子进入血液循环并被带到身体其他部位和器官,形成多发性脓肿称为脓毒血症。如在肺、肝、心、肾、脑或其他部位形成的迁移性脓肿。临床表现为高热、寒战、皮下或黏膜下出血转移性多发性脓肿、多器官功能障碍、肝脾肿大、休克等。血液细菌培养阳性是诊断败血症的重要依据。

海绵窦血栓性静脉炎

口腔颌面部化脓性感染逆着面静脉而上,达颅内海绵窦而引起的感染称为化脓性海绵窦血栓性静脉炎,常伴有败血症,特点如下:①体温急剧升高;②头痛、恶心、呕吐及颈项强直;③因静脉回流受阻和有关脑神经受累而出现的一系列典型症状,如眼及前额剧痛,眼睑及鼻根部水肿、球结膜淤血、水肿,眼球突出,上睑下垂,眼球运动受限以及视力障碍。病变多从一侧开始,常发展至对侧。病变后期患者出现昏迷,瞳孔散大、对光反射消失。

脑膜炎和脑脓肿

口腔颌面部感染可直接蔓延侵入颅内,也可以间接通过脓毒血症引起颅内感染。其主要临床表现为全身中毒症状明显,进行性头痛、呕吐等脑膜刺激症状及颅内压增高症状,可出现脑脓肿体征。

感染性休克

通常见于局部病变已扩展为全身化脓性感染的病例,因细菌毒素及炎症产物引起血液循环衰竭而出现休克。其临床表现主要为血压迅速下降,呈持续性低血压,出现尿少、无尿等急性肾功能衰竭及尿毒症,出现中毒性脑病,很快转入神志不清、昏迷,最终因伴发弥散性血管内凝血而导致死亡。

五、口腔颌面部感染的诊断

根据发病因素、临床症状、体征,大多数可作出正确诊断。如诊断及时,治疗得当,对缩短病程、防止感染扩散和恶化均有重要意义。

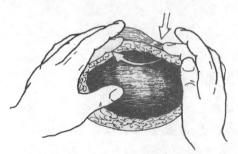

图 6-1　脓肿波动感的检查方法

炎症初期,感染区的主要表现为红、肿、热、痛等,这是诊断局部感染的基本依据。当炎症局限形成脓肿时,波动感是诊断脓肿的重要特征。浅部脓肿可通过波动试验诊断(图 6-1);深部脓肿一般不易查到波动,但压痛点比较清楚,并存在不能很快恢复的凹陷性水肿。对于深部脓肿,尤其是位于筋膜下层的脓肿,一般很难查到波动感。为了确定有无脓肿或脓肿的部位,可行穿刺检查,以协助诊断。

必要时可借助 B 超、CT 等检查,有助于明确脓肿部位、大小。进行脓液细菌培养和药敏试验,以鉴别感染细菌的种类,并为合理选用抗感染药物提供依据。另外,定时的外周血白细胞检测是观察感染进展的基本方法之一,在重度感染或大量抗生素应用下,白细胞计数可无明显增加,但有核左移和中毒性颗粒出现。X线片对诊断颌骨骨髓炎,确定其病变范围、破坏程度或死骨形成的部位等能提供可靠的依据。疑有败血症时,应多次抽血做细菌培养以明确诊断,并做药敏试验,为选择有效的抗感染药物做参考。

对于位置深在的间隙感染或颌骨骨髓炎患者,以及皮肤、黏膜上的慢性溃疡和炎性硬结等病例,应注意同恶性肿瘤、血管瘤、囊肿以及其他疾病的继发性感染相鉴别,必要时应做活体组织病理检查,明确诊断。

六、口腔颌面部感染的治疗

口腔颌面部感染总的治疗措施应针对机体和病原体两个方面,增强机体抵抗力,调整紊乱的生理功能是治疗的基础;对病原体的治疗,清除炎症产生的毒性物质(如脓液、坏死组织),及早去除病灶是治疗的关键。口腔颌面部感染要从全身和局部两个方面考虑,但轻度感染仅用局部疗法即能治愈。

(一) 局部治疗

注意保持局部清洁,减少局部活动度,避免不良刺激,面部疖、痈应严禁挤压,以防感染扩散。

1. 热敷 颌周间隙蜂窝织炎及淋巴结炎的早期可选用湿热敷(热水、50%硫酸镁溶液)、局部红外线、短波及医用激光照射等理疗,有促进血液循环、加速渗出液吸收和加强细胞吞噬的效果。面部疖、痈,特别是危险三角区的疖、痈应严禁使用,因热敷后可促进海绵窦静脉炎的发生。脓肿形成后则应慎用,以免炎症扩散。高压氧可以增进血液循环和氧的供给,促进慢性骨髓炎和放射性骨髓炎的死骨分离及炎症病灶愈合。

2. 外敷药物 急性期局部外敷中草药可起到散瘀、消肿、止痛和促进炎症局限的作用;已有局限倾向时,可促进炎症消散或加速形成脓肿及排脓。常用的药物有鱼石脂软膏、六合丹、金黄散等。严禁使用腐蚀性药物外敷,以防止感染扩散或遗留永久性瘢痕。

(二) 手术治疗

口腔颌面部感染的手术治疗包括脓肿切开引流术和清除病灶两个方面。

1. 脓肿切开引流术 化脓性炎症当脓肿已经形成或脓肿已破溃但引流不畅时,必须进行切开引流或扩大引流术,通过切开排脓将脓液及坏死物排出体外。局部炎症明显,病情发展迅速,如腐败坏死性蜂窝织炎,或全身有明显中毒者,也可早期切开,可以起到减轻局部压力,减缓疼痛,预防感染扩散,改善局部及全身症状,防止并发症发生的目的。通过抽脓方式的闭式引流是不可取的。

1) 切开引流的目的

(1) 使脓液和腐败坏死物迅速排出体外,已达到消炎解毒的目的。

(2) 解除局部疼痛、肿胀及张力,以防发生窒息(如舌根部、口底间隙脓肿)。

(3) 颌间间隙脓肿引流,以免并发边缘性骨髓炎。

(4) 预防感染向颅内和胸腔扩散或侵入血液循环,并发海绵窦血栓性静脉炎、脑脓肿、纵隔炎、败血症等严重并发症。

2) 切开排脓的指征

(1) 局部疼痛加重,并呈搏动性跳痛;炎症肿胀明显,皮肤表面紧张、发红、光亮;触诊时有明显压痛点、波动感,呈凹陷性水肿;或深部脓肿经穿刺有脓液抽出者。

(2) 口腔颌面部急性化脓性炎症,经抗生素控制感染无效,同时出现明显的全身中毒症状者。

（3）颌周蜂窝织炎（包括腐败坏死性），如炎症已累及多间隙，出现呼吸困难及吞咽困难者，可以早期切开减压，能迅速缓解呼吸困难及防止炎症继续扩散。

（4）结核性淋巴结炎，经局部及全身抗结核治疗无效，皮肤发红已近自溃的寒性脓肿，必要时也可行切开引流术。

3）切开引流手术要求

（1）切口部位应尽量位于脓肿最低处，以利于脓液沿重力低位自然引流。

（2）切口最好选择在愈合后瘢痕相对隐蔽的位置，如发际内、耳屏前、下颌下区、颌后和口内等，一般首选经口内引流。切口方向应与皮纹方向一致，减少瘢痕畸形。切口长度取决于脓肿部位的深浅与脓腔的大小，以能保证引流通畅为准则，浅表者可小于脓肿直径。勿损伤重要解剖结构，如面神经、血管和唾液腺导管等。

（3）一般切开至黏膜下或皮下组织，按脓肿位置用血管钳钝分离进入脓腔，并扩大创口。如有多个脓腔存在，应通过同一切口逐一贯通每个脓腔，以利于彻底引流。

（4）术中操作应准确、快速、轻柔，应避免脓腔壁的损伤，并注意观察脓液的色泽、性状及脓量等。颜面危险三角区的脓肿切开后，严禁挤压，以防感染向颅内扩散。

（5）脓肿切开后用生理盐水、1%～3%过氧化氢液或抗生素液反复冲洗脓腔，以加速脓液的排出。但须注意的是，切忌在脓腔深大而引流创口相对较小时用3%过氧化氢冲洗，否则由于机械推压，发炎坏死组织反而可引起炎症播散。

（6）根据脓肿的位置、深浅、脓腔的大小，选择不同的引流方式。一般口内常选用碘仿纱条或橡皮条引流；口外脓肿用盐水纱条、橡皮片或乳胶管。每日更换敷料1～2次。脓腔大、范围广、脓液黏稠时在更换敷料时同时选用冲洗液冲洗。

2. 清除病灶 口腔颌面部感染绝大多数是牙源性感染扩散所致，但常易被忽视。因而在急性炎症控制后，应及时施行清除病灶的手术，以消除病原，避免复发。如治疗或拔除病灶牙，清除死骨，摘除唾液腺导管内结石等。

（三）全身治疗

口腔颌面部感染并发全身中毒症状如发热、寒战、白细胞计数明显升高或出现中毒颗粒时，都应在局部处理的同时，全身给予支持治疗，维持水、电解质平衡，以减轻中毒症状，并及时有针对性地给予抗菌药物。全身治疗包括针对局部炎症区或激发全身感染的病原微生物的抗感染治疗，以及因感染所致的高热治疗，水、电解质平衡紊乱的纠正和支持疗法两方面。口腔颌面部感染早期多无全身并发症，全身治疗主要为抗感染药物的应用。但面部疖、腐败坏死性蜂窝织炎、急性颌骨骨髓炎等，可出现严重的并发症，应高度警惕，及早发现，对症治疗。对已发生败血症、海绵窦血栓性静脉炎、全身其他脏器继发性脓肿形成、中毒性休克等严重并发症时，更应早期及时进行全身治疗。

1. 全身支持治疗 ①感染的急性期，应适当休息，注意加强营养，给予高蛋白质、高热量、易消化、富含B族维生素和维生素C的食物。重者应卧床休息，高热和脱水患者，应根据需要静脉输液，保证充足的水分，以防止和纠正水、电解质平衡紊乱和酸中毒等，保护肝、肾功能。对体弱贫血者及重症患者，可输新鲜血液或血浆蛋白，以增强机体抗病能力；可定期多次给予胎盘球蛋白、丙种球蛋白来增强抗体。②另外还可实施对症治疗，如对高热患者，可采用物理降温，必要时给予药物降温。③对于中毒性休克、病情严重者可用冬眠疗法来减轻机体对炎症因子的过度反应，为抗感染药物发挥有效作用争取时间，创造条件。但该方法可降低正常的生理反射，并发肺部感染，伴有心血管疾病、血容量不足、肺功能不足者慎用。

2. 抗感染药物治疗 一般来说，局限、表浅的化脓性感染，机体状况良好，无全身症状者，只需局部处理,可不用抗感染药。对于较重的深部感染或全身感染,抗感染药物的应用是炎症治疗的基本方法。

使用抗感染药物时,应根据患者全身情况,病原微生物种类和疾病严重程度进行选择,否则,不仅造成药物的浪费,而且引起细菌的耐药性,并严重影响治疗。因此,临床医生必须熟悉各种抗感染药物的性能,并掌握适应证和联合用药的原则,预防可能发生的不良反应,避免二重感染,同时还应克服单纯依赖抗感染药物的倾向。必须明确,抗感染药物的应用并不能代替外科治疗的基本原则。

临床应用抗感染药物的基本原则如下。①确定病原体诊断,用药前应尽可能明确病原体并进行药敏试验。②严格掌握所选药物的适应证、抗感染活性,避免应用无指征和指征不强的药物。③充分考虑患者生理、病理、免疫状况调整药物和剂量。④一种抗感染药物可以控制的感染就不任意采用多种药物联合应用;可用窄谱者不用广谱抗感染药。⑤恰当掌握预防用药适应证,提倡手术前、术后合理应用抗感染药物。大多主张术前 30 分钟预防性给药,如手术超过 4 小时,需再用以上药物静滴一次。口腔颌面部常有大量微生物定植,术后应继续用药三天。⑥联合应用抗感染药物必须有明确指征:对病情未明或病原体尚未确定的严重感染;单一药物不能控制的严重感染或混合感染,如结核病等需长期用药而细菌可产生耐药性者;联合用药可获得协同作用或至少可取得累加作用者。

由于病原体的种类一开始尚不能确定,临床上一般可先根据诊断、感染来源、临床表现、脓液性状和脓液涂片检查等估计病原体种类,选择抗感染药物。以后按照治疗效果、病情演变、细菌培养及药物敏感试验结果,调整抗感染药物种类。

3. 激素的应用 对合并败血症或脓毒症以及出现感染性休克的患者,或由于局部水肿导致呼吸困难的病例,在使用足量有效抗生素的同时,可加用肾上腺皮质激素类。激素具有退热、抗炎、抗毒、减轻水肿、升压和增加肾小球滤过率的作用,故可减轻病理损害和改善临床症状。临床常用的激素药物有氢化可的松、波尼松(强的松)、地塞米松等。使用原则是疗程短、剂量适度。对重症病例,也有主张大剂量短时间应用的。

激素对神经、消化系统及骨组织有某些副作用。另外,还有抑制机体免疫功能和纤维母细胞活动的作用,能降低机体抵抗力,促使感染扩散和掩盖临床症状。应用过量可出现库欣综合征;长期用药后突然停药还可发生戒断综合征。因此,使用时应特别慎重。高血压、伴有溃疡性疾病或结核性感染患者等则应避免使用本药。

第二节 智齿冠周炎

智齿冠周炎(pericoronitis of third molar)是指智牙(第三磨牙)萌出不全或阻生时牙冠周围软组织发生的炎症。临床上以下颌第三磨牙冠周炎最为常见,上颌第三磨牙发生率较低,症状较轻,并发症较少,治疗相对简单。本节主要介绍下颌第三磨牙冠周炎。

一、病因

人类种系发生和演化过程中,随着食物种类的变化,带来咀嚼器官的退化,造成颌骨长度与牙列所需长度的不协调。下颌第三磨牙是牙列中最后萌出的牙,因萌出的位置不足,可导致不同程度的阻生。阻生第三磨牙或第三磨牙萌出过程中,牙冠可全部或部分被龈瓣覆盖,龈瓣与牙冠之间形成较深的盲袋(图 6-2)。盲袋的存在与冠周炎的形成关系密切。盲袋内易积存食物残渣及细菌且不易清洁,其间的温度与湿度又利于细菌的生长繁殖,当冠周软组织与龈瓣受到牙齿萌出时的压力时,造成局部血运变差,加之咀嚼时遭到对颌牙的咬伤,细菌即可侵入。盲袋所蕴含的潜在危险与宿主的抵抗力之间,常形成一定的平衡。一旦全身抵抗力下降,如上呼吸道感染、精神紧张、疲劳、睡眠不足、月经期、分娩等,龈袋内寄居的细菌则乘机繁殖,细菌毒力增强,引起冠周炎的急性发作。

因此,下颌第三磨牙阻生、冠周盲袋形成和细菌感染是下颌智齿冠周炎发生的主要病因,其中阻生

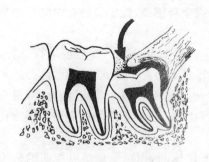

图 6-2　阻生牙引起的盲袋

是根本原因。

二、临床表现

智齿冠周炎好发于 18～30 岁的青年人,常以急性炎症的形式出现。急性智齿冠周炎的初期,患者一般无明显全身症状,仅自觉患侧磨牙后区胀痛不适,当咀嚼、吞咽、开口时疼痛加重。如病情继续发展,局部可呈自发性跳痛且可向耳颞神经分布区放射。当感染侵及咀嚼肌时,可引起咀嚼肌反射性痉挛而出现不同程度的张口受限,重者可发生"牙关紧闭"。由于口腔不洁,出现口臭、苔厚、患侧龈袋有咸味分泌物溢出。

临床检查多数患者可见萌出不全的第三磨牙,在低位阻生或肿胀的龈瓣全部覆盖牙冠时,需用探针检查方可探及龈瓣下的阻生牙。冠周龈瓣红肿、溃烂,有明显触痛,有时可见从龈袋内溢出脓液。化脓性炎症局限时,可形成冠周脓肿,有时脓肿可自行溃破。病情严重者,炎性肿胀可波及舌腭弓和咽侧壁,伴发明显的张口困难。相邻第二磨牙受炎症激惹可出现叩击痛。由于受食物嵌塞等因素影响,相邻的第二磨牙远中邻面牙颈部常发生龋坏,切勿遗漏。此外常伴有患侧下颌下淋巴结肿大、压痛。

全身有不同程度的畏寒、发热、全身不适、食欲减退、便秘等,白细胞总数增多,中性粒细胞比例上升。

慢性冠周炎在临床上多无明显症状,仅局部有轻度压痛、不适,但患部软组织较硬,可有龈袋溢脓,颊部黏膜或皮肤可有瘘管,可有轻度张口受限。

智齿冠周炎如未能有效控制,可直接蔓延或经由淋巴管扩散,引起邻近组织器官或筋膜间隙的化脓性感染,重者还可循血行传播,并发败血症等全身化脓性感染。常见的局部扩散途径如下。

(1)智齿冠周炎常向磨牙后区扩散,形成骨膜下脓肿,脓肿向外穿破,可在咬肌前缘与颊肌后缘之间薄弱处发生面颊部皮下脓肿,当穿破皮肤后可形成经久不愈的面颊瘘。

(2)炎症可沿下颌骨外斜线向前扩散,可在相当于在第一磨牙颊侧前庭沟处形成骨膜下脓肿或破溃成瘘管,临床上易误诊为第一磨牙根尖感染或牙周病变。

(3)感染可沿下颌支外侧面向后扩散,引起咬肌间隙感染,并可引起下颌支外侧面边缘型骨髓炎。

(4)感染可沿下颌支内侧向后扩散,引起翼下颌间隙感染或下颌支内侧面边缘型骨髓炎,以及咽旁间隙感染或扁桃体周围脓肿。

(5)感染可沿下颌体内侧向下方扩散,引起舌下间隙、颌下间隙感染甚至口底蜂窝织炎(图 6-3)。

三、诊断及鉴别诊断

根据病史、临床症状和检查所见,诊断多无困难。用探针检查可触及未萌出或阻生的第三

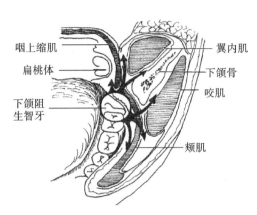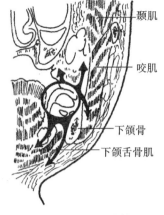

水平面观　向前、后、外、内扩散　　　冠状面观　向上、下扩散

图 6-3　智齿冠周炎的感染扩散途径

磨牙牙冠。X 线片检查可以了解第三磨牙的生长方向、位置、牙根的形态及牙周情况。

值得注意的是,当下颌第三磨牙冠周炎扩散至第一磨牙前庭沟时,或在该处形成瘘管或面颊瘘时,易被误诊为炎症来自第一磨牙,特别在第一磨牙及牙周有病变时,更易误诊。此外,还应与第二磨牙远中深龋引起的牙髓炎、根尖周炎,以及磨牙后区恶性肿瘤(合并感染)相鉴别。

四、治疗

智齿冠周炎的治疗原则:急性期主要以抗感染、镇痛、切开引流及增强机体抵抗力的治疗为主;慢性期应以去除病因为主,及时消除盲袋或及早拔除阻生牙,以防止反复急性发作或带来并发症。其主要治疗措施如下。

（一）盲袋冲洗、上药

盲袋冲洗、上药是局部消炎、止痛、引流的有效治疗方法,可清除龈袋内食物残渣、坏死组织及脓液等。常选用生理盐水、1%~3%过氧化氢或 1∶5000 高锰酸钾、0.1%氯己定(洗必泰),以弯形钝针头深入至盲袋底部,彻底清洗盲袋。擦干局部,用探针蘸碘甘油、樟脑酚、2%碘酊或少量碘酚送入盲袋内,每日 1~3 次。

（二）温热水等含漱剂漱口

温热水等含漱剂漱口能改善局部血液循环,缓解肌肉痉挛,促使炎症消散,使患者感到舒适。常用盐水或普通水,温度应稍高,每 1~2 小时含漱一次,每次 4~5 分钟。含漱时头应稍向后仰并偏向患侧,使液体作用于患区,但急性炎症扩散期不宜采用。其他含漱剂有 1%过氧化氢、0.05%氯己定液、1∶5000 高锰酸钾等。

（三）理疗、针刺治疗

有镇痛、消炎和改善张口度的作用。针刺常用穴位有合谷、下关、颊车、大迎、翳风等。

（四）切开引流

如当冠周脓肿形成时,须在表面麻醉或局部麻醉下切开引流,并放置引流条。在充分麻醉下,将盲袋挑开,同时应将盲袋底部的残余牙囊组织切开,使盲袋彻底松弛,减压,但勿剥离冠周的黏骨膜,以免引起颊部肿胀。再彻底冲洗上药,能迅速消炎止痛并有利于防止炎症扩散。

（五）冠周龈瓣切除术

当急性炎症消退,对于第三磨牙牙位正常且有足够位置可以萌出者,可在局麻下切除第三磨牙冠周龈瓣,以消除盲袋,去除致病因素,保留第三磨牙(图 6-4)。

(六)下颌阻生智齿拔除术

对于牙位不正、无足够萌出位置、无对颌牙或相对于上颌第三磨牙位置不正,以及反复发生冠周炎者应尽早予以拔除。伴有颊瘘者,在拔牙的同时行瘘管搔刮或切除瘘管,刮尽肉芽,缝合面部皮肤瘘口。

(七)全身治疗

合理使用抗生素和对症处理,必要时给予支持疗法。

五、预防

在人体抵抗力强,冠周软组织健康的情况下,尽管下颌第三磨牙阻生,牙冠为龈瓣所覆盖,但不一定发生冠周炎。而当人体抵抗力下降,或局部龈瓣受创伤,或细菌毒力强时,就会发生冠周炎,甚至引起严重并发症。因此,加强锻炼,注意休息,保持口腔卫生,是预防冠周炎发生的重要环节。具备龈瓣切除条件者,应把握时机对无法正常萌出的阻生牙做相应的手术治疗,以免冠周炎的再次发作。

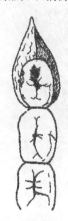

图 6-4　冠周龈瓣切除术

第三节　口腔颌面部间隙感染

口腔、颜面、颈部深面的知名解剖结构,均有致密的筋膜包绕。在这些解剖结构的筋膜之间有数量不等而又彼此连续的疏松结缔组织或脂肪组织充填。由于感染常沿这些阻力薄弱的结构扩散,故将其视为感染发生和扩散的潜在间隙。口腔颌面部间隙感染(oral and maxillofacial space infection)是指在口腔、颌面及颈上部各潜在性筋膜间隙中所发生的细菌性炎症的总称。感染发生后,在脂肪结缔组织变性坏死后则形成脓肿,感染初期累及潜在筋膜间隙内结构表现为蜂窝织炎。

口腔颌面部间隙感染主要表现为急性炎症过程,病情发展迅速,局部和全身症状均很明显。口腔颌面部间隙感染均为继发性,常见的为牙源性或腺源性感染扩散所致,损伤性、血源性及医源性较少见。感染多为需氧菌和厌氧菌引起的混合性感染,也可为葡萄球菌、链球菌等引起的化脓性感染,或厌氧菌等引起的腐败坏死性感染。感染位置可以是表浅的,亦可以是深在的。临床根据感染所在的解剖部位而有不同的临床表现。化脓性感染可局限于一个间隙内,也可扩散波及相邻几个间隙,形成弥漫性脓肿或蜂窝织炎,甚至可沿神经、血管扩散,引起海绵窦血栓性静脉炎、脑脓肿、败血症、纵隔炎等严重并发症而危及生命。口腔颌面部间隙感染可表现出程度不同的感染全身症状。

在诊断间隙感染时,应对感染来源、感染性质和致病体的种类、感染的部位及波及范围、感染的发展阶段、患者的身体状况等方面作出判断与鉴别。对怀疑为颌面部深部间隙感染者,如果经过抗生素治疗或切开引流后仍无好转,反而局部肿痛继续加重,须考虑是否为肿瘤。

由于解剖部位各异,感染涉及的间隙多寡不一,以及感染来源和致病菌类别不同,患者的局部及全身表现也各具特征,治疗方法自然也各有侧重,临床应区别对待。下面就各间隙感染予以分别叙述。

一、眶下间隙感染

眶下间隙(infraorbital space)位于眼眶下方、面部表情肌与上颌骨前壁之间。上界为眶下缘,下界为上颌骨牙槽突,内界为鼻侧缘,外界为颧骨。间隙中有自眶下孔穿出的眶下神经血管束以及眶下淋巴结。此外,还有走行与肌间的内眦动脉、面前静脉及其与眼静脉、眶下静脉、面深静脉的交通支(图6-5)。

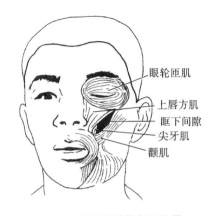

图 6-5 眶下间隙的解剖位置

（一）感染来源

感染主要来自上颌尖牙、第一前磨牙、上颌切牙的化脓性根尖周炎或牙槽脓肿;其次为上颌骨骨髓炎的脓液穿破骨膜,此外上唇底部、鼻侧的化脓性感染也可扩散至眶下间隙内。婴幼儿上颌骨骨髓炎亦常伴发眶下间隙感染。

（二）临床特点

主要表现为以尖牙窝为中心眶下区的红肿。肿胀范围波及内眦、眼睑、颧部皮肤;肿胀区皮肤充血、张力增大、睑裂变窄、鼻唇沟消失。脓肿形成后,眶下区可触及波动感;口腔内常可发现病灶牙;尖牙至第一前磨牙前庭沟处常有明显肿胀、压痛,极易扪及波动,穿刺可抽出脓液,少数可自行破溃脓液溢出;脓肿压迫、激惹眶下神经,可引起不同程度的疼痛。

（三）扩散途径

眶下间隙感染向上可向眶内直接扩散,引起眶内蜂窝织炎。严重者沿面静脉、内眦静脉、眼静脉向颅内扩散,并发海绵窦血栓性静脉炎;亦可并发颊间隙感染及上颌窦炎、上颌骨骨髓炎等。

（四）治疗

眶下间隙蜂窝织炎阶段可从局部外敷中药及针对感染病灶牙的处理着手;一旦脓肿形成应及时行切开引流术。一般多从口内在上颌尖牙及前磨牙的口腔前庭黏膜皱襞丰满膨隆处做切口,符合低位引流原则,横行切开黏骨膜达骨面,然后用血管钳向尖牙窝方向分离脓肿,使脓液充分引流,以生理盐水冲洗脓腔,放置引流物(图6-6)。待炎症控制后立即处理病灶牙。

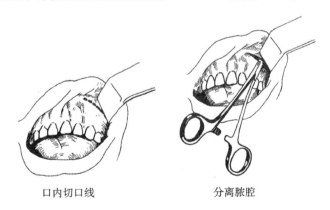

口内切口线   分离脓腔

图 6-6 眶下脓肿切开引流术

二、颊间隙感染

颊间隙(buccal space)有广义、狭义之分。广义的颊间隙是指位于颊部皮肤与颊黏膜之间

Note

颊肌周围的间隙。其上界为颧骨及颧弓下缘,下界为下颌骨下缘;前界从颧骨下缘至鼻唇沟经口角至下颌骨下缘的连线;后界浅面相当于咬肌前缘;深面为翼下颌韧带(图6-7)。间隙内除颊脂垫、蜂窝组织及脂肪组织外,还有腮腺导管、面神经分支、面动脉、面前静脉通过,以及颊淋巴结、颌上淋巴结等。狭义的颊间隙又称咬颊间隙,是指咬肌和颊肌之间存在的一个狭小筋膜间隙,颊脂垫正位于其中。

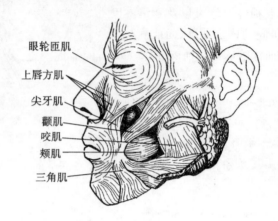

图 6-7　颊间隙的解剖位置

（一）感染来源

颊间隙感染多见于上、下颌磨牙的根尖周或牙槽脓肿穿破骨膜,侵入颊间隙,尤其是下颌第三磨牙冠周炎可直接波及此间隙;也可见于颊及颌上淋巴结的感染扩散或颊部皮肤损伤、颊黏膜溃疡继发感染。

（二）临床特点

颊间隙感染的临床特点取决于脓肿形成的部位,临床表现也有所差异。由下颌磨牙和第三磨牙冠周炎引起者,多在颊黏膜与颊肌间形成脓肿,口内脓肿明显;若为颊部皮肤与颊肌之间的蜂窝织炎,则面颊红肿明显,范围弥漫,界限不清;颊部皮下或黏膜下脓肿,病程进展缓慢,肿胀及脓肿的范围较为局限。如为颊后部的感染,则可有张口受限,咀嚼时疼痛加剧,脓肿可穿破皮肤形成颊瘘。当感染侵入颊脂垫时,则炎症发展迅速,肿胀范围波及整个颊部,并可向相通间隙扩散,形成多间隙感染。

（三）扩散途径

颊间隙借颊脂肪垫突、血管、脂肪结缔组织、淋巴组织与颞下间隙、颞间隙、咬肌间隙、颞下颌间隙、眶下间隙相通,成为感染相互扩散蔓延的通道。

（四）治疗

脓肿形成后,应按脓肿部位决定由口内面部做切开引流。脓肿接近黏膜侧,应在脓肿低位,即在口腔前庭或龈颊沟之上切开,用弯止血钳插入黏膜的脓腔分离引流(图6-8)。颊部皮下脓肿,应在脓肿下方沿皮肤折线做切口,广泛颊间隙脓肿应在下颌骨下缘下1～2 cm处做平行于下颌骨下缘的切口,从切开的皮下向上潜行钝分离进入脓腔分离引流,安放引流物(图6-9)。手术过程中应注意避免伤及面神经下颌缘支、面动脉、面前静脉,并注意及时处理原发病灶。

三、颞间隙感染

颞间隙(temporal space)位于颧弓上方的颞区,借颞肌分为颞浅与颞深两间隙。其前上后界为颞肌附着线,下界为颧弓、喙突、颅底平面。颞间隙借脂肪结缔组织与颞下间隙、咬肌间隙、翼下颌间隙、颊间隙相通(图 6-10)。

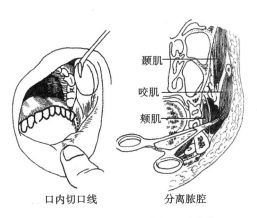
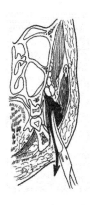

口内切口线　　　　分离脓腔

图 6-8　颊间隙脓肿口内切开引流术

图 6-9　颊间隙脓肿口外切开引流术

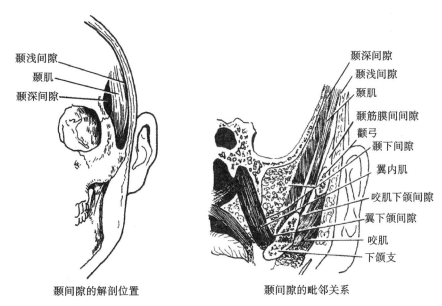

颞间隙的解剖位置　　　　　　颞间隙的毗邻关系

图 6-10　颞间隙的解剖位置与毗邻关系

（一）感染来源

颞间隙感染常由咬肌间隙、翼下颌间隙、颞下间隙、颊间隙等邻近间隙感染扩散引起。耳源性感染（如化脓性中耳炎、颞骨乳突炎等）、颞部皮肤疖、痈以及颞部损伤继发感染也可波及此间隙。

（二）临床特点

颞间隙感染的临床特点取决于单纯间隙感染或伴有相邻间隙感染，肿胀范围可仅限于颞部或同时有腮腺咬肌区、颊部、眶部、颧部等的区域广泛肿胀。病变区表现为凹陷性水肿、压痛、咀嚼痛和不同程度的张口受限。浅部脓肿可扪及波动感，深部脓肿则须借助穿刺或超声波检查来确诊。由于颞肌筋膜致密，颞肌坚厚，深部脓肿难以自行穿破，脓液长期积聚于颞骨表面，可引起骨髓炎。颞骨鳞部薄，内外骨板间板障少，感染可通过骨缝或血管蔓延，导致脑膜炎、脑脓肿等并发症。

（三）扩散途径

颞间隙感染可借分布其间的脂肪结缔组织向颞下间隙、颊间隙、咬肌间隙、翼下颌间隙扩散。

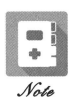

（四）治疗

继发于相邻间隙感染的颞间隙蜂窝织炎，可因其他间隙脓肿切开引流后，炎症随之消退。但颞间隙脓肿形成后则需要切开引流，根据脓肿的深浅、脓腔的大小采用不同形式的切口。浅部脓肿可在颞部发际内做平行于颞肌纤维的单个直切口，切开皮肤、皮下组织及颞浅筋膜至脓腔；较广泛的脓肿或颞深间隙脓肿，应做多个直切口；当疑有颞骨骨髓炎时，可沿颞肌附着的边缘做弧形切口，切开颞深筋膜直达骨面，使颞鳞部完全敞开引流（图 6-11）。注意行弧形切口时，切忌在颞肌上做与肌纤维相交的横向切开，因会损伤颞肌的神经、血管，破坏颞肌的功能。

如果颞间隙脓肿切开引流后，脓肿仍不消退，脓液不减，探及骨面粗糙，X 线片确定已发生骨髓炎时，应积极行死骨及病灶清除术。如伴发多间隙化脓性感染，则应采用连通口内或下颌下的贯通式引流（图 6-11）。

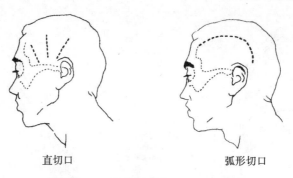

直切口　　　　　　　　弧形切口

图 6-11　颞间隙脓肿切开引流术切口

四、颞下间隙感染

颞下间隙（infratemporal space）位于颅中窝底。上界为蝶骨大翼的颞下面和颞下嵴，下界为翼外肌下缘，前界为上颌骨颧突后面及上颌结节，后界为茎突及其附着的肌肉，外侧为下颌支上份及颧弓，内侧为蝶骨翼突外板的外侧面。该间隙中有脂肪组织、颌内动静脉及翼静脉丛，三叉神经上、下颌支的分支穿行，并与周围诸间隙如颞间隙、翼下颌间隙、咽旁间隙、颊间隙相通；还可借眶下裂、卵圆孔和棘孔分别与眶内、颅内通连，借翼静脉丛与海绵窦相通。

（一）感染来源

可为相邻间隙如颞、翼下颌、咬肌、颊间隙的感染扩散；亦可源于上颌磨牙根尖周感染或拔牙后感染；深部注射麻醉药，如上颌结节、圆孔、卵圆孔阻滞麻醉，操作时消毒不严，也可将感染带入此间隙。

（二）临床特点

该间隙位置深在，感染早期外观表现常不明显，随后可出现面侧深部疼痛及张口受限，颧弓上下及下颌支后方微肿。上颌结节区前庭沟红肿、压痛，常伴发邻近间隙感染而出现相应的症状和体征，全身反应明显，病情严重。当出现同侧眼球突出、眼球运动障碍、眼睑红肿、头痛、恶心等症状时，应高度警惕海绵窦静脉炎的可能性，穿刺及超声波检查有助于诊断。

（三）扩散途径

颞下间隙处于颌周间隙的中心位置，其感染可借该间隙中的脂肪组织、颌内动静脉及翼静脉丛，三叉神经上、下颌支的分支向颞间隙、翼下颌间隙、咽旁间隙、颊间隙、海绵窦扩散，亦可借眶下裂、卵圆孔和棘孔分别向眶内、颅内蔓延。

（四）治疗

应积极应用大剂量抗生素治疗。若症状缓解不明显，经上颌结节外侧（口内）或颧弓与下颌切迹之间（口外）穿刺有脓时，应及时切开引流。口内切开经颧牙槽嵴后方沿前庭沟底做牙槽嵴平行的黏膜切口，向后上钝分离达脓腔，扩大脓腔，放置引流物。口外切开从下颌角下做弧形切口，切断颈阔肌后，通过下颌支后缘分开翼内肌在下颌角内侧的附着，建立引流（图6-12）。若合并多间隙化脓感染，最好采用颞部和颌下切口的贯通引流（图6-13）。

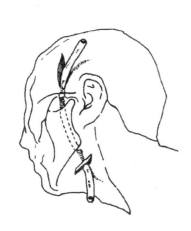

图6-12 颞下间隙的解剖及口外切口引流术

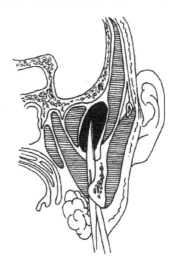

图6-13 颞间隙及颞下间隙脓肿的贯通引流术

五、咬肌间隙感染

咬肌间隙（masseteric space）位于咬肌与下颌支外侧骨壁之间。其上界为颧弓下缘，下界为咬肌在下颌支的附着，前界为咬肌前缘，后界为下颌支后缘。由于咬肌在下颌支、下颌角处附着宽广紧密，故潜在性咬肌间隙存在于下颌支上段的外侧部位，借颊脂垫、咬肌神经、血管与颞、颞下、颊、翼下颌等间隙相通。咬肌间隙感染是临床上常见的间隙感染之一（图6-14）。

（一）感染来源

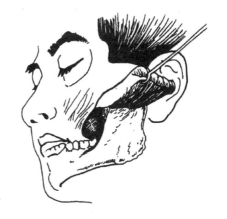

图6-14 咬肌间隙的解剖位置

咬肌间隙感染主要来自下颌智齿冠周炎、下颌磨牙根尖周炎、牙槽脓肿，也可由相邻间隙如颞间隙、颞下间隙、翼下颌间隙及颊间隙感染扩散引起；偶有化脓性腮腺炎，下颌升支骨髓炎引发。

（二）临床特点

咬肌间隙感染的典型症状是以下颌支及下颌角为中心的咬肌区肿胀、压痛，并伴有明显的张口受限及开口疼痛。由于脓肿深在且被强大的咬肌及咬肌腮腺筋膜阻挡，脓肿难以自行溃破，也不易触到波动感，若长期脓液积聚，易造成升支表面及下颌角区边缘型骨髓炎。故若炎症持续1周以上，且压痛点局限或有凹陷性水肿，经穿刺有脓液时，应积极行切开引流。

（三）扩散途径

咬肌间隙感染易向颊间隙、翼下颌间隙、颞下间隙和颞间隙等扩散蔓延，引起多间隙感染，

Note

波及腮腺时可导致腮腺化脓性感染。

（四）治疗

咬肌蜂窝织炎的治疗，除全身应用抗生素外，局部可用物理疗法或外敷中药；脓肿一旦形成，应及时引流。临床上常采用口外途径切开引流。口外切口从下颌支后缘绕过下颌角，距下颌骨下缘 2 cm 处切开，长 3～5 cm，逐层切开皮下组织、颈阔肌以及咬肌在下颌角区的部分附着，用骨膜剥离器，从骨面推起咬肌进入脓腔，引出脓液（图 6-15）。冲洗脓腔后填入盐水纱条。次日换敷料时抽去纱条，置换橡皮条或橡皮管引流。

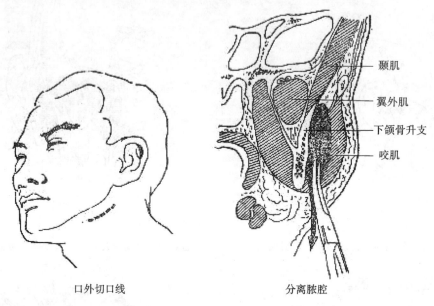

口外切口线　　　　　分离脓腔

图 6-15　咬肌间隙脓肿切开引流

炎症进程在 2 周以上时宜拍片证实有无下颌升支外板边缘型骨髓炎。如有骨面粗糙、增生或凹陷性侵蚀破坏，在切开引流时，应注意检查骨面。如有边缘型骨髓炎形成，则应在脓液减少后早期行病灶刮除术，否则伤口长期迁延不愈。口腔内的病灶牙待感染缓解，张口度改善后及早进行治疗或拔除。

六、翼下颌间隙感染

翼下颌间隙（pterygomandibular space）位于下颌支内侧骨壁与翼内肌外侧面之间。上界为翼外肌下缘，下界为翼内肌在下颌角内侧的附着缘，前界为颞肌及颊肌，后界为腮腺鞘，内界为翼内肌，外界为下颌支内侧骨板，呈底在上、尖在下的三角形（图 6-16）。翼下颌间隙内有舌神经、下牙槽神经分支、下牙槽动静脉通过，并借蜂窝组织与周围多个间隙相通；借颅底血管、神经还可以通入颅内。

（一）感染来源

翼下颌间隙感染常见的为下颌智齿冠周炎及下颌磨牙根尖周炎症的扩散。下牙槽神经阻滞麻醉时消毒不严或拔下颌智齿时创伤过大也可引起翼下颌间隙感染；此外邻近间隙，如颞下间隙、咽旁间隙感染也可波及此处。

（二）临床特点

翼下颌间隙感染常先有牙痛史，继而出现张口受限，咀嚼食物及吞咽疼痛。口内检查可见翼下颌皱襞黏膜水肿、压痛，下颌支后缘稍内侧可有轻度肿胀、深压痛。由于翼下颌间隙位置深在，即使脓肿已经形成，亦难由临床直接触及波动感，多需穿刺才可确诊，因而容易延误诊

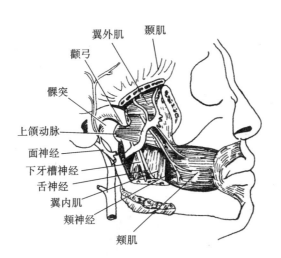

图 6-16　翼下颌间隙的解剖位置

断,致使炎症向邻近间隙扩散,可形成多间隙感染,导致病情复杂化,全身与局部症状更为严重。脓肿若不能及时引流,日久可并发下颌支内侧的边缘性颌骨骨髓炎。

（三）扩散途径

翼下颌间隙位于口腔颌面部间隙中心位置,感染可借蜂窝组织向相邻的颞下间隙、颞间隙、颊间隙、下颌下间隙、舌下间隙、咽旁间隙、咬肌间隙扩散蔓延。

（四）治疗

感染初期应全身应用足量抗生素,以控制炎症的发展和扩散。翼下颌间隙脓肿形成后,可经口内或口外行切开引流。但口内切开因受张口度的限制,较少采用。口外切口具有易于暴露间隙及有利于姿势引流的优点,一般多从口外做切开引流。

口内切口在下颌支前缘稍内侧,即翼下颌皱襞稍外侧,纵行切开 2～3 cm,血管钳钝性分离黏膜下组织及颊肌后,即沿下颌支内侧进入翼下颌间隙(图 6-17)。

口外切口与咬肌间隙脓肿引流切口相似,在分离暴露下颌角下缘时,在其内侧切开部分已累及附着及骨膜,沿骨面内侧剥离翼内肌附着后到达翼下颌间隙,放出脓液,用盐水或 1%～2%的过氧化氢溶液冲洗脓腔,以盐水纱条填塞(图 6-18)。次日更换敷料以橡皮管或橡皮条引流。

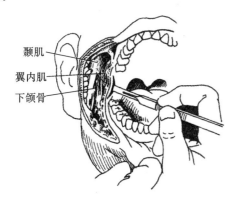

图 6-17　翼下颌间隙脓肿口内切开引流术

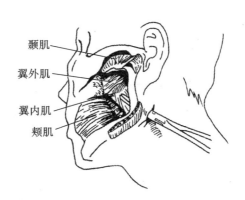

图 6-18　翼下颌间隙脓肿口外切开引流术

七、舌下间隙感染

舌下间隙(sublingual space)位于舌和口底黏膜之下,下颌舌骨肌及舌骨舌肌之上。前界及两外侧界为下颌体内侧面,后界止于舌根部。由颏舌肌及颏舌骨肌将舌下间隙分为左右两部分,二者在舌下肉阜深面相连通(图 6-19)。舌下间隙后上与咽旁间隙、翼下颌间隙相通,后下通入下颌下间隙。舌下间隙中有舌下腺、颌下腺延长部及导管、舌神经、舌神经和舌动脉、舌静脉。

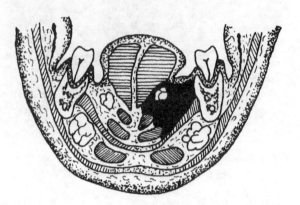

图 6-19　舌下间隙的解剖位置

（一）感染来源

下颌牙的牙源性感染,口底黏膜损伤、溃疡以及舌下腺、下颌下腺导管的炎症等均可引起舌下间隙感染。

（二）临床特点

舌下间隙感染不多见,临床典型表现是一侧舌下肉阜及颌舌沟部位软组织肿胀、疼痛,黏膜充血,患侧舌体被挤压抬高、肿胀、僵硬、影响语言及吞咽。脓肿形成后可触及波动感,感染可经舌系带黏膜下扩散至对侧舌下间隙,严重者因口底肿胀,呈"双重舌"而不能闭口,流涎。感染波及舌根部时,可出现呼吸困难。如感染来自唾液腺,下颌下腺导管口可有脓液排出。

（三）扩散途径

舌下间隙与下颌下间隙、翼下颌间隙、咽旁间隙均相通,感染可互相扩散,从而引起相应间隙感染而出现相应的症状和体征。

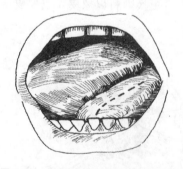

图 6-20　舌下间隙口内切开引流切口

（四）治疗

脓肿形成后,一般在口底肿胀最明显或波动区,与下颌体平行切开黏膜,钝性分离进入脓腔引流(图 6-20)。切开及分离时应注意勿损伤舌神经、舌动脉及下颌下腺导管。舌下间隙感染容易进入下颌下间隙,一旦形成下颌下脓肿,仅从口底引流则效果不好,应及时由下颌下区做切开引流。

八、咽旁间隙感染

咽旁间隙(parapharyngeal space)位于咽腔侧方的咽上缩肌与翼内肌和腮腺深叶之间。上达颅底,下至舌骨平面,前方为翼下颌韧带及下颌下腺上缘,后方深面为椎前筋膜。间隙呈倒立锥体形,底在上为颅底的颞骨与蝶骨,尖向下止于舌骨。间隙被茎突及所附着肌肉分为前后两部,即茎突前间隙和茎突后间隙(图 6-21)。前间隙内有咽升动脉、面动脉扁桃体支;后间隙内有颈内静脉、颈总动脉及颈内动脉、迷走神经、舌咽神经、舌下神经、副神经及颈交感干、颈深上淋巴结等。

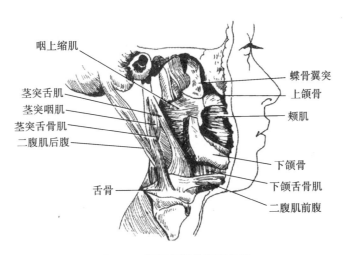

图 6-21　咽旁间隙的解剖位置

图中标注：咽上缩肌、茎突舌肌、茎突咽肌、茎突舌骨肌、二腹肌后腹、舌骨、蝶骨翼突、上颌骨、颊肌、下颌骨、下颌舌骨肌、二腹肌前腹

（一）感染来源

咽旁间隙感染多为牙源性，特别是下颌智齿冠周炎，以及腭扁桃体炎和相邻间隙感染的扩散。此外，可继发于腮腺炎、化脓性中耳炎和颈深上淋巴结炎。

（二）临床特点

咽旁间隙感染主要表现为咽侧壁红肿、扁桃体肿胀、突出，悬雍垂被推向健侧。患者自觉吞咽疼痛、进食困难、张口受限。重者可伴颈上份及颈后区肿胀、喉头水肿、呼吸困难、声嘶等。如处理不及时，可导致严重的肺部感染、败血症、颈内静脉血栓性静脉炎、纵隔感染等严重并发症。

临床上应注意与咽侧部发展迅速的恶性肿瘤、囊性病变继发感染等局部表现类似的疾病相鉴别。

（三）扩散途径

咽旁间隙感染可向翼下颌间隙、颞下间隙、下颌下间隙、舌下间隙及咽后间隙扩散，并可经血管神经束上通颅内，下连纵隔，成为感染蔓延的途径。

（四）治疗

咽旁间隙位置深在，脓肿形成与否一般采用穿刺方法确诊。穿刺方法为经口内翼下颌皱襞内侧进入咽上缩肌与翼内肌之间，抽出脓液后立即行切开引流。

一般选用口内途径切开。在翼下颌皱襞稍内侧做纵向切口，切开黏膜层，用血管钳钝性分开咽肌进入脓腔（图 6-22）。分离脓腔时不宜过深，以免伤及深部的大血管和神经。

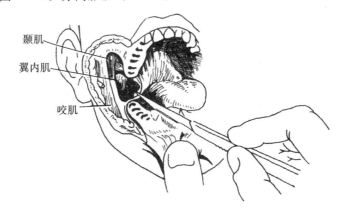

图 6-22　咽旁间隙脓肿口内切开引流术

张口受限或脓胀广泛时,可从口外途径切开引流,切口部位与翼下颌间隙脓肿切开引流相同。但口外途径远不如口内途径易于接近脓腔,操作要求很高。除非严重牙关紧闭,一般均选用口内途径。

九、下颌下间隙感染

下颌下间隙(submandibular space)位于下颌下三角内,周界与下颌下三角相同。上界为下颌骨下缘,前下界为二腹肌前腹,后下界为二腹肌后腹及茎突舌骨肌(图6-23)。其表面为皮肤、颈浅筋膜、颈阔肌、颈深筋膜所覆盖,下颌舌骨肌和舌骨肌构成该间隙的底。该间隙主要包含有下颌下腺及下颌下淋巴结,面动脉、面前静脉在其浅面,在其深面有舌神经、舌下神经走行。

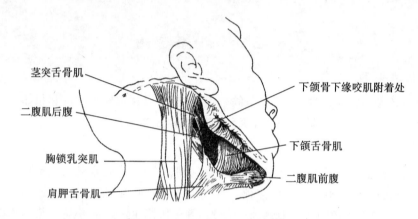

图6-23　下颌下间隙的解剖位置

（一）感染来源

下颌下间隙感染多见于牙源性感染,如下颌智齿冠周炎,下颌后牙的根尖周炎,牙槽脓肿等;腺源性感染为另一重要感染来源,尤其是婴幼儿更为多见。此外,化脓性下颌下腺炎有时亦可继发下颌下间隙感染。

（二）临床特点

多数下颌下间隙感染以下颌淋巴结炎为早期表现,临床表现为下颌下区丰满,检查时有明确边界的淋巴结肿大、压痛。病变继续发展,化脓性下颌下淋巴结炎向结外扩散而形成蜂窝织炎。下颌下间隙蜂窝织炎主要表现为下颌下三角区肿胀,下颌骨下缘轮廓消失,皮肤紧张、压痛,并可出现凹陷性水肿。脓肿形成后皮肤发红、变软,可触及明显波动。下颌下腺间隙因与舌下间隙相连续,感染极易向舌下间隙扩散,此时可伴有口底后份肿胀,舌运动疼痛,舌咽不适等症状。牙源性感染者发病急,腺源性感染者发病较缓。

（三）扩散途径

下颌下间隙因与舌下间隙相续,感染极易向舌下间隙扩散(图6-24),亦可向颏下间隙、咽旁间隙及颈动脉三角区扩散蔓延,易致口底多间隙感染。

（四）治疗

下颌下间隙形成脓肿时范围较大、脓腔较大,但若为淋巴结炎引起的蜂窝织炎,脓肿可局限于一个或数个淋巴结内,则切开引流时必须分开形成脓肿的淋巴结包膜才能达到引流的目的。

下颌下间隙切开引流的部位、长度应参照脓肿部位、皮肤变薄的区域决定。一般在下颌骨下缘以下2 cm,做与下颌骨下缘平行的皮肤切口(图6-25)。切开皮肤、皮下组织及颈阔肌后,

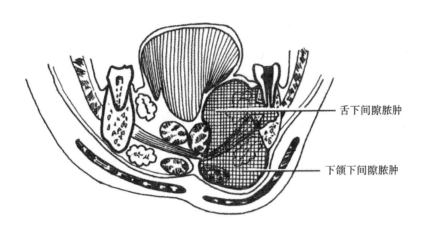

图 6-24　下颌下间隙引起舌下间隙脓肿的解剖关系

用血管钳钝性分离进入脓腔,放置引流物。对于腺源性感染者进行脓肿分离时应分开淋巴结被膜内才能使引流通畅。术中应注意勿损伤面动脉、面静脉与面神经下颌缘支。

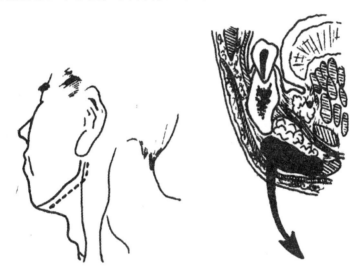

图 6-25　下颌下间隙脓肿切口设计及引流

十、颏下间隙感染

颏下间隙(submental space)位于左、右二腹肌前腹与舌骨所构成的颏下三角内。间隙内有少量脂肪组织及淋巴结,表面覆盖皮肤、颈浅筋膜、颈阔肌、颈深筋膜,深面借下颌舌骨肌和颏舌骨肌与舌下间隙相隔(图 6-26)。

（一）感染来源

颏下间隙感染主要为腺源性感染。下唇、颏部、舌尖、口底舌下肉阜、下颌前牙及牙周组织的感染,淋巴回流至颏下淋巴结,先引起颏下淋巴结炎,然后继发颏下间隙感染。

（二）临床特点

病情一般进展缓慢,早期仅表现为颏下淋巴结肿大。当炎症扩散至结外时,则表现颏下区皮肤红肿、疼痛。脓肿形成时易从皮肤扪及凹陷性水肿及波动感。若感染伴发下颌下、舌下间隙感染,则出现相应的症状,且病情严重。

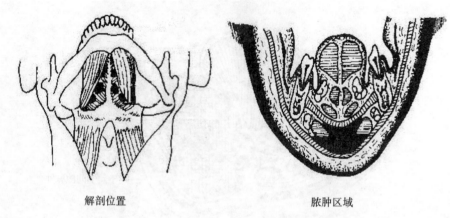

解剖位置　　　　　　　脓肿区域

图 6-26　颏下间隙脓肿的解剖位置及脓肿区域

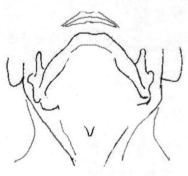

图 6-27　颏下脓肿切口设计

（三）扩散途径

颏下间隙感染可向舌下间隙、下颌下间隙扩散而导致口底多间隙感染。

（四）治疗

脓肿形成后，从颏下肿胀最突出处做横向皮肤切口，切开皮肤、皮下组织，分开颈阔肌达脓腔，建立引流（图 6-27）。

十一、口底多间隙感染

口底多间隙感染又称为口底蜂窝织炎（cellulitis of the floor of the mouth），曾认为是颌面部极为严重而治疗极为困难的感染之一。随着诊治水平的提高及有效抗菌药物的合理使用，近年来此病已较为罕见。口底多间隙感染是指同时累及双侧下颌下、舌下、颏下等口底多间隙的广泛性感染。该区域内有众多附着于下颌骨、舌骨及舌的肌肉，走行纵横交错，其间充满着疏松结缔组织和淋巴结，从而使口底诸多间隙彼此相互沟通（图 6-28）。一旦发生感染，极易向周围扩散，导致口底蜂窝织炎。感染可以是化脓性的，也可以是腐败坏死性的，后者又称卢德维希咽峡炎（Ludwig's angina），临床上全身及局部反应均更严重。

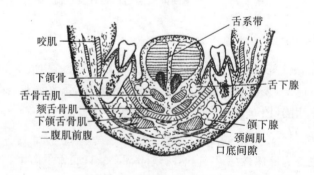

图 6-28　口底间隙的解剖位置

（一）感染来源

口底蜂窝织炎的感染可源于下颌牙的根尖周炎、牙周脓肿、冠周炎、颌骨骨髓炎的感染扩散，或下颌下腺炎、淋巴结炎、急性扁桃体炎、口底软组织及颌骨损伤等。

引起化脓性口底蜂窝织炎的病原体以葡萄球菌和链球菌为主；腐败坏死性口底蜂窝织炎

的病原体是厌氧菌、腐败坏死性细菌为主的混合性感染。除葡萄球菌、链球菌外,常见的有产气荚膜杆菌、厌氧链球菌、败血梭形芽胞杆菌、水肿梭形芽胞杆菌、产气梭形芽胞杆菌,以及溶解梭形芽胞杆菌等。

（二）临床特点

化脓性口底蜂窝织炎患者早期常在一侧舌下或下颌下区开始出现红肿和疼痛,因此,局部特征与下颌下间隙或舌下间隙蜂窝织炎相似。当炎症扩散至整个口底间隙时,则双侧舌下、下颌下及颏部均有弥漫性肿胀(图6-29),口底组织抬高、流涎,舌体被压迫后退,双侧颈上份皮肤肿胀,下颌下缘消失变粗呈牛颈状。患者不能说话、进食,吞咽及呼吸困难。全身症状严重,白细胞总数增多,中性粒细胞比例上升,多伴有发热、寒战,体温可达 39～40 ℃。

腐败坏死性口底蜂窝织炎患者表现为软组织的广泛性水肿。因机体抵抗力差、细菌毒力强,感染扩散更加迅速。感染区组织坚硬、皮肤青紫、无弹性、可出现凹陷性水肿、颌周有自发性剧痛、灼热感。当伴有产气病原体感染时,皮肤紧张发亮,可扪及捻发音。肿胀范围广泛,上自面颊部,下至锁骨水平,甚至可达胸上部。随着病变发展,深层病变组织可因广泛坏死、溶解、液化,而出现波动感,切开后有大量咖啡色、稀薄、恶臭、混有气泡的液体,并可见肌组织呈棕黑色,结缔组织为灰白

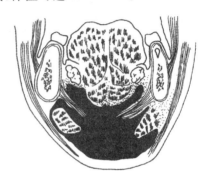

图 6-29　口底蜂窝织炎及脓肿形成部位

色。随病情加重口底黏膜出现水肿,舌体被挤压抬高,舌尖可推至上下前牙之间致前牙呈开殆状。由于舌体僵硬、运动受限,患者语言不清,进食、吞咽困难。常因舌根水肿,压迫会厌,出现呼吸困难。患者多呈半坐位,严重者烦躁不安,呼吸短促,口唇发绀,甚至出现"三凹"征,此时有发生窒息的危险。个别患者的感染可向纵隔扩散,表现出纵隔炎或纵隔脓肿的相应症状。

腐败坏死性蜂窝织炎患者由于全身机体中毒症状严重,体温反而不高,白细胞计数升高不明显或不升高。患者呼吸短浅,脉搏频弱,甚至血压下降,出现休克。化脓性炎症与腐败坏死性炎症的鉴别见表6-1。

表 6-1　化脓性炎症与腐败坏死性炎症的鉴别诊断

	化脓性炎症	腐败坏死性炎症
致病菌	以葡萄球菌及链球菌感染为主	以厌氧菌为主的混合感染
主要病变	以化脓为主要病变	以腐败坏死为主要病变
发病部位	炎症可发生在浅层或深层组织	炎症主要发生在深层组织
全身反应	全身炎症反应明显,高热、白细胞总数增多	全身中毒反应明显,脉搏快而弱,血压下降,体温及白细胞总数可不升高
局部症状	局部皮肤红、肿、热、痛明显	局部充血不明显,但有广泛性水肿
触诊	触痛明显,有时可出现波动感	触诊有皮下捻发音、凹陷性水肿或波动感
脓液性质	切开有脓液,有时混有血液	切开有腐败坏死组织,或少而稀薄脓液,有恶臭

（三）治疗

无论是化脓性病原菌引起的感染,还是腐败坏死性病原菌引起的感染,口底蜂窝织炎患者

局部和全身症状均很严重,其主要危险是呼吸道梗阻和全身中毒反应。故在治疗上,应首先防止窒息和中毒性休克,进行全面及时的抢救。采用静脉途径大剂量应用有效抗生素控制感染,全身给予支持疗法,如输液、输血、吸氧、维持水和电解质平衡等积极抗休克治疗。适量应用激素,以改善患者的全身状况。当患者有呼吸困难或窒息症状时,应及时行气管切开术,以保证呼吸道通畅。

局部应及时行切开引流术,减轻张力,排出脓液及坏死组织,避免机体吸收毒素而加重病情发展。化脓性口底蜂窝织炎的切开引流,应选择在红肿及波动感

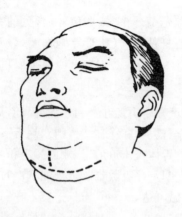

图 6-30　口底蜂窝织炎倒"T"形切口设计

最明显的部位做切口,亦可先行穿刺确定脓肿位置后做切口;腐败坏死性口底蜂窝织炎的切开引流则应做广泛性切口。切开引流在局麻下进行,由一侧下颌角至对侧下颌角,做平行于下颌骨下缘的衣领形切口;有时还可在颏下至舌骨前做一纵向切口,使切口呈倒"T"形(图 6-30)。切开皮肤、皮下组织及颈阔肌,广泛剥离每个间隙,以保证充分引流,并用 3% 过氧化氢或 1∶5000 高锰酸钾溶液冲洗,每日 4～6 次,以改善厌氧环境。创口内以橡皮管引流或盐水纱条引流。

第四节　颌骨骨髓炎

由细菌感染或理化因素引起,使颌骨产生炎性病变称为颌骨骨髓炎(osteomyelitis of jaws)。颌骨骨髓炎,并不单纯限于骨髓腔内的炎症,其包括骨膜、骨密质、骨髓和骨髓腔以及髓腔内的血管和神经等整个骨组织成分发生的炎症过程。

颌骨骨髓炎根据临床病理特点和致病因素不同,可分为化脓性颌骨骨髓炎、特异性颌骨骨髓炎、物理性(放射性)颌骨骨髓炎及化学性颌骨骨髓炎几类。临床上牙源性感染引起的化脓性颌骨骨髓炎最为多见,特异性颌骨骨髓炎(结核、梅毒、放线菌等)较少。近年来,由于放射线在口腔颌面部恶性肿瘤的治疗中的广泛应用,发生放射性骨坏死并发骨髓炎者有增多的趋势。目前,由于化学性因素(磷、砷等)引起的颌骨坏死已经极为罕见。本节重点介绍常见的化脓性颌骨骨髓炎。

一、化脓性颌骨骨髓炎

化脓性颌骨骨髓炎(pyogenic osteomyelitis of jaws)多发生于青壮年,16～30 岁发生率为最高,男性多于女性,比例约为 2∶1。化脓性颌骨骨髓炎发病率占颌骨骨髓炎的 90% 以上,主要发生于下颌骨,婴幼儿化脓性颌骨骨髓炎则以上颌骨最为多见。

(一)感染来源

致病菌主要为金黄色葡萄球菌,其次是溶血性链球菌、肺炎双球菌、大肠杆菌、变形杆菌等;其他化脓菌也可引起颌骨骨髓炎。在临床上以混合性细菌感染多见,其感染途径如下。

1. 牙源性感染　临床上最为多见,占化脓性颌骨骨髓炎的 90%。一般常见在机体抵抗力下降和细菌毒力强时由急性根尖周炎、牙周炎、智齿冠周炎等直接扩散引起。

2. 损伤性感染　颜面部皮肤或口腔黏膜的损伤;与口内相通的开放性颌骨粉碎性骨折或

火器伤伴异物存留均有利于细菌直接侵入颌骨内,引起颌骨骨髓炎。

3. 血源性感染 感染经血液循环途径扩散至颌骨发生骨髓炎,临床上多见于儿童。一般都有颌面部或全身其他部位化脓性病变或败血症史,但有时也可无明显全身病灶史。

(二)临床表现

根据化脓性颌骨骨髓炎病因和病变特点,临床上将其分为两种类型,即中央型颌骨骨髓炎和边缘型颌骨骨髓炎。

1. 中央型颌骨骨髓炎 病变始于颌骨中央的骨松质和骨髓,以后再由颌骨中央向外扩散,累及骨密质及骨膜,称为中央型颌骨骨髓炎。

中央型颌骨骨髓炎多由急性化脓性根尖周炎及根尖周脓肿发展而来,绝大多数发生在下颌骨,这与颌骨的解剖有密切关系。上颌骨有窦腔,骨组织疏松,骨板薄,血运丰富,侧支循环多,有感染时易穿破骨壁向低位的口腔引流,骨营养障碍及骨坏死机会少,不易发展成弥漫性骨髓炎。而下颌骨骨外板厚、致密,单一血管供应,侧支循环少,炎症发生时不易穿破引流,血栓形成后可造成大块骨组织营养障碍及死骨形成。

中央型颌骨骨髓炎根据临床发展过程,常分为急性期和慢性期。

(1)急性期 起病急,全身症状重,有寒战、高热、头痛、食欲减退、嗜睡等。体温可达39~40℃,白细胞计数高达20×10^9/L。炎症进入化脓期后,患者全身抵抗力下降,中毒症状及局部症状加重,如经血行播散,可引起败血症。

下颌骨急性中央型颌骨骨髓炎早期通常有四个特点:①因炎症被致密骨板包围,不易向外扩散,患者自感深部剧烈疼痛,疼痛可向半侧颌骨或三叉神经分布区域放射;②间歇性高热;③下颌骨急性中央型颌骨骨髓炎可沿下牙槽神经管扩散,波及一侧下颌骨,甚至越过中线累及对侧下颌骨,下牙槽神经受到损害时,颏神经分布区感觉异常或麻木;④有明显病因,早期牙不松动,肿胀不明显,皮肤无瘘管形成,炎症仅局限于牙槽骨或颌骨体部骨髓内。此阶段积极进行抗生素治疗,可防止炎症扩散至骨膜。病变继续发展,患病区软组织充血肿胀,多个牙松动,有伸长感,脓液可从松动牙的龈沟渗出,不能咀嚼。此时如能及时拔除患牙,骨髓腔内的脓液从牙槽窝引出,疼痛可得到缓解,炎症局限。如炎症未被控制,则可扩散而波及整个颌骨,形成弥漫性骨髓炎,并继发颌周间隙蜂窝织炎,伴有不同程度的张口受限。

上颌骨急性中央型颌骨骨髓炎临床上较罕见,很少形成广泛的骨质破坏。在炎症波及整个上颌骨体时,常伴有化脓性上颌窦炎或鼻腔有脓液外溢。当炎症突破骨外板时,可向眶下、颊、颧部、翼腭窝或颞下等部位扩散,或直接侵入眼眶,引起眶周及球后脓肿。

急性期持续2周左右,如炎症在急性期内未被控制,可因颌骨内的血管栓塞,导致营养障碍及坏死,形成死骨,并进入慢性期。

(2)慢性期 急性颌骨骨髓炎阶段未得到及时、有效而彻底的治疗,常转入慢性期。例如:单纯采用药物治疗,而未能及时拔除病灶牙;切口引流不及时或引流不通畅,致化脓性炎症在颌骨内缓慢发展。

慢性颌骨骨髓炎病程较长,可达数月甚至数年之久。此期患者体征正常或有低热、贫血、消瘦等,局部症状缓解。慢性颌骨骨髓炎的临床特点,主要是口腔内及颌面部皮肤形成多数瘘孔,大量炎性肉芽组织增生,触之易出血,长期排脓;有时从瘘孔排出死骨片。如有大块死骨或多数死骨形成,在下颌骨可发生病理性骨折,出现咬合错乱与面部畸形。如不进行及时而有效的治疗,病情可延续很久而不愈,造成机体慢性消耗与中毒、消瘦、贫血等。从口腔黏膜破溃瘘孔排出的脓液,不断进入消化道,有时可引起明显的胃肠道症状。

儿童化脓性颌骨骨髓炎多由上颌乳牙牙髓坏死,引起根尖周炎而发生上颌骨骨髓炎。病变过程可破坏颌骨内的牙胚组织,导致恒牙不能正常萌出或缺失,产生咬合错乱,并将影响患侧颌骨正常发育,从而导致面部畸形。

2. 边缘型颌骨骨髓炎 继发于骨膜炎或骨膜下脓肿的骨密质外板的炎性病变。常在颌周间隙感染基础上发生。下颌骨为好发部位,其中又以下颌支及下颌角部居多。边缘型颌骨骨髓炎的发病过程,也有急性与慢性之分;病变也可以是局限型或弥散型的。

边缘型颌骨骨髓炎多见于青年人,主要为牙源性感染,其中以下颌智齿冠周炎为最多见。感染的途径是炎症首先累及颌周间隙,如咬肌间隙、翼下颌间隙等,然后侵犯骨膜,发生骨膜炎,形成骨膜下脓肿,进而损害骨密质,并溶解骨膜。当骨膜溶解时,造成血管栓塞,引起骨密质的营养障碍,发生脱钙、疏松,骨软化似蜡状,并可形成小片状死骨,骨面粗糙,有脓性肉芽。边缘型颌骨骨髓炎如不及时治疗,病变可继续向颌骨深层髓腔发展。

边缘型颌骨骨髓炎急性期,常被颌周围间隙感染症状所掩盖。临床上医生若能早期预见其发生,并采取正确而积极的治疗措施,能使急性边缘型颌骨骨髓炎与颌周间隙感染同时得到治疗,避免进入慢性期。

临床上边缘型颌骨骨髓炎以慢性期多见,可见下颌角区或腮腺咬肌区出现炎性浸润硬块、压痛、凹陷性水肿,并伴有张口受限,进食困难。病程持续较长时间而不缓解,或缓解后再反复发作。

根据骨质损害的病理特点,边缘型颌骨骨髓炎可分为骨质增生型与骨质溶解破坏型两类。

(1) 增生型 多见于青年人,全身症状轻微,局部病变发作也缓慢,骨质破坏不明显。下颌骨 X 线后前位片呈增生性改变。

(2) 溶解破坏型 本型多发生在急性化脓性颌周间隙蜂窝织炎之后。骨膜、骨密质已被溶解破坏,因此常在骨膜或黏膜下形成脓肿,脓肿自行破溃或切开引流则遗留下长期溢脓的瘘孔,常常久治不愈。如果病情未能得到彻底控制,虽为慢性炎症,但可反复急性发作,病变逐渐向颌骨内扩展而波及骨髓腔,形成广泛骨坏死。

(三) 诊断和鉴别诊断

根据病史、病因、临床表现及 X 线检查等,一般可作出正确诊断。急性期全身与局部症状明显,病牙及多个相邻牙剧痛并迅速松动,病变部位黏膜红肿压痛、牙槽溢脓、患侧颌骨区疼痛、肿胀等,出现下唇麻木是诊断下颌骨骨髓炎的有力证据。腭部或鼻腔溢脓则是上颌骨骨髓炎的有力证据。慢性期的主要表现是面部皮肤或口腔黏膜瘘管形成和长期溢脓,可有小死骨片从瘘孔排出,经瘘孔可触及粗糙骨面,全身症状不明显,进食、睡眠正常。

另外还应注意,早期牙源性颌骨骨髓炎应与牙槽脓肿相鉴别。前者炎症区广泛,不但有牙痛,还伴有颌骨剧痛,多个牙松动,且全身中毒症状严重。而牙槽脓肿主要局限在单个牙的肿痛。

中央型颌骨骨髓炎发生两周以内 X 线检查尚看不到有骨质破坏(一般认为骨矿物质破坏达 30%~60%时,X 线检查才有诊断意义)。因此,X 线检查不适用于急性颌骨骨髓炎。在发病 2~4 周后转入慢性期,颌骨骨质明显破坏时 X 线检查才有诊断价值。儿童颌骨骨髓炎一般 7~10 天后可形成死骨。颌骨骨髓炎的 X 线检查可表现为骨质破坏与骨质增生。前者的典型变化是骨小梁排列紊乱与死骨形成;后者主要表现为骨膜反应性增生。依病程发展,颌骨骨髓炎 X 线片所见有四个阶段:弥散破坏期;病变开始局限期;新骨形成期;愈合期。急性边缘型颌骨骨髓炎 X 线片变化不明显,早期难以确诊,多数在脓肿形成后进行切开引流时,如发现骨面粗糙,经 X 线片检查后才予确诊。中央型颌骨骨髓炎与边缘型颌骨骨髓炎的鉴别见表 6-2。

下颌边缘型骨髓炎的增生型应与骨肉瘤和纤维肉瘤相鉴别;下颌骨中央型颌骨骨髓炎应注意勿与下颌骨中央型癌相混淆;上颌骨骨髓炎应排除上颌窦癌的可能。

表 6-2 中央型颌骨骨髓炎与边缘型颌骨骨髓炎的鉴别诊断

项 目	中央型颌骨骨髓炎	边缘型颌骨骨髓炎
感染来源	以龋病继发病、牙周炎、根尖周炎为主	以下颌智齿冠周炎为主
感染途径	先破坏骨髓,后破坏骨密质,再形成骨膜下脓肿或蜂窝织炎。病变可累及骨松质与骨密质	先形成骨膜下脓肿或蜂窝织炎,主要破坏骨密质,很少破坏骨松质
病变范围	可以是局限的,但多为弥散型	多为局限的,弥散型较少
病变区牙	病变受累牙多数松动,牙周有明显炎症	病原牙多无明显症或松动
病变部位	多在颌骨体,也可波及下颌支	多在下颌角及下颌支,很少波及颌骨体
X线表现	慢性期病变明显,可有大块死骨形成,周围骨质分界清楚或伴有病理性骨折	慢性期见密质骨疏松、脱钙或骨质增生、硬化,或有小死骨块,与周围骨质无明显分界

(四) 治疗

(1)急性颌骨骨髓炎在炎症初期,即应采取积极有效的抗感染药物治疗以控制感染,同时配合外科手术治疗。对中央型颌骨骨髓炎已有骨髓腔脓肿时,应及早拔除病灶牙及相邻的松动牙,使脓液从牙槽窝流出。此外,还可根据临床症状和体征采用其他手术治疗方法,如骨密质开窗引流术、颌周脓肿切开引流术等。

(2)慢性期以手术摘除死骨去除病灶为主。中央型及边缘型颌骨骨髓炎的损害特点不同,故手术方法和侧重点亦不同。前者病灶清除以摘除死骨为主,后者则以刮除浅表死骨和病理性肉芽组织为主。

知识链接

死骨摘除及病灶清除术

(一)手术指征

(1)经药物治疗,拔牙或切开引流以后,仍遗留久治不愈的瘘管,长期流脓;或从瘘管探得骨面粗糙,甚至已有活动的死骨。或虽无瘘管,但炎症仍反复发作者。

(2)X线片已发现有颌骨骨质破坏者。

(3)患者全身条件能耐受手术者。

(二)手术时间

(1)慢性中央型颌骨骨髓炎病变比较局限者,死骨与正常骨组织分离在发病后3~4周;病变呈广泛弥散者,则需5~6周或更长一段时间手术,此时大块死骨形成,且与正常骨组织有明显分界,游离死骨较易彻底摘除,手术时机最佳。

(2)慢性边缘型颌骨骨髓炎在已明确骨质破坏的部位与范围,一般在病程2~4周后,即可实施病灶清除术。

(三)术前准备

(1)术前应配合抗菌药物治疗。机体抵抗力弱或有贫血者,应给予小量输血及相应的支持疗法。

(2)下颌骨死骨范围大有可能出现病理性骨折,或因健康骨质较少,由于摘除死骨手术而可能造成骨折者,均应在术前制备斜面导板或固定颌骨的夹板,做好颌骨固定准备,以防术后颌骨错位而造成咀嚼功能及咬合障碍。

（3）病变较大的弥漫性颌骨骨髓炎，需行大块或全下颌骨死骨摘除术时，应防止术后出现舌后坠而发生窒息。术前或术后应做预防性气管切开，以保证呼吸道通畅。

（4）手术范围较大，估计出血较多且时间较长者，术前备血待用。

（四）麻醉选择

死骨片较小、手术范围不大及手术时间较短者，可采用局部阻滞麻醉；死骨片大、手术时间较长者，应用全麻较为适宜。

（五）切口选择

根据死骨所在部位、死骨的大小、瘘孔在口腔黏膜和面部皮肤的位置选择口内或面部切口。

（1）口内切口　一般上、下颌牙槽骨，局限性上颌骨或下颌骨体部的死骨摘除术，均可在口内牙龈上做梯形切口。如果患者张口度正常，下颌支前缘与喙突部位的死骨摘除术，可在口内正对下颌支前缘处做黏膜切口。

（2）面部切口　上颌骨接近眶缘及颧骨的死骨摘除术可在面部眼眶下缘或外侧缘做皮肤切口；下颌骨下份及下颌骨升支部位的死骨摘除术，可沿下颌骨下缘或下颌支后缘绕下颌角至下颌骨下缘做皮肤切口。面部有瘘管距死骨位置很近，也可沿瘘孔周围做皮肤梭形切口，在手术中同时切除瘘管；如瘘管距死骨的位置较远，则应另选切口，但瘘管仍应切除。

（六）术中注意事项

（1）牙槽骨的死骨一般在切开与剥离黏骨膜以后就可显露出来。可用刮匙刮除死骨及脓性肉芽组织直至骨面光滑为止。

（2）上颌骨手术中如发现病变波及上颌窦时，应同时行上颌窦根治术，彻底清除上颌窦内的炎性组织。下颌骨手术中注意勿损伤下牙槽神经。从面部做切口时应注意逐层切开皮肤、皮下组织、肌及骨膜，尽量避免损伤手术区域内的重要解剖结构如腮腺、面神经、颌外动脉等。

（3）中央型骨髓炎死骨已分离，除摘除死骨外，尚应刮除不健康的炎性肉芽组织。如病灶尚未穿破颌骨外板或穿孔甚小，骨密度变薄，可见骨密质呈暗红色，骨组织疏松且稍隆起，此时应用骨凿或咬骨钳去除病变区的骨密质，充分暴露手术视野，将死骨清除干净。分散的多个病灶要仔细地一一刮除。儿童患者手术中还应注意勿损伤健康牙胚；如牙胚已感染化脓，也应同时摘除。

（4）边缘型骨髓炎的病损主要在骨密质。手术时可见骨面粗糙，失去正常色泽，骨质疏松、软化，用刮匙可一层层刮下似黄蜡状的骨质。有时亦可见骨密质上有小块片状死骨或砂石状死骨。术中应注意下颌切迹、髁突颈部及掀起的骨膜下不能有死骨残片遗留，宜仔细反复刮除；如遗留病变骨质或脓性肉芽组织，容易引起炎症复发。

（5）牙源性颌骨骨髓炎手术时应同时拔除病灶牙，手术创口用生理盐水冲洗干净，修整锐利的骨缘，使其呈平坦的碟形，以利于消除无效腔。最后严密缝合，安置引流条。如在上颌骨手术的同时进行上颌窦根治术，术毕前应在上颌窦内填塞碘仿纱条，从下鼻道开窗建立引流。下颌骨手术中面部创口可与口腔相通，应严密缝合口腔黏膜，口外引流；当口内黏膜缺损过多无法直接缝合时，可严密缝合面部皮肤，口内创面用碘仿纱条填塞，直至肉芽组织生长，创口愈合为止。

（七）术后处理

（1）术后应配合抗菌药物，根据病情行肌内注射或静脉滴注。

（2）引流条可在术后2天抽出，也可根据病情需要定期更换引流条。

（3）上颌窦内填塞的碘仿纱条，可分期抽出；口腔及皮肤缝线可于术后7天拆除。

（4）大块死骨摘除后，为防止发生颌骨骨折或畸形，可利用口腔内剩余的牙，视情况做单颌结扎或颌间夹板固定；如已发生骨折，更应立即固定，以维持正常的咬合关系。

（5）若因颌骨体缺失而引起舌后坠，出现呼吸困难，并有可能发生窒息的危险时，应行气管切开术。

（6）为了加速创口愈合，改善局部血运及张口度，术后可配合理疗。

（7）死骨摘除后造成颌骨缺失过多，影响功能时，应于后期酌情行骨移植术及义颌修复。

上、下颌骨死骨及病灶清除术的步骤分别如图 6-31、图 6-32 所示。

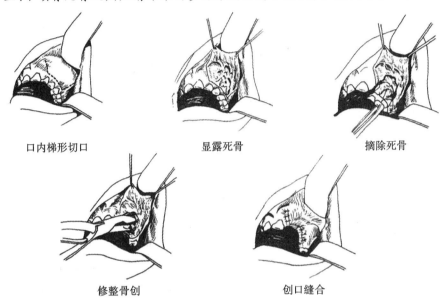

口内梯形切口　　　　　　　显露死骨　　　　　　　摘除死骨

修整骨创　　　　　　　创口缝合

图 6-31　上颌骨死骨及病灶清除术

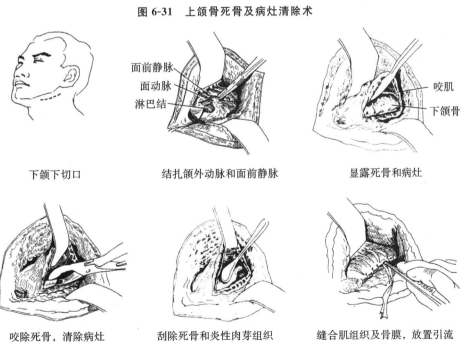

下颌下切口　　　　结扎颌外动脉和面前静脉　　　　显露死骨和病灶

面前静脉
面动脉
淋巴结

咬肌
下颌骨

咬除死骨，清除病灶　　　刮除死骨和炎性肉芽组织　　　缝合肌组织及骨膜，放置引流

图 6-32　下颌骨死骨及病灶清除术

Note

二、新生儿颌骨骨髓炎

新生儿颌骨骨髓炎(infantile osteomyelitis of jaws)一般是指发生在出生后 3 个月以内的化脓性中央型颌骨骨髓炎。其病因、病变过程、治疗原则均不同前述的化脓性骨髓炎。新生儿颌骨骨髓炎为一种严重的化脓性感染疾病,如治疗不及时或治疗不当,可能形成面部畸形。新生儿颌骨骨髓炎主要发生于上颌骨,下颌骨极为罕见,故本节主要讨论新生儿上颌骨骨髓炎。

(一)感染来源

新生儿上颌骨骨髓炎的感染细菌,多为金黄色葡萄球菌和链球菌;肺炎球菌感染也时有发生。感染来源主要为血源性,多经脐带感染(败血症)引起;也可为外伤性,因口腔黏膜及牙龈损伤病原微生物直接侵入引起;亦可为接触性,因母亲患化脓性乳腺炎,哺乳时引起。此外,泪囊炎或鼻泪管炎等也可伴发上颌骨骨髓炎。

(二)临床表现

患儿发病突然,全身有高热、寒战、脉快、啼哭、烦躁不安,拒哺,甚至呕吐,重者可并存败血症而出现意识不清、昏睡以及休克等症状。白细胞计数增高,中性多核粒细胞增多。

局部症状早期主要表现为面部、眶下及内眦部皮肤红肿,病变迅速向眼睑周围扩散,引起眶周蜂窝织炎。眼睑肿胀、结膜充血,睑裂变窄甚至完全闭合,结膜外翻或眼球突出,提示已发展为眶周蜂窝织炎。感染有时自眼内眦或眶下区皮肤穿破流脓,易被误诊为眼科疾病。由于新生儿的上颌骨发育未成熟,上颌窦未完全形成,故感染很快波及上牙槽突而出现上牙龈及硬腭黏膜红肿,感染向外扩散穿破骨板或骨膜,相应形成骨膜下脓肿、眶下区皮下脓肿,经切开或自溃流出脓液。脓液也常自牙槽突、硬腭或鼻腔排出,形成瘘管。脓液排出后,全身症状缓解,炎症转入慢性期,瘘管长期不愈。

新生儿上颌骨骨髓炎一般很少形成大块死骨,这是因为上颌骨骨质疏松,骨密质较薄又富有营养孔,化脓性炎症容易突破骨板向外发展或引流。但常有眶下缘或颧骨的骨质破坏,经瘘管可探及粗涩骨面,或有颗粒状小块死骨及牙胚从瘘管排出。如果炎症得不到及早控制,可因上颌乳牙牙胚炎症损伤而影响以后恒牙的正常萌出。

新生儿上颌骨骨髓炎可导致上颌骨及牙颌系统的发育障碍,死骨排出后的骨质缺损及眶下区的瘢痕形成,可导致下睑外翻、颧面部塌陷等继发畸形。

目前临床上很少能见到新生儿颌骨骨髓炎,因为初发病时大多在产科和小儿科就诊,待转入慢性期后始到口腔科诊治,此时患儿早已度过新生儿期,故对这类患者亦可称为婴幼儿颌骨骨髓炎。

(三)治疗

新生儿上颌骨骨髓炎具有发病急、病情重、患儿年龄小,全身症状变化快等特点,故一旦诊断确定,应迅速及早选用有效抗生素控制感染的发展及扩散;全身则给予支持疗法及对症治疗。脓肿形成后应早期切开排脓。如果全身症状明显,即使局部脓肿未完全形成,也应实施早期切开引流以使全身症状得以缓解并防止感染继续扩散。

病情转入慢性期后,虽已形成死骨,但不宜过早施行死骨清除术,最好用有效抗生素溶液冲洗瘘管,并保持引流通畅。口内有瘘管者,应注意防止脓液误吸引起肺部感染或窒息,因新生儿或婴幼儿上颌骨骨壁较薄,骨质松软,小片死骨或感染坏死牙胚往往可随脓液从瘘管排出而自愈。若瘘管口小,探查已有活动死骨或松动牙胚存在,可在口内切开或扩大面部瘘管口进行搔刮。一般治疗偏向保守,即使做手术搔刮也应轻柔,只将游离死骨及松动坏死牙胚摘除,不要过分搔刮,以免破坏正常骨质和牙胚,影响上颌骨及牙的生长发育,造成术后畸形。

新生儿颌骨骨髓炎治愈后,面部及眶周遗留的瘢痕及塌陷畸形,可待适当时机进行二期整复手术。

三、放射性颌骨坏死(骨髓炎)

放射治疗头颈部恶性肿瘤已日趋普及,由放射线引起的放射性颌骨坏死及其继发的放射性颌骨骨髓炎(radioactive osteomyelitis of jaws)也有增多趋势。放射性颌骨坏死是因大剂量应用放射治疗而引起的。

电离辐射对人的损伤程度与照射时间、照射剂量有关,而人体不同组织对辐射的耐受剂量也有明显差异。一般认为成人骨是相对耐辐射的组织。现代高能量放疗中很少产生骨坏死,但照射后骨再生能力降低,易发生创伤和感染。因此进行头颈部肿瘤的治疗时应充分考虑其发生的可能性及采取预防和减少其发生的相应措施。

(一) 病因

一般认为放射、创伤、细菌感染是放射性颌骨坏死及骨髓炎的三大致病因素。放射导致骨活力的逐渐丧失,处于坏死状态,在此基础上,任何局部的创伤(拔牙、手术、黏膜创伤等)和细菌感染(根尖周炎、牙周炎等)都能诱发骨髓炎。

放射线能对恶性肿瘤细胞的分裂起到抑制作用,但也能对正常组织产生损害作用。有关放射性颌骨坏死的原因主要有两种解释:第一种为血管栓塞学说,该学说认为,放射线治疗肿瘤时,颌骨同时受到照射,颌骨内的血管逐渐发生无菌性的血管内膜炎,当照射剂量超过50 Gy时,血管内膜肿胀、增厚,管腔狭窄,在照射后数月或数年发生血管栓塞,骨质得不到营养发生坏死,骨膜亦无新骨再生。此时如发生损伤,如拔牙或牙源性感染,细菌则侵入而发生放射性骨髓炎。第二种为"三低"学说,该学说认为被照射后的颌骨组织常出现"三低"特征,即低血管结构、低细胞结构和低氧状态。"三低"共同导致骨组织的代谢和自身调节异常而致骨坏死。其主要组织切片特征为骨细胞及骨母细胞(成骨细胞及破骨细胞)变性坏死,骨膜及骨髓腔纤维变性,血管栓塞。在低氧、低能量状况下,由于缺乏营养,骨组织丧失修复代偿能力,伤口长期不愈合,死骨不分离,呈无菌性坏死状态。

放射性颌骨坏死的发生与局部的血供状态、射线的种类、个体耐受性、照射方式、局部防护,特别是照射剂量和分次照射方案等均有一定关系。一般放疗剂量越大,疗程越长,引起放射性颌骨坏死的机会就越大。

口腔软组织对射线平均耐受量为6～8周内给予60～80 Gy,但在50 Gy左右即有可能引起颌骨坏死。颌骨尤其是下颌骨主要为骨密质,含钙量高,吸收射线能量大,因而更易发生。

(二) 临床表现

放射性颌骨坏死病程发展缓慢,往往在放射治疗后数月甚至十余年才出现症状。发病初期主要表现为持续针刺样剧痛,由于放疗引起黏膜或皮肤破溃,导致牙槽骨、颌骨骨面外露,呈黑褐色;如继发感染则创面长期溢脓,久治不愈。多数患者唾液分泌减少,牙齿发生猖狂性龋坏,在短期内引起多数牙的损害。拔牙及其他损伤可造成伤口长期不能愈合,有瘘管形成,伴有恶臭。病变发生在下颌升支部时,由于肌肉萎缩及纤维化可出现明显的牙关紧闭。口腔及颌面部软组织同样受到放射线损害,局部血运有不同程度障碍,故极易因感染而造成组织坏死,形成口腔与颌面部经久不愈的溃疡或形成洞穿缺损畸形。

放射性颌骨坏死病程长,患者呈慢性消耗性衰弱,常表现为消瘦及贫血等。

放射后颌骨的破骨细胞和造骨细胞再生能力降低,致死骨的分离速度非常缓慢,X线片显示骨密度降低、骨小梁模糊、病变区与正常骨组织分界不清。

(三) 诊断

主要根据放射治疗的病史、临床症状和体征及X线片,本病不难诊断。

155

（四）治疗

放射性颌骨坏死或骨髓炎与化脓性骨髓炎不同，虽已形成死骨，却无明显界限，而且是慢性进行性发展，因此，放射性颌骨骨髓炎的治疗较为困难，治疗应考虑全身及局部两个方面，一般倾向保守治疗。具体治疗方法如下。

1. 全身治疗 应用抗菌药物控制感染。疼痛剧烈时可给予镇痛剂。同时应积极增强营养，必要时给予输血、高压氧等治疗，以待死骨分离。

2. 局部治疗 注意保持口腔卫生，每天应使用低浓度过氧化氢溶液或抗生素冲洗伤口或药物外敷等。对已露出的死骨，可用骨钳分次逐步咬除，以减轻局部软组织的刺激。如死骨形成并已分离，应及时施行死骨摘除术。但临床上由于死骨与健康骨质界限不清，而使病程迁延不愈，因此，目前多数人主张的较为实用和有效的方法是一旦诊断确定为放射性骨髓炎，不必待死骨完全分离，早期进行扩大切骨术。即应在健康骨质范围内切除死骨，以预防病变扩大蔓延。遗留的组织缺损，可待二期整复，也可采用带蒂或吻合血管的复合组织瓣行立即整复手术。

口腔黏膜与皮肤被放射线累及部分，在切除颌骨的同时也可一并切除，以免术后创口不愈合。术后还应加强全身支持疗法。

（五）预防

放射性颌骨坏死预防的关键在于根据肿瘤对放射线的敏感程度及放射治疗在综合治疗中的地位，确定选择指征；在放射源、照射方式、分次照射方案以及剂量选择等方面，全面安排治疗计划，其中剂量的准确把握又是最主要的因素。放射治疗前应估计发生放射性颌骨坏死的可能性，采取相应的预防措施。

（1）放射治疗前要清除口腔内外的一切感染病灶。如常规进行牙周洁治，消除龈炎，用非金属材料充填龋齿。在放射线直接照射区内的不能治疗的牙、有较重牙周病的牙，均应在放疗2周前拔除。拆除口内金属修复体，以避免二次射线的产生。活动义齿需停止使用至放疗后1年，以免造成黏膜损伤。

（2）放疗过程中，口腔内出现溃疡时，可局部涂抗生素软膏并加强口腔护理。指导患者保持口腔卫生，应用含氟牙膏及其他氟化物防止龋病的发生。口干者可使用各种唾液代用品，加强营养，提高机体的抵抗力。放射野以外的组织应用屏障予以隔离保护。

（3）放疗后出现的牙源性感染，必须进行手术或拔牙时，应尽量减少手术损伤；术前术后均应使用有效的抗生素。但即便如此也很难完全避免不发生感染。因此放疗前对病牙的处理至关重要。术后则应定期复查，及早发现和治疗所出现的病变。

第五节　面颈部淋巴结炎

面颈部有丰富的淋巴组织，它能将口腔、颌面部的淋巴回流、汇集到所属区域淋巴结内，最后经颈深淋巴结及颈淋巴干进入颈内静脉。

淋巴结具有过滤与吞噬进入淋巴液中的微生物（如细菌、病毒等）、颗粒物质（如尘埃、异物、含铁血黄素等）及细胞（如肿瘤细胞等）的功能；而且还有破坏毒素，参与人体体液和细胞免疫等功能。因此，它是防御炎症侵袭和阻止肿瘤细胞扩散的重要屏障。当机体发生炎症和肿瘤时常首先出现区域淋巴结肿大，使病变在一定时期内局限在淋巴结内，而不向远处扩散转移，因而熟悉淋巴引流的部位及病理因素，对疾病的诊断和治疗有重要意义。

面颈部淋巴结炎与口腔及牙源性感染的关系密切,故主要表现为下颌下、颏下、颈深上群淋巴结炎,有时也可见到面部、耳前、耳下淋巴结炎。

一、感染来源

致病菌多为金黄色葡萄球菌和溶血性链球菌,除此之外,还有结核杆菌。感染来源如下。

(1)以继发于牙源性及口腔感染最为多见。

(2)患儿大多数由上呼吸道感染、扁桃腺炎、咽喉炎、鼻炎等引起。

(3)皮肤损伤与感染,如皮肤化脓性创口、疖、痈等。

(4)特异性感染以结核性淋巴结炎为多见,常继发于口腔、鼻咽及肺部结核,少数为结核菌血行播散所致。

二、临床表现

(一)化脓性淋巴结炎

依发病缓急和病程长短,临床上将化脓性淋巴结炎分为急性和慢性两种。

1. 急性化脓性淋巴结炎 多见于婴幼儿,发病急,进展快,发病前多有上呼吸道感染或口腔感染病史,临床上以下颌下淋巴结炎较为多见。

急性化脓性淋巴结炎主要表现为由浆液性向化脓性转化。其特征为局部淋巴结迅速肿大,触诊可扪及大小不等且有压痛的包块,淋巴结活动无粘连,边界清楚。全身反应较轻。若炎症继续发展,则疼痛加剧,淋巴结被溶解破溃后,侵及周围软组织,出现炎症浸润块,引起淋巴结周围蜂窝织炎;浅表皮肤红肿,此时淋巴结与周围组织粘连,不能移动,边界不清。一旦脓肿形成,局部皮肤出现明显压痛点及凹陷性水肿;浅表脓肿可触及明显波动感。化脓期全身症状重,高热、寒战、头痛、食欲减退、全身无力,白细胞计数升高达$(20\sim30)\times10^9/L$,如不及时治疗,可并发败血症和脓毒血症,甚至出现中毒性休克;婴幼儿患者多有烦躁不安、拒食,甚至出现抽搐等,病情比成人患者更严重,须引起重视。

2. 慢性淋巴结炎 多发生在患者抵抗力强而细菌毒力弱的情况下,临床常见的有慢性牙源性及咽部感染,或急性淋巴结炎控制不彻底,转化为慢性。病变常表现为慢性增殖性过程。临床特征是淋巴结内结缔组织增生形成微痛的硬结,淋巴结活动、有压痛,但无全身明显症状和局部自觉症状,或仅有轻微不适,但机体抵抗力下降,可反复急性发作。由于淋巴结炎症反复发作后产生纤维化,即使原发病灶清除,也不可能完全消退。

(二)结核性淋巴结炎

结核性淋巴结炎多见于儿童和青年。轻者仅有淋巴结肿大而无全身症状;重者可伴有结核中毒症状,如体质虚弱、营养不良或贫血、低热、盗汗、疲倦等;并可同时有肺、肾、肠、骨等器官的结核病变或病史。其局部临床表现如下:最初可在下颌下、颏下或颈部淋巴结发现单个或多个成串、缓慢肿大、无压痛淋巴结,质地较硬,与周围组织无粘连;病变继续发展,淋巴结中心因有干酪样变性、液化变软,触有波动感。炎性浸润波及周围组织,淋巴结可彼此逐渐融合并互相粘连,形成不能移动的结节性肿块,但表面皮肤无充血、发热与明显压痛,扪之有波动感。此种液化现象称为冷脓肿。冷脓肿破溃后形成经久不愈的窦或瘘。

三、诊断

根据病史、临床表现可以确诊。化脓性下颌下淋巴结炎与结核性淋巴结炎形成脓肿,可借抽吸出的脓液进行鉴别:冷脓肿的脓液稀薄,呈暗灰色,似米汤,夹杂有干酪样坏死物;前者抽吸物多呈淡黄色或桃花样黏稠脓液。

急性淋巴结炎应与急性颌下腺炎相鉴别,后者可因损伤、导管异物或结石阻塞而继发感染。双手触诊检查时下颌下腺较下颌下淋巴结的位置深而固定,除下颌下腺肿大、压痛外,导管口乳头有红肿,并可见导管口溢脓。慢性淋巴结炎应注意与慢性下颌下腺炎、颈淋巴结结核、恶性淋巴瘤、颈部转移癌相鉴别,必要时病理检查,明确诊断。

结核性淋巴结炎,常有全身其他部位结核病史,脓液涂片或结核菌培养以及儿童患者的结核菌素皮肤试验可协助诊断。慢性化脓性淋巴结炎与结核性淋巴结炎鉴别诊断见表6-3。

表6-3 慢性化脓性淋巴结炎和结核性淋巴结炎的鉴别

项　目	慢性化脓性淋巴结炎	结核性淋巴结炎
病史	一般无结核史	可有结核史
好发部位	颌下、颏下淋巴结	颈浅及颈深淋巴结
淋巴结个数	常为1~2个	常为多个,成串珠状
淋巴结性质	中等硬度,能活动,可有压痛	较硬,后期不能活动,无压痛
脓液性状	淡黄色或桃花样黏稠脓液	稀薄污浊,暗灰色,似米汤,夹杂有干酪样坏死物
结核菌素试验	一般为阴性	可为阳性
脓液涂片或结核菌培养	阴性	可为阳性

四、治疗

急性淋巴结炎患者早期应注意休息,全身应用足量有效的抗生素及解热镇痛药物治疗,局部可行理疗(湿热敷、超短波等),或用中药六合丹等外敷治疗。脓肿形成时应及时切开引流,同时处理原发病灶。慢性淋巴结炎患者如无明显症状,一般可不做特殊处理,反复发作者应注意寻找原病灶,并予以清除。如淋巴结肿大明显或需行鉴别诊断时,可采用手术摘除。

结核性淋巴结炎患者应注意全身治疗,加强营养,提高机体抵抗力。并由专科医生进行抗结核系统治疗。对于局限的、可移动的结核性淋巴结,或虽属多个淋巴结但经药物治疗效果不明显者,可手术摘除。对已化脓的淋巴结结核或小型潜在的冷脓肿,皮肤未破溃者可以施行穿刺抽脓,同时注入异烟肼50~100 mg,隔日1次或每周2次。每次穿刺时应从脓肿周围的正常皮肤进针,以免造成脓肿破溃或感染扩散。

第六节　面部疖痈

面部皮肤是人体毛囊、皮脂腺和汗腺丰富的部位之一。该区皮肤暴露在外,故接触外界尘土、污物、细菌机会较多,并容易招致损伤而发生毛囊及皮脂腺急性化脓性炎症。

单个毛囊及其附件的急性化脓性炎症称为疖(furuncle);相邻多数毛囊及其附件同时发生的急性化脓性炎症称为痈(carbuncle)(图6-33)。疖的病变局限于皮肤浅表组织内,痈的病变波及皮肤深层毛囊间组织时,可沿筋膜浅面扩散波及皮下脂肪层,造成较大范围的炎性浸润或组织坏死。

一、感染来源

面部疖痈的病原体以金黄色葡萄球菌为最多见。正常的毛囊及其附件内常有细菌存在,

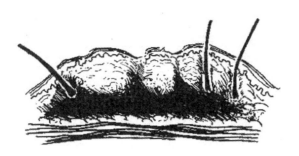

图 6-33 痈的组织病损模式图

但只有当局部皮肤受到损伤或全身抵抗力下降时,细菌才开始活跃,引起炎症。全身因素有全身衰竭、消耗性疾病、糖尿病或肾病等,局部因素有皮肤不洁、剃须、搔抓等。

二、临床表现

疖初期表现为皮肤上出现红、肿、热、痛的小结节,呈锥形隆起,触痛,基底有明显炎性浸润;数日后硬结顶部出现黄白色脓头,周围出现红色硬盘,患者自觉局部发痒、烧灼感及跳痛;硬结中央组织坏死并形成脓栓,脓栓与周围组织分离、脱落后排出脓液,疼痛缓解;不久脓头破溃,炎症逐渐消退,创口自行愈合。疖一般无明显全身症状,或仅有区域淋巴结轻度肿痛。疖若处理不当,如搔抓或挤压排脓、药物烧灼腐蚀、热敷以及不恰当的切口等外科操作,都可促使感染扩散,发展成蜂窝织炎或演变成痈,甚至并发海绵窦血栓性静脉炎、败血症或脓毒血症等严重并发症。

痈好发于唇部且上唇多于下唇,男性多于女性,其感染的范围和组织坏死的深度较疖为重,常伴有剧烈的疼痛。当感染波及相邻多数毛囊、皮脂腺及其周围组织导致急性炎症与坏死时,可形成迅速扩大的紫红色炎性浸润块。其后肿胀的唇部皮肤与黏膜上出现多数黄白色脓头,破溃后溢出脓血性分泌物;继而脓头周围组织可出现坏死溶解、塌陷,坏死组织排出后可形成蜂窝状腔洞。感染可波及皮下筋膜层及肌组织,引起皮下组织坏死,严重者中央部坏死、似"火山口"状,内含脓液或大量坏死组织,致使整个痈病区组织为绛紫色浸润块,其周围和深部组织形成广泛的浸润性水肿。

唇痈常因剧烈疼痛、局部极度肿胀、张口受限而影响进食与言语。区域淋巴结肿大和触痛,全身中毒症状明显,如发热、畏寒、头痛、食欲减退、白细胞计数增高、核左移等。唇痈不仅局部症状比疖重,且更易伴发颅内海绵窦血栓性静脉炎、败血症、脓毒血症及中毒性休克和水电解质紊乱,危险性更大,死亡率较高。

三、并发症

颜面部疖、痈,尤其是发生在上唇与鼻部危险三角区者,最易发生全身并发症。其原因有以下几点:导致疖痈的病原体毒力强,上唇与鼻部所在的危险三角区内淋巴、血液循环丰富,且静脉常无瓣膜;颜面皮肤表情肌和唇部频繁的生理运动;痈的脓肿早期难以穿破引流,使感染易经面前静脉、翼丛逆行向颅内及全身血液循环扩散。

当感染侵入面静脉发生静脉炎及血栓形成时,静脉回流受阻,可出现颜面广泛水肿、疼痛。感染沿无瓣膜的面前静脉逆行引起海绵窦血栓性静脉炎,表现为患侧眼睑水肿、眼球突出、眼压增高、运动受限、视力减退、畏光流泪以及结膜下水肿或淤血,全身高热、头痛,甚至神志不清、昏迷。若同时发生脑膜炎、脑脓肿,则出现剧烈头痛、恶心、呕吐、颈项强直、血压升高、呼吸深缓、惊厥、昏迷等脑膜激惹、颅内高压和颅内占位等病变体征。细菌随血液循环扩散,可引起败血症或脓毒血症,表现为全身高热(常在 39 ℃以上)、烦躁、谵妄或神情淡漠、反应迟钝、嗜睡

Note

甚至昏迷,皮肤有出血点或小脓点,白细胞总数及中性粒细胞比例明显增高。当出现中毒性休克时,则有血压下降、脉搏细速,如未及时和正确治疗可导致死亡。在脓毒血症时尚可出现重要脏器(如肝、肺等)及躯干、四肢的转移性脓肿。

四、治疗

面部疖痈的治疗应采取局部与全身并重的原则。在炎症早期,无显著全身症状时应以局部治疗为主,同时选择必要的药物,积极控制感染,增强机体抵抗力,防止感染扩散。

(一) 局部治疗

宜保守,避免损伤,严禁挤压、挑刺、热敷,严禁用石炭酸、硝酸银烧灼,以防止感染扩散。唇痈应限制唇部活动,如语言及咀嚼等。进食可用管饲或鼻饲流质。

疖初起可用2%碘酊涂擦局部,每日一次,并保持局部清洁。痈的局部治疗可采用外敷中药,或用10%高渗盐水、50%硫酸镁、抗生素溶液局部湿敷等,以促进痈早期局限、软化和穿破,对已破溃者则有良好的提脓效果。脓栓可用消毒镊轻轻取出,并继续湿敷,对急性炎症得到控制,已明显形成皮下脓肿而又久不溃破时,才可审慎地做保守性切开,但切忌分离脓腔。湿敷一般持续到脓液消失、创面趋于平复为止。过早停止湿敷,可因脓道阻塞而使病情反复加重。有时,脓栓一时难以排出,可使用镊子轻轻钳出;但对未分离的脓栓或坏死组织切不可勉强牵拉,以防撕伤促使感染扩散。

(二) 全身治疗

面部疖伴有局部蜂窝织炎或面痈患者应常规全身给予足量的抗生素。有条件者最好从脓头处取脓液进行细菌培养及药物敏感试验,以供正确选用抗生素。疑有败血症、脓毒血症或海绵窦血栓性静脉炎等全身化脓性感染并发症者,应反复做血细菌培养,根据培养结果选择用药。抗菌药物应用剂量宜大,疗程应足够,以防病情反复。一般应在体温下降、临床表现好转、局部病灶控制1~2周后方可停药。

重症患者应加强全身支持治疗,增强患者抵抗力,包括卧床休息、加强营养、输液或小量输血,补充电解质溶液,纠正酸中毒。出现中毒性休克时,应积极采取综合措施,并尽快纠正循环衰竭所出现的低血压,表现出颅内压增高时,应给予正确脱水治疗。患者昏迷或伴严重肺部并发症时,呼吸道分泌物多,咳嗽反射差,宜行气管切开术,以利于分泌物的抽吸及改善缺氧状态。总之,全身并发症一旦出现,应密切观察患者病情变化,积极采取相应的针对性治疗措施。

第七节　口腔颌面部特异性感染

一、颌面骨结核

颌面骨结核(tuberculosis of facial and jaw bones)是指发生在颌面骨的一种慢性、进行性、破坏性颌骨结核病。本病常见于儿童和青少年,多由血源播散所致,好发于上颌骨颧骨结合部和下颌支。

(一) 感染来源

颌面骨结核多为体内其他脏器感染结核病通过血行播散所致;开放性肺结核可经口腔黏膜或牙龈创口感染;或经痰液或唾液先引起口腔黏膜及牙龈结核直接累及颌骨。

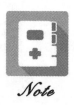
Note

（二）临床表现

颌面骨结核一般呈无症状、渐进性、破坏性发展，偶有自发痛和全身低热，临床分为两种类型。

1. 牙槽突型 多由牙龈或口腔黏膜的结核侵入颌骨，最常见于牙槽突，出现经久不愈的溃疡，牙槽突被破坏，患牙松动，甚至脱落。

2. 中央型 好发于下颌角，颧骨及眶下缘等骨松质部。结核杆菌经血行播散引起颌骨继发性损害，疾病发展缓慢。表现为患部无痛性肿胀，或间有隐痛，病变区肿胀增厚，肿胀区表面皮肤或黏膜常无化脓性感染的充血表现。骨质继续破坏并波及相应部位的口腔黏膜及皮肤，形成冷脓肿，有波动感，继而破溃，流出较稀薄脓液及小块死骨，留下经久不愈的瘘管。颌骨结核如并发化脓性细菌感染，可出现急性骨髓炎的症状，脓液也变成黄色黏稠状。

患者全身一般仅有低热，但有内脏结核或局部继发化脓性感染时，就会有相应的症状发生。

（三）诊断

根据病史、临床症状与体征，以及有无全身结核病灶存在，结合必要的辅助检查，如X线片表现为边缘清晰而不整齐的局限性骨破坏，但死骨及骨膜增生均少见；脓液涂片检查见抗酸杆菌；必要时做组织病理检查以确诊。颌面骨结核须与颌骨骨髓炎、颌骨恶性肿瘤等相鉴别。

（四）治疗

颌骨结核的治疗包括全身抗结核治疗和局部病灶清除术两个方面。

1. 全身抗结核治疗 增强营养和抗结核药物的应用是主要手段。一般采用联合用药，现多选用异烟肼、链霉素和对氨基水杨酸为一线抗结核药。其他抗结核药物还有利福平、乙胺丁醇等，疗程为6～12个月。

2. 病灶清除术 在进行有效的全身抗结核治疗后，若X线片显示颌骨结核已局限，可行病灶清除术，包括切除大块已分离的死骨；对于结核性肉芽肿及小死骨碎块一般采用较保守的刮除术及拔除病牙等，术后仍应继续抗结核治疗。

二、颌面部放线菌病

放线菌病（actinomycosis）是由放线菌引起的慢性感染性肉芽肿性疾病。发生在面颈部的放线菌病占全身放线菌病的60%以上。颌面部软组织放线菌病的好发部位以腮腺咬肌区为最多，可侵犯皮肤、骨骼，其特征为瘘管形成并排出含有浅黄放线菌丝的脓液。这种放线菌丝被称为放线菌颗粒（actinomycosis granules）或称硫黄颗粒（sulphur granules）。

（一）感染来源

放线菌是革兰阳性厌氧分枝杆菌，引起人体致病的主要为衣氏放线菌。放线菌是人口腔正常菌群中的腐物寄生菌，主要寄居于牙周袋、龋洞、智齿冠周盲袋、牙面及扁桃体隐窝内。感染可通过龋洞、牙周袋、根管、第三磨牙冠周、拔牙创、口腔黏膜损伤处等侵入颌面部而发病。

（二）临床表现

本病是一种慢性炎症，起病缓慢，病程可达数月或数十年，一般在一年以内。主要发生于男性青壮年。多发于面颈部软组织，以腮腺咬肌区为多，其次为下颌下、颈部及颊部，偶尔侵犯颌骨。发病初期无自觉症状，局部出现无痛性硬结、肿块，患区皮肤呈紫红色，病变区软组织呈板状坚硬，与周围正常组织无明显界限。感染若侵犯咀嚼肌时，则出现明显的张口受限，常伴有咀嚼和吞咽疼痛。感染继续发展，可形成多数小脓肿。脓肿可自行破溃，或切开脓肿后，常见的有淡黄色的黏稠脓液流出，在新鲜脓液中可发现硫黄颗粒但很快被氧化而消失。病变逐渐扩大,多个脓肿破溃排脓后创口经久不愈,形成互相相连的瘘管,周围组织发硬,有不同程度的疼痛和发热。全身症状不明显。若伴有化脓性感染,则可出现急性蜂窝织炎的症状。但这种急性炎症与一般颌周感染不同,经切开排脓后炎症可有好转,但放线菌病的局部板状硬性肿胀,不会完全消退。颌骨遭受感染,表现为部分骨质被溶解、破坏或增生。若病变侵入颌骨中心,可导致颌骨呈囊肿样膨胀,称为中央型颌骨放线菌病。

（三）诊断

根据临床表现及细菌学检查等特点,典型病例诊断较易。确定本病主要依据是找到病原菌,注意在脓液或肉芽组织中查找硫黄颗粒。急性期可伴白细胞计数升高,血沉降率加快。病理检查亦可协助确诊,但需与恶性肿瘤、结核等相鉴别。

（四）治疗

1. 药物治疗

（1）抗生素治疗　临床一般首选大剂量青霉素 G 每日 200 万～500 万 U,肌内注射,6～12 周为 1 个疗程。亦可用青霉素 G 加普鲁卡因行局部病灶封闭。如与磺胺药物联合使用,有可能增强疗效。青霉素过敏者可选用红霉素、林可霉素、四环素、克林霉素等。抗生素治疗应有足够的疗程,应在症状彻底消除后方可停药。

（2）碘制剂治疗　碘制剂可提高抗生素疗效和软化瘢痕。

（3）免疫治疗　放线菌溶素做皮内注射,首次剂量 0.5 mL,以后每 2～3 天注射一次,每次增加 0.1 mL,共 14 次或总剂量达 2 mL 为止。该疗法能增强机体免疫力,缩短疗程。

2. 高压氧治疗　放线菌是厌氧菌,高压氧能增加组织的含氧量,具有杀菌、抑菌、消除窦道、防止骨组织感染与坏死、加速伤口愈合的作用。

3. 手术治疗　脓肿形成后应及时切开引流,瘘管内的肉芽组织也应刮除干净;当有死骨形成时,应将死骨刮除,或视病情行病灶切除术,术中用过氧化氢冲洗伤口,以抑制放线菌的生长繁殖。术后应用青霉素 G 每日 200 万～300 万 U,持续 12 周或更长,防止复发。

三、颌面部梅毒

梅毒(syphilis)是由梅毒螺旋体引起的一种慢性传染病。其病程极慢,初期主要侵犯皮肤和黏膜,晚期累及全身各脏器。口腔及颌骨是常易遭受损害的部位之一。

（一）感染来源

根据传染途径不同,梅毒可分为先天梅毒和后天梅毒。先天梅毒由患梅毒的孕妇在妊娠 4 个月时通过胎盘传染给胎儿;后天梅毒绝大多数通过性行为感染,极少数可通过接吻、抚摸接触或共用器皿传染,亦有因输带菌血而感染者。

（二）临床表现

后天梅毒依病程分为一期梅毒、二期梅毒、三期梅毒及隐性梅毒,一期梅毒、二期梅毒均属早期梅毒,多在感染后 4 年内出现症状,传染性强;三期梅毒又称晚期梅毒,是感染 4 年后的表现,一般无传染性。隐性梅毒是指感染后除血清反应阳性外,无任何临床症状者。隐性梅毒可终生不出现症状,但也有晚期发病者。先天梅毒亦可按感染后 4 年为界分为早期和晚期。

1. 后天梅毒　在口腔颌面部的主要表现依病程分为口唇下疳(一期梅毒)、梅毒疹(二期梅毒)和树胶样肿(梅毒瘤)(即三期梅毒)。

2. 先天梅毒　早期先天梅毒多在出生后第 3 周到 3 个月甚至一年半后出现症状。

（三）诊断

根据详细而正确的病史、临床表现、实验室检查及 X 线片综合判断,审慎作出诊断,不能确诊时可行组织病理学检查。

获得性梅毒,治疗史是很重要的诊断线索;如系胎传梅毒,应详细询问其家庭成员患病情况。实验室检查包括梅毒下疳、二期黏膜斑分泌物涂片直接检查梅毒螺旋体。血清学检查主要为性病研究实验室试验(VDRL test),以及未灭活血清反应素玻片试验(USR test)、快速血浆反应素环状卡片试验(RPR test)等。还可用梅毒螺旋体特异性抗原直接测定血清中的抗螺旋体抗体,为特异性梅毒血清试验方法。近年来免疫组化、聚合酶链式反应(PCR)等方法的应用,大大提高了对梅毒诊断的敏感性和特异性,且作为最后诊断的依据。

(四)治疗

口腔颌面部梅毒损害无论胎传或后天感染,均为全身性疾病的局部表现,应在专科医生指导下进行全身治疗。驱梅治疗首选青霉素 G 及砷铋剂联合疗法。青霉素过敏者可改用红霉素或罗红霉素等。须在全身及局部的梅毒病变基本控制后,才能考虑病变遗留组织缺损和畸形的修复和矫正治疗。

治疗结束后应观察 5 年,随访包括临床与实验室检查。治愈的主要指标是病损及症状消退、血清试验等转阴性。

本 章 小 结

本 章 内 容	学 习 要 点
概论	感染特点;引起感染的病原菌种类、感染途径;诊治原则;局部外科处理的意义和原则
智齿冠周炎	临床表现、感染扩散途径、诊断和处理
间隙感染	各间隙感染的解剖特点、病因、临床特点、诊断和处理原则
颌骨骨髓炎	化脓性、放射性骨髓炎病因、临床表现、诊断、鉴别诊断和处理原则
面颈部淋巴结炎	淋巴结炎临床表现、治疗原则及并发症防治
面部疖痈	疖痈的临床表现、治疗原则

目 标 检 测

目标检测及答案

湖南医药学院　魏　敏

第七章　口腔颌面部损伤

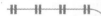

本章PPT

案例导入答案

学习目标

1. **掌握**：口腔颌面部软组织损伤的分类、临床表现及不同部位软组织损伤的处理原则。

2. **熟悉**：口腔颌面部损伤的临床特点及损伤与解剖生理特点的关系；清创术的特点、原则与基本方法。

3. **了解**：口腔颌面部损伤并发症的急救处理；口腔颌面部患者的运送、饮食和护理；牙及牙槽突损伤的类型、临床表现、诊断、治疗原则与复位固定方法；颌面骨骨折的类型、临床表现、诊断、治疗原则与复位固定方法；骨折的愈合过程。口腔颌面部火器伤特点、治疗原则。

案例导入

患者，男，30岁，因酒后骑摩托车时不慎撞击树干，致面部损伤半小时而入院，无昏迷史。

入院时查体：双侧面部不对称，面色潮红，右侧面部肿胀，右下颌颏部皮肤有一约3 cm的伤口，右下颌角皮肤有6 cm的伤口，张口轻度受限，双侧下中切牙错位，牙龈撕裂，右下颌角区可扪及骨折错位切迹，触压痛，右下颌体部异常活动明显，右下前牙开𬌗，后牙早接触。余无异常。

1. 根据上述症状，可能的诊断是什么？
2. 为明确诊断，还需要做哪些检查？

第一节　概　　论

口腔颌面部是人体的暴露部位，其损伤多因工伤、交通事故和生活中的意外所致，战时则以火器伤为主。

颌面部血液循环丰富，上接颅脑，下连颈部，是呼吸道和消化道的起端。颌面部骨骼及窦腔较多，有牙附着于颌骨上，口内则含有舌；面部有表情肌和面神经；还有颞下颌关节和唾液腺；它们行使着表情、言语、咀嚼、吞咽及呼吸等功能。充分认识这些特点，对于正确处理口腔颌面部损伤至关重要。

1. 口腔颌面部血液循环丰富　口腔颌面部血液循环丰富，受伤后出血较多，容易形成血肿；组织水肿反应快而重，如口底、舌根、下颌下区等部位损伤，可因水肿、血肿压迫而影响呼吸道通畅，甚至引起窒息，应特别注意。另外，由于血液循环丰富，组织抗感染与再生能力较强，创口易于愈合。因此初期清创缝合的期限较其他部位延长，面部伤后24小时、48小时甚至更久的创口,只要没有明显的化脓感染,清创后可初期缝合。

2. 牙损伤 颌面部损伤常伴牙损伤。被击碎的牙可向邻近组织内飞溅,造成"二次弹片伤",并可将牙附着的结石和细菌等带入深部组织,引起创口感染。颌骨骨折线上的龋坏牙有时可导致骨折断端感染,影响骨折愈合。另外,牙列的移位或咬合关系错乱是诊断颌骨骨折的重要体征之一。在治疗牙及牙槽骨或颌骨骨折时,常需利用牙或牙列做结扎固定的基牙,这是颌骨牵引固定的重要基础,恢复正常的牙列咬合关系又是治疗颌骨骨折的重要标准。

3. 易并发颅脑损伤 口腔颌面部损伤,尤其是上颌骨或面中 1/3 部损伤易并发颅脑损伤。包括脑震荡、脑挫伤、颅内血肿和颅底骨折等。其主要临床特征是伤后有昏迷史。颅底骨折时可伴有脑脊液鼻漏或耳漏。

4. 有时伴有颈部损伤 口腔颌面部下连颈部,为大血管和颈椎所在部位,下颌骨损伤易并发颈部损伤,要注意有无颈部血肿、颈椎损伤或高位截瘫。

5. 易发生窒息 口腔颌面部是呼吸道上段所在部位,损伤可因组织移位、肿胀及舌后坠、血凝块和分泌物的堵塞而影响呼吸或发生窒息。救治患者时应注意保持呼吸道通畅,防止窒息。

6. 口腔颌面部窦腔易发生感染 口腔颌面部窦腔多,有口腔、鼻腔、鼻窦及眼眶等。这些窦腔内存在着大量的细菌,如与创口相通,易发生感染。在清创处理时应尽量关闭与窦腔相通的创口,以减少感染的机会。

7. 其他解剖结构损伤 口腔颌面部有唾液腺、面神经及三叉神经分布。如腮腺受损,可引发涎瘘;如损伤面神经,可发生面瘫;而三叉神经损伤时则可在相应分布区域出现麻木感。

8. 影响进食和口腔卫生 口腔是消化道入口,损伤后影响张口、咀嚼、言语或吞咽功能,妨碍正常进食。需选择适当的饮食和喂养方法,以维持患者营养。进食后应清洁口腔,注意口腔卫生,预防创口感染。

9. 面部畸形 颌面部受损伤后,常有不同程度的面部畸形,从而加重患者思想和心理上的负担。治疗时应尽量恢复外形,减少畸形的发生。

第二节 口腔颌面部损伤患者的急救

一、防止窒息

(一) 窒息的原因
窒息可分为阻塞性窒息和吸入性窒息两大类。

1. 阻塞性窒息

(1)异物阻塞咽喉部 损伤后如口内有血凝块、呕吐物、骨碎片、牙碎片、游离组织块以及其他异物等,均可阻塞咽喉部或上呼吸道而发生窒息。多见于神志不清的昏迷患者。

(2)组织移位 上颌骨横断骨折时,上颌骨因重力、撞击力作用的软腭肌牵拉等因素向后下方移位而堵塞咽腔,引起窒息。下颌骨颏部粉碎性骨折或下颌体两侧同时骨折时,下颌骨体前份的骨折段受降颌肌群的牵拉,可使下颌骨前部向后下移位及舌后坠而阻塞呼吸道(图7-1)。

(3)肿胀 口底、舌根、咽侧及颈部损伤后,可发生血肿或者组织水肿,压迫呼吸道而发生窒息。

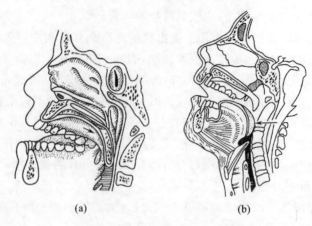

(a)   (b)

图 7-1 组织移位致阻塞性窒息

2. 吸入性窒息   主要见于昏迷的患者,直接把血液、唾液、呕吐物或异物吸入气管、支气管甚至肺泡而引起窒息。

（二）窒息的临床表现

窒息前患者表现为烦躁不安、出汗、吸气费力、鼻翼扇动或出现喉鸣音;严重时出现发绀、三凹体征(吸气时胸骨上窝、锁骨上窝、肋间隙深陷),呼吸急速而表浅;继之出现脉弱、脉快、血压下降、瞳孔散大。如不及时抢救,可致昏迷、呼吸心跳停止而死亡。

（三）窒息的急救措施

窒息是口腔颌面部损伤后的一种危急并发症,严重威胁患者的生命。急救的关键在于早期发现,及时处理,把急救工作做在窒息发生之前。如已出现呼吸困难,更应分秒必争,立即进行抢救。

（1）因各种异物堵塞咽喉部窒息的患者:应立即用手指(或裹以纱布)掏出异物,或用塑料管吸出堵塞物。同时改变体位。采用侧面卧位或俯卧位、继续清除分泌物,以解除窒息。

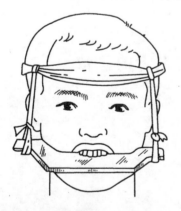

图 7-2 上颌骨骨折后暂时性复位固定法

（2）因舌后坠而引起窒息的患者:应迅速撬开牙列,用舌钳或巾钳把舌牵向口外。即使在窒息缓解后,还应在舌尖后 2 cm 处用粗丝线或别针穿过全层舌组织,将舌拉出。并将牵拉线固定于绷带或衣服上,同时托下颌角向前,保持头偏向一侧,或使患者取俯卧位,便于分泌物外流。

（3）上颌骨骨折及软腭下坠患者:可用夹板、木棍、筷子等,通过两侧上颌磨牙,将下坠的上颌骨托起,并固定在头部的绷带上(图 7-2)。

（4）口咽部肿胀患者:可安置不同型号的通气管。如情况紧急,又无适当的通气管,应立即用 15 号以上的粗针头由环甲膜插入气管,以解除窒息,随后行气管切开术。如呼吸已停止,应立即做紧急气管内插管,或做紧急环甲膜切开术(图 7-3)进行抢救,待伤情平稳后再改用常规气管切开术。对于活瓣样阻塞,应将下垂的黏膜瓣缝回原位,或剪掉,必要时应行气管切开术。

（5）吸入性窒息患者:应立即进行气管切开术(图 7-4),迅速吸出气管内分泌物及其他异物,恢复呼吸道通畅。

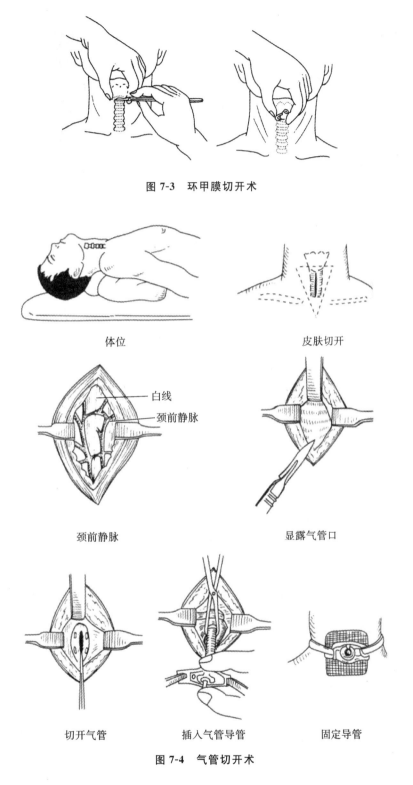

图 7-3 环甲膜切开术

体位

皮肤切开

白线
颈前静脉

颈前静脉

显露气管口

切开气管

插入气管导管

固定导管

图 7-4 气管切开术

气管切开术

二、止血

口腔颌面部损伤时出血较多,如伤及大血管时,有生命危险。因此出血的急救必须根据受伤部位、出血的来源和程度及现场条件,采取相应的止血方法。

Note

（一）压迫止血法

1. 指压止血法　在伤口以外将供应血管的近心端用手指压向骨面暂时止血。如颞额区出血时，可在耳屏前将颞浅动脉压向颧弓根部；面颊部及唇部出血，可在咬肌前缘、下颌骨下缘处将面动脉压向下颌骨；出血范围较广时，可在环状软骨平面胸锁乳突肌前缘，将颈总动脉压向深层的第六颈椎横突（图7-5）。压迫颈总动脉时间每次不超过5分钟，此法有时可引起颈动脉窦的反射，导致心律失常，血压下降，甚至心搏骤停，故除非在紧急情况下，一般不采用。

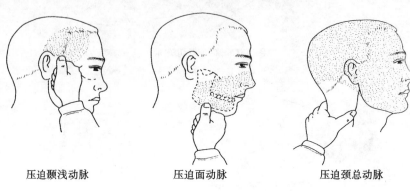

压迫颞浅动脉　　　　压迫面动脉　　　　压迫颈总动脉

图7-5　指压止血法

2. 包扎止血法　颌面部的毛细血管、小静脉、小动脉出血，均采用包扎止血。处理时，先将软组织复位，然后在创面上覆盖纱布敷料，再用绷带加压包扎止血（图7-6）。包扎时应注意压力适当，以避免加重骨块移位和呼吸道阻塞。

3. 填塞止血法　开放性及洞穿性伤口，可以用纱布块填塞在伤口内，外面再用绷带加压包扎。在颈部及喉部创口内，应注意保持呼吸道通畅，以防止窒息发生。上颌骨 Le FortⅡ、Ⅲ型骨折时，鼻道出血较多，只要没有脑脊液漏，可用鼻道填塞止血。严重出血如一般填塞效果不好时，可用后鼻孔填塞止血法（图7-7）止血。

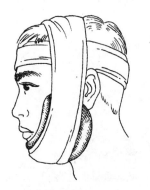

图7-6　包扎止血法

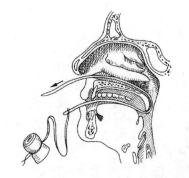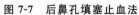

图7-7　后鼻孔填塞止血法

（二）结扎止血法

对于创口内出血的血管断端都可使用止血钳夹住做结扎止血。口腔颌面部较严重的出血，如局部不能妥善止血，可结扎颈外动脉。

（三）药物止血法

药物止血法适用于组织渗血、小静脉和小动脉出血，使用时可将止血药粉与出血创面直接接触，然后立即用干纱布加压包扎，一般5~10分钟可止血。全身使用的止血药有止血敏、肾上腺色腙片等。

三、抗休克治疗

休克是由多种原因引起的一种综合征。口腔颌面部损伤所导致的休克主要有创伤性休克和失血性休克两种。其共同的临床表现有血压下降、心率加快、脉搏细弱、全身无力、皮肤湿冷、面色苍白或发绀、静脉萎陷、尿量减少、烦躁不安、反应迟钝、神志模糊、昏迷甚至死亡。抗休克治疗的目的在于恢复组织灌流量。创伤性休克的处理原则是安静、镇痛、止血和补液,用药物恢复和维持血压;失血性休克治疗的重点是补充血容量和止血。一般休克较轻或属于代偿期者或处于休克状态而无条件者可暂不输血,而输中分子右旋糖酐或乳酸钠等,半小时内输入 1000 mL 进行观察。如休克较重,则需以输血为主,适当补充其他液体,中度休克 1 小时可输血 1000 mL 左右,重者要在 10~30 分钟内输血 1500 mL,以后根据临床表现调整输血、补液的量和速度。对损伤性休克,除补充血容量、止血外,尚需镇静止痛,纠正酸碱平衡失调,应用大量抗生素预防感染和补充大量 B 族维生素和维生素 C。

四、防治感染

口腔颌面部损伤的伤口常被细菌和尘土等污染,易致感染而增加损伤的复杂性和严重性,颌面部火器伤的感染率更高,约为 20%,应防止感染,伤后及早使用广谱抗生素,并及时注射破伤风抗毒素。

第三节 口腔颌面部损伤患者的运送、护理和饮食

一、包扎和运送

(一) 包扎

包扎可起到压迫止血的作用,并且可暂时固定骨折段,防止其移位,还有保护并缩小创口的作用。

常用的包扎法有四头带包扎法和十字细带包扎法。包扎时应注意:尽可能使五官外露,不影响其正常生理功能;压力较均匀,松紧适度,不影响呼吸和伤口的引流。特别要注意不能对下颌下区和颈部组织施加过大的压力,以避免阻塞呼吸道。

(二) 运送

运送患者时应注意保持呼吸道通畅,昏迷患者可采用俯卧位,额部垫高,使口鼻悬空,有利于唾液和血液外流并防止舌后坠。一般患者可采用侧卧位,避免血凝块及分泌物堆积在口咽部,运送途中应随时观察伤情变化,防止窒息与休克。损伤的患者运送时应有 2~4 人同时搬运,一人稳定头部并加以牵引,其他人则协调用力,将患者平直"滚"抬到担架上,头部左右两侧用小枕固定,防止头摆动。

二、护理

(一) 体位

一般口腔颌面部损伤的患者宜采用半卧位,以减少出血,并可能增进肺部呼吸运动,利于咳嗽和吐出口腔内分泌物,避免并发肺部感染。

Note

（二）口腔护理

所有卧床患者的口腔都须专门护理。贯通性损伤颌骨骨折的患者，因缺乏正常咬合功能，口腔自洁能力差，加上创口的分泌物、上皮的脱落坏死组织、唾液、食物残渣等滞留在口腔都使患者的口腔不洁加重，不利于创口愈合。

冲洗是护理口腔颌面部损伤患者口腔的最有效方法，特别是创口尚未愈合时，冲洗口腔有利于促进伤口愈合，冲洗的器械通常用大注射器或吊瓶，冲洗时患者多采取半卧位，头向前倾，胸前围以塑料布，并准备接水弯盘，分泌物多时，可用过氧化氢棉球擦洗，再用盐水冲洗。

能自行含漱的患者，一般可用1％～2％的碳酸氢钠溶液含漱，彻底清洁口腔黏膜后，多用1％过氧化氢溶液在早晨、睡前和饭后漱口。

1. 流涎的处理　当有口底软组织贯通伤，唇颊部等组织缺损时，常形成涎瘘，使皮肤形成皮疹或湿疹。为预防面部发生皮肤感染，常在创口周围皮肤上涂布氧化锌糊剂或做临时修复体置于贯通伤处，防止流涎，敷料湿透后应及时更换。

流涎明显时可在进食前口服阿托品，减少唾液分泌，进流质饮食，也能减少唾液分泌。

2. 检查咬合关系及固定　对颌骨骨折患者应定时检查咬合关系及固定情况，注意结扎物有无松脱、折断、移位，有无刺激口腔黏膜，橡皮圈牵引方向与力量是否合适，有无松脱。

三、饮食

由于张口受限、局部疼痛及咬合错乱等原因，口腔颌面部损伤患者不能咀嚼食物，特别是颌间固定的患者，一般只能进食流质饮食，但患者的胃肠功能多数正常，食欲和消化能力良好，因此在食物调制和喂养方面应供给患者营养丰富的饮食以促进伤口愈合。

口腔颌面部损伤患者的饮食应根据具体情况选用流质饮食、半流质饮食、软食、普食。

患者的进食方法因病情不同而采用不同的方法。对伤情重、口腔内有创口、不宜经口腔进食者，可采用鼻饲或静脉补充营养；如患者不能吸吮，可由他人喂食，在大注射器或小嘴壶上套一条橡皮管，将橡皮管的另一端插入口内，缓慢注入流质。用橡皮管喂食时，通入口内的管子应置于舌背上或放在口腔前庭，让食物通过缺牙部位及磨牙后间隙区进入。

在喂食过程中应注重饮食冷热及喂食速度，以免患者呛咳。

第四节　口腔颌面部软组织损伤

一、损伤类型

不同的致伤原因，引起不同类型的损伤。常见的损伤类型如下。

（一）擦伤

头面部皮肤或口腔黏膜与粗糙物摩擦致伤。其特点是皮肤表层破损，少量出血，伤口深浅不一，但一般较浅，边缘不齐，可附着泥沙或其他异物，疼痛明显。擦伤的处理主要是清洗创口，除去附着异物，防止感染。

（二）挫伤

挫伤伤至皮下组织，受钝器撞击伤而无皮肤开放性伤口。挫伤时其深层的软组织有血管或淋巴管断裂，表面水肿或血肿，疼痛及功能障碍。挫伤的治疗主要是止血、止痛，预防感染，促进血肿吸收和恢复功能。

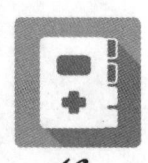

挫裂伤多为较大的钝器伤,在深部组织发生挫伤的同时,常伴有皮肤裂伤,裂口常不整齐。可为锯齿状,外形不规则,深浅不一,有出血,深层也可伴有颌骨骨折。挫裂伤清创应充分清洗伤口,彻底止血,修整创缘,严密缝合伤口,同时放置引流;并发骨折者,应先将骨段复位,固定后再缝合软组织伤。

（三）刺、割伤

刺伤的创口小,有较深伤道,可为盲管伤或贯通伤,刺入物可在组织中遗留,将感染带入深层。切割伤的创缘整齐,伤及大血管时可大量出血,如伤及面神经,则发生面瘫。刺、割伤的治疗应早期外科处理。

（四）撕裂或撕脱伤

由转动的机械力量将组织撕裂或撕脱,如长发被卷入机器中,可将大块头皮撕裂或撕脱,或颜面部软组织被撕脱,其损伤程度严重,污染厉害、出血多,疼痛剧烈,易发生休克。治疗时要防止休克,酌情给予消炎止痛、输液或输血。撕裂伤应及时清创复位缝合,撕脱伤有血管可行吻合者,应尽快行血管吻合组织再植术。

（五）咬伤

动物或人牙齿咬伤,可以表现为切割伤、撕裂伤或撕脱伤,可以使面部口腔器官如鼻、耳、舌、唇断裂甚至离体造成缺损。咬伤部可伴有组织的挫伤,且有功能障碍。狗、狼等动物咬伤可感染狂犬病。处理咬伤时应根据伤情,清创后将卷翻移位的组织复位缝合,如有组织缺损,可考虑即刻或延迟修复,对狗咬伤的病例,应预防狂犬病。

二、各类损伤的临床特点和处理方法

（一）舌损伤

舌的生理动度大,缝合时应注意保留舌的长度和活动度,将创口按前后纵行方向缝合,不要将舌尖向后折转缝合,以免舌体短缩,影响舌功能。舌组织较脆,活动度大,缝合时边距可稍远,间以纵褥式缝合,并采用较粗的丝线。当舌的侧面与邻近牙龈或舌的腹面与口底黏膜都有创面时,应分别缝合各部的创口,当不能封闭所有的创面时,应先缝合舌的创面,以免日后发生粘连,影响舌功能(图7-8)。

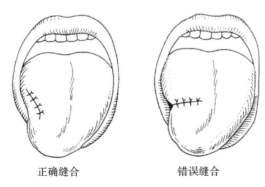

正确缝合　　　错误缝合

图 7-8　舌损伤的正确缝合与错误缝合

（二）颊部损伤

颊部贯通伤,如无组织缺损可分层缝合;如组织缺损过大,勉强缝合可能形成张口受限,可根据具体情况做适当处理。口内层缺损过多时,则只缝合口外层,口内创面敷以碘仿纱布;当口外层缺损过多时,则仅缝合口内层,将口外层创缘拉拢;当口内外全层缺损较大,分层完全缝合影响张口时,则将口内黏膜层翻出并与皮肤边缘缝合,由此遗留的洞形缺损,留待后期做

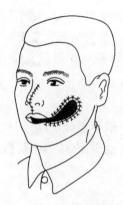

图 7-9 颊部洞穿性缺损的创口缝合法

整形治疗(图7-9)。当颊部有大面积撕脱伤,不能用拉拢缝合法完全关闭时,也应采用拉拢的方法使创面缩小。如创面为软组织,伤后时间短,创面比较清洁,则可在清创后立即用游离植皮消灭创面。如创面已有明显感染,则在清创后,用高渗盐水或1:5000呋喃西林液湿敷,待感染控制,创面较清洁,或创面已有健康的肉芽组织后再植皮。

(三)神经损伤

面神经干或主要分支如在颌面部损伤时被切断,在早期清创时,应尽可能找出神经的断端,做神经的外膜或束膜相对吻合术。吻合的方法如下:先将两断端对齐,避免扭曲,并略加修整外膜,使神经干的轴心部分比外膜短,然后用无创尼龙线缝合神经外膜。在有显微外科条件的情况下,尽可能做神经外膜束膜联合缝合,使神经束或神经束组获得准确对位。神经吻合好后,将吻合处两侧的神经外膜缝合固定在周围组织上,以防操作时不慎将吻合处再次拉断。做神经束缝合时,应使神经束或神经束组形成有错落的对位,避免吻合处位于同一断面,同时在吻合时,针不应穿入神经束轴心内,这样可以减少瘢痕增生和粘连,待生长愈合后可恢复面神经的连接和功能。如神经干有缺损,不能直接吻合,可在同侧取一段耳大神经移植连接于两断端之间并吻合,以促进面神经功能的恢复。

(四)腮腺和腮腺导管损伤

参见第九章。

(五)腭损伤

腭损伤的处理须根据不同的情况进行。硬腭软组织撕裂伤做黏骨膜缝合;软腭贯通伤,应分别缝合鼻侧黏膜、肌层及口侧黏膜;硬腭有组织缺损或与鼻腔、上颌窦相通时,可在附近移黏骨膜瓣,封闭瘘口和缺损,或在硬腭两侧做松弛切口,从骨面分离黏骨膜瓣后,将贯通口处拉拢缝合(图7-10)。如腭部缺损过大不能立即修复的,可暂做腭护板,使腭与鼻隔离,以后再行手术治疗。

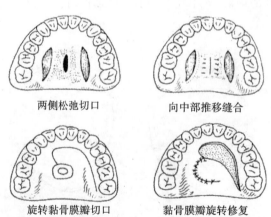

两侧松弛切口　　　　　向中部推移缝合

旋转黏骨膜瓣切口　　　黏骨膜瓣旋转修复

图 7-10 腭部贯通伤缝合法

三、口腔颌面部损伤的清创术

清创术是口腔颌面部损伤时预防伤口感染和促进伤口愈合的基本方法,只要全身条件允许,应尽量对局部伤口进行早期外科处理即清创术。

Note

（一）冲洗伤口

冲洗伤口是清创处理的第一步。一般认为,6～12 小时以内细菌多停留在损伤组织表浅部位,且尚未大量繁殖,容易通过机械冲洗而被清除。处理时先用消毒纱布保护伤口,用肥皂水洗净伤口周围皮肤,在局麻下用生理盐水或 1%～3% 过氧化氢溶液冲洗伤口,尽可能清除创内组织碎片、异物或泥沙,在清创的同时,可以检查组织的损伤范围和程度。

（二）清理创口

冲洗伤口后,再次消毒周围皮肤,铺无菌巾,进行清创处理。原则上尽可能保留颌面部组织,除去已坏死的组织,一般仅将创缘略修剪整齐,对眼睑、眉际、耳、鼻、唇等部位的小撕裂伤,不必做创缘修整便可缝合,但创缘必须对齐,防止错位愈合。

清理创口时进一步去除异物,如有金属异物,可借助磁铁吸出,如深部者要通过 X 线或插针 X 线定位后取出。

（三）缝合创口

口腔颌面部软组织伤口的愈合,可不受伤后至清创时间的严格限制,只要伤口无明显化脓感染或组织坏死,在充分清创后仍可严密缝合。对估计可能发生感染者,可在创口内放置引流。已发生明显感染的伤口不应立即做初期缝合,可采用局部湿敷,待感染控制后再进行处理。如有组织缺损、移位或因水肿、感染、清创后不能严密缝合时,可先做定向拉拢缝合,使组织尽可能恢复或接近正常位置,等感染控制后再做进一步缝合。这种定向拉拢缝合常用纽扣褥式减张缝合或金属丝定向缝合法。

第五节 口腔颌面部硬组织损伤

一、牙和牙槽骨损伤

前牙区的牙及牙槽骨损伤常见。损伤类型有牙挫伤、牙脱位、牙折和牙槽骨骨折。

（一）牙挫伤

牙挫伤是外力造成牙周膜和牙髓损伤。常见于牙齿受到碰撞、打击或咀嚼异物等所致。不同程度的损伤,其表现症状轻重不一。临床上表现为伤牙疼痛、松动、有伸长感、不能咀嚼、叩痛,严重的损伤可发生牙髓坏死。

牙挫伤一般不需特殊处理,暂不用患牙咀嚼,使伤牙得到休息可望恢复。如牙挫伤较重,可对患牙进行简单结扎固定,并适当调磨对颌牙以减少其与患牙的接触。如发生牙髓坏死,应做牙髓治疗。

（二）牙脱位

牙齿受到外力撞击发生的牙齿完全脱离牙槽窝,称为完全性牙脱位;而仅有牙移位、嵌入,牙未完全脱离牙槽窝,则称为部分牙脱位。

牙齿受到损伤后,完全性牙脱位者,表现为牙根已完全离开牙槽窝,或仅有软组织相连。部分牙脱位者,咬合异常,牙松动。由于牙受外力方向不同,牙脱位的表现各异,包括移位、伸长、嵌入等改变。

无论是完全性牙脱位,还是部分牙脱位,可发生在单个牙,也可涉及多个牙,或两种情况同时存在。伤情重者,往往伴有牙龈组织的撕裂和牙槽骨骨折。

牙脱位的治疗以保存牙为原则。如为部分牙脱位,应使牙恢复原位,将伤牙固位 2～3 周;如未完全脱位牙或已离体牙,只要离体时间不太长,可将脱位牙充分冲洗和用抗生素浸泡 20～30 分钟,重新植入牙槽窝,然后用牙弓夹板等方法固定。脱位牙如污染较重,时间较久,再植前宜在离体情况下先做好根管治疗,如再植牙当时未做根管处理,在牙生长牢固后补做根管治疗。牙固定时间 3～4 周,定期随访。

(三) 牙折

牙折可分为冠折、根折和冠根联合折(图 7-11)。

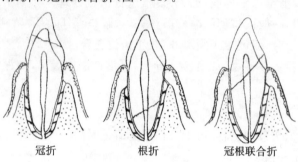

冠折　　　　　根折　　　　　冠根联合折

图 7-11　牙折类型

1. 冠折　根据折断的部位,可分为露髓或不露髓:前者有明显牙髓刺激症状;后者则无感觉异常或有不同程度的牙本质过敏反应。

2. 根折　根折一般折线在牙颈部以下,表现为牙松动和触压痛。折线越接近牙颈部,松动度越大;若折线近根尖部,牙也可无明显松动。

3. 冠根联合折　表现为伤牙触痛、压痛及咬合痛。

(四) 牙槽骨骨折

主要由外力直接打击发生,多见于前牙部,常伴牙龈撕裂,亦可伴有牙折或牙脱位。如外力来自一侧面颊部,也可造成侧方后牙的牙槽骨骨折,如发生在上颌部,还可伴有腭部骨折和上颌窦损伤。由于骨折片移位,发生咬合错乱,摇动其中一个牙时,邻近的牙及骨折片随之移动,骨折片可移位。

治疗为局麻下将牙槽骨骨段及牙复位到正常位置,然后用金属丝牙弓夹板将骨折片上的牙结扎固定 2～3 周或采用正畸科用的托槽法固定,牙弓夹板和正畸托槽的放置均应跨过骨折线至少 3 个牙位,才能牢固。

二、颌骨骨折

颌骨骨折有一般骨折的共性,如疼痛、麻木、血肿和出血、移位及功能障碍等。但由于颌骨解剖结构和生理功能的特点,其临床和诊断方法与其他部位骨折不同。

(一) 上颌骨骨折

上颌骨是面中部的重要骨骼,内有上颌窦,结构较薄弱,受损伤后易发生骨折。但因位置居中,四周有其他颅面骨,对上颌骨有一定的保护作用,因此,上颌骨骨折发生率比下颌骨小得多。

1. 解剖要点　上颌骨是面中部最大骨骼,上颌骨解剖形态不规则,骨缝连接多,其两侧上颌骨在中线连接构成鼻腔基部的梨状孔,上颌骨上接颅底,与颅骨中的额骨、颞骨、筛骨及蝶骨相连,在面部与额骨、鼻骨、泪骨和腭骨相连,所以骨折时常并发颅脑损伤和邻近颅面骨骨折。

上颌骨的骨密度和硬度较下颌骨差,骨质薄而松。生理状态下,它通过𬌗面承受下颌骨的咀嚼压力,并将其缓冲、传导到颅底,起到保护颅脑和颈椎的作用。上颌骨与周围骨形成拱形支柱结构,当上颌骨受轻度外力时,不易引起骨折。但若遇较大暴力,上颌骨和邻近鼻骨、颧骨可同时骨折。上颌骨骨体内部是上颌窦腔。这些窦腔裂隙和骨缝是较薄弱部位,在外力作用下,易发生骨折。

2. 临床分类

(1) Le Fort Ⅰ型骨折 又称为上颌骨低位骨折或水平骨折,骨折线至梨状孔下部平行于牙槽突底部经上颌结节上方至翼突,上颌骨下部包括牙槽骨及牙齿整块活动、移位(图7-12)。

(2) Le Fort Ⅱ型骨折 又称为上颌骨中位骨折或锥形骨折。骨折线通过鼻骨、泪骨、眶底、颧骨下方至蝶骨翼状突,整个颧骨与鼻骨一起移位,有时可波及筛窦达前颅底,出现脑脊液鼻漏(图7-13)。

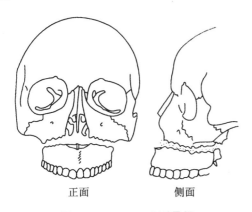

正面　　　侧面

图 7-12　Le Fort Ⅰ型骨折

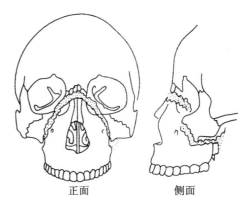

正面　　　侧面

图 7-13　Le Fort Ⅱ型骨折

(3) Le Fort Ⅲ型骨折 又称为上颌骨高位骨折或颧骨上骨折。骨折线通过鼻骨,泪骨上方横过眶底,眶外侧缘及颧骨上方,到颧弓及蝶骨翼突,形成"颅面分离"。此类骨折常伴颅底骨折和颅眶损伤,表现为面中部凹陷并变长、眼球下移、结膜下出血、耳鼻出血、脑脊液鼻漏及耳漏等(图7-14)。

上颌骨骨折常伴腭中缝骨折。

3. 临床表现

(1) 咬合关系错乱 咬合关系错乱,骨折块移位,摇动前牙时,骨折段可随之活动,张闭

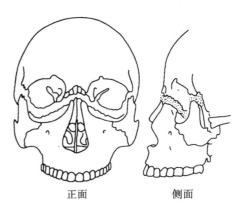

正面　　　侧面

图 7-14　Le Fort Ⅲ型骨折

口受限,严重者可因咽腔阻塞发生呼吸困难甚至窒息。骨折块向下移位者,前牙呈开殆状,后牙早接触,一侧上颌骨骨折时,伤侧牙早接触,健侧牙呈开殆状。

(2) 面形改变 上颌骨骨折后,根据外力的大小、方向和颌骨本身的重力,骨折段常向下移位,使面中部1/3变长,整个面部变长;如向后移位,出现面中部凹陷、后缩。

(3) 眼周、眼的变化 上颌骨 Le Fort Ⅱ、Ⅲ型骨折后,因眼睑及眶周组织疏松,加之骨折后组织内出血淤积,眼球周围的软组织出现青紫色肿胀,呈熊猫眼。上颌骨骨折波及眶底时,眼可出现一系列症状和体征,如眼球结膜下出血、眼球移位和复视等;如损伤动眼神经或外展神经,可使眼球运动障碍,如伤及视神经或眼球则引起视觉障碍或失明。

(4) 口鼻腔出血 上颌骨骨折常合并口鼻腔黏膜撕裂或咬合关系错乱,鼻窦黏膜裂伤。有时口腔内并无破裂,血仅从鼻孔流出,或由后鼻孔经口咽部流至口腔。

(5) 脑脊液漏 上颌骨骨折时如伴发颅底骨折,骨折线经过蝶窦、额窦或筛窦发生硬脑膜

撕裂,则可出现脑脊液鼻漏,如合并耳岩部挫伤,还可发生脑脊液耳漏。

4. 诊断

通过问明受伤史,查清体征,结合 X 线片观察,可做出明确诊断。首先采集病史,了解受伤情况,如方向、速度、外力大小及受力部位等。同时要了解受伤后有关上颌骨骨折的相关症状,如面中部疼痛或麻木、口鼻出血、咬合异常、呼吸困难等。检查时须注意:面中部有无伤口、肿胀、出血或淤斑,有无盘形面、马面等畸形改变;有无眼球移位、运动受限;口、鼻部有无伤口和出血;鼻、耳部有无脑脊液漏;有无张口受限;有无开𬌗及咬合关系错乱。检查上颌骨有无动度、摩擦音和台阶等。X 线片多采用华特位。

当上下颌骨甚至颅骨发生复杂的全面部骨折时,CT 是全面了解骨折信息的常用辅助诊断工具,尤其是三维 CT 重建,对骨折的细节可清晰显示,不仅对诊断有重要作用,而且对骨折的治疗有指导作用。

5. 治疗

1)早期处理　上颌骨骨折患者应特别注意有无颅脑、胸、腹等处合并伤。有严重合并伤的患者应以处理合并伤为主。对上颌骨的创伤可做简单应急处理,以减轻症状稳定骨折片。有呼吸困难等症状出现时,应注意对窒息的预防。

2)复位与固定　上颌骨骨折的治疗措施是复位与固定,使错位的骨折段复位并恢复上下颌牙原有的咬合关系。

3)复位方法

(1)手法复位　单纯骨折的早期骨折段比较活动,可采用手法复位,将上颌骨复位到正常位置,一般在局麻下可进行。

(2)牵引复位　骨折时间稍长,骨折处有部分纤维性愈合,手法复位不能回到原有位置上,可采用牵引复位。常用的方法有口内颌间牵引法、口外颅颌固定牵引法。①颌间牵引法:上下颌牙列上安置有挂钩的牙弓夹板,按骨折段所需复位的方向挂橡皮圈牵引。移位的骨段逐渐恢复到正常咬合的位置。如部分上颌骨骨折或一侧上颌骨骨折,仅用颌间牵引法可达到目的。但双侧上颌骨横断骨折需加用颅颌固定牵引法。②颅颌固定牵引法:上颌骨骨折时,如骨折段向后移位,可采用颅颌固定牵引法。此方法是在上颌牙列上安置带有口外须的牙弓夹板,在头部制作石膏帽,在石膏帽内埋置向前伸出的金属支架,然后在口外用橡皮条与铁丝相连进行牵引,可将向后移位的骨折段牵拉复位。

(3)手术复位　如骨折段移位时间长或骨折处已发生纤维愈合或骨性愈合,而用上述两种方法都难以复位时,可采用手术复位,即重新切开错位愈合的部位,使骨折段恢复到正常位置。

4)固定方法　原则上可利用没有受伤的颅、面骨固定上颌骨骨折段,同时做颌间固定,以恢复咬合关系。

(1)颅颌固定法　依靠头颅部固定上颌骨骨折段,其方法是在上颌牙列上安置牙弓夹板,在头部制作石膏帽或戴上特制的头套。石膏帽中埋置向外伸出的金属支架,在两侧相当于第一前磨牙的牙弓夹板上各穿过一根直径为 0.5 mm 的不锈钢丝,将钢丝两端自前庭沟顶部向外上方穿出于颧部皮肤外,最后在上颌骨复位的情况下,拉紧两侧的不钢丝,分别结扎固定于石膏帽中伸出的金属支架上。为了恢复良好的咬合关系,可在下颌牙列也安置牙弓夹板,做颌间固定。

(2)骨间固定法:开放性上颌骨骨折、上颌骨无牙可用于固定或骨折处发生纤维愈合的病例,均可采用切开复位,直接在骨折处做骨间微钛板坚强内固定。

(二)下颌骨骨折

下颌骨是颌面部体积最大、位置较突出的骨骼,损伤的发生率较高,居颌面部骨折的首位。

下颌骨骨折的部位常与受打击的部位有关。如大多数髁状突颈部骨折是由于颈部受撞击引起;而下颌骨体部和角部骨折多由直接受外力所致。在平时,下颌骨骨折的主要原因是交通事故伤,其次是跌打损伤或运动意外损伤。在战时,主要原因是弹片伤。

1. 解剖因素 下颌骨占据面下 1/3 部,是颅面部唯一可活动的骨骼,其解剖形态特殊,生理功能复杂,又居于面下部的突出位置,结构上存在薄弱区。下颌骨骨折占颌骨骨折的 70% 左右。下颌骨上有升颌肌群及降颌肌群附着。骨折时由于附着在骨折块上咀嚼肌的牵引力方向不同,常使骨折块发生移位,导致咬合错乱。

下颌骨髁状突是下颌骨主要的生长中心,如在儿童期受到损伤或破坏,可导致下颌骨的发育障碍。下牙槽神经血管束经下颌孔进入下颌骨内,沿下颌管向下延伸。下颌骨因骨质致密,血液循环比上颌骨差,损伤后并发骨髓炎的机会比上颌骨多且严重,骨折愈合也慢。

2. 临床分类 下颌骨骨折的好发顺序为下颌颏孔区、颏正中区、髁状突颈部区与下颌角区(图 7-15)。下颌骨骨折突出的表现是骨折段移位。引起移位的主要因素是骨折段上附着的咀嚼肌的牵引。移位的程度受骨折线方向、骨折段上有无牙齿、软组织损伤范围、外力方向与强度及骨的重力作用等因素影响。

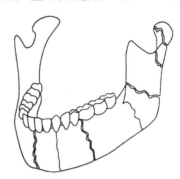

图 7-15 下颌骨骨折的好发部位

3. 临床表现

1) 牙齿排列与咬合紊乱 骨折段发生内外方向移位时,骨折断端牙列分离或重叠,与对颌牙不能发生正常咬合。发生上下方向移位时,则可分别与对颌牙发生接触或不接触。

2) 面部畸形 不同方向的移位,可分别出现面下部的塌陷或隆起、延长或缩短,触诊时骨折部发现明显的台阶和裂痕。

3) 功能障碍 根据骨折移位的影响,可出现咀嚼、呼吸、开闭口困难和语言功能的障碍。如伴有下牙槽神经损伤时,可出现下唇麻木。

4) 骨折段移位

(1) 颏部骨折 下颌骨正中颏部骨折,可以是单发的,也可以是双发的。如为单发的正中骨折,骨折线两侧肌牵引力量相等,可无明显移位;如为双发骨折,正中骨折段可因降颌肌群的作用而向下后方退缩;如为粉碎性骨折(图 7-16)或伴有骨折缺损,两侧骨折段由于下颌舌骨肌的牵引而向中线方向移位,使下颌前端变窄。后两种情况可使舌后退出现呼吸困难,甚至发生窒息的可能,应特别注意。

(2) 颏孔区骨折 一般骨折位于下颌第一与第二磨牙牙根之间,常将下颌骨断裂成为与对侧下颌骨保持连续性的前段(近中)和后段(远中),由于降颌肌群和一侧翼外肌的牵拉作用,骨折前段向下后方移位,并向伤侧偏斜,前牙呈开𬌗状,骨折后段因升颌肌群的牵拉作用向上前内方移位(图 7-17)。骨折线越靠后,肌力不平衡越明显,骨折移位程度也越重。骨折段的移位还与骨折线的方向和倾斜度有关,如骨折线方向与肌肉牵拉方向相抵,骨折段也可不发生移位或移位很小。

(3) 下颌角骨折 此处骨折也将下颌骨分成前后两个骨折段。如骨折线在下颌角的后上方,或是升支的横形骨折,前后和上下骨折段都包围在咬肌和翼内肌之中,骨折可不发生移位,即使有移位,也多是创伤力造成。但如果骨折线在升颌肌群附着之前,骨折线呈前上至后下方向,则骨折前段受降颌肌群的牵拉向下后移位,骨折后段受升颌肌群的牵拉向上前移位,出现后牙早接触,前牙呈开𬌗状,这与颏孔区骨折的移位相似。下颌角很少出现由后上至前下的骨折线(图 7-18)。

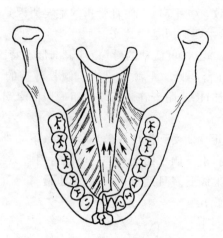

图 7-16　颏部粉碎性骨折

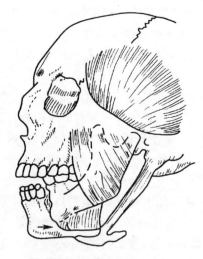

图 7-17　下颌骨颏孔区骨折

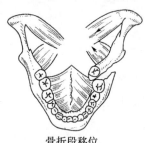

骨折段移位

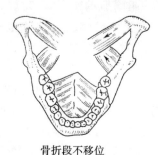

骨折段不移位

图 7-18　下颌角部骨折

（4）髁状突骨折　常发生在髁状突的颈部，如一侧骨折线在翼外肌附着点之下，髁状突头常因翼外肌的牵拉而致髁状突向前内侧移位，髁状突也可以脱出关节囊而到关节凹外。同时，下颌升支部因咬肌、翼内肌和颞肌的牵拉向上移位，使对侧牙及前牙呈开𬌗状，不能向对侧做侧𬌗运动。如骨折发生在关节囊内，翼外肌附着点之上，骨折可不发生移位。双侧髁状突骨折时，髁状突头向内下移位，由于升颌肌群的牵拉，整个下颌骨段向上移位使前牙呈开𬌗状更加明显。髁状突骨折常为闭合性，除骨折段移位引起的症状外，还可伴有耳前区的疼痛、张口受限、局部肿胀和压痛。个别严重的髁状突骨折，髁状突可穿过颞下颌关节进入颅中凹，造成颅脑损伤。

（5）多处骨折　下颌骨如发生多处骨折，其移位视情况而不同，如骨折段上有肌肉附着，则随肌肉的牵拉方向而移位，如无肌肉附着，骨折段则随打击力的方向和重力发生移位，此类骨折的移位往往是外力与咀嚼肌牵引力的综合作用。

4. 诊断　首先采集病史，了解创伤原因、时间、部位，然后检查患者的全身情况和局部情况，观察颌面部有无创口、肿胀、出血和淤血、检查有无牙列移位、咬合紊乱、开闭口障碍、下唇麻木、牙龈撕裂、台阶状移位和下颌骨异常动度等。手法检查很重要，触诊时骨折区常有明显压痛，骨折移位时，可扪及台阶感，骨折处不明确时可用双手的示指和拇指分别放在可疑骨折两侧牙的咬合面和下颌骨下缘，两手做相反方向移位，如有活动度和骨摩擦音，可明确诊断。

咬合错乱是最有诊断价值的临床表现，根据咬合错乱的类型可大致分析出骨折部位，当然没有咬合错乱也不能确定没有骨折，还需其他手段辅助诊断。X 线检查可了解骨折的部位、伤口方向及类型、骨折段移位情况以及牙与骨折线的关系等。必要时可摄全口牙位曲面体层 X 线片。

5．治疗 下颌骨骨折的治疗原则是早期复位与固定，使之在正常的解剖位置上愈合，并恢复原有的咬合关系。治疗的时间越早越好，一般在伤后 3～5 天内进行，但应注意先处理其他严重合并伤。如伴有开放性伤口，可以手术复位固定。

1）复位方法

（1）手法复位 用于刚刚受伤的患者，在单纯性颌骨骨折早期，骨折处还未发生纤维性愈合，骨折片可活动，用手可将移动的骨折片恢复到正常位置。手法复位在骨折后进行得越早，效果越好。

（2）牵引复位 用于手法复位不能恢复原来咬合的情况，可应用牙弓夹板和橡皮圈做颌间牵引。在下颌骨有明显移位的骨折段时，可采用分段式牙弓夹板，结扎在骨折线两侧的牙列上，套上橡皮圈做牵引（图 7-19，图 7-20）。

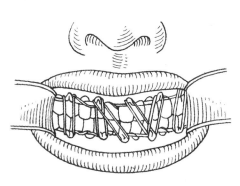

图 7-19 颌间牵引法

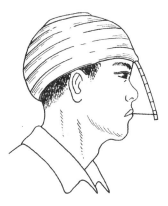

图 7-20 颅颌固定牵引法

（3）手术复位 对新鲜开放性骨折，常可在软组织清创的同时，做骨折段的复位和内固定。对于不能手法复位的复杂性骨折，为了争取较好的效果和早期复位固定，也可采取手术切开复位的方法。骨折移位时间较长，骨折处已有致密的纤维性或骨性的错位愈合，只有采用手术切开复位，才能将错位愈合中形成的纤维组织切开或将骨性愈合处凿开，然后将骨折断端游离，使骨折段正确复位，并做骨折断端的固定。

2）固定方法 下颌骨骨折可采用单颌固定、颌间固定及骨间固定。

（1）单颌固定 单颌固定是指在骨折的颌骨或其牙上进行固定，而不是将上下颌骨和其牙固定在一起。单颌固定的优点是固定后仍可张口活动，对进食和语言的影响较小，利于保持口腔卫生，一定的功能活动也对增加局部血液循环和骨折愈合有利，但有些单颌固定的固定力量有限，不能对抗较大的移位力量，故一般用于无明显移位的简单骨折。单颌固定的另一个缺点是仅用于能完全复位的病例，否则难以恢复到原有的咬合关系。单颌固定的常用方法有邻牙结扎固定、牙弓夹板固定、克氏针骨内固定等。

（2）颌间固定 颌间固定是下颌骨骨折常用的固定方法。尤其对下颌骨骨折可利用上颌骨来固定下颌骨，并使上下颌的牙固定在正常的咬合关系的位置上，待骨折愈合后，恢复咀嚼功能，这也是颌间固定的主要优点。缺点是在固定期间不能张口，影响咀嚼和进食，也不易进行口腔清洁和保持口腔卫生，一般只能摄入流质饮食，并要加强口腔护理。

颌间固定的一般方法是在上下颌牙列上安置有挂钩的牙弓夹板，然后按照骨折片需要复位的方向，套上橡皮圈做牵引，使其逐渐恢复正常咬合关系。如并有上颌骨骨折时为了恢复正常咬合关系，除做颌间牵引外，还需加用颅颌弹性绷带和石膏绷带固定，以免下颌运动时将上颌骨骨折片向下牵引。

在下颌骨骨折固定过程中，为了增进局部血液循环，促进骨折早期愈合，可提前让颌骨适当活动。遵循动静结合的原则，可根据患者骨折的情况，牵引固定 2 周后，在进食时减少橡皮

Note

圈数量,直至橡皮圈全部取下,进半流质饮食或软食,使下颌骨有适当的运动,食后经口腔清洁,再挂上橡皮圈。骨折处已有纤维愈合时,这种短暂的轻微活动不会造成移位。也可提前拆除橡皮圈,改为单颌固定。下颌骨骨折的固定时间应比上颌骨骨折时间长一些,一般应固定4～6周,双发或多发骨折时,一般需固定6～8周。

（3）骨间固定 根据骨折部位做切口,分至骨折处,重新复位后,在骨折线两侧骨折断端旁钻孔,穿过不锈钢丝做结扎固定。骨间固定的手术进路,应根据受伤部位而定,以能显露骨折断端为目的。钻孔的部位应在下颌体近下颌缘处,以防损伤下牙槽神经血管、牙胚或牙根。

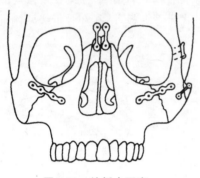

图7-21 钛板内固定

临床上根据需要选用合适的钛板,采用口内切口或口外进入,显露骨折端,使骨折段复位后,分别将螺丝钉旋入骨折线两侧的骨中,使钛板固定在骨折线两侧的骨面上(图7-21),同时也就固定了骨折断端。这种钛板由于体积小且薄,术后无不适,骨折愈合后可不必拆除。

目前以手术开放复位坚强内固定为治疗的主流。而有些方法如金属丝结扎固定法、颅颌牵引复位及外固定法已经逐渐少用或不用。坚强内固定没有颌间牵引固定带来的诸多弊病,如口腔卫生不良、继发龋齿、进食及言语障碍,影响社交活动等。实践证明,坚强内固定技术比以往许多固定方法效果好,使用方便,术后大大减少了颌间固定的时间,甚至可不用颌间固定,因而目前在多数情况下已成为颌骨骨折治疗的首选方法。

3）髁状突骨折的治疗 多主张保守治疗,尤其是儿童的髁状突骨折,即采用闭合复位后行颌间固定,或在磨牙后垫2～3 mm厚的橡皮垫,然后做颌间弹性牵引固定2周,使下颌升支下降,髁状突自然回位而恢复咬合关系。即使移位的髁状突未能完全复位,但在愈合过程中,它可以被吸收或增生,随功能的需要而自行恢复到原来的位置上。

如翼外肌附着处上方骨折无明显移位,一般不进行颌间固定。用吊颌绷带限制下颌运动,保护正常咬合。如髁状突移位明显,且伴有功能障碍,应考虑手术复位固定。术前常规做牙弓夹板,手术切口可选择耳屏前切口或颌下切口。一般高位骨折可采用耳前切口,低位骨折可采用颌下切口。耳前切口下端不要超过耳垂,注意保护面神经颊、颞支,分层显露至关节区,如升支与关节凹间隙不足影响复位,可用关节撑开器加大间隙以利髁状突复位,复位后应检查咬合关系,然后用微钛板固定,术后分层关闭伤口,可根据情况采用或不采用颌间固定。

（三）颧骨和颧弓骨折

颧骨和颧弓是面中部的重要骨骼,其位置突出,易受撞击而发生骨折,颧骨和颧弓骨折一般分为颧弓骨折、颧骨骨折、颧骨颧弓联合骨折及颧弓上颌骨复杂骨折,而颧弓骨折又可分为双线形和三线形骨折。

Knight 和 North(1962)提出六型分类法:①无移位骨折;②颧弓骨折;③颧骨体向后内下移位,不伴转位;④向内转位的颧骨体骨折;⑤向外转位的颧骨体骨折;⑥复杂性骨折。

1. 解剖因素 颧骨为近似四边形,外凸内凹的骨体,有四个突起分别与上颌骨、额骨、蝶骨大翼和颞骨颧突相连,参与眶外侧壁、眶底与颧弓的构成。与上颌骨的连接面最大且较坚强,与额骨和颞骨额突的连接最薄弱,分别称为颧上颌缝、颧额缝和颧骨颞突。颧骨后下方和颧弓下方有部分咬肌附着,因此骨折时易向下后移位。骨折移位大小取决于创伤力的方向和强度。

2. 临床表现

(1) 颧弓部塌陷畸形 颧骨颧弓骨折的移位主要取决于外力作用的方向,多发生向后、下移位,致使突起的颧弓外形消失,面部塌陷平坦,颧弓骨折常在颧弓中部出现凹陷,伤后早期由于软组织的肿胀,凹陷不明显,易被认为是单纯软组织伤而延误诊断。

(2) 张口受限 颧骨骨折块的内陷移位可压迫颞肌与咬肌并阻碍下颌骨喙突的运动,导致张口受限和张口疼痛,单纯颧骨颧弓骨折可以没有咬合关系的错位(图7-22)。

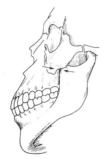
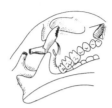
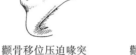

颧骨移位压迫喙突　　颧弓内陷阻挡喙突活动

图 7-22 颧骨、颧弓骨折后内陷移位,限制张口

(3) 复视 颧骨骨折移位后,眼球及眼外眦向下移位,外展肌渗血和局部水肿、撕裂眼下斜肌,嵌入骨折线中限制眼球运动,发生复视。

(4) 神经症状 颧骨上颌突部骨折可损伤眶下神经,致使出现鼻外侧、眶下区及上唇感觉麻木。颧面神经受伤后,颧骨表面的皮肤感觉迟钝,如出现眶下神经的眶内段受损,可有前牙及前磨牙的麻木感。骨折如损伤面神经颧支,则可发生眼睑闭合不全。

3. 诊断 可根据损伤史、临床特点和 X 线检查而明确诊断。骨折局部有压痛、塌陷、移位、台阶感,口内能摸到颧骨与上颌骨、喙突之间腔隙变小,张口受限。这些均有助于颧骨骨折的诊断。

X 线检查常取鼻颏位和颧弓位。三维 CT 对颧骨颧弓骨折诊断有帮助。

4. 治疗方法 单纯的颧骨颧弓骨折如仅有轻度移位,畸形不明显,无张口受限、复视和神经症状等功能障碍症状者,可采用保守治疗。凡出现功能障碍如张口受限等症状应行手术复位,一般主张 1 周内手术,无功能障碍但有严重畸形者也可考虑手术复位。

(1) 巾钳牵引复位法 用于单纯颧骨颧弓骨折。方法为局麻下用巾钳钳夹住皮肤,将锐利的钳尖刺进皮肤,深入塌陷的骨折片深面或夹住移位的骨折片向外牵拉复位,同时检查患者张口受限的改善情况(图 7-23)。

(2) 颧弓部单钩切开复位法 在骨折局部做一横切口直达颧弓表面,用单齿钩插入骨折片深部将移位的骨折片拉回原位。

(3) 口内切开复位法 在口内上颌颧突后方颊沟处切开,用弯而厚实的骨膜分离器贴近上颌结节,向上到颧骨和颧弓的深面,用力向上、前、外撬起复位。

(4) 颞部切开复位法 颞部发际内做切口,切开皮肤、皮下组织和颞筋膜,暴露颞肌。在颞肌与筋膜之间插入骨膜分离器,进入颧弓或颧骨深面,用力把骨折片向前、外顶出复位(图 7-24)。

(5) 上颌窦填塞复位法 用于粉碎性颧骨骨折及上颌窦顶的骨折,可在上颌口腔前庭尖牙凹处做切口,显露上颌窦,把骨折复位后,窦内填塞碘伏纱条顶住颧骨和眶底,一端经下鼻道开窗处引入鼻腔,2 周后逐渐抽出碘伏纱条(图 7-25)。

(6) 头皮冠状切口复位固定法 做头皮冠状切口,可暴露眶缘、眶壁、颧骨、颧弓、额骨、鼻

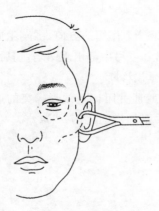
图 7-23 颧骨骨折巾钳牵引复位法

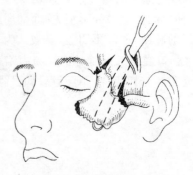
图 7-24 颧骨骨折颞部切开复位法

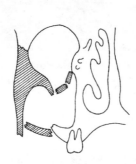 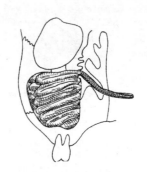
图 7-25 颧骨、眶底粉碎性骨折上颌窦填塞复位法

骨及上颌窦前壁,骨折复位后可采用小型钢板做坚强内固定。这种切口尤其适用于额、鼻、眶、颧区的多发、陈旧性骨折,避免了面部多处切口和术后瘢痕(图 7-26)。

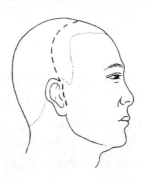 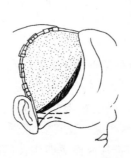 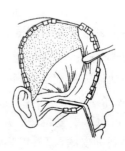
图 7-26 头皮冠状切口显露颧骨骨折部

三、骨折的愈合

骨折不同于其他组织的修复,最终不是形成瘢痕组织,而是十分类似原有的骨结构。

(一) 二期愈合

二期愈合就是传统的骨愈合形式,它通常出现在骨折采用非稳定固定时,如金属丝骨间固定和颌间固定。其愈合模式大致经历 4 个阶段。

1. 血肿形成 骨折时,因骨折部骨膜、骨皮质及周围软组织中的血管断端出血形成血肿。血肿通常于伤后 4~5 小时可凝固。

2. 血肿机化 骨折后 24~48 小时,骨折周围组织的炎性反应不断加重,血管扩张、血浆渗出、炎性细胞浸润,开始吞噬和清除坏死组织,骨折断端软骨外膜出现增生、肥厚,骨外膜内

Note

层的发生层增殖成骨细胞,与毛细血管一起向血肿内生长,使血肿机化。

3. 骨痂的形成 骨折1～2周后,纤维血管组织替代机化的血块,再沉积胶原纤维和钙化,逐渐产生骨样组织和新骨,形成骨痂。

4. 骨痂的改建 骨折2周后,骨样组织不断有钙盐沉积,使基质钙化,逐渐形成骨组织,与新形成骨小梁经过一段时间应力作用,逐渐调整、改建,恢复到原来与骨组织一样的结构。在骨内外骨痂和桥梁骨痂完全骨化愈合后,其强度已能承受因肌收缩或外力引起的应变力量时,即达到骨折的临床愈合。此阶段持续时间短的为3～4周,通常为6～8周。但此时骨痂密度较低,X线片上仅可见清晰的骨折线。一般骨折后半年左右,X线片上骨痂与密质骨的界限消失,骨折线已不可见,骨折才达到完全愈合。

根据上述骨折愈合过程,在处理骨折时,应特别注意保护骨膜,避免不必要的损伤,这对促进骨折愈合,避免迟缓愈合或不愈合均有重要意义。血肿是骨折后不可避免的病理变化,但如血肿过大,局部可能发生循环障碍,影响骨膜中成骨细胞的增生。因此在治疗过程中应早期防止血肿扩大。

骨折的愈合,还与患者的年龄、损伤的程度、是否并发感染有关。一般年幼者比年老者愈合快。骨折线间的异物、骨周围软组织损伤的程度、严重的软组织损伤及感染等因素可以影响骨折的愈合。

(二) 一期愈合

传统骨折愈合需要外骨痂形成,这是由固定的强度和稳定性不足造成的。但是引入坚强内固定尤其是加压内固定形式后,在组织学上观察到了骨折一期愈合或称直接愈合:发现当骨折在达到解剖复位,骨折固定稳定,或者骨折间施加一定的轴向压力,使骨折线对合紧密时,骨折的修复就仅限于骨内,而不需要外骨痂参与,在骨折间隙很小时,则迅速形成编织骨充填间隙,称为间隙愈合。

骨折的一期愈合速度比传统的骨折愈合要快,其原因是骨折的间隙变小,缩短了愈合时间。此外没有了血肿形成和机化以及骨痂形成期。其临床特点是X线片上没有外骨痂形成,6周时骨折线基本消失;临床愈合时间比传统固定方法提前2周左右,患者可早期行使咀嚼功能。

第六节 口腔颌面部火器伤

火器伤包括由火药做动力发射或引爆投射物所引起的损伤。

一、口腔颌面部火器伤特点

(一) 伤情较重

致伤物往往具有较快的速度,在进入或穿透组织时,其前冲力形成的瞬时空腔效应,使伤口及周围组织产生严重的损伤,当骨骼和牙齿受到损伤时,破碎的骨片和牙齿碎片又相当于继发弹片,进一步损伤周围组织,造成严重的多发性软组织和骨组织损伤和破坏。

(二) 贯通伤较多

贯通伤的出入口形状各异。多数情况下,入口较小,出口较大,如颌骨火器性贯通伤,入口侧多为小的洞穿性缺损骨折,而出口常为粉碎性骨折,伴有骨折片移位和广泛的软组织损伤。

(三) 组织内多有异物残留

口腔颌面部火器伤时,组织内多有弹片、颌骨碎片及牙齿碎片等异物残留。火器伤时常因

Note

骨的阻挡,投射物的速度减慢或改变方向,可留于上颌窦、颞下窝、颅底或嵌入骨组织中。平时的火器伤多由自制的火药爆炸引起。组织中可有数个、数十个甚至数百个异物广泛存在。

(四)伤口污染重

细菌可以由致伤物带入,尤其是在地面爆炸的单体,可将泥土内的细菌带入伤口;当伤道穿通鼻腔、口腔或上颌窦时,可因窦腔内的细菌污染伤口;如牙齿碎片进入组织内,也可将细菌带入;瞬时空腔产生的负压可将出入口的污物吸入伤道内。

二、治疗原则

首先应注意呼吸道通畅、止血和抗休克等。出现呼吸道梗阻时,应先做气管切开术。全面检查时主要通过视诊和触诊,查清损伤的部位和范围及特点。注意有无其他部位的损伤,为查清骨折的部位和位置应进行 X 线检查。

清创术应尽早施行,清创术的早晚和质量,对治疗的效果和并发症的预防至关重要。清创术的处理原则是先处理口腔内侧的伤口,后处理口腔外侧表浅的伤口,尤其要注意清除异物,创伤的修整应比一般的清创术彻底,对失去活力的组织应去除,深部盲管伤应放置引流,如为爆炸伤,应做定向缝合,局部用高渗盐水湿敷引流,待坏死组织分解脱落后,再行二期拉拢和延期缝合,不宜过早严密缝合。在火器伤清创缝合后,伤口延缓愈合者,重新探查伤口能发现还有未清除的异物,当清除了异物后,伤口可顺利愈合。清创术后,应用广谱抗生素以防止感染,要注意营养,加强护理,为预防破伤风,应常规注射破伤风抗毒素 1500 U。

三、火器性颌骨骨折处理特点

(一)碎骨片的处理

伤后 24 小时内,将碎骨片取出,冲洗干净,浸泡于抗生素溶液中,在清创后将碎骨片放回原处,伤口内用抗生素,可提高植骨成功率。

一般骨缺损超过 1.5 cm 必须植骨。植骨时应将碎骨片及时去除,骨折断段用软组织覆盖缝合,促其创口早日愈合。

(二)骨折线上牙的处理

骨折线上的牙常为感染灶,应拔除。如为线性骨折,牙无松动和感染可不拔除。

(三)创口的关闭

应尽早将口内创口严密缝合。骨创面应以软组织覆盖。创口一般不做严密缝合。如初期处理比较彻底,口内创口已完全关闭,在放置引流的同时可严密缝合口外伤口。

(四)复位与固定

带钩牙弓夹板颌间固定是常用的方法。如非粉碎性骨折患者可行骨间结扎固定。有骨质缺损者,在局部污染不强,清创及时时可将医用网状支架固定于两断端之间,保持各骨段的位置;创口愈合而无感染者,可将自体髂骨碎松质骨植入网状支架内,而不必等待后期修复。

🔲 本 章 小 结

(1)口腔颌面部血液循环丰富,不利因素有易形成血肿、水肿;有利因素有抗感染及再生修复能力强。

(2)医护人员在急救时必须迅速查明情况,当机立断,根据伤情决定救治的先后顺序,妥善处理。预防窒息的关键在于及早发现,及时处理,特别是在有可能发生呼吸困难时,要分秒必争地把抢救工作做在窒息发生之前。颅脑损伤的患者应立即请神经外科等医生会诊治疗。预防和控制感染应尽早清创,关闭创口。医护人员在救治颌骨骨折伴有颅脑损伤和重要脏器严重损伤时,首先应抢救患者生命,待病情稳定后再作局部处理。

(3)擦伤和挫伤均无开放性创口,刺、割伤多为盲管伤,创面小而深。缝合的原则是,首先关闭与口、鼻腔和上颌窦等相通的创口,消灭创面。

(4)牙和牙槽突损伤好发于前牙和上颌牙槽突。牙损伤分牙挫伤、牙脱位、牙折三类;牙槽突骨折损伤牙齿时,可见邻近数牙及骨折片随之移动。

(5)颌骨骨折与其他骨折最大不同的是上、下颌骨形成的咬合关系,上颌骨骨折常伴有颅脑损伤和邻近颅面骨骨折,下颌骨骨折的患者大多可出现张口受限。坚强内固定是颌骨骨折治疗的最佳固定方法。

(6)颧骨和颧弓是面部较突出的部分,受撞击易发生骨折。颧骨和颧弓骨折,凡有张口受限、复视者均要手术复位。

(7)骨折愈合过程要经过四个阶段:血肿形成、血肿机化、骨痂形成和骨痂改建。

(8)口腔面部火器伤的特点是,伤情较重、贯通伤较多、组织内多有异物残留、伤口污染重。

目标检测

![目标检测二维码]

目标检测及答案

湘潭医卫职业技术学院　马康黎

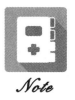
Note

第八章　口腔颌面部肿瘤

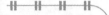

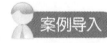

学习目标

1. 掌握

(1) 口腔颌面部肿瘤的定义、分类、命名。

(2) 良性、恶性肿瘤的临床表现。

(3) 血管瘤与脉管畸形的分类及命名。

(4) 牙龈瘤的病因、类型、临床特点和治疗方法。

2. 熟悉

(1) 临界瘤、恶性肿瘤的诊治原则。

(2) 口腔颌面部肿瘤的致病因素：外来因素(物理性、化学性、生物性)、内在因素(神经精神、内分泌、机体免疫、遗传)。

(3) X线检查、活体组织检查及细胞学检查方法。

(4) 囊肿内及受累牙齿的处理。

3. 了解

(1) 口腔颌面外科学的特点。

(2) 预防方法：包括宣传、普查、消除可能致癌因素,治疗癌前病变等。

(3) 口腔癌发病概况,癌性溃疡特点,癌前状态,TNM分类,选择性、治疗性、根治性、功能性颈淋巴清除术的概念及适应证。

案例导入

　　患者,男,9岁。主诉:发现颏下正中包块半年。半年前,患儿被其母无意中发现颏部正中有一包块,圆形,核桃样大小,无疼痛,生长缓慢。检查:全身情况良好,开口度正常,口腔内无异常。颏部下方正中有一包块,圆形,直径约 3 cm,质软,无压痛,有囊性感,活动度好,吞咽、伸舌时可上下移动。穿刺抽出淡黄色透明液体。

　　1. 初步诊断是什么? 应当与哪些疾病进行鉴别诊断?

　　2. 治疗方法是什么? 术中应当注意哪些问题?

案例导入
答案

第一节　概　　论

口腔颌面部肿瘤是口腔颌面外科学的重要组成部分,从肿瘤的发生部位、种类和治疗等方面来说,口腔颌面部肿瘤涵盖了头颈肿瘤的重要内容。目前口腔颌面部及相关颈部病变的多

Note

学科合作的综合序列治疗和术后功能重建已成为口腔颌面外科学的重要内容,在头颈部肿瘤的治疗中具有不可替代的地位。

肿瘤(tumor)是一类严重危害人类健康的常见的重大疾病,它是指人体组织细胞由于内在和外界致病因素长时间的作用,使细胞的遗传物质脱氧核糖核酸(DNA)产生突变,对细胞的生长和分裂失去控制而发生异常增生和功能失调所造成的一种疾病。口腔颌面部肿瘤和身体其他部位的肿瘤一样,其发生和发展是一个多因素、多步骤、协同性的生物学过程。近年来,世界卫生组织(WHO)明确提出恶性肿瘤(癌)是一类慢性疾病,该理论的提出和确定,对人类进一步认识口腔颌面部癌的发生、发展以及指导临床治疗和预防具有重要意义,尤其会逐渐改变人们的"谈癌色变"心理。

根据国际抗癌联盟(UICC)建议应用于临床的分类中,头颈部肿瘤正式分为唇、口腔、上颌窦、咽(鼻咽、口咽、喉咽)、唾液腺、喉和甲状腺七大解剖部位的肿瘤,其中大部分位于口腔颌面部。口腔颌面部肿瘤包括良性肿瘤和恶性肿瘤。囊肿和瘤样病变虽不是真正的肿瘤,但由于它具有肿瘤的某些生物学特性和临床表现,本章也一并进行讨论。

一、临床流行病学

(一) 发病率和患病率

不同的国家、地区,不同的肿瘤,发病率(incidence rate)或患病率(prevalence)有较大差别。在我国,至今尚无全国性的口腔颌面部肿瘤发病率或患病率的确切统计资料。Parkin 于 1993 年报道,我国口腔及咽部恶性肿瘤的估计标化发病率为 8.7/10 万(男)及 6.0/10 万(女)。上海市肿瘤研究所流行病学教研室数据显示:头颈部恶性肿瘤的发病率男性为 11.8/10 万,女性为 8.4/10 万;口腔、唾液腺恶性肿瘤的发病率男性为 1.9/10 万,女性为 1.6/10 万。在患病率方面,新疆地区口腔颌面部癌的患病率为 8.1/10 万;广州市的调查表明口腔癌的患病率为 1.06/10 万～1.09/10 万。

(二) 构成比

口腔癌在欧美及南亚国家中的构成比(proportional rate)排位均比我国高;在恶性肿瘤的排位中大多居前 10 位,在我国,口腔颌面部肿瘤在全身各部位肿瘤中的排序居第 10 位以后。在南亚印度,口腔癌在全身恶性肿瘤中占比高达 30%～40%。在我国,从病理资料统计分析来看,口腔颌面部恶性肿瘤占全身恶性肿瘤的 8.2%。

在全身肿瘤中,良性与恶性的比例约为 1:1。口腔颌面部肿瘤,由于包括囊肿和瘤样病变在内,一般良性比恶性多。

(三) 性别和年龄

口腔颌面部恶性肿瘤多发生于男性,国内统计构成比约为 2:1。我国统计资料显示,口腔颌面部恶性肿瘤发生的平均高峰年龄为 40～60 岁,而西方国家则多发生于 60 岁以上,发病年龄的最高峰值比我国平均大 10 岁左右。但 20 世纪 80 年代以来,无论西方国家还是我国,在患病年龄上均有逐年增长的趋势,其重要原因可能与人们整体平均寿命的延长有关。口腔颌面部良性肿瘤的发病年龄较年轻,如血管瘤、脉管畸形、甲状舌骨囊肿等多见于儿童,成釉细胞瘤多见于青壮年。

引起人们注意的是,近年来口腔癌的发病在女性中有明显增多的趋势。美国康涅狄格州女性口腔癌的患病率由 20 世纪 30 年代的 1.2/10 万上升到 1985 年的 5.3/10 万。我国上海交通大学口腔医学院 1751 例口腔鳞状细胞癌的统计资料表明:女性患者增长速度明显高于男性。女性患者的迅速增多被认为有以下两种可能因素:一是女性吸烟和饮酒习惯有所增多;二是与更多地参加原本为男性所从事的职业有关。

Note

（四）组织来源

口腔颌面部良性肿瘤以牙源性及上皮源性肿瘤为多见，如成釉细胞瘤、多形性腺瘤等；其次为间叶组织肿瘤如管型瘤、纤维瘤等。

口腔颌面部恶性肿瘤以上皮组织来源最多，尤其是鳞状上皮细胞癌最为多见，占口腔颌面部恶性肿瘤的 80% 以上（口腔恶性肿瘤约 90%），其次是腺源性上皮癌及未分化癌；肉瘤发生在口腔颌面部者较少，主要为纤维肉瘤、骨肉瘤等。淋巴和造血组织来源的恶性肿瘤，如恶性淋巴瘤、白血病等也可首发于口腔颌面部，近年来，恶性淋巴瘤发病率呈增长趋势。

（五）好发部位

口腔颌面部良性肿瘤常见于牙龈、口腔黏膜、颌骨及颜面部。恶性肿瘤在我国以舌癌、颊黏膜癌、牙龈癌、腭癌、上颌窦癌等为常见；而唇癌，尤其是面部腺癌比较少见。需要指出的是，口腔颌面部肿瘤的好发部位与种族、地区、气候、环境因素包括生活习惯、嗜好等均有一定的关系。

二、病因与发病条件

口腔颌面部肿瘤的致病因素和发病条件与全身肿瘤一样，至今被认为是一个较复杂的问题。可能的病因很多，但只有病因没有发病条件，也不能形成肿瘤。目前认为肿瘤是多种因素相互作用的结果。这些作用中，既有内因也有外因，既有全身因素又有局部因素，同时也存在着个体间的差异。因此，目前对口腔颌面部肿瘤病因的认识，大多仍接受"肿瘤病因综合作用"的概念。随着近年来分子生物学的研究进展，很多学者还指出：肿瘤也是一种基因分子疾病；恶性肿瘤的发生、发展是一个极为复杂的生物学现象。根据大量的临床观察和实验研究，认为肿瘤的发生可能与下述致病因素有关。

（一）外来因素

1. 物理性因素　如热、损伤、紫外线、X 线及其他放射性物质，以及长期慢性刺激等都可以成为致癌因素。如舌及颊黏膜癌，可发生于残根，锐利的牙尖，不良修复体等长期、反复不断刺激的相应部位。唇癌多发生于长期吸雪茄烟和烟斗的人。反复烧灼伤可引起皮肤癌。颌骨骨肉瘤患者往往可以发现损伤史。唇癌及皮肤癌多发生于户外工作者，有研究者认为这是接受了过量的紫外线辐射造成的。X 线及放射性物质可诱发皮肤癌及骨肉瘤。近年来大量临床病例被发现，因放射治疗引起的继发性放射性癌日益增多，如鼻咽癌放射治疗后引起唾液腺肿瘤屡有报道。

2. 化学因素　这是肿瘤病因最早受到重视并被证实的因素。研究发现，具有致癌作用的化学物质达千余种。如煤焦油等可以引起皮肤癌。口腔癌与吸烟有关，研究者还证实，烟油中含有苯并芘、N-亚硝基呱啶等致癌物质，其含量与烟草的种类有一定的关系。流行病学调查发现，吸烟者（尤其是大量吸烟者）口腔癌的发生率及死亡率比不吸烟者要高，而咀嚼烟草比吸烟导致口腔癌的危害更大。酒精致癌也不是一个新问题，研究发现酒是致癌源之一，且与烟草致癌有协同作用，因而酒精被看作癌症的促进剂。

3. 生物性因素　实验研究证明某些病毒可以引起恶性肿瘤，如鼻咽癌、恶性淋巴瘤，尤其是 Burkitt 淋巴瘤与 EB 病毒有关。近年来还证实了艾滋病与人类免疫缺陷病毒（HIV）有关、T 细胞淋巴瘤与人类 T 淋巴细胞病毒（HTLV）有关。特别是近几年国内外研究者们还证实了人乳头瘤病毒（human papilloma virus，HPV），尤其是 HPV16 是诱发人口腔黏膜鳞状细胞癌的相关病毒。有关病毒与肿瘤的因果关系，研究者们已倾向于病毒是病因，而不是过客。

4. 营养因素　营养与肿瘤的关系是近年来肿瘤学研究领域里的一个热门话题。研究证明，营养不良或营养过度，包括食谱、某些维生素及微量元素的变化均与癌症发生有关。与口腔癌发生有关的维生素主要是维生素 A 和 B 族维生素缺乏;在微量元素方面发现人体内硒(Se)、锗(Ge)、铜(Cu)、锌(Zn)等的含量与比值,以及胡萝卜素类化合物均与肿瘤的发生、发展有一定关系。

(二) 内在因素

1. 神经精神因素 研究发现,人工冬眠可使动物肿瘤生长受到抑制。动物情绪高度紧张时,体内激素水平明显升高,某些化合物之间的关系会发生改变,血液中白细胞活力降低,免疫器官(胸腺、脾、淋巴结等)重量也降低。临床上观察到一些肿瘤患者在起病之前有严重的精神病史,或发病后仍保持不正常的精神状态。这些事实说明,精神过度紧张,心理平衡遭到破坏造成人体功能失调,也可能是肿瘤发生的因素。

2. 内分泌因素 内分泌失调,能使某些激素增多,持续作用于某些敏感的组织,这种异常的慢性刺激可导致细胞的增生和癌变。例如,患乳腺癌及宫颈癌后,发生口腔及口咽癌的概率大大增加,也有报道女性唾液腺肿瘤者再发生乳腺癌的危险为正常人的 8 倍,这表明内分泌失调对肿瘤的发生和发展也有一定的关系。

3. 机体免疫状态 在人体及动物实验性肿瘤中均已证实存在着肿瘤抗原与免疫反应。机体的免疫功能对肿瘤的发生与发展有一定程度的影响。机体的抗癌免疫反应是通过免疫监视(immunological surveillance)作用来实现的,其中又以细胞免疫为主。机体的免疫监视功能低下时,癌变细胞可以逃脱免疫监视系统,形成肿瘤。一方面,患有免疫缺陷病的患者容易发生癌肿;另一方面,口腔颌面部恶性肿瘤的患者无论是在早期还是在晚期,其免疫功能低下,而以晚期患者最为显著。同时,机体的免疫状态与预后也有关系,在肿瘤的治疗过程中,提高患者的免疫能力,可以改善患者的预后。

4. 遗传因素 癌症患者可有家族史。某些肿瘤的发生具有明显的家族性特征,绝大多数癌症的遗传规律是以"易感性"的方式表达出来的。遗传下来的并不是癌症本身,而是容易患癌的个体素质,还需要一定的环境因素才能作为其发病条件。

5. 基因突变 20 世纪 80 年代中期以来,癌基因(oncogene)的研究已经引起了人们的普遍关注。近些年来,随着肿瘤分子生物学研究的进展,已经证实了人类染色体中存在癌基因(oncogene)和抑癌基因(anti-oncogene)。研究发现,在口腔颌面部肿瘤中有 C-Ha-ras、C-Ki-ras、C-myc 以及 C-erbB 等癌基因的表达,以及诸如 p53、nm23 以及 Rb 等抑癌基因。然而,正常情况下,癌基因与抑癌基因是一对互相依存、互相制约的因子,人体也不会发生肿瘤;只有在各种外来因素的作用下,癌基因被激活,或抑癌基因被抑制(失活)的情况下才会出现肿瘤。预计在不久的将来,癌基因和抑癌基因的修复、调节、位点重组,以及引入外源基因等技术将被应用于恶性肿瘤的防治中。

此外,年龄、地区、民族、环境、风俗、生活习惯等内外因素与肿瘤的发生也密切相关。

三、口腔颌面部肿瘤的分类、临床表现

口腔颌面部肿瘤按其生物学特性和对人体的危害可分为良性和恶性两大类。良性肿瘤和恶性肿瘤的区别是相对的,有的肿瘤病程虽较长,但有局部浸润,其生物学行为介于良性肿瘤和恶性肿瘤之间,称为"临界瘤",如唾液腺中的多形性腺瘤、成釉细胞瘤等。有的良性肿瘤,在一定条件下,可以转变成恶性肿瘤,如乳头状瘤。因而对良性肿瘤尤其是临界瘤也不能忽视,应当及时诊治。

(一) 良性肿瘤

良性肿瘤一般生长缓慢,能够存在几十年,重量可达数公斤,如腮腺多形性腺瘤。有的可呈间断性生长,偶尔会停止生长或发生退化,如毛细血管瘤、脂肪瘤等。良性肿瘤的生长方式

多为膨胀性生长,体积不断增大,挤开和压迫邻近组织,外表形态多为球形、椭圆形,有些可呈结节状或呈分叶状(图 8-1)。良性肿瘤表面有包膜,与周围组织分界清楚,一般多能移动。除骨肿瘤质地较硬外,一般质地中等。如有坏死、液化则质地较软。

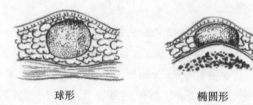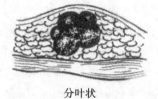

球形　　　　　　　　椭圆形　　　　　　　　分叶状

图 8-1　良性肿瘤的临床病理表现

良性肿瘤一般无自觉症状,如压迫神经,发生继发感染或恶变时,则发生疼痛。不发生淋巴结转移,对人体危害较小。但是,如果肿瘤生长在一些重要的部位,如舌根、软腭等,应当及早治疗,否则会影响呼吸、吞咽,甚至危及生命。

（二）恶性肿瘤

恶性肿瘤大都生长较快,癌初起局限于黏膜内或表层之中,称原位癌(carcinoma´in situ);继之肿瘤穿过基底膜侵入周围组织,成一小硬块。恶性肿瘤一般无包膜,因此边界不清,肿块固定,与周围组织粘连而不能移动。临床上可表现为三种类型:溃疡型、外生型(乳头状或疣状)和浸润型(图 8-2)。

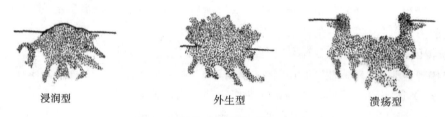

浸润型　　　　　　　　外生型　　　　　　　　溃疡型

图 8-2　恶性肿瘤的临床病理表现

肉瘤多起于深部组织。早期呈边界不清、质地较硬、不能移动的肿块。黏膜或皮肤完整,可伴有皮下或黏膜下血管扩张;皮肤或黏膜充血,生长迅速。长大后因局部营养缺乏或继发感染而发生溃破。

恶性肿瘤生长较快,带有较大的破坏性,常发生表面坏死、溃疡出血、恶臭、疼痛等。由于可呈浸润性生长,可以破坏邻近的组织器官而发生功能障碍。如张口困难、面瘫、牙齿松动、病理性骨折、感觉异常等,常发生淋巴结转移,侵入血管或由淋巴道汇入血液后发生远处转移。

肿瘤迅速生长产生的毒性物质,可引起代谢紊乱,加之出血、感染、疼痛、饥饿等使机体不断消耗,因此,恶性肿瘤发展到晚期,患者多出现消瘦、贫血、机体衰竭等症状,称为恶病质。

临床上,良性肿瘤与恶性肿瘤的结构、生长方式、临床表现、治疗原则及预后均有很大差别。因此,临床上对良性肿瘤、恶性肿瘤的鉴别极为重要(表 8-1)。

表 8-1　良性肿瘤与恶性肿瘤的鉴别

项　目	良　性　肿　瘤	恶　性　肿　瘤
发病年龄	可发生于任何年龄	癌多见于老年人;肉瘤多见于青壮年
生长方式	膨胀性生长	浸润性生长
生长速度	较慢	较快

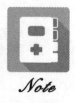

续表

项　目	良　性　肿　瘤	恶　性　肿　瘤
与周围组织关系	有胞膜,不侵犯周围组织,边界较清,可移动	侵犯、破坏周围组织,边界不清,活动受限
症状	一般无症状	常有局部疼痛、麻木、头痛、张口受限、面瘫、出血等症状
转移	无	常发生转移
对机体的影响	一般对机体无影响,如生长在要害部位或发生并发症时,也可危及生命	对机体影响大,常因迅速发展、转移和侵及重要脏器及发生恶病质而死亡
组织学结构	细胞分化良好,细胞形态和结构与正常组织相似	细胞分化差,细胞形态和结构呈异型性,有异常核分裂

四、口腔颌面部肿瘤的诊断

早期发现,正确诊断是根治恶性肿瘤的关键。口腔颌面部肿瘤一般发生于表面,只要正确掌握要点,诊断并不困难。然而,对于发生于深部的早期肿瘤,如上颌窦、翼腭窝、颌骨内等部位的肿瘤,早期诊断有一定的困难;常常要配合一些特殊的检查手段,进行综合分析。在肿瘤的诊断方面,首先要区别肿瘤或非肿瘤疾病(如炎症、寄生虫、畸形或组织增生所引起的肿块);然后要鉴别良性或恶性,因两者在治疗方法上是不同的。把恶性肿瘤当成良性肿瘤治疗,就会贻误病情;反之,把良性肿瘤当成恶性肿瘤治疗,将给患者带来不应有的损失,包括后遗畸形和丧失语言、咀嚼等功能,甚至造成精神上的负担,后果严重。

(一) 病史采集

详细询问病史,可为诊断提供重要参考依据,重点询问以下内容。

(1) 最初出现的症状和发现肿瘤的时间,生长的部位,肿瘤的形态和大小。

(2) 生长速度,近来有无生长突然加速。

(3) 有无疼痛、溃疡、出血及功能障碍;有无消瘦、乏力、发热、食欲减退、贫血及全身不适。

(4) 发病后是否就医,做何诊断,接受过何种治疗,效果如何。

(5) 患者的精神心理状态等。

(二) 临床检查

应详细检查患者的全身及口腔颌面部的情况,不要忽略任何一个体征。一般可以通过望诊、触诊来进行检查。望诊可以了解肿瘤的形态、生长部位、体积大小以及有无功能障碍,如开口度、舌及眼球的活动度等。触诊可以了解到肿瘤的边界、质地、活动度以及与邻近组织的关系。对淋巴结的触诊尤为重要,以便了解有无淋巴结转移。在颊部、口底、舌部等的深部肿瘤可以采用双手触诊,通过双手互相配合,更为清晰地感知肿瘤的大小、形状及与周围组织的关系。听诊对血管源性肿瘤的诊断有一定的帮助。

全身检查包括患者的精神和营养状态,有无远处转移、恶病质及其他器官性疾病,特别是心、肺、脑、肝及肾等脏器的功能情况,对患者的处理有重要的参考价值。

(三) 影像学检查

1. X 线检查　主要用于对骨源性肿瘤的诊断,了解其性质和侵犯范围:是原发灶还是继发灶;是良性还是恶性。有些肿瘤在 X 线上有其特征,可以协助诊断,例如成釉细胞瘤多表现为大小不等的多房性病损;颌骨囊肿表现为圆形或椭圆形透明阴影,周边有白色骨质反应线等。对腮腺肿瘤和血管瘤,还可以行造影检查协助诊断,显示常规 X 线不能显示的病变影像。

口腔颌面部恶性肿瘤患者常规行胸部摄片,了解肺部有无肿瘤转移。

造影检查也可协助诊断,如唾液腺造影、颈动脉造影、数字减影血管造影(digital subtraction angiography,DSA)、瘤(窦)腔造影等均可协助决定肿瘤的性质、范围,为治疗提供一定的参考。

计算机断层扫描(computed tomography,CT)对肿瘤的定位、定性诊断都具有重要意义。目前螺旋 CT 发展很快,具有更高的分辨率和更精细的层次。除了图像清晰、层次连续外,还可以进行立体重建,并且可以借助注射造影剂,拍摄增强片以显示某些软组织结构(肌、血管等)所出现的不同密度的变化,以判断病变累及范围、大小和性质,对临床诊断和治疗有重要参考价值。

2. 超声体层(ultrasonic tomography,UT)检查 通常采用 B 超探测仪。主要用于对颌面部囊性肿瘤和软组织肿瘤的检查。对肿瘤的部位、大小、密度有一定的诊断价值,对肿瘤性质的诊断不如 CT 和磁共振成像(MRI)。但其操作简单,对患者无损伤也无痛苦,易于被任何年龄的患者接受。

3. 其他影像学诊断 肿瘤细胞与正常细胞在代谢上存在区别,核素的分布也不同,所以可应用扫描或计数仪测定放射性物质的分布情况来进行诊断和鉴别诊断。其中最突出的是闪烁照相的广泛应用。其优点是灵敏度和分辨率显著提高,图片清晰,扫描时间短。目前应用半衰期短和低能量的核素,如 ^{99m}锝(Tc)、^{131}碘(I)、^{32}磷(P)、^{35}锶(Sr)、^{113}铟(In)、^{67}镓(Ga)等。甲状腺癌及口腔内异位甲状腺可应用于 ^{113}I 或 ^{125}I 诊断,^{125}I 的分辨率较好。诊断颌骨恶性肿瘤主要用 ^{99m}Tc。磁共振成像(MRI)、放射性核素检查等对颌面部肿瘤的早期诊断,有无转移,及治疗效果判定都有重要价值。目前,正电子发射计算机断层扫描(PET-CT)已经开始应用于临床,是目前唯一用解剖形态方式进行功能、代谢和受体显像的技术,具有无创伤性的特点;尤其对肿瘤的早期诊断,治疗效果的预期和评判都具有重要价值。

(四)穿刺及细胞学检查

对触诊时有波动感或非实质性含有液体的肿瘤,可行穿刺检查,根据液体的颜色、性质判断病变类型。如为囊肿,穿刺可抽出液体,涂片检查有时有胆固醇结晶;蛋清样拉丝状液体是舌下腺囊肿的特征;深部血管瘤可抽出血液;囊性淋巴管瘤可抽出淋巴液,涂片可见丰富的淋巴组织。

对颜面皮肤癌或口腔黏膜癌,可采取涂片或刮片进行细胞学检查,对唾液腺或某些深在的肿瘤可用 6 号针头行穿刺细胞学检查,或称"细针吸取活检"(fine needle aspiration biopsy,FINA)。该方法需要具备细胞学检查诊断的基本训练,鉴别良恶性肿瘤的确诊率可达 95%;但对肿瘤的组织学类型难以完全肯定。

操作技术要点:常规肿块处皮肤消毒,用 6 号针,10 mL 干燥针筒,将穿刺针刺入肿块,反复抽吸数次再拔出,推出针头中少许液体及组织,进行涂片、染色、镜检。

(五)活组织检查

活组织检查简称活检,活检是确定病变性质、肿瘤类型及分化程度的重要依据,也是目前比较准确可靠的结论性诊断方法,但有时需要结合临床和其他检查方法综合分析,才能更准确地做出诊断。

可以切取小块病变组织,在显微镜下确定病变的性质、肿瘤的类型及分化程度,其准确率要高于术中冷冻切片。值得注意的是活组织检查必须正确掌握,因为不恰当的活组织检查不但增加患者的痛苦,而且可以促使肿瘤转移,影响治疗效果。从原则上讲,活检时间与治疗时间越近越好。

（六）肿瘤标志物检查

肿瘤标志物（tumor marker）是指一些主要由肿瘤细胞产生、分泌和释放，通常以抗原、受体、酶蛋白以及各种癌基因等形式出现在恶性肿瘤患者的血液、尿液或其他体液中的特殊化学物质。如：患恶性肿瘤的患者常有血沉加速，黏蛋白水平增高；晚期骨肉瘤患者的血清碱性磷酸酶可增多；多发性浆细胞肉瘤血浆球蛋白水平增高，尿内可发现凝溶蛋白即本-周蛋白（Bence-Jones protein）；恶性黑色素瘤全身转移时，尿中黑色素试验可呈阳性等。

肿瘤标志物还能应用于对患者的治疗效果以及预后进行有效监控，临床上肿瘤复发前，肿瘤标志物的含量可存在显著变化，为早期发现、诊断和处理提供了信息。

五、口腔颌面部肿瘤的治疗

对于肿瘤的治疗，要树立两个基本观点：一是综合治疗的观点，即对于肿瘤的治疗不要单纯依赖单一的治疗模式；二是要树立多学科治疗的观点，尤其对于比较疑难的病例，应由口腔颌面外科、放射治疗、化学治疗及影像学诊断、病理诊断、中医等不同学科的医务人员共同参与讨论，即要由多学科共同制定一个比较合理的治疗方案。因为第一次治疗往往是治愈的关键。

（一）治疗原则

1. 良性肿瘤 以外科治疗为主。一般应在肿瘤包膜外完整切除。如为临界瘤，应切除肿瘤周围部分正常组织，将切除组织进行冷冻切片病理检查；如为恶变瘤，则还应扩大切除范围。良性肿瘤术后病检如有恶变，应按恶性肿瘤进一步处理。

2. 恶性肿瘤 应根据肿瘤的组织来源、生长部位、分化程度、发展速度、临床分期及患者的机体状况等进行全面研究后再选择适当的治疗方法。目前比较一致的观点是，对口腔颌面部恶性肿瘤，除早期及未分化癌外，均应以外科手术治疗为主，或采取以外科手术治疗为主的综合治疗方案。

对口腔颌面部肿瘤以手术为主的综合治疗方法，即三联疗法：以手术治疗为主，辅以放疗和化疗的综合序列治疗。综合治疗方法不可生拼硬凑，其目的是提高治疗效果。综合治疗要对每一种治疗方法取长补短，互相补充，以获取最佳的治疗效果。尤其应当注意的是，颌面外科医生绝不可只注重手术治疗方法，而忽视其他治疗方法的运用。因为手术治疗有一定的局限性，甚至会带来严重的后遗症。

肿瘤的临床分期常作为临床治疗计划的参考。一般早期患者不论应用何种疗法均可获效，而晚期患者则以综合治疗的效果为好。临床分期也可作为预后估计的参考。临床分期过分注重肿瘤的本身而不能反映整个机体的功能状态，所以在临床实际中要灵活应用。

国际抗癌协会（UICC）的 TNM 分期列于本章后。其中 T 是指原发肿瘤；N 是指区域性淋巴结；M 是指有无远处转移。根据原发肿瘤的大小和波及范围可将 T 分为若干等级；根据淋巴结的大小、质地、是否粘连等也可将 N 分为若干等级；远处转移则是利用临床各种检查结果，将 M 划分为若干等级。将不同的 TNM 分类再进行排列组合，可得出临床分期。一般临床分期划分为四期。关于具体的临床分期分类请参考本章附录。

（二）治疗方法

1. 手术治疗 手术仍是目前最重要且最有效的治疗措施。适用于良性肿瘤或放疗及化疗不能治愈的恶性肿瘤。对恶性肿瘤必须完整、彻底切除，对可能有淋巴结转移的恶性肿瘤，还应施行根治性颈淋巴清扫术（radical neck dissection）或肩胛舌骨上颈淋巴清扫术，以将其所属区域的淋巴组织彻底清除，因为第一次的手术常是治愈的关键，如切除不彻底，容易复发，再次手术则常不能获得满意的疗效。

Note

近年来,由于肿瘤生物学和免疫学等的成就和目前综合治疗手段的增加,人们倾向于适当限制"根治"的范围,以保存机体功能,保护劳动力,提高生活质量,称为保存功能性外科(conservative functional surgery)。在这一思想指导下,下颌骨及神经被尽可能保留;出现了功能性颈淋巴清扫术(functional neck dissection)以及前哨淋巴结活检(sentinel node biopsy,SNB)等新手术方法和新概念。近年来,随着整复外科的兴起,恢复性(重建性)功能性外科(reconstructive functional surgery)治疗得到了快速发展。

口腔颌面部恶性肿瘤手术失败的主要原因为局部复发或远处转移。因此,在手术时必须遵循"无瘤"原则,即无瘤操作原则:保证切除手术在正常组织内进行;避免切破肿瘤,污染手术野;防止挤压瘤体,以免播散;应行整体切除不宜分块挖出;对肿瘤外露部分应以纱布覆盖、缝包;表面溃疡者,可采用电灼或化学药物处理,避免手术中污染种植;缝合前应用大量低渗盐水及化疗药物进行冲洗湿敷,创口缝合时必须更换手套及器械;为了防止肿瘤扩散,还可采用电刀,可于术中及术后应用静脉或区域性动脉(颈外动脉)注射化学药物。此外,对可疑肿瘤残存组织或未能切除的肿瘤,可辅以电灼、冷冻、激光、局部注射抗癌药物或放疗等措施。

对全身情况较差或其他原因不宜做根治性手术者,可采用姑息性手术,以减轻症状或为化学药物治疗等创造条件。如由于肿瘤压迫或阻塞呼吸,应行气管切开术,以保证呼吸道通畅;如肿瘤有严重出血,需行颈外动脉结扎或栓塞术。凡肿瘤过于广泛或已有远处器官转移者一般不宜行手术治疗;对年老体弱或伴有严重全身器质性疾病的患者,手术治疗也应持慎重态度。

2. 放射治疗 放射线照射组织,可引起一系列细胞电离,使病理组织受到破坏,特别是分化较差的细胞,更容易受到放射线的影响。正常组织虽然也可受到一定程度的损害,但仍有恢复其生长和繁殖的能力;而肿瘤细胞被放射线破坏后,不能复生,从而可达到治疗目的。良性肿瘤由于和正常细胞比较接近,一般都不适用于放射治疗(简称放疗)。

临床上,对放射线敏感的肿瘤有恶性淋巴瘤、浆细胞肉瘤、未分化癌、淋巴上皮癌、尤文肉瘤等;对放射线中度敏感的肿瘤主要是鳞状细胞癌及基底细胞癌;对放射线不敏感的肿瘤有骨肉瘤、纤维肉瘤(胚胎性横纹肌肉瘤除外)、腺癌、脂肪肉瘤、恶性黑色素瘤等。

临床上用于肿瘤治疗的放射源主要有放射性核素,如 ^{60} 钴、^{137} 铯、^{32} 磷等,电磁辐射的 X 线,如深层 X 线、高能射线的电子感应加速器、电子直线加速器等。

治疗的方式主要有外照射和腔内照射两种类型。

放射治疗前,应拔除口腔内病灶牙,拆除金属冠套及牙桥。这样,既可以减少感染及颌骨坏死的可能性,又可使肿瘤受到放射线的直接照射。此外,要注意口腔卫生,预防放射性颌骨骨髓炎的发生。

放射治疗的主要不良反应有局部皮炎、黏膜溃疡、口腔干燥,以及全身反应如食欲减退、恶心、呕吐、头晕、乏力、白细胞及血小板减少等,在放射治疗的过程中要加以注意。

3. 化学药物治疗 大多数抗癌药物能直接损伤癌细胞,阻止其分裂繁殖。细胞增殖之前,必须使染色体中携带有遗传信息的脱氧核糖核酸(DNA)进行复制;以 DNA 为模板,合成核糖核酸(RNA)(即转录过程);由 RNA 指导合成各种蛋白质(即翻译过程)。大多数抗癌药物能作用于这个过程中的某些环节,诸如破坏已合成的 DNA,阻止干扰 DNA 的合成(通过阻止辅酶、嘧啶类以及嘌呤类核苷酸的合成),阻止有丝分裂,阻止干扰转录及翻译过程,阻止蛋白质合成,从而抑制肿瘤的发展,直至肿瘤细胞死亡,达到治疗的目的。

根据细胞动力学规律,按药物对细胞周期的作用,抗癌药物分为细胞周期非特异性药物和细胞周期特异性药物两大类。细胞周期特异性药物又分为时相特异性药物和周期特异性药物。根据化学性质和作用原理,临床常用的化学抗癌药物有细胞毒素类(烷化剂)、抗代谢类、抗生素类、植物类、激素类和其他类。

细胞增殖周期可以分为有丝分裂期(M 期)和间期。间期又可分 G_1 期(脱氧核糖核酸合成前期)、S 期(脱氧核糖核酸合成期)和 G_2 期(脱氧核糖核酸合成后期)。有丝分裂结束以后的细胞可以继续进行增殖(增殖细胞);亦可以暂时或一时不进行增殖,处于静止状态(非增殖细胞或 G_0 期细胞);有些细胞不再进行增殖,通过分化而死亡(图 8-3)。

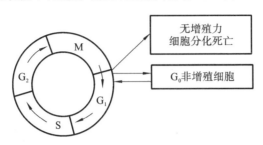

图 8-3　细胞增殖周期模式图

临床上常用的抗癌药物如下。

(1)细胞毒素类(烷化剂)　主要有氮芥和环磷酰胺等,是细胞周期特异性药物,可作用于细胞周期的任何阶段,但只有进入 S 期其细胞毒性才表现出来,阻止细胞从 S 期进入 G_2 期。

(2)抗代谢类　主要有甲氨蝶呤和氟尿嘧啶等,是细胞周期特异性药物,作用于细胞增殖周期中,特异性地干扰核酸、蛋白质等生物分子的合成和利用,阻止细胞的分裂、增殖,最终导致肿瘤细胞的死亡。

(3)抗生素类　常用的有博来霉素和平阳霉素等,属细胞周期非特异性药物,通过与 DNA 结合,干扰 mRNA 形成,从而抑制 RNA 的合成,也可以引起 DNA 单链和双链断裂,杀伤肿瘤细胞。

(4)激素类　常用的为肾上腺皮质激素类,为细胞周期非特异性药物,通过抑制核酸代谢、增加蛋白质分解、抑制细胞对糖的摄取和利用来抵抗肿瘤。

(5)植物类　常用的有长春新碱和羟喜树碱等,为细胞周期特异性药物,主要作用于 M 期和 S 期,通过阻止增殖细胞的有丝分裂杀灭肿瘤细胞。

(6)其他类　主要有顺铂,属细胞周期非特异性药物,但在 G_1 期最敏感,通过与 DNA 链交连,显示细胞毒性作用,影响 DNA 合成。

对于抗癌药物的应用,应当根据肿瘤细胞动力学理论、药物的性质以及肿瘤的病理特点来制定不同的治疗方案给药,以发挥最大的疗效和减低毒性。为能产生协同作用而提高疗效,主张联合使用抗癌药物。给药方法有序贯疗法、冲击疗法、中剂量脉冲疗法、小剂量每天给药和分次给药等。给药途径有口服、肌内注射、静脉注射、动脉灌注以及外用涂敷等。

晚期口腔颌面部恶性肿瘤,先用抗癌药物治疗,使肿瘤缩小后再手术,可增加治愈的机会,称之为新辅助化疗或诱导化疗(induction chemotherapy)。术中应用抗癌药物还能够控制及防止手术中沿淋巴和血流播散的癌细胞形成转移灶。用抗癌药物冲洗手术创面,可防止癌细胞的种植。术后化疗可能提高治愈率。化疗与放疗结合可能提高治疗效果,因为某些药物能提高肿瘤的放射敏感性,如羟基脲、氟尿嘧啶等。

化学药物治疗(简称化疗)的主要不良反应是骨髓抑制,在治疗过程中,当白细胞计数降到 $3.0×10^9/L$,血小板计数降到 $80×10^9/L$ 时,应予停药。防止白细胞计数下降可口服利血生、维生素 B_4、维生素 B_6、鲨肝醇、泼尼松等药物。提高血小板计数的药物有酚磺乙胺等。白细胞严重减少,可给予抗生素或丙种球蛋白以预防感染。必要时可以输鲜血或成分血。化疗的其他不良反应有食欲减退、恶心呕吐、腹泻、腹痛等消化道反应,严重时可有血性腹泻、口腔炎或肝损害,有时可引起血尿及神经毒性反应如麻木、疼痛等。

目前,化疗不再仅仅是姑息治疗的概念,已发展到与多种疗法综合应用的阶段。化疗除配合手术与放疗外,还可与热疗(热化疗)、免疫治疗(免疫化疗)以及中医中药等相结合,并明显地提高了恶性肿瘤治疗的远期效果。

4. 免疫治疗 免疫治疗通过调节人体的防御功能,提高机体对肿瘤的免疫能力,达到治疗目的。随着细胞生物学、分子生物学以及生物工程技术的迅速发展,恶性肿瘤的免疫治疗方法和内容获得明显改进和提高,已逐渐成为恶性肿瘤综合治疗的一个重要组成部分。肿瘤的免疫治疗可以归纳为以下几类。

(1)非特异性免疫治疗 包括应用细菌菌苗、胸腺素、多糖类以及合成佐剂等。其中以卡介苗(BCG)在临床上应用最多。

(2)特异性免疫治疗 亦称主动免疫治疗。其方法是用自体肿瘤、异体肿瘤组织经放射线或化学抗癌药物处理后加入佐剂,给患者做免疫注射,使体内产生特异性免疫,抑制肿瘤生长。

(3)过继免疫治疗 近年来发展较快的一种免疫疗法,在单克隆抗体(monoclonal antibody)、致敏淋巴细胞、淋巴因子、转移因子及免疫核糖核酸等方面得到应用。

在应用免疫治疗的方法治疗恶性肿瘤时,必须注意患者的免疫功能状态,调节好免疫功能将有助于肿瘤的治疗。配合免疫治疗不但对晚期病例有一定疗效,更主要的是有可能提高治愈率和生存率。

5. 低温治疗 低温治疗亦称冷冻治疗(cryotherapy)或冷冻外科(cryosurgery)。通过深低温使肿瘤细胞变性、坏死而死亡。口腔颌面部肿瘤的冷冻治疗,常采用接触法和喷射法,其次是浸泡法。液氮为常用的制冷剂。临床经验证明低温治疗对浅表肿瘤的近期疗效较好,如血管瘤、乳头状瘤、早期牙龈癌、息肉等。对年老、体弱、有严重器质性疾病的患者尤为适宜。

6. 激光治疗 多数学者认为激光对生物组织能起到凝结、气化和切割的作用。主要原理是热效应、压力效应、光效应和电磁效应。通过这些效应大功率激光可破坏生物组织。激光治疗口腔颌面部肿瘤,主要适用于浅表病变,如乳头状瘤、血管瘤、白斑、色素痣、基底细胞癌等。

光动力疗法(photodynamic therapy,PDT)或光化学疗法(photo-chemotherapy)是把光敏药物血卟啉衍生物注射入患者的静脉,经24～48小时,药物浓缩在肿瘤细胞内,但它不能久留在正常组织中,此时采用低功率激光对肿瘤照射,光敏剂经激光激活后产生一系列化学反应,使细胞内产生一种细胞毒的单态氧,可有选择性地破坏癌细胞而不损失周围正常组织,从而达到治疗的目的。由于激光的穿透能力有限,本方法尚不能用于深部和晚期恶性肿瘤。

7. 其他治疗 营养治疗、中药治疗亦可以作为辅助疗法,有利于延长肿瘤患者的生存期。近年来应用的高温治疗(hyperthermia therapy,热疗),可以合并放疗和化疗,临床证实可以提高恶性肿瘤的治疗效果。基因疗法目前尚处于研究中,也是未来肿瘤治疗的一个方向。

六、口腔颌面部肿瘤的预防

目前,口腔颌面部肿瘤患者5年生存率在50%～60%,效果尚不能令人满意。其原因为现在的癌症治疗都是一种"癌后治疗",即在癌症已经形成之后。倘若能在癌症形成之前,发现细胞形态的某些前驱性变化或癌症生化标志物,进行积极治疗,把癌变过程阻断在癌前阶段,定能收到良好的疗效,因此,肿瘤工作必须贯彻"预防为主"的原则。

癌症的预防可分为三级:Ⅰ级预防为病因学预防,是降低发病率最根本的措施;Ⅱ级预防主要是贯彻三早,即"早发现、早诊断、早治疗",以提高治愈率;Ⅲ级预防是指以处理和治疗患者为主,其目标是根治肿瘤,延长寿命,减轻病痛以及防止复发等。根据三级预防的观念,对口腔颌面部肿瘤的预防工作包括以下几个方面。

（一）消除或减少致癌因素

除去病因是最好的预防方法。如及时处理残根、残冠、错位牙、锐利的牙尖,去除不良修复体,避免对口腔黏膜的刺激和损伤。注意口腔卫生,不食过烫和刺激性强的食物,如戒烟、酒,对在户外暴晒下或接触有害物质的工作人员,应加强劳动保护措施,讲究卫生,增强体质,避免精神过度紧张和抑郁,保持身心健康,对肿瘤的发生均具有一定的意义。

（二）及时处理癌前病变

按照 WHO 建议（1972）,癌前病损的定义如下:一种已有形态学上改变的组织,它较其外观相应正常的组织具有更大的癌变可能。口腔颌面部常见的癌前病变有白斑、红斑、乳头状瘤、色素痣、慢性溃疡等。癌前病损本身不是癌,但经长期刺激,有可能发生癌变。因此发现并及时处理癌前病损,是预防口腔颌面部肿瘤的重要措施。

（三）建立肿瘤防治机构,加强防癌宣传

各级防治机构要加强预防口腔颌面部肿瘤的宣传和普及防癌知识,定期进行口腔颌面部肿瘤的普查,对有明显家族史或遗传因素的患者的直系亲属,要进行检测性随访等,这些对预防和治疗口腔颌面部肿瘤具有十分重要的意义。

第二节 口腔颌面部囊肿

口腔颌面部囊肿比较多见,上海交通大学医学院附属第九人民医院病理科资料显示:15983 例口腔颌面部肿瘤中,囊肿占 20.25％。根据其发生的部位可分为软组织囊肿和硬组织囊肿。

一、软组织囊肿

口腔颌面部常见的软组织囊肿有唾液腺囊肿（黏液腺囊肿、舌下腺囊肿、腮腺囊肿等）、皮脂腺囊肿、皮样或表皮样囊肿、甲状舌管囊肿及鳃裂囊肿等,其中以黏液腺囊肿、舌下腺囊肿尤为多见。

（一）皮脂腺囊肿

1. 病因 皮脂腺囊肿（sebaceous cyst）中医称"粉瘤"。主要为由皮脂腺排泄管阻塞,皮脂腺囊状上皮被逐渐增多的内容物膨胀而形成的潴留性囊肿。囊肿内为白色凝乳样皮脂腺分泌物。

2. 临床表现 皮脂腺囊肿好发于面部。生长缓慢,周界清楚。小的如豆,大的如小柑橘。囊肿位于皮内,并向皮肤表面突出。囊壁与皮肤紧密粘连,中央可有一小色素点。临床上可以根据这个特征与表皮样囊肿相鉴别。

皮脂腺囊肿质地柔软而富有弹性,基底部可活动。囊肿内含白色凝乳状皮脂腺分泌物。一般无自觉症状,继发感染时,可出现皮肤红肿及化脓症状。少数可能发生恶变而成为皮脂腺癌。

3. 诊断及治疗 根据临床主要特征,诊断并不困难。临床上治疗以局麻下手术完整切除为主。沿颜面部皮纹方向做梭形切口,切除包括与囊壁粘连的皮肤。切开皮肤后分离囊壁,在包膜外将囊肿全部摘除,然后缝合（图 8-4）,术后 5～7 天拆线。当囊肿并发感染时,应切开排出脓液和豆渣样物质,并用中药(七三丹或八二丹)或石炭酸等腐蚀剂烧灼囊肿,待囊壁腐蚀脱落后方可愈合。

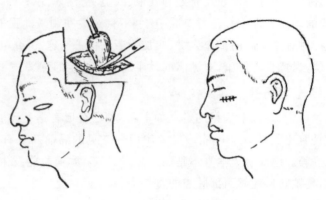

图 8-4　皮脂腺囊肿摘除术

(二) 皮样或表皮样囊肿

1. 病因　皮样囊肿(dermoid cyst)或表皮样囊肿(epidermoid cyst)是胚胎发育时期遗留在组织中的上皮细胞未经退化,上皮继续分泌而形成的囊肿;后者亦可以由于损伤、手术使上皮细胞植入而形成。皮样囊肿囊壁较厚,由皮肤和皮肤附件构成。囊腔内含有脱落的上皮细胞、皮脂腺、汗腺和毛发等结构,中医称为"发瘤"。囊壁中无皮肤附件者,则为表皮样囊肿。

2. 临床表现　皮样或表皮样囊肿以儿童和青年多见。皮样囊肿常位于口底、颏下;表皮样囊肿常好发于眼睑、眶周、鼻周、鼻背、额、枕、耳下等。囊肿生长缓慢,呈圆形,边界清。皮样囊肿常位于黏膜或皮下较深部位或口底肌肉之间。囊膜表面的黏膜或皮肤较光滑,囊肿与周围组织、皮肤或黏膜多无粘连,触诊时质地坚韧而富有弹性,似面团样感。

皮样或表皮囊肿一般多无自觉症状,如果位于口底正中、下颌舌骨肌、颏舌肌或颏舌骨肌之上的囊肿,则多向口内突出。囊肿体积增大时可将舌向后上方推起,使舌体抬高,咽腔缩小而影响语言、吞咽,甚至导致吞咽和呼吸困难;位于下颌舌骨肌或颏舌骨肌以下者,主要向颏部发展,呈膨胀性突出,容易诊断(图 8-5)。

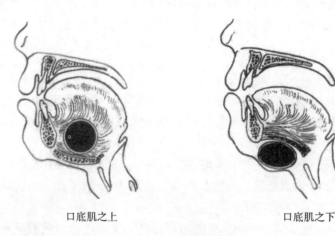

口底肌之上　　　　　　　　　　口底肌之下

图 8-5　口底皮样囊肿

3. 诊断　根据病史、临床表现及穿刺检查抽出乳白色豆渣样分泌物等不难作出诊断。二者的鉴别需进行病理诊断。表皮样囊肿囊壁中无皮肤附件;皮样囊肿囊壁较厚,大体标本可见毛发,镜下可有脱落的上皮细胞、毛囊和皮脂腺等结构。

4. 治疗　手术摘除囊肿。在口底下颌舌骨肌,特别是颏舌肌、颏舌骨肌以上的囊肿,应在口底黏膜上做弧形切口,切开黏膜,显露囊壁。因囊壁较厚可使用手指或钝性分离完整摘除囊肿。如囊肿位于下颌舌骨肌以下,则应沿皮纹在颏下皮肤上做切口,切开皮肤及皮下组织,显露囊壁,然后将囊肿与周围组织分离,完整摘除囊肿连同囊壁,分层缝合。囊肿摘除后,注意放置引流管(或引流片)。分层缝合创口。

颜面部表皮样囊肿,在囊肿皮肤上沿皮纹方向做切口,切开皮肤及皮下组织,显露囊肿,将囊肿与周围组织分离,完整摘除,分层缝合。

（三）甲状舌管囊肿

1. 病因 胚胎时期甲状舌管退化不全,上皮残留而形成囊肿。在胚胎第 4 周时,甲状腺始基借甲状舌管与咽相连,甲状舌管在胚胎第 6 周时自行消失,仅在起始点处留下一浅凹,即舌盲孔。如甲状舌管退化不全,残存的上皮分泌物积聚,即可形成先天性甲状舌管囊肿(thyroglossal tract cyst),若甲状腺在下移过程中发生障碍,则可在颈前正中舌根至甲状腺行程的任何一点形成囊肿(图 8-6)。

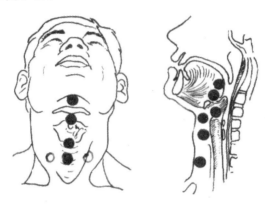

图 8-6 甲状舌管囊肿的好发部位

2. 临床表现 甲状舌管囊肿常见于 1～10 岁的儿童,也可见于成人。囊肿发生在颈正中线,自舌盲孔至胸骨切迹间的任何部位,但在舌骨上、下部位最为常见。囊肿生长缓慢,呈圆形,临床上常见其多如核桃大小,位于颈正中部位,有时微偏一侧。质软,周界清楚,与表面皮肤及周围组织无粘连。位于舌骨以下的囊肿与舌骨体之间,可以扪及坚韧的条索与舌骨体粘连,因而可随吞咽及伸舌等动作而移动。患者多无自觉症状。若囊肿发生在舌盲孔下面或前、后部,可使舌根部肿胀,发生吞咽、语言及呼吸功能障碍。囊肿可经舌盲孔与口腔相通而继发感染,出现疼痛,囊肿感染自行破溃或切开后则形成甲状舌管瘘(thyroglossal tract fistula),亦可见出生后即存在的原发瘘。甲状舌管瘘如长期不治或迁延不愈,还可发生癌变。

3. 诊断 根据临床表现、发生部位以及随吞咽、伸舌上下移动等做出诊断。有时穿刺检查可抽出透明、微混浊的黄色稀薄或黏稠性液体。甲状舌管瘘还可以行碘造影以明确瘘管行径。

舌根部的甲状舌管囊肿需与异位甲状腺(ectopic thyroid)进行鉴别,舌异位甲状腺可简称为舌甲状腺。常位于舌根部或舌盲孔的咽部,呈瘤状突起,表面紫蓝色,质地柔软,周界清楚,患者常因语言不清,呈典型的"含橄榄"语音;较大时可出现吞咽和呼吸困难等梗阻症状。当甲状腺异位时,可有两种情况:一种是完全异位于舌根部,颈部无任何甲状腺组织,称为迷走甲状腺(aberrant thyroid);另一种是除舌根部有异位甲状腺外,颈部也还残留甲状腺,此种异位的甲状腺称为副甲状腺(accessary thyroid)。用核素^{131}I 扫描,可见异位甲状腺部位存在核素浓集,有助于鉴别诊断。

4. 治疗 应手术切除囊肿或瘘管,而且应当彻底,否则容易复发。手术的关键是,除囊肿

Note

或瘘管外一般应将舌骨中份一并切除。若仅切除囊肿或瘘管,则可因舌骨中可能存在的微细副管导致复发。应当注意的是,甲状舌管可能在舌骨以上通向舌盲孔,要一并切除,避免遗留而导致复发。

(四) 鳃裂囊肿(branchial cleft cyst)

1. 病因 属于鳃裂畸形(branchial cleft anomalies)。鳃裂囊肿的起源尚有不同观点,多数认为系由胚胎鳃裂残余上皮组织所形成,这些残余的上皮残留可以形成囊肿和瘘。囊壁厚薄不一,含有淋巴样组织,通常多覆有复层鳞状上皮,少数被以柱状上皮。常因壁内淋巴结炎产生纤维化,使囊壁变厚。

2. 临床表现 鳃裂囊肿可发生于任何年龄,但常见于20~50岁;来源于第一鳃裂的,年龄则更小些。

鳃裂囊肿位于面颈部侧方,根据来源不同,可将一侧面颈区分为上、中、下三部分。发生于下颌角以上及腮腺区者常为第一鳃裂来源;发生于约相当于肩胛舌骨肌水平以上者为第二鳃裂来源;发生于颈跟区者多为第三、第四鳃裂来源。临床上以来自第二鳃裂的囊肿最为多见;其次为第一鳃裂来源;第三、第四鳃裂来源较少见。

第二鳃裂囊肿大多位于舌骨水平,胸锁乳突肌上1/3前缘附近。有时附着于颈动脉鞘的后部,或自颈内、外动脉分叉突向咽侧壁。囊肿表面光滑,但有时呈分叶状。肿块大小不定,生长缓慢。一般无自觉症状,因上呼吸道感染后可以骤然增大导致感觉不适,并可继发感染,出现疼痛。触诊囊肿质地柔软,有波动感,但无搏动,此特征可与颈动脉体瘤(carotid body tumor)相区别。囊肿穿破后,可以长期不愈,形成鳃裂瘘(branchial cleft sinus);先天未闭合者,称为原发性鳃裂瘘。

第一鳃裂囊肿其位置在耳垂下方至舌骨小角平面,更多见于腮腺区、耳后下方和颌下部。第三、四鳃裂囊肿较为罕见,多位于颈根部、锁骨上区。

鳃裂囊肿可以恶变,或在囊壁上查到原位癌。原发性鳃裂癌极为罕见,只有在排除任何转移癌的可能性后,才能诊断为鳃裂癌。

3. 诊断 鳃裂囊肿可以根据病史、临床表现和穿刺检查作出诊断。穿刺可抽出黄色或棕色、清亮的、含或不含胆固醇的液体。鳃裂瘘可有黏液样分泌物(第一鳃裂瘘往往伴有皮脂样分泌物)溢出。行造影检查可以明确鳃裂瘘的走向,协助诊断。

4. 治疗 鳃裂囊肿根治的方法主要采用手术彻底切除,如遗留有残存组织,常可导致复发。临床上,行第二鳃裂囊肿或瘘手术时应谨慎勿损伤副神经;而做第一鳃裂囊肿或瘘手术时则应注意保护面神经。

二、颌骨囊肿

颌骨囊肿根据组织来源和发病部位分为三大类:牙源性、发育性和血外渗性。由成牙组织或牙的上皮或上皮剩余演变而来的,称为牙源性颌骨囊肿(odontogenic cyst)。由胚胎时期的残余上皮所致的囊肿和由损伤所致的血外渗液囊肿,以及动脉瘤样骨囊肿(aneurysmal bone cyst)等称为非牙源性颌骨囊肿,临床上比较少见。

(一) 牙源性颌骨囊肿(odontogenic cyst)

牙源性颌骨囊肿发生于颌骨而与成牙组织或牙的上皮或上皮剩余有关。根据其来源不同分为以下几种。

(1) 根端囊肿(radicular cyst) 由根尖肉芽肿、慢性炎症刺激,引起牙周膜内的上皮残余增生而形成。增生的上皮团中央发生变性与液化,周围组织液不断渗出,逐渐形成囊肿(图8-7),也可称为根尖周囊肿(periapical cyst)。如根尖肉芽肿在拔牙后未做适当处理仍残留在颌骨内而发生的囊肿,称为残余囊肿(residual cyst)。

(2) 始基囊肿(primordial cyst) 始基囊肿发生于成釉器发育的早期阶段,牙釉质和牙本质形成之前,在炎症和损伤刺激后,成釉器的星形网状层发生变性,并有液体渗出,积蓄其中而形成囊肿(图 8-8)。

(3) 含牙囊肿(dentigerous cyst) 含牙囊肿又称滤泡囊肿(follicular cyst),发生于牙冠或牙根形成之后,在缩余釉上皮与牙冠面之间出现液体渗出而形成含牙囊肿(图 8-9)。可来源于一个牙胚(含一个牙),也可以来源于多个牙胚(含多个牙)。

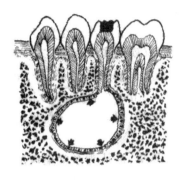
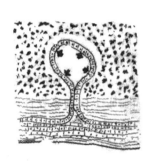
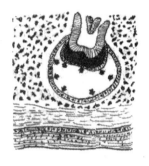

图 8-7　根端囊肿　　　　图 8-8　始基囊肿　　　　图 8-9　含牙囊肿

(4) 角化囊肿(keratocyst) 世界卫生组织命名为牙源性角化囊性瘤(keratocystic odontogenic tumor,OKC),系来源于原始的牙胚或牙板残余;也有人认为是始基囊肿,但不能解释角化囊性瘤也可以含牙;其内容角化物质也与始基囊肿多为清亮液体不同。

1. 临床表现 牙源性颌骨囊肿多发生于青壮年。可发生于颌骨任何部位。根端囊肿多发生于前牙;始基囊肿则好发于下颌第三磨牙区及下颌支部;含牙囊肿除下颌第三磨牙区外,上颌尖牙区也是其好发部位。

颌骨囊肿生长缓慢,初期无自觉症状。膨胀性生长致骨质被压迫吸收变为极薄的骨板,触诊时有乒乓球样感觉,并发出所谓羊皮纸样脆裂声,若此层骨质被完全吸收,可有波动感。囊肿多向唇侧膨隆,造成颜面畸形,但牙源性角化囊肿可有 1/3 的病例向舌侧膨胀,并穿破舌侧骨壁。当下颌囊肿发展过大、骨质损坏过多时,可引起病理性骨折。囊肿发展很大,邻牙受压,根周围骨质吸收,可使牙发生移位、松动与倾斜。上颌骨囊肿可突入鼻腔及上颌窦,将眶下缘上推,使眼球受压迫,影响视力,甚至产生复视。如果囊肿继发感染,可出现肿胀、疼痛、发热和全身不适。

根端囊肿时可在口腔内发现深龋、残根或死髓牙。始基、含牙及角化囊肿则可伴先天缺牙或有多余牙。如因拔牙或损伤使囊肿破裂,可见到囊肿内有草黄色或草绿色液体流出;如为角化囊肿,则可见似皮脂样物质。囊肿有继发感染时,则出现炎症现象,患者感觉肿胀、发热、全身不适等。

除根端囊肿外,始基囊肿、含牙囊肿均可转变或同时伴有成釉细胞瘤存在;牙源性角化囊性瘤还有显著的复发性和癌变能力。

临床上牙源性颌骨囊肿可为单发,亦可为多发。一般以单发多见。

2. 诊断 可根据病史、临床表现和 X 线检查进行诊断。穿刺是一种比较可靠的诊断方法。穿刺可抽出草黄色囊液,在显微镜下可见到胆固醇结晶。角化囊肿大多可见黄色、白色角蛋白样(皮脂样)物质混杂其中。将抽取物做角蛋白染色检查有助于对角化囊肿的诊断。

X 线检查对囊肿诊断有很大帮助。囊肿在 X 线上显示为一清晰圆形或卵圆形的透明阴影,边缘整齐,周围常呈现一明显的白色骨质反应线,但角化囊肿中有时边缘可不整齐。

应当指出:临床上牙源性囊肿与成釉细胞瘤同时存在的病例,有时很难区别,需借助病理诊断才能最后诊断。

3. 治疗　应采用外科手术治疗。如伴有感染需先用抗生素控制炎症后再行手术治疗。术前应做 X 线检查,明确囊肿的范围和与周围组织的关系。

囊肿的大小和位置决定手术难度,故麻醉可选择局麻或全身麻醉。

切口的大小,根据囊肿的部位和波及的范围而定。切口以能充分显露手术野,便于彻底清除囊壁为原则。一般囊肿,可做弧形切口。黏骨膜瓣底部应宽些,以保证充分的血液供应,并注意缝合处有骨壁支持。口内切口在口腔前庭处切开黏膜及骨膜,翻转组织瓣,用骨凿在骨壁最薄处开一小洞,然后用骨钳去除囊肿表面的骨质。如骨壁已破坏,囊膜与骨膜粘连时,应仔细分离或将粘连的骨膜一并切除,以免残留复发。用骨膜剥离器或刮匙将囊膜自骨壁表面完整刮除。冲洗创腔,止血缝合。如囊腔内有牙根尖暴露,但该牙仍能够保留,则应行根管治疗及根尖切除(图 8-10),以尽量保存患牙。

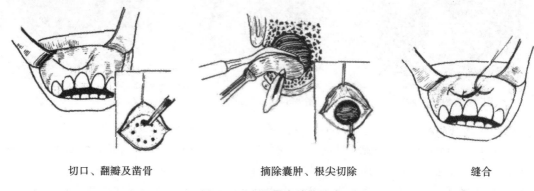

切口、翻瓣及凿骨　　　摘除囊肿、根尖切除　　　　缝合

图 8-10　上颌骨囊肿摘除术

如果囊肿位于下颌角、下颌体或下颌支,则应从口外做切口。切开皮肤、皮下组织、肌组织,结扎颌外动脉、面静脉,翻起骨膜;将波及的牙拔除,去骨后将囊肿摘除;然后分层缝合,放置引流,加压包扎(图 8-11)。手术时慎勿损伤面神经下颌缘支及下牙槽神经血管。囊肿范围过大,骨质缺损过多,可能发生病理性骨折者,可在下颌骨重建钛板加以固定,预防骨折的发生。

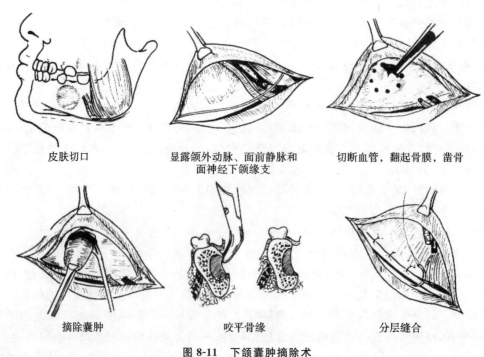

皮肤切口　　　　显露颌外动脉、面前静脉和　　　切断血管,翻起骨膜,凿骨
　　　　　　　　　面神经下颌缘支

摘除囊肿　　　　　　咬平骨缘　　　　　　　分层缝合

图 8-11　下颌囊肿摘除术

上颌骨囊肿如范围较广，手术时与上颌窦穿通，或上颌窦有炎症，可行上颌窦根治术，将囊壁与上颌窦黏膜完整刮除，严密缝合口内切口，同时在下鼻道开窗，并以碘仿纱条填塞窦腔，自下鼻道引出(图 8-12)，术后 3～5 天逐步由此抽出纱条。

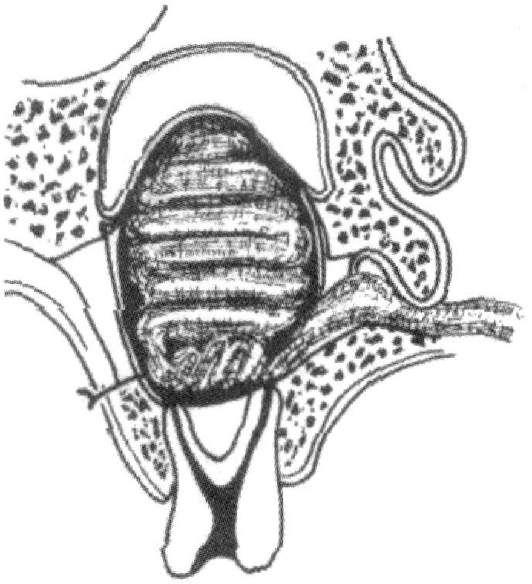
图 8-12 上颌窦根治术后窦内填塞

角化囊肿容易复发，也可能会发生恶变，因此手术刮除要求更彻底；在刮除囊壁后用石炭酸或硝酸银等腐蚀剂涂抹骨创，或加用冷冻疗法，以消灭子囊，防止复发。必要时，还可以考虑切除囊肿外部分骨质。

颌骨囊肿摘除后遗留的无效腔，是创口延期愈合的最主要原因，因而处理好无效腔，尤其是下颌骨囊肿摘除后的无效腔就显得特别重要。临床上，消灭无效腔的常用方法有以下几种。

(1) 碟形手术　将遗留的骨腔边缘尽量用咬骨钳或骨凿去除，使近圆形的骨腔变为似浅碟状的骨腔，这样外覆的肌肉组织或软组织可以进入腔底以消灭无效腔。这种方法特别适用于下颌囊肿摘除术后，但对上颌囊肿，由于解剖的关系，作用不大。

(2) 血块充填法　即任遗留骨腔内充满血块，待其自行机化。这种方法适用于小的囊肿术后。

(3) 植骨　在遗留的骨腔内植骨，促使骨化，骨源有自体碎骨(多取髂骨)、异体脱矿骨(取自胎儿的更好)、异体冷冻干燥骨等。此法特别适用于上颌较大囊腔的处理。

(4) 生物材料置入　目前多选用羟基磷灰石颗粒，可取得消灭无效腔及促使与骨结合的效果。注意伤口的严密缝合，防止感染。

(5) 囊肿减压成形术　目前功能性外科及微创外科的概念被广泛接受，各类下颌骨牙源性囊性病变，尤其是巨大囊性病可以采用减压术(decompression)。这种术式至今已有 30 多年的历史，早期以个案报道为主，近年来，此术式逐渐被接受而在临床推广。颌骨囊肿减压成形术是在囊肿表面开窗，局部打开骨质及囊壁，引流出囊液，并制作塞制器保持引流口通畅，使囊腔内外压力保持平衡，在颌骨的功能活动状态下，囊肿外周骨新生，颌骨形态改建，囊腔逐渐变小，外形得以恢复。通常开窗术后的减压时间为 6 至 18 个月，减压后囊肿消失者不需Ⅱ期手术刮除缩小的囊肿。开窗减压术不直接刮除囊肿，可保护受累及的牙根及替牙期的牙胚，恢复颌骨外形，最大限度地保护颌骨的形态及功能。

(二) 非牙源性颌骨囊肿

非牙源性颌骨囊肿(non-odontogenic cyst)即面裂囊肿(cyst of facial fissure)，由胚胎发育过程中残留的上皮发展而来，包括球上颌囊肿、鼻腭囊肿、正中囊肿和鼻唇囊肿。

1. 病因　胚胎发育过程中，只要上皮残存没有正常退化，均可形成囊肿。面裂囊肿是由胚胎发育过程中残存于面突连接处的上皮发展而来的。此亦称非牙源性外胚叶上皮囊肿。

2. 临床表现　囊肿多发生于青少年。可发生于不同面突融合的部位。其症状与牙源性囊肿大致相似，即主要表现为膨胀性生长。根据不同胚裂的部位可出现相应的局部症状。

(1) 球上颌囊肿(globulomaxillary cyst)　发生于上颌侧切牙与尖牙之间(胚胎时球状突与上颌突之间)，牙常被挤压而移位。X 线片上显示囊肿阴影在牙根之间，而不在根尖部位。

Note

（2）鼻腭囊肿（nasopalatine cyst） 位于切牙管内或附近（来自切牙管残余上皮）。X线片上可见切牙管扩大的囊肿阴影。

（3）正中囊肿（median cyst） 位于切牙孔之后，腭中缝的任何部位（胚胎时两侧腭突之间）。X线片上可见缝间有圆形囊肿阴影。CT检查更为直观。

（4）鼻唇囊肿（nasolabial cyst） 位于上唇底和鼻前庭沟内（胚胎时球状突、侧鼻突及上颌突联结处），囊肿在骨质的表面。X线片上骨质无破坏现象。在口腔前庭外侧可扪及囊肿的存在。

3. 诊断 非牙源性颌骨囊肿主要依据其特定的部位以及与牙的关系，X线表现及颌骨内容物作出诊断。

4. 治疗 一旦确诊，应及早进行手术治疗，否则会引起邻近牙的继续移位和造成咬合紊乱。手术方法与牙源性囊肿相同，一般口内切口进行手术，完整刮除囊肿。

（三）血外渗性囊肿

血外渗性囊肿（extravasation cyst）主要由损伤后引起骨髓内出血、机化、渗出后而形成，与牙组织本身无关。

1. 临床表现 在颌骨囊肿中，血外渗性囊肿最为少见。多发生于青壮年。患者可有明显的外伤史。牙数目正常，无移位现象。由于囊肿无明显的上皮衬里，仅为一层纤维组织，故X线片上边缘常不清楚。临床上应当注意的是，血友病也可以引起颌面骨的血外渗性囊肿，称为血友病假瘤。

2. 治疗 虽然有人曾提出血外渗性囊肿可自行停止生长而持观察的意见，但临床上多数仍呈进行性生长。因而，血外渗性囊肿目前仍宜主张手术治疗，以免日久波及有关牙根；其手术方法与牙源性囊肿相同；手术途径则应视囊肿位置、大小而定。对血友病引起的外渗性囊肿须在手术前后进行处理，如血友病球蛋白注射等，不可掉以轻心。

第三节 良性肿瘤和瘤样病变

一、色素痣

色素痣（nevi）系来源于表皮基底层产生黑色素的色素细胞，被认为是发育上的畸形，但多数在后天才会出现。色素痣多发生于面颈部皮肤，偶亦见于口腔黏膜。

（一）分类

根据其组织病理学特点，色素痣可分为交界痣、皮内痣和复合痣三种类型。

1. 皮内痣（intradermal nevus） 大痣细胞分化而来，是更成熟的小痣细胞，并进入真皮及其周围结缔组织中；原在交界处的痣细胞，由于发展为小痣细胞进入真皮而消失。在表皮基底膜和真皮内小痣细胞之间有一浅层狭长的结缔组织区，把痣和表皮层分开。

2. 交界痣（junctional nevus） 痣细胞位于表皮和真皮交界处，呈多个巢团状，边界清楚，分布距离均匀；每一巢团的上一半在表皮的底层内，下一半则在真皮浅层内。这些痣细胞为大痣细胞，色素较深。

3. 复合痣（compound nevus） 在痣细胞进入真皮的过程中，常同时存在皮内痣和残留的交界痣，复合痣为上述两种类型痣的混合形式。

（二）临床表现

交界痣为光滑平坦或稍隆起的淡棕色或深棕色斑疹、丘疹或结节，一般较小，表面光滑、无毛。一般不出现自觉症状。突起于皮肤表面的交界痣易受到洗脸、刮须、摩擦与损伤的刺激，并由此可能发生恶变，其特征如下：痣的体积迅速增大；色素加深；局部微痒、灼热或疼痛；表面出现感染、破溃、出血，或痣周围皮肤出现卫星小点、放射黑线、黑色素环；痣所在部位的区域淋巴结肿大。恶性黑色素瘤多数是由交界痣恶变而成的。

皮内痣平坦或高出皮面，也可呈疣状或有蒂状。颜色从棕褐色到漆黑色，界限清楚，生长缓慢，多数有毛，常见于成人。

一般认为，毛痣、雀斑样色素痣均为皮内痣或复合痣。这类痣极少恶变，如有恶变也是来源于交界痣部分。

口腔黏膜内痣很少见，而以黑色素斑为多。如果发生色素痣，则以交界痣及复合痣为多见。

（三）治疗

面部较大的痣而无恶变证据者，可考虑分期部分切除，容貌、功能保存均较好，但不适用于恶变倾向者。也可以考虑全部切除，邻近皮瓣修复或游离皮肤移植。如怀疑有恶变的痣，应采用外科手术一次全部切除并活检；注意手术应在痣的边界以外正常皮肤上做切口。比较小的痣切除后，可以潜行剥离松解局部皮肤拉拢缝合。

二、牙龈瘤

牙龈瘤（epulis）是来源于牙周膜及颌骨牙槽突结缔组织的炎性增生物或类肿瘤性病变。由于牙龈瘤不属于真性肿瘤，因此世界卫生组织的肿瘤分类中，并未将其包括在内。但是，牙龈瘤有肿瘤的外形及生物学特点，如切除后易复发等。因此牙龈瘤是一个以形态和部位命名的诊断学名词。

（一）病因病理

牙结石的机械刺激及慢性炎症刺激是引起牙龈增生的直接原因。此外，牙龈瘤与内分泌有关，妇女妊娠期间可以发生牙龈瘤，分娩后则缩小或消失。

根据组织病理学表现，将牙龈瘤分为肉芽肿型牙龈瘤、纤维型牙龈瘤、血管型牙龈瘤三种类型。

1. 肉芽肿型牙龈瘤 主要由肉芽组织构成，可见许多炎症细胞浸润和新生的毛细血管及成纤维细胞，胶原成分较少。表现为红色或粉红色的牙龈乳突肿块，有蒂或无蒂的肉芽组织，易出血。

2. 纤维型牙龈瘤 肉芽肿型牙龈瘤纤维化、瘢痕化而成。纤维组织及成纤维细胞较多，细胞及血管成分较少。肿块颜色与正常牙龈颜色类似，呈粉红色，质地坚硬，表面光滑，不易出血。

3. 血管型牙龈瘤 血管丰富，颇似血管瘤。肿块红色，柔软，有蒂或无蒂。损伤后极易出血。妊娠牙龈瘤是局部刺激或损伤的结果，多属于血管型牙龈瘤。

（二）临床表现

牙龈瘤女性发病较多，其中以青年及中年人为常见。多发生于牙龈乳头部。位于唇、颊侧者较舌、腭侧者为多。最常见的部位是前磨牙区。肿块较局限，呈圆形或椭圆形，有时呈分叶状，大小不一，直径由几毫米到数厘米不等。肿块有的有蒂如息肉状，有的无蒂，基底宽广。一般生长缓慢，但在女性妊娠期间可迅速增大，较大者可遮盖一部分牙及牙槽突，易被咬伤而发生溃疡、伴发感染。随着肿块的增大,可以破坏牙槽骨壁。

X线片显示骨质吸收,牙周膜增宽的阴影。牙齿可能松动、移位。

（三）诊断

根据病史、临床表现、发病部位容易做出诊断。但应与牙龈癌进行鉴别诊断。

（四）治疗

关于牙龈瘤的治疗,传统观点主张切除必须彻底,否则容易复发。一般应将病变所波及的牙齿同时拔除。手术切口应在围绕肿瘤蒂周的正常组织上,将病变的牙、牙周膜、骨膜及邻近骨组织一并切除,并将创面缝合。如果创面较大不能缝合时,可用碘仿纱条覆盖,或在创面上用牙周塞治剂保护。

这种治疗方法虽然可以减少复发,但拔除受累牙对中青年患者而言难以接受。将牙龈瘤扩大切除而保留受累牙,相关术后复发率目前尚无确切数据。因此,目前临床观点是尽量保留能够保留的牙,并适当磨除相应牙槽嵴;如果为复发病变,则按传统观点处理。

三、纤维瘤

纤维瘤(fibroma)起源于面部皮下、口腔黏膜下或骨膜的纤维结缔组织。纤维瘤主要由纤维组织构成,细胞及血管很少;如为结缔组织、成纤维细胞及胶原纤维构成,且血管丰富时,实际上为一种低度恶性的纤维肉瘤,二者在病理区别上容易混淆。

（一）临床表现

纤维瘤一般生长缓慢。发生在面部皮下的纤维瘤为无痛肿块、质地较硬、大小不等、表面光滑、边界清楚,与周围组织无粘连,一般可移动。发生在口腔的纤维瘤均较小,呈圆形或结节状,可能有蒂或无蒂,肿瘤边界清楚,表面覆盖有正常黏膜。发生于牙槽突的纤维瘤可能使牙齿松动。若纤维瘤被牙咬伤,表面可破溃、糜烂,继发感染,可引起疼痛或功能障碍。

口腔颌面部纤维瘤如处理不当,极易复发;多次复发后容易恶变。

（二）诊断

根据其病史、临床表现等作出诊断。注意鉴别是否恶变。可采用穿刺病检和术中冰冻等方法协助鉴别。

（三）治疗

纤维瘤主要采用手术完整切除。牙槽突的纤维瘤,需要拔除有关牙齿,并将肿瘤所侵犯的骨膜一并切除。临床诊断为纤维瘤,术中须做冷冻切片,如证实有恶变者,应按恶性肿瘤治疗原则处理。

四、牙源性肿瘤

牙源性肿瘤(odontogenic tumor)是由成牙组织,即牙源性上皮及牙源性间叶组织发生而来的一类肿瘤。

（一）牙瘤

1. 病因 牙瘤(odontoma)由一个或多个牙胚组织异常发育增生而形成。其中含有不同发育阶段的牙胚组织,直至成形的牙;数目不等,可能有数个至数十个;形状不规则,外形近似牙,也可以没有牙的形状,由一团紊乱的硬组织混合而成,其周围被以纤维膜。

2. 临床表现 牙瘤多见于青年人。生长缓慢,早期无自觉症状。牙瘤往往呈膨胀性生长,可压迫神经产生疼痛。肿瘤穿破黏骨膜继发感染时,或诊治其他牙齿时,或摄片时才被发现。患者口腔内常有缺牙现象。

3. 诊断 根据临床表现为膨胀性生长,X 线片可见数目不等的全牙样影像,或透射度似牙组织的一团影像可作出诊断。牙瘤与囊肿同时存在者,称为囊性牙瘤。

4. 治疗 手术摘除。一般将口内牙槽骨开窗,将肿瘤及其牙齿样硬组织取出,刮除被膜,缝合创口。

(二) 牙骨质瘤

牙骨质瘤(cementoma)系来源于牙胚的牙囊或牙周膜,是牙骨质母细胞组成的牙源性良性肿瘤。

1. 病因 有人认为牙骨质瘤发生的原因与内分泌和局部炎症刺激有关。肿瘤由成片状的牙骨质或呈圆形的牙骨质小体组成,具有明显不规则、强嗜碱性的生长线。牙骨质细胞较少或无。

2. 临床表现 多见于年轻人,女性多见。肿瘤常紧贴于牙根部,可单发或多发,硬度与骨质相似。肿瘤生长缓慢,一般无自觉症状,如肿瘤增大时,可发生牙槽骨膨胀,或发生神经症状,继发感染,拔牙时始被发现。临床上多为不同程度的牙痛、松动、移位、脱落。X 线片显示根尖周围有不透光的阴影。

3. 诊断 根据临床表现及 X 线片可作出诊断。牙髓活力测试为阳性,可与根尖囊肿和根尖肉芽肿相鉴别。

4. 治疗 手术摘除。如肿瘤较小,又无症状时,不需治疗。

(三) 成釉细胞瘤

成釉细胞瘤(ameloblastoma)为颌骨中心性上皮肿瘤,在牙源性肿瘤中较为常见。多发生于成年人,男女无明显差别,下颌骨比上颌骨多见。成釉细胞瘤除发生于颌骨外,极少数可发生在胫骨或脑垂体内。

1. 病因 关于成釉细胞瘤的组织来源,尚有不同的看法。大多数认为是由釉质器或牙板上皮发生而来;但也有认为是由牙周膜上皮残余或由口腔黏膜基底细胞发生而来;也有人认为由始基囊肿或含牙囊肿等转变而来。发生于颌骨以外的成釉细胞瘤可能由口腔黏膜基底细胞或上皮异位发展而成。

2. 临床表现 成釉细胞瘤多发生于青壮年。以下颌骨体部及下颌角部常见。生长缓慢,病程可达数年。初期无自觉症状,逐渐发展可使颌骨膨大,造成面部畸形,如肿瘤侵犯牙槽突时,可使牙松动、移位或脱落;肿瘤继续增大时,颌骨外板变薄,甚至吸收,这时肿瘤可侵入软组织内。肿瘤的侵犯可以影响下颌骨的运动度,甚至发生吞咽、咀嚼和呼吸障碍。肿瘤表面常见有牙齿咬痕,表面破溃可造成继发性感染而化脓、溃烂、疼痛。肿瘤压迫下牙槽神经,患侧下唇麻木;骨质破坏吸收较多时,还可能发生病理性骨折。

上颌骨的成釉细胞瘤比较少见,当其壮大时可波及鼻腔、上颌窦、眼眶及鼻泪管,可引起眼球移位、复视、溢泪等相应症状。

3. 诊断 根据病史、临床表现及 X 线特点,可作出初步诊断。典型的成釉细胞瘤 X 线表现:早期呈蜂窝状,以后形成多房样囊性阴影,单房比较少见。成釉细胞瘤因为多房性及有一定程度的局部浸润性,囊壁边缘不整齐,呈半月形切迹。囊内牙根尖有不规则吸收现象,呈锯齿状。需要注意的是,有些良性肿瘤特别是部分颌骨囊肿有类似的临床表现,X 线片上很难鉴别,最后确诊仍需依赖病理检查。

4. 治疗 主要为外科手术治疗。传统观念认为该肿瘤有局部浸润性,故手术时一般不施行刮治术,需要将肿瘤周围的骨质切除至少 0.5 cm。否则,治疗不彻底容易复发,多次复发后容易引起恶变。由于恶性成釉细胞瘤及成釉细胞瘤恶变均甚少,近年来有学者从保留功能及容貌等方面考虑认为对成釉细胞瘤可行刮除术,但应用刮除术虽可较好地保持外形和功能,但复发率高,应慎用。对较小的肿瘤可行下颌骨方块切除,对肿瘤较大者应将病变的颌骨节段性切除,以保证术后不再复发。下颌骨切除后,可采用立即植骨,如口腔有继发感染或软组织不够时,可选用血管吻合,血液循环重建的组织移植术,或用克氏钢针以及其他生物材料如钛板固定残端,以保持缺隙。术前不能确诊的,可采用快速冷冻切片检查,以明确诊断。

(四)牙源性黏液瘤

1. 病因 牙源性黏液瘤(odontogenic myxoma)可发生于软组织和颌骨。其组织来源尚存在争议:有人认为是由纤维组织基质的黏液样退行性变而来,或由胚胎细胞的残余生长而来;由于肿瘤常伴有阻生牙或牙缺失,肿瘤内常存牙源性上皮,因此,目前对颌骨黏液瘤的发生,多数倾向于牙源性。

2. 临床表现 牙源性黏液瘤多发生于颌骨的磨牙及前磨牙,软组织极为少见,下颌较上颌多见。常发生于年轻人。肿瘤生长缓慢,呈浸润性生长。早期无症状,直到肿瘤逐渐增大,颌骨出现畸形时,才被发现。常有未萌出或缺失的牙齿。肿瘤侵犯牙槽突时可有牙松动、移位或脱落。X线片显示骨质膨胀,骨质破坏呈蜂窝状透光阴影,房隔较细,边缘不整齐。

3. 诊断 根据病史、临床表现和X线特点做出初步诊断。牙源性黏液瘤有时不易与成釉细胞瘤、颌骨中心性巨细胞瘤等相鉴别,最终需借助病理诊断。

4. 治疗 黏液瘤主要采取手术完整切除。由于肿瘤无包膜,呈局部浸润性生长,手术不彻底,容易复发,因此,临床上将其归为低度恶性肿瘤,应施行方块切除。但如肿瘤较大时,须行半侧下颌骨或上颌骨切除,以防止复发。

五、血管瘤与脉管畸形

血管瘤与脉管畸形是来源于脉管系统的肿瘤或发育畸形,统称为脉管性疾病(vascular anomalies),约60%来源于头颈部。

(一)分类及命名

2002年,在中华口腔医学会口腔颌面外科专业委员会召开的全国口腔颌面部血管瘤治疗与研究学术研讨会上,重新明确血管瘤及脉管畸形的概念、分类及命名,并一致推荐应用Waner和Suen的分类命名。

(1)血管瘤(hemangioma)。

(2)脉管畸形(vascular malformation)

①微静脉畸形(venular malformation):包括中线型微静脉畸形与微静脉畸形两类。

②静脉畸形(venous malformation)。

③动静脉畸形(arteriovenous malformation)。

④淋巴管畸形(lymphatic malformation):分微囊型和大囊型两类。

⑤混合畸形(mixed malformation):含静脉-淋巴管畸形(venous-lymphatic malformation)和静脉-微静脉畸形(venous-venular malformation)两种类型。

(二)血管瘤

1. 病因 血管瘤又称为婴幼儿血管瘤(infantile hemangioma,IH),是婴幼儿最常见的血管源性良性肿瘤。由中胚叶的正常血管组织过度增殖所致,血管内皮细胞增殖为其特征。

2. 临床表现 血管瘤好发部位为面颈部皮肤、皮下组织、口腔黏膜、唇、颊、舌、腭、口底等部位,极少数发生于颌骨内。女婴多于男婴,男女之比为1∶(3~5)。部分血管瘤在新生儿出生时即可见到,2~3个月后进入增生期,瘤体迅速增大;8个月至1岁左右停止生长并逐渐退化,退化率可达98%,约半数在5岁内完全消退。根据病变发展的过程分为增生期、消退期、消退完成期,这一典型特点是区分血管瘤与脉管畸形的重要依据。

出生后 1 个月内和 4～6 个月是有明显特征的快速生长期。血管瘤最初表现为苍白色斑，随后出现毛细血管扩张，四周围绕以晕状白色区域。较表浅的增生期血管瘤可突出于皮肤，高低不平，呈结节状，似杨梅样；较深在的病变表面为青紫色或无颜色变化。进入消退期后，瘤体色泽由鲜红色向暗灰色转变，瘤体逐渐消退缩小。

3. 诊断 根据病史、年龄、性别和病变形态进行诊断。临床上需要询问两个问题：最初发现病变的时间以及病变的生长速度如何，有无快速生长和消退，其快速生长期是一个非常重要的鉴别特征。对深部血管瘤诊断有一定困难时，可以采用穿刺、动脉造影以及瘤腔造影或磁共振成像等协助诊断。

4. 治疗 血管瘤有半数以上能够在 5～10 岁间自然消退，故一般采取观察的保守态度。只有当血管瘤累及重要组织危及生命、有活动性出血及 5 年随访无消退迹象时才可采用药物治疗、激光治疗、硬化剂注射、外科手术切除等治疗方法；一般采用综合治疗。

血管瘤的激素治疗仅适用于婴幼儿增殖早期血管瘤，此时血管壁内皮细胞层仍处于胚胎状态，对激素治疗较敏感。国内也有采用平阳霉素加泼尼松联合治疗婴幼儿血管瘤，血管瘤消退时间明显提前，但具体治疗时应注意药物的使用剂量与时间，避免不良反应和并发症的发生。自 2008 年偶然发现普萘洛尔（心得安）对血管瘤的良好效果以来，口服普萘洛尔已成为治疗增殖期血管瘤的一线药物。其优点是不良反应少且轻微，对消退期血管瘤也有治疗作用。

（三）脉管畸形

1. 病因 脉管畸形是胚胎血管发生过程中的结构异常。血管内皮细胞无异常增殖，随着年龄的增大，脉管畸形不会自然消退。脉管畸形渐进性增大是因为原有病变内的血管或淋巴管管腔进行性扩张。

2. 临床表现

（1）微静脉畸形 俗称葡萄酒色斑。由乳头丛内毛细血管后微静脉组成。主要发生在颜面部皮肤，口腔黏膜少见。病变周界清楚，呈鲜红色或紫红色。外形不规则，大小不一，从小的斑点数厘米，到大的可以扩展到一侧面部或越过中线到对侧。手指压迫肿瘤表面颜色可退去，而去除压迫后，血液立即充盈，即可恢复原来的大小和色泽。

（2）静脉畸形 过去称为海绵状血管瘤，是由衬有内皮细胞的大小不等的血窦所组成。血窦的大小形态不一，如海绵结构。好发于颌面部颊、颈、眼睑、唇、舌及口底。位置深浅不一，一般在皮下或黏膜下，呈淡蓝色或紫色。深部的静脉畸形，皮肤黏膜的色泽正常，肿瘤界限不清，扪之柔软，可以被压缩，但压力解除后可恢复正常。有时可扪及静脉石。当头低位时，肿瘤则充血膨大，恢复正常位置以后，肿块随之缩小，恢复原状，此为体位移动试验阳性。穿刺可抽出血液且可凝固。静脉畸形一般无自觉症状，继续增大可引起颜面、唇、舌等畸形和功能障碍。如果继发感染，可引起疼痛、肿胀，表面皮肤或黏膜溃疡，并有出血的危险。静脉畸形有时可以和血管瘤同时存在，临床上应引起注意。

（3）动静脉畸形 过去称为蔓状血管瘤或葡萄状血管瘤，是一种迂回弯曲、极不规则而有搏动性的血管畸形。主要是由血管壁显著扩张的动脉与静脉直接吻合而成。常见于成年人，好发于颞浅动脉所在的颞部或头皮下组织中。肿瘤高起呈念珠状，表面温度高于正常皮肤。患者自己可能会感觉到搏动，触诊有震颤感，听诊有吹风样杂音。若将供血的动脉全部压闭，则肿瘤的搏动和杂音消失。动静脉畸形可与微静脉畸形或静脉畸形同时存在。

（4）淋巴管畸形 过去称为淋巴管瘤，是由淋巴管先天性发育畸形扩张所形成的。常见于儿童及青年。好发于头颈部；舌、唇、颊黏膜也是好发部位。根据临床特征和组织学再分为微囊型和大囊型。

①微囊型 即过去的毛细管型淋巴管瘤和海绵型淋巴管瘤。由淋巴管扩张而形成。淋巴

Note

管极度扩张弯曲构成多房性囊腔,颇似海绵状。在皮肤或黏膜上呈现孤立或多发、散在的小囊性结节状或点片状病损,无色、柔软,一般无压缩性,边界不清楚。口腔黏膜的淋巴管畸形有时与微血管畸形同时存在,出现黄、红色小疱状突起,称为淋巴管-微静脉畸形;发生在唇、下颌下及颊部,可使患处显著肥大畸形。发生于舌部者常合并毛细管型,并呈巨舌症,引起颌骨畸形、咬合紊乱、牙移位等。舌黏膜表面粗糙,呈结节状或叶脉状,有黄色小疱状突起。肿瘤生长缓慢,无明显症状,如长期发生慢性炎症时,舌体可变硬。

②大囊型 即囊性水瘤。主要发生于颈部锁骨上,亦可发生于下颌下及颈上区。一般为多房性囊肿,彼此间隔,内有透明、淡黄色水样液体。肿瘤大小不一,表面皮肤色泽正常,呈充盈状态,触诊柔软,有波动感。体位移动试验阴性。

3. 诊断 根据病史、各类型临床表现,浅表脉管畸形不难作出诊断。位置较深的脉管畸形可借助体位移动试验、穿刺检查、囊腔造影、B超或磁共振成像等作出诊断。

4. 治疗 脉管畸形的治疗由于其类型、年龄、部位的不同而有一定的差异。目前的治疗方法包括手术治疗、激素治疗、放射治疗、低温治疗、激光治疗、硬化剂治疗等,一般采用综合疗法。

(1)微静脉畸形 主要采用激光治疗和光化学治疗。

(2)静脉畸形 口腔黏膜及浅表部位的畸形,可选用 YAG 激光、低温、硬化剂注射等治疗方法。深部局限的静脉畸形可采用硬化剂治疗。硬化剂包括无水酒精、鱼肝油酸钠、平阳霉素等。大型静脉畸形治疗前可以行病变腔内造影,了解畸形静脉的回流状态。如为低回流静脉畸形,可注射 5%鱼肝油酸钠或平阳霉素治疗,如为高回流静脉畸形,则需要选择无水酒精注射治疗。

(3)动静脉畸形 一经确诊,应立即行动脉造影和栓塞治疗。栓塞的目的是控制病变的发展和出血。由于先天性动静脉畸形具有极为丰富的血供,术中常会发生难以控制甚至危及生命的大出血,所以术前必须对病变血管进行造影,了解血管情况。目前,可以采用介入的方法,血管造影和血管栓塞同时进行。血管栓塞后再行手术可大大提高手术的安全性。

(4)淋巴管畸形 治疗方法主要为手术治疗、硬化剂治疗、激光治疗三种。手术是过去最主要甚至是唯一的治疗手段,但随着激光治疗和硬化剂治疗的开展和经验的积累,目前不主张毫无选择地对任何类型的淋巴管畸形都采取手术治疗,而应根据发病部位和分型选择治疗方法。①口腔黏膜表面的微囊型淋巴管畸形,可采用平阳霉素注射或激光治疗,如有局部肥大畸形,可配合手术,残存部分可配合药物注射或激光治疗。②组织深部的微囊型淋巴管畸形治疗困难,可先行平阳霉素注射治疗,控制病变范围,再实施手术治疗。③大囊型淋巴管畸形以硬化剂治疗为主,手术治疗为辅。平阳霉素注射治疗为首选。先抽净囊液,再注入硬化剂,加压包扎。颈部、口底巨大的大囊型淋巴管畸形影响呼吸、进食者,需行急症手术,尽量在一个解剖区域内最大限度地切除病变组织。

目前,治疗脉管畸形方法很多,但对于大的脉管畸形的治疗问题还未完全解决,难以达到根治目的。

六、神经源性肿瘤

来源于神经组织的良性肿瘤,临床上以神经鞘瘤和神经纤维瘤常见。

(一)神经鞘瘤

1. 病因 神经鞘瘤(neurolemmoma)来源于神经鞘膜。

2. 临床表现 神经鞘瘤多见于中年人,以头颈部多见。肿瘤生长缓慢,质地坚韧,周界清楚。来自感觉神经者常有压痛,亦可有放射样痛。肿瘤圆形或卵圆形,长大后可呈分叶状,肿瘤越大越容易发生黏液变,发生黏液变后质软如囊性。穿刺可抽出血样液体,但不凝固是其特点。

来自迷走神经、交感神经的神经鞘瘤以颈动脉三角区最多见;亦可向咽侧突出。肿瘤可将颈动脉向外推移,触诊有搏动,须与颈动脉体瘤相鉴别。

来自面神经的神经鞘瘤可表现为腮腺肿块,易被诊断为腮腺多形性腺瘤。手术时如发现肿块与面神经不能分离,应警惕有面神经鞘瘤的可能,切勿轻易切断。

3. 诊断 根据病史、临床表现、穿刺抽出不凝固的血性液体等作出诊断。有时确诊尚需配合 CT、MRI 及血管造影等。

4. 治疗 手术摘除,手术方式应根据肿瘤的大小和位置而定。若为周围神经鞘瘤,可用手术完整摘除;若肿瘤位于重要神经干,则不可贸然为切除肿瘤而将神经干切断。手术时可将肿瘤上神经干外膜沿纵轴切开,小心剥开神经纤维,然后将肿瘤摘除。

(二)神经纤维瘤

1. 病因 神经纤维瘤(neurofibroma)是由神经鞘细胞和成纤维细胞两种主要成分组成的良性肿瘤。

2. 临床表现 多见于青年人,生长缓慢。口腔内少见。好发于面、额、颞,也可见于颈部和腮腺区。其特征性表现是皮肤呈大小不一的棕色斑,或呈灰黑色小点状或片状病损。触诊时,皮肤内有多发性瘤结节,质较硬。肿瘤呈多发性的结节或丛状生长。皮肤松弛下垂,导致面部畸形,质软,不能压缩,可造成局部骨质压迫性吸收。来自感觉神经,可有明显触痛。

神经纤维瘤有遗传倾向,为常染色体显性遗传。临床诊断需注意:只要皮肤上有咖啡色或棕色斑块且大于 1.5 cm,有 5~6 个时即可确诊为神经纤维瘤。

3. 治疗 手术切除。对小而局限的神经纤维瘤可以一次性完全切除。但对巨大肿瘤只能分次切除,以纠正畸形及改善功能障碍。注意:神经纤维瘤手术出血较多,不宜用一般方法止血,故应做好充分的备血及选择低温麻醉。

七、嗜酸性粒细胞增生性淋巴肉芽肿

本病亦称嗜酸性淋巴肉芽肿或嗜伊红淋巴肉芽肿。1973 年首先由我国金显宅报道。

1. 病因 病因不清。主要为淋巴结肿大、淋巴细胞增生及嗜酸性粒细胞浸润,并可侵犯淋巴结外的软组织,呈肉芽肿病变。

2. 临床表现 常发生于 20~40 岁的成年人,绝大多数为男性。好发于腮腺区、颊部、下颌下区及肘部。偶可自行消退,但又复发,并且时大时小。肿块无疼痛及压痛,周界不清楚。肿块大多可以推动,与皮肤粘连,表面皮肤粗糙、增厚、色素沉着。有区域性及广泛性浅表淋巴结肿大,呈分散性,中度硬韧,无压痛,亦不化脓。

3. 诊断 根据病史、临床表现及化验结果,如血液中白细胞轻度增多,特别是嗜酸性粒细胞明显增多,可高达 60%~70%,常可作出诊断。

4. 治疗 本病对放射治疗敏感,故首选放射治疗,但易复发,每野总量 10~20 Gy 即可使其消退,但复发灶对放射治疗也敏感。多发者应以化学治疗及肾上腺皮质激素治疗为主。也可以考虑部分手术切除。

八、骨源性肿瘤

临床上最常见的纤维骨病损(fibro-osseous lesions)。以骨化性纤维瘤最为常见。

(一)骨化性纤维瘤

1. 病因 骨化性纤维瘤(ossifying fibroma)为颌面骨比较常见的良性肿瘤,临床上骨化性纤维瘤与骨纤维异常增殖症很难鉴别,后者一般认为不是真性肿瘤。骨化性纤维瘤来源于颌骨内成骨性结缔组织。

2. 临床表现 常见于年轻人,多为单发性,可发生于上、下颌骨,但以下颌骨多见。女性多于男性。肿瘤生长缓慢,早期无症状,逐渐增大后可造成颌骨膨胀性肿大,引起面部畸形及牙移位。发生于上颌骨者,常波及颧骨,并可波及上颌窦及腭部,引起眼眶畸形、眼球突出或移位,甚至产生复视。肿瘤除引起面部畸形外,还可导致咬合紊乱,因继发感染出现类似骨髓炎的症状。

3. 诊断 需要结合临床、病理及 X 线表现综合分析进行确诊。骨化性纤维瘤和骨纤维异常增殖症很难鉴别,最终需要靠病理诊断。

4. 治疗 原则上应行手术治疗。小的或局限性骨化性纤维瘤更应早期手术彻底切除。大的弥散性的或多发性的骨纤维异常增殖症,一般在青春期后实施手术。手术方法主要是将病变部分切除,以改善功能障碍及面部畸形;有时也可全部切除。下颌骨切除后骨质缺损过多时可以立即行自体骨移植。如将上颌骨切除可以用修复体恢复其缺损及其功能。

（二）骨巨细胞瘤

1. 病因 骨巨细胞瘤(giant cell tumor of bone)又名破骨细胞瘤,主要由多核巨细胞和较小的梭形或圆形的间质细胞组成。虽属良性,但具有侵袭性,也有明确的恶性骨巨细胞瘤。

2. 临床表现 多发生于 20～40 岁的成年人,男女无明显差别。常发生于颌骨的中央部,故又称中央性巨细胞瘤。一般生长缓慢,如生长较快,则可能发生恶变。早期一般无自觉症状,但有时可能引起间歇性隐痛。发生于下颌骨者,先使前庭沟变浅,逐渐膨胀而致下颌变形;晚期可能发生病理性骨折。发生在上颌骨者可以波及尖牙窝或全部上颌骨,牙槽突扩张,腭部突出,牙移位或松动,若拔出牙齿可见创口有易出血的肉芽组织。

3. 诊断 根据病史、临床表现与病理间质细胞分化程度来判定恶性程度。X 线片可见骨质膨胀,周界清楚,典型的巨细胞瘤呈肥皂泡沫样或蜂窝状囊型阴影,伴骨质膨胀。

4. 治疗 主要是手术切除。术中需行冷冻切片病理检查,排除恶性。病理Ⅰ级者,可采用彻底刮除并在基底部烧灼,或在健康颌骨组织内切除肿瘤;属Ⅱ级或Ⅲ级者,视骨质破坏大小做颌骨方块切除或部分切除,根据情况决定是否植骨。

第四节 恶性肿瘤

在我国,口腔颌面部的恶性肿瘤以来源于上皮的癌(carcinoma)最为常见,肉瘤较少。在癌中又以鳞状细胞癌(简称鳞癌)最为多见,一般占 80% 以上;其次为来源于腺上皮的腺源性上皮癌及未分化癌;来源于间叶组织的肉瘤(sarcoma)较少见。本节主要介绍口腔颌面部鳞癌,腺源性上皮癌将在第九章介绍。

一、癌

鳞状细胞癌(squamous cell carcinoma)简称鳞癌,是我国口腔颌面部最常见的恶性肿瘤,鳞状细胞癌多发生于 40～60 岁的成年人,男性多于女性。好发部位以舌、颊、牙龈、腭、上颌窦为常见。鳞癌常向区域淋巴结转移,晚期可发生远处转移。早期可表现为黏膜白斑,表面粗糙;以后发展为乳头状或溃疡型,或二者混合出现,其中又以溃疡型最为常见;有时呈菜花状,边缘外翻。

鳞癌可发生于黏膜或皮肤的鳞状上皮，在显微镜下观察，鳞癌为鳞状上皮增殖而成。增殖的上皮侵入结缔组织内，形成许多互相连接的细胞巢（癌巢）；在癌巢中进行类似表皮的角化过程，形成轮层状小体者，称为癌珠。

按照病理分化程度，鳞癌一般分为三级：Ⅰ级分化较好，Ⅲ级分化最差；未分化癌恶性程度最高。临床上应根据鳞癌发生的部位、组织结构、恶性程度、转移部位等选择合适的治疗方法。

（一）舌癌

舌癌（carcinoma of tongue）为最常见的口腔癌，按 UICC 的分类，舌前 2/3 多为鳞癌，舌后 1/3（舌根）属口咽癌的范畴。舌癌男性多于女性，但近年来有女性增多及发病年龄年轻化的趋势，多数属于鳞癌。

舌癌多发生于舌缘，其次为舌尖、舌背及舌根等处，常为溃疡型或浸润型。一般恶性程度较高，生长快，浸润性强，常波及舌肌，致舌运动受限，出现语言、进食及吞咽困难。晚期舌癌可蔓延至口底及下颌骨，使全舌固定；向后发展可以侵犯腭舌弓及扁桃体。如有继发感染或侵犯舌根常发生剧烈疼痛，疼痛可反射至耳颞部及整个同侧的头面部。

由于舌的血液循环及淋巴管丰富，舌的机械运动频繁，导致舌癌在早期可发生转移。舌癌的淋巴结转移常在一侧，如发生于舌背或越过舌体中线的舌癌可以向对侧颈淋巴结转移；位于舌前部的癌多向下颌下及颈深淋巴结上、中群转移；舌尖部癌可以转移至颏下或直接至颈深中群淋巴结；舌根部癌多转移至下颌下或颈深淋巴结。远处转移多见于肺部。

舌癌应以综合疗法为主。对于早期舌癌病例，一般主张手术根治，颈部行Ⅰ期或Ⅱ期颈淋巴清扫术，也可以密切观察随访。晚期病例则应采取综合治疗方案，主张先行诱导化疗，再行手术，术后再行放疗。对波及口底及下颌骨的舌癌，应施行一侧舌、下颌骨及颈淋巴联合清扫术，若对侧有转移时，应做双侧颈淋巴清扫术。由于舌癌的颈淋巴结转移率高，并常发生早期转移，一般主张做选择性肩胛舌骨上或功能性颈淋巴清扫术。因为临床上扪及不到肿大的淋巴结，并不等于没有淋巴结转移。对舌尖、舌背及舌前 2/3 边缘部分的小而分化良好的肿瘤，可采取包括部分正常组织在内的局部手术切除；为了保存舌的功能，有时对早期病例可选用间质内放射治疗，待原发灶控制后，再行手术；放射治疗不敏感者和晚期舌癌应首选手术治疗，以免发生转移。由于舌癌的颈淋巴结转移率较高，除早期 N_0 期病例外，一般主张做选择性、功能性颈淋巴清扫术。但一般不做双侧同期选择性根治性颈淋巴清扫术。为恢复舌的功能，超过 1/2 的舌缺损均应行Ⅰ期舌再造术。

（二）牙龈癌

牙龈癌（carcinoma of gingiva）在口腔鳞癌构成比中居第二位或第三位。下牙龈癌较上牙龈癌为多。男性多于女性。多为分化度较高的鳞状细胞癌。

牙龈癌以溃疡型最为多见，生长缓慢，早期向牙槽突及颌骨浸润，使骨质破坏，引起牙松动和疼痛。上牙龈癌可侵入上颌窦及腭部；下牙龈癌可侵及口底及颊部，肿瘤增大破坏下颌神经管可出现下唇麻木。向后发展到磨牙区及咽部时，可引起张口困难。X 线片可有骨质破坏和牙根破坏的影像。下牙龈癌比上牙龈癌淋巴结转移早，同时也较多见。下牙龈癌多转移到患侧的下颌下及颏下淋巴结，以后到颈深淋巴结；上牙龈癌则转移至患侧下颌下及颈深淋巴结。很少发生远处转移。

治疗上以外科手术治疗为主。因绝大多数的牙龈癌来源于高分化的鳞状上皮细胞，对放疗不敏感，如采用大剂量放疗容易发生放射性骨坏死，故放疗一般仅适用于未分化的牙龈癌。

早期下牙龈癌仅波及牙槽突时，应将原发灶及下颌骨做方块切除，如癌变范围较广且侵入颌骨时，则应将原发灶及下颌骨部分或一侧切除；必要时行选择性或根治性淋巴清扫术。只有少数低分化癌采用放疗或化疗。

Note

（三）颊黏膜癌

颊黏膜癌（carcinoma of buccal mucosa）也为常见的口腔癌之一。在口腔癌中位于第二位或第三位。多为分化中等的鳞状细胞癌，少数为腺癌及恶性多形性腺瘤。

按 UICC 的分类，颊黏膜癌应在上、下颊沟之间，翼下颌韧带之前，并包括唇内侧黏膜。多发生于磨牙区附近，呈溃疡型或外生型，生长较快，向深层浸润。穿过颊肌及皮肤，可发生溃破，亦可蔓延至上、下牙龈及颌骨。向后发展可波及软腭及翼下颌韧带，引起张口困难。颊黏膜癌向下转移至下颌下及颈深上淋巴结，很少向远处转移。

小的颊黏膜癌可采用放疗。如对放射线不敏感以及较大的肿瘤，应行外科手术，疑有淋巴结转移时应行淋巴清扫术，如切除范围过大，也可用组织瓣修复。

（四）腭癌

按 UICC 分类，腭癌（carcinoma of palate）仅限于硬腭的原发性癌肿，软腭癌应列入口咽癌范围。硬腭癌以来自唾液腺者为多，鳞癌少见；鳞癌多发生于软腭，呈溃疡型。

发生于硬腭的鳞癌，细胞多呈高分化，生长缓慢，侵犯腭部骨组织，并可向牙槽突、上颌窦等蔓延，导致腭部穿孔、牙松动等；软腭鳞癌较硬腭鳞癌恶性程度高，易侵及咽部和翼腭窝，引起张口困难及吞咽疼痛。软腭癌的淋巴结转移早并较多，主要向颈深上淋巴结转移，有时双侧淋巴结均可累及。

硬腭癌的细胞分化较好，适合行手术切除或低温治疗。晚期软腭鳞癌可先采用化学药物治疗，再施行手术切除，并立即行软腭再造术。颈淋巴结有转移时应同时行颈淋巴清扫术。

（五）口底癌

口底癌（carcinoma of floor of mouth）在我国较少见，占口腔及唇癌的第六位。口底癌是指原发于口底黏膜的癌，多为中分化的鳞癌。

口底癌常为溃疡型，向深层组织浸润，发生疼痛、唾液增多、舌运动受限，并有吞咽困难及语言障碍。口底癌早期可向双侧淋巴结转移，一般转移至颏下、下颌下及颈深淋巴结。

早期浅表的口底鳞癌可行放疗。晚期应行肿瘤切除及淋巴清扫术，侵及下颌骨，或有淋巴结转移时，应施行口底部、下颌骨、颈淋巴联合根治术。对双侧颈淋巴结转移的患者，可同期或分期行颈淋巴清扫术；如肿瘤波及范围广泛，可采用放射治疗或化学药物行姑息治疗。

（六）唇癌

唇癌（carcinoma of lip）是指原发于唇红黏膜的癌，按照 UICC 的分类，唇内侧黏膜癌应属于颊黏膜癌；唇部皮肤来源者应列入皮肤癌中；唇癌仅限于可见唇红黏膜原发的癌。唇癌主要为鳞癌，腺癌极少见。

唇癌多发生于下唇，并以下唇中外 1/3 间的唇红黏膜最为常见。早期为疱疹状结痂的肿块，或局部黏膜增厚，随后出现火山口状溃疡或菜花状肿块。唇癌生长缓慢，一般无自觉症状，发生转移较其他口腔癌少见，而且转移时间较迟。晚期向周围组织扩散，并可向颏下、下颌下、颈部淋巴结转移。

早期发现病例无论采用外科手术治疗，还是放疗、激光治疗或低温治疗，疗效均较好。晚期病例及有淋巴结转移患者则应施行外科治疗。临床上无转移的唇癌也可行选择性一侧或双侧肩胛舌骨上颈淋巴清扫术，但如临床已经证实转移，则可行颈淋巴清扫术。原发灶切除后，可用邻近组织瓣立即整复。

（七）颜面部皮肤癌

颜面部皮肤癌（carcinoma of facial skin）多发生于鼻部、鼻唇皱褶、眼睑、上下唇皮肤、颊、耳及额部皮肤。颜面部皮肤癌主要有鳞状细胞癌及基底细胞癌，以后者居多。

鳞状细胞癌初起时为一疣状浸润区域,表面有完整的正常上皮覆盖,生长速度较基底细胞癌快,常向深层及邻近组织浸润。如表面皮肤破溃,则形成火山口样的溃疡,溃疡的基底常覆盖有坏死组织,恶臭且经久不愈,表面呈菜花样。常流出有特殊臭味的液体或出血。转移率较低,一般转移至耳前、下颌下或颈部淋巴结。

基底细胞癌较鳞状细胞癌生长缓慢,长时间内无自觉症状。早期病变可表现为皮肤呈灰黑色或棕黄色斑,生长缓慢而无自觉症状,逐渐发展致病变区皮肤糜烂、表面结痂或出血,进一步形成溃疡,边缘高起外翻、不规则。表面凹凸不平,略呈念珠状。有的边缘呈匍行状,向周围皮肤呈浅表性扩散,常侵犯并破坏深部的软骨和骨质。一般不发生区域性淋巴结转移。

颜面部皮肤癌早期,手术治疗、放疗、药物治疗、低温治疗或激光治疗等治疗效果均好,多数患者能够治愈。药物治疗主要用平阳霉素。放射治疗常用于鳞状细胞癌,基底细胞癌对放射线敏感度较差。鳞状细胞癌手术治疗须做广泛切除,切除边缘距肿瘤边缘应在 1 cm 以上,基底细胞癌可稍保守。发生淋巴结转移的,应施行颈淋巴清扫术。

(八)上颌窦癌

上颌窦癌(carcinoma of maxillary sinus)为鼻窦鳞癌中最常见者。以鳞状细胞癌较为常见,偶为腺源性上皮癌。位于上颌窦内,早期无症状,不易被发现,当肿瘤发展到一定程度,出现较明显的症状时才被发现。根据肿瘤发生的部位,临床上可出现不同的症状,发生于上颌窦内侧壁时,可出现鼻出血、鼻塞、患侧鼻腔分泌物增多,由于鼻泪管阻塞有溢泪现象;肿瘤发生于上颌窦上壁时,常先使眼球突出、向上移位,可能引起复视;当肿瘤发生于上颌窦外侧壁时,则表现为面部及颊沟肿胀,以后皮肤破溃、肿瘤外露,眶下神经受累可发生面颊部感觉迟钝或麻木;肿瘤发生于上颌窦后壁时,可侵入翼腭窝而引起张口困难;当肿瘤发生于上颌窦下壁时,则先引起牙松动、疼痛、颊沟肿胀,晚期上颌窦癌可发展到上颌窦任何部位以及筛窦、蝶窦、颧骨、翼板及颅底部,而引起相应的临床症状。上颌窦癌常发生下颌下淋巴结及颈部淋巴结转移,远处转移较少见。

上颌窦癌如能早期诊断,可以大大提高治愈率。临床医生要有高度的警惕性,可以借助 X 线体层摄影、CT 检查等方法明确诊断。必要时可行上颌窦探查术。对上颌窦癌,最好采取综合疗法,而以外科手术为主。早期肿瘤局限于上颌窦内无骨质破坏者,可施行上颌骨全切术。如肿瘤波及眶板,需全部切除并包括眼内容物。视肿瘤侵犯的范围,可以相应采取周围组织扩大切除、颅颌面联合切除术等,有淋巴结转移者需行淋巴清扫术。手术前后根据情况选择适当的放疗、化疗和低温治疗。

(九)中央性颌骨癌

中央性颌骨癌(central carcinoma of jaws)主要发生于牙胚成釉上皮的剩余细胞。组织类型上多为鳞状细胞癌和腺上皮癌。

肿瘤好发于下颌骨,尤其是下颌磨牙区。患者早期无自觉症状,以后可以出现牙痛、局部疼痛,并相继出现下唇麻木。肿瘤穿破骨密质后,在相应的颊舌侧出现肿块,或侵犯牙槽突以后出现多数牙松动、脱落,肿瘤自牙槽突穿出。肿瘤还可沿下牙槽神经管传播,甚至越过中线至对侧;或自下牙槽神经孔穿出而侵犯翼下颌间隙。晚期可浸润皮肤,影响咀嚼肌而致张口受限。X 线片可见骨破坏和牙根破坏征象,是鉴别诊断的重要依据。肿瘤可向下颌下、颈部淋巴结转移。

中央性颌骨癌的早期诊断十分重要,因误诊可导致病程拖延,影响治疗及预后。下唇麻木是中央性颌骨癌的首要症状。中央性颌骨癌应与慢性骨髓炎相鉴别,后者多有炎症史,X 线检查除有骨质破坏外,尚有增生修复的表现,如骨膜增生等。如临床上 X 线检查不能完全鉴别时,术中可以行冷冻活检,以排除中央性颌骨癌。

本病主要采取手术治疗。根据中央性颌骨癌的病变扩散特点，下颌骨的切除应更加广泛。一般行患侧下颌骨半侧切除，邻近中线或超越中线者，应根据解剖特点于对侧下颌骨颏孔或下颌孔处截骨，或甚至行下颌骨全切。中央性颌骨癌转移较多，一般应行选择性颈淋巴清扫术。为了防止远处转移，尚应配合化疗。

二、肉瘤

肉瘤(sarcoma)是一组来源于间叶组织的恶性肿瘤。肉瘤主要分软组织肉瘤和硬组织肉瘤。软组织肉瘤好发于年轻人或儿童，壮年次之，老年少见。骨源性肉瘤多见于年轻人，男性多于女性。有关肉瘤的病因还知之甚少，应当注意的是良性病损因放射治疗而引起肉瘤，有些具有外伤病史。肉瘤恶性程度较高，发展快，可以经血液循环转移至远位，预后差，应当引起重视。

（一）软组织肉瘤

软组织肉瘤(soft tissue sarcomas)好发于成年人，占80%～90%，儿童占10%～20%。病理性分类多为纤维肉瘤，其次为横纹肌肉瘤，其他如脂肪肉瘤、血管肉瘤、滑膜肉瘤等均较少见。近年来，由于艾滋病的发病率不断上升，与其相关的卡波肉瘤越来越受到关注。

1. 临床表现　临床上，肉瘤的共同表现如下：发病年龄为轻；病程发展较快；多呈现实质性(或有分叶)块，表皮或黏膜血管充血，晚期开始出现溃疡或有溢液、出血；肿瘤浸润正常组织后可引起相应的一系列功能障碍症状，诸如呼吸不畅、张口受限及牙关紧闭等；口腔卡波肉瘤常见于硬腭、舌及牙龈，早期为平板状，外周增生呈紫红色，类似血管瘤。软组织肉瘤较少发生淋巴结转移，常发生血行转移。

2. 诊断　根据病史及临床表现，软组织肉瘤不难作出诊断。借助病理检查可以明确组织类型；在困难的情况下，免疫组化、特殊染色可协助确诊组织类型。来自深部的软组织肉瘤，如颞下窝、咽旁、舌根应行 CT 检查或 MRI 检查，并可采用吸取活检以明确诊断。

3. 治疗　软组织肉瘤基本治疗方法为局部根治性广泛性切除，即以手术治疗为主。肉瘤的淋巴结转移概率较低，血行转移的概率较高，一般不选用选择性颈淋巴清扫术，只选用治疗性颈淋巴清扫术。对远处转移的病例，根据原发灶和转移灶的具体情况，酌情选择手术、化疗和姑息治疗。

（二）骨源性肉瘤

骨源性肉瘤是起源于骨间质的恶性肿瘤。颌面部最常见的是骨肉瘤，其次是为软骨肉瘤及恶性纤维组织细胞瘤。

1. 临床表现　共同的临床表现如下：发病年龄轻，多见于青年及儿童；病程较快，呈进行性的颌面骨膨胀性生长，皮肤表面常有血管扩张及充血；颌面骨在影像学检查中均有不同程度、不同性质的骨质破坏，且呈中央(心)性，由内向外发展；后期肿块破溃，可伴发溢液或出血；颌骨破坏可导致牙松动甚至自行脱落，巨型肿块可导致患者咀嚼、呼吸障碍。骨肉瘤经血液循环转移至肺、脑等；软骨肉瘤较少转移；骨恶性纤维组织细胞瘤常向区域淋巴结转移。

2. 诊断　骨源性肉瘤主要依据 X 线和 CT 检查进行诊断。其基本特征如下：软组织阴影伴骨破坏，呈不规则透射阴影；有时有骨质反应性增生及钙化斑、块出现；牙在肿瘤中多呈漂浮状。成骨性骨肉瘤的骨质增生，密度较高，外围呈典型的日光放射状排列；溶骨性骨肉瘤的骨质由内向外呈不规则破坏或呈囊样，可合并病理性骨折。软骨肉瘤早期可呈现为牙出现对称性牙周膜间隙增宽的征象。其他类型的肉瘤较少见，也有类似骨肉瘤的 X 线表现，最终诊断依据还是病理活组织检查。

3. 治疗　骨源性肉瘤的基本治疗是以手术为主的综合治疗。手术须行大块根治性切除，特别是器官切除的概念,以避免因管腔或腔隙传播导致局部复发。骨源性肉瘤对放射治疗不敏感,术后辅以化疗,对远处转移的防治有一定的意义;有淋巴结转移者可做根治性淋巴清扫术。

骨源性肉瘤常采用综合疗法,虽预后有明显提高,但仍比鳞癌、腺源性上皮癌差。

三、其他

其他类型的口腔颌面部恶性肿瘤包括恶性淋巴瘤、浆细胞肉瘤、中线致死性肉芽肿和恶性黑色素瘤。

(一)恶性淋巴瘤

恶性淋巴瘤(malignant lymphoma)是起源于淋巴系统的恶性肿瘤。在病理上分为霍奇金淋巴瘤(Hodgkin lymphoma,HL)与非霍奇金淋巴瘤(non-Hodgkin lymphoma,NHL)两大类。

1. 临床表现 恶性淋巴瘤可发生于任何年龄,但以青壮年较多。肿瘤可发生于任何淋巴组织,但以颈部淋巴结最易发生。发生于淋巴结者称为结内型恶性淋巴瘤,发生于淋巴结外者称结外型恶性淋巴瘤。我国的NHL中大多属结外型。

结内型恶性淋巴瘤常为多发性。主要表现为早期淋巴结肿大。初起多为颈部、腋下、腹股沟等处的淋巴结肿大,可以移动,表面皮肤正常,质地坚实而具有弹性,比较饱满,无压痛,大小不等,以后互相融合成团,失去移动性。

结外型恶性淋巴瘤早期常常是单发灶。以牙龈、腭、舌根、颊及颌骨等部位常见,发病部位出现炎症、坏死和肿块等。肿瘤生长迅速可出现相应的症状,如牙龈出血,疼痛,鼻阻塞,咀嚼、吞咽困难,口腔恶臭等。

恶性淋巴瘤常沿淋巴管扩散,如进入血液,则成为淋巴性白血病(lymphatic leukemia)。

主要依赖活组织检查确诊。对侵犯骨质者,X线检查作为辅助诊断。软组织发生的恶性淋巴瘤常与肉瘤临床表现相似,但也可呈溃疡型或坏死型。对无浅表淋巴结肿大的患者进行化验检查,如血常规、血沉、血清碱性磷酸酶、骨髓穿刺等有一定的辅助诊断价值。

2. 治疗 恶性淋巴瘤对放疗和化疗都较敏感。早期单发灶可采用放疗,晚期或病变广泛的可采用化疗。

(二)浆细胞肉瘤

浆细胞肉瘤(plasma cell sarcoma)又称骨髓瘤(myeloma),来源于骨髓内浆细胞,一般分单发性和多发性两种,但以多发性多见。

1. 临床表现 浆细胞肉瘤多见于中老年人,青少年少见;男女比例约为3:1。好发于胸骨、椎骨、肋骨、盆骨及颅骨,亦可单发于颌骨或口腔、口咽部等软组织。单发性浆细胞肉瘤可能是本病的早期表现,晚期方出现多发病变;局部剧烈疼痛为本病的主要症状,初为间歇性,继而为持续性,休息时可以缓解,劳动后往往加剧。位于骨表面的可使骨质膨隆、质硬并有压痛,骨破坏严重时可有病理性骨折。晚期患者体重减轻,出现进行性贫血、低热或恶病质。

X线检查可见受累骨中有多个大小不等的圆形溶骨性凿孔状缺损,边缘清晰,周围无骨膜反应。尿检可发现凝溶蛋白,骨髓穿刺涂片发现肿瘤性浆细胞可确诊。

2. 治疗 单发性浆细胞肉瘤可放疗或手术切除后辅以放疗或化疗。多发性浆细胞肉瘤一般采用以化疗为主的综合治疗。

(三)中线致死性肉芽肿

中线致死性肉芽肿(midline lethal granuloma)又称NK/T细胞淋巴瘤或恶性肉芽肿(malignant granuloma)或称坏死性肉芽肿(necrotic granuloma),多发于口腔及面部中线部位,是以临床症状命名的疾病。

1. 临床表现 中线致死性肉芽肿多见于男性青壮年,主要的临床表现为炎性溃疡及坏死,并破坏骨质造成口腔、鼻腔穿孔。常伴有发热及特殊臭味。显微镜下并无特定形态。患者经多次活检,结果多为慢性炎症、肉芽组织、坏死组织、网织细胞增生等。血常规提示贫血及嗜酸性粒细胞增多。血沉快。可有蛋白尿、血尿。临床上有发热(甚至高热)、局部炎症表现而血常规正常时,应引起足够重视,可以试用激素进行诊断性治疗。

2. 治疗 恶性肉芽肿对放射线较敏感,单发者放射治疗应为首选,并同时配合激素治疗;多发性病变应予化学药物及激素治疗。近年来,环己亚硝脲(CCNU)治疗该病疗效高且迅速,可考虑与放射治疗综合应用。

(四)恶性黑色素瘤

恶性黑色素瘤(malignant melanoma)来源于黑色素细胞,好发于皮肤和黏膜,并可由色素痣或黏膜黑斑恶变而来。

1. 临床表现 发病年龄多在 40 岁左右,青春期发生者极少见。男女无大差别,女性预后稍好。早期绝大多数表现为皮肤痣或黏膜黑斑;发生恶变时,则迅速长大,为黑色或深褐色,呈放射状扩展;周围基底浸润伴色素沉着增多,病变内或周围出现结节(卫星结节),表面发生溃疡,易出血和疼痛,并有所属区域淋巴结突然增大现象。发生在黏膜者呈黑蓝色,为扁平状或乳头状,增长迅速,侵及黏膜下和骨组织并向四周扩散,牙槽突破坏可致牙齿松动;如肿瘤向后发展,可造成吞咽困难及张口受限。恶性黑色素瘤恶性程度极高,早期即可发生区域性淋巴结转移和远处转移,尽量不做活检。不能区别是否为恶性黑色素瘤时,可行病灶冷冻活检,并争取Ⅰ期完成治疗。

2. 治疗 恶性黑色素瘤应以综合序列治疗为主。对放射治疗不敏感。恶性黑色素瘤的综合序列治疗,根据经验推荐下列方案:原发灶首选冷冻治疗—化学治疗—颈部选择性或治疗性颈淋巴清扫术—免疫治疗。低温治疗对恶性黑色素瘤有确切疗效,经过冷冻后,肿瘤可完全消失,颌骨暴露,死骨脱离后,肉芽组织形成,最后完全愈合。但目前治疗恶性黑色素瘤的化学药物,无论单独应用或与其他化学药物联合应用,治疗效果均不理想。

手术原则为必须广泛性彻底切除,切除的范围较其他恶性肿瘤更广、更深,同期施行选择性颈淋巴清扫术。术后可以选择免疫治疗等措施。

知识链接

口腔鳞状细胞癌时辰化疗新概念

化疗是口腔鳞状细胞癌的主要治疗方法之一,也是口腔鳞状细胞癌综合治疗的重要组成部分。然而,化疗药物在体内既可杀伤癌细胞又可杀伤正常细胞,使其临床应用受到一定限制。根据昼夜节律及生物钟发展起来的时辰化疗(chrono-chemotherapy)具有降低化疗药物不良反应,同时提高疗效的优势,已逐步得到临床证实,越来越受到重视。时辰化疗是根据人体内细胞增殖、周期分布、DNA 合成、药物代谢酶活性及作用靶点等昼夜节律的波动规律,同时结合药物的药理作用机制,通过综合优化,选择最佳给药时间,以获得最好的抗癌疗效,最大限度地降低不良反应,提高患者的生存质量和生存率的治疗方法。

【附】口腔癌和口咽癌的国际抗癌联盟(UICC)

T　原发肿瘤。

N　区域性淋巴结。

M　远处转移。

一、唇和口腔癌的 TNM 分期

此分类适用于唇红部的鳞癌和口腔鳞癌,小唾液腺肿瘤,须做组织病理学检查进行证实。

(一) 解剖分区

1. 唇

(1) 上唇,唇红表面。

(2) 下唇,唇红表面。

(3) 口角。

2. 口腔

(1) 颊黏膜:

①上下唇内侧黏膜表面;

②颊黏膜表面;

③磨牙后区;

④上下龈颊沟。

(2) 上牙龈。

(3) 下牙龈。

(4) 硬腭。

(5) 舌:

①轮廓状乳头前的舌背部和舌侧缘(舌前 2/3);

②舌腹部。

(6) 口底。

(二) 临床分类

Tx　原发肿瘤不能评估。

T0　原发灶隐匿。

Tis　原位癌。

T1　肿瘤最大直径≤2 cm。

T2　2 cm＜肿瘤最大直径≤4 cm。

T3　肿瘤最小直径＞4 cm。

T4　唇:肿瘤侵犯邻近解剖结构,穿破骨皮质,侵犯下牙槽神经,口底或面部皮肤口腔。

T4a　肿瘤侵犯邻近组织,穿破骨皮质,侵犯舌深部肌层及舌外肌、上颌窦、皮肤。

T4b　肿瘤侵犯咀嚼肌间隙、翼板或颅底,和(或)包绕颈内动脉。

注:牙龈癌仅浅表侵蚀骨或牙槽突时,不归纳为 T4。

(三) N:区域性淋巴结

Nx　不能评估有无区域性淋巴结转移。

Note

N0　无区域性淋巴结转移。

N1　同侧单个淋巴结转移,直径≤3 cm。

N2　同侧单个淋巴结转移,3 cm<直径≤6 cm;或同侧多个淋巴结转移,但其中最大直径≤6 cm,或双侧或对侧淋巴结转移,其中最大直径≤6 cm。

N2a　同侧单个淋巴结转移,3 cm<直径≤6 cm。

N2b　同侧多个淋巴结转移,其中最大直径≤6 cm。

N2c　双侧或对侧淋巴结转移,其中最大直径≤6 cm。

N3　转移淋巴结最大直径>6 cm。

(四) M:远处转移

Mx　不能评估有无远处转移。

M0　无远处转移。

M1　有远处转移,代号如下:肺 PUL;淋巴结 LYM;皮肤 SKI;骨 OSS;骨髓 MAR;肝 EP;胸膜 PLE;脑 BRA;腹膜 PER;其他部位 OTH。

(五) 临床分期

0 期　Tis;N0;M0。

Ⅰ期　T1;N0;M0。

Ⅱ期　T2;N0;M0。

Ⅲ期　T3;N0;M0。

　　　T1;N1;M0。

　　　T2;N1;M0。

　　　T3;N1;M0。

ⅣA 期　T4a;N0;M0。

　　　　T4a;N1;M0。

　　　　T4a;N2;M0。

　　　　T1;N2;M0。

　　　　T3;N2;M0。

　　　　T4a;N2;M0。

ⅣB 期　任何 T;N3;M0。

　　　　T4b;任何 N;M0。

ⅣB 期　任何 T;任何 N;M1。

二、口咽癌的 TNM 分类分期

(一) 解剖分区

1. 前壁(舌会厌区)

(1) 舌后缘至轮廓状乳头部(舌根部或舌后 1/3)。

(2) 会厌谷。

2. 侧壁

(1) 扁桃体。

(2) 扁桃体窝和咽(前)柱。

(3) 舌扁桃体沟和咽(后)柱。

3. 后壁　咽后壁(腭水平面至会厌底以上区域)。

4. 上壁

(1) 软腭的口腔面。

(2) 腭垂(悬雍垂)。

(二) TNM 临床分类

Tx 原发肿瘤不能评估。

T0 原发灶隐匿。

Tis 原位癌。

T1 肿瘤最大直径≤2 cm。

T2 2 cm<肿瘤最大直径≤4 cm。

T3 肿瘤最大直径>4 cm。

T4a 肿瘤侵犯邻近结构:翼肌、下颌骨、硬腭、舌深层(外)肌、喉。

T4b 肿瘤侵犯翼外肌、翼板、鼻咽外侧或颅底,或包绕颈动脉。

N 分类同唇和口腔癌。

M 分类同唇和口腔癌。

(三) 临床分期

0 期 Tis;N0;M0。

Ⅰ期 T1;N0;M0。

Ⅱ期 T2;N0;M0。

Ⅲ期 T3;N0;M0。

T1;N1;M0。

T2;N1;M0。

T3;N1;M0。

ⅣA 期 T4a;N0N1;M0。

T4a;N1;M0。

T4a;N2;M0。

T1;N2;M0。

T3;N2;M0。

T4a;N2;M0。

ⅣB 期 任何 T;N3;M0。

T4b;任何 N;M0。

ⅣB 期 任何 T;任何 N;M1。

本 章 小 结

肿瘤是指人体组织细胞中的遗传物质——脱氧核糖核酸(DNA)发生突变而不能被人体正常功能所控制的一种疾病。口腔颌面部肿瘤与身体其他部位的肿瘤一样,它的发生和发展是一个多因素、多步骤、协同性的生物学过程。

口腔颌面部肿瘤是口腔颌面外科学的重要组成部分,从肿瘤的发生部位、种类和治疗等方面来说,口腔颌面部肿瘤涵盖了头颈肿瘤的重要内容。

根据国际抗癌联盟(UICC)的建议,头颈部肿瘤分为唇、口腔、上颌窦、咽(鼻咽、口咽、喉咽)、唾液腺、喉和甲状腺七大解剖部位,其中大部分位于口腔颌面部。口腔颌面部肿瘤包括良性肿瘤和恶性肿瘤。

目标检测

目标检测及答案

湖南医药学院　黄元清

Note

第九章 唾液腺疾病

学习目标

1. 掌握：唾液腺常见炎症，舍格伦综合征及常见肿瘤的诊断与治疗原则。
2. 熟悉：唾液腺瘤样病变的诊断与治疗。
3. 了解：涎瘘的处理方法。

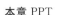

本章 PPT

案例导入

患者，女，57岁。发现左耳屏前肿物20年，无痛，发现时蚕豆大小，生长缓慢，未予重视。近半年来自觉肿瘤生长迅速，偶感疼痛。半个月前左眼不能完全闭合，肿瘤约鸡蛋大小，触诊质地较硬，活动度差。

1. 该患者最有可能的诊断是什么？
2. 该患者为明确诊断还需做哪些检查？
3. 该患者的主要治疗原则是什么？

案例导入答案

唾液腺又称涎腺，包括腮腺、下颌下腺、舌下腺三对大唾液腺，以及位于口腔、咽部、鼻腔及上颌窦黏膜下层的腭腺、唇腺、颊腺、舌腺、磨牙后腺等小唾液腺。唾液腺疾病的种类较多，主要有炎症、创伤、舍格伦综合征、瘤样病变及肿瘤等。

第一节 唾液腺炎症

根据感染性质，唾液腺炎症（sialadenitis）分为化脓性、病毒性和特异性三类。化脓性唾液腺炎症主要指急性化脓性腮腺炎，下颌下腺炎；病毒性唾液腺炎症主要指流行性腮腺炎；特异性唾液腺炎症，如结核、放线菌病，非常少见。本节主要介绍化脓性唾液腺炎症的诊断与治疗。化脓性唾液腺炎症多见于腮腺，其次为下颌下腺，而舌下腺和小唾液腺极少见。

一、涎石病和下颌下腺炎

临床上常见唾液腺炎症为涎石病所致下颌下腺炎。涎石病（sialolithiasis）是在腺体或导管内发生钙化性团块而引起的一系列病变。涎石病85%左右多发生于下颌下腺，其次是腮腺，偶见于上唇及唇颊部的小唾液腺，舌下腺很少见。

涎石常使唾液排出受阻，并继发感染，造成腺体急性或反复发作的炎症。

（一）病因

涎石形成的原因还不十分清楚，一般认为与某些局部因素有关，如异物、炎症、各种原因造

Note

成的唾液滞留等;也可能与机体钙磷代谢紊乱有关,部分涎石病患者可合并全身其他部位结石。

涎石病好发于下颌下腺,与下列因素有关:①下颌下腺为混合性腺体,分泌的唾液富含黏蛋白,较腮腺分泌液黏滞,钙的含量也高出 2 倍,钙盐容易沉积;②下颌下腺导管长而弯曲,自后下向前上走行,腺体分泌液逆重力方向流动,在口底后部有一弯曲部,导管全程较曲折,这些解剖结构均使唾液易于淤滞,导致形成涎石。

（二）临床表现

可见于任何年龄,以 20～40 岁的中青年多见,患者性别无明显差异。病期短者数天,长者数年甚至数十年。

小的涎石一般不造成唾液腺导管阻塞,无任何症状。导管阻塞时则可出现如下症状及体征:①进食时,腺体肿大,患者自觉胀感及疼痛,有时疼痛较剧烈,呈针刺样,称为"涎绞痛"。可伴同侧舌或舌尖痛,并发射至耳颞部或颈部。停止进食不久后腺体自行复原,疼痛亦随之消失,但有些阻塞严重的病例,腺体肿胀可持续数小时、数天,甚至不能完全消退;②导管口黏膜红肿,挤压腺体可见少量脓性分泌物自导管口溢出;③导管内的结石,双手触诊常可触及硬块,并有压痛;④涎石阻塞引起腺体继发感染,并反复发作。因下颌下腺包膜不完整,周围组织较疏松,炎症易扩散到邻近组织,可引起下颌下间隙感染。

慢性下颌下腺炎患者的临床症状较轻,常以进食时反复肿胀为主诉就诊。主要表现为进食时反复肿胀,检查腺体呈硬结性肿块,导管口有脓性或黏液脓性唾液流出。

（三）诊断及鉴别诊断

根据进食时下颌下腺肿胀及伴发疼痛的特点,导管口溢脓以及双手触诊可扪及导管内结石等,临床可诊断为下颌下腺涎石并发下颌下腺炎。确诊应做 X 线检查,下颌下腺涎石应选下颌横断殆片及下颌下腺侧位片,下颌横断殆片适用于下颌下腺导管较前部的涎石,下颌下腺侧位片适用于下颌下腺导管后部及腺体内的涎石。钙化程度低的涎石,即所谓的阴性涎石,在 X 线片上难以显示。在急性炎症消退后,可做唾液腺造影检查,涎石所在处表现为圆形、卵圆形或梭形充盈缺损。对于已确诊为涎石病的患者,不做唾液腺造影检查,以免将涎石推向导管后部或腺体内。

典型的涎石病诊断不难,有时需和下列疾病相鉴别。

1. 舌下腺肿瘤 应与下颌下腺导管涎石鉴别,绝大多数舌下腺肿瘤无导管阻塞症状,但亦有极少数患者因肿瘤压迫下颌下腺导管出现不完全阻塞症状,X 线检查无阳性结石。

2. 下颌下腺肿瘤 肿瘤性肿块呈进行性肿大,患者无进食肿胀或下颌下腺炎症发作史。而慢性硬化性下颌下腺炎患者可有进食肿胀或排出涎石的病史,其肿块虽硬但一般不大,无进行性增大的表现。

3. 下颌下淋巴结炎 反复肿大,但与进食无关。多发生于儿童,常有上呼吸道感染病史,导管口无红肿,下颌下腺分泌正常。下颌下淋巴结位置较表浅,很容易扪及并常有触痛。

4. 下颌下间隙感染 患者有牙痛史并可查及病灶牙,下颌下区肿胀呈硬性浸润,皮肤潮红并可出现凹陷性水肿。下颌下腺导管分泌可能减少但唾液正常,无涎石阻塞症状。

（四）治疗

下颌下腺涎石病的治疗目的是去除结石,消除阻塞因素,尽量保留下颌下腺。但当腺体功能丧失或腺体功能不能逆转时,应手术摘除下颌下腺。

1. 保守治疗 很小的涎石可保守治疗,嘱患者口含蘸有柠檬酸的棉签或维生素 C 片,也可进食酸性水果或其他食物,促使唾液分泌,争取将小涎石排出。

2. 切开取石术 适用于能扪及、位于下颌第二磨牙以前部位的涎石,并且要求无下颌下腺反复感染史,腺体尚未纤维化,^{99m}锝功能测定腺体功能存在者。对于体积较大的下颌下腺导管结石,宜行下颌下腺导管取石术。

（1）适应证：①导管内涎石；②腺体尚未纤维化者。

（2）禁忌证：①急性炎症期；②腺内结石；③全身严重系统性疾病。

（3）方法：①体位选择坐位,头后仰；②麻醉方法选择舌神经阻滞加局部浸润麻醉；③确定涎石部位后,在涎石后方用缝线从导管深面穿过,提起导管,防止术中涎石向后滑动,也可以用棉花镊或弯血管钳,其长轴与导管方向一致,在涎石的深面将其固位；④在涎石部位切开黏膜,分离黏膜下组织,显露导管；⑤沿长轴切开导管,取出涎石,并用生理盐水彻底冲洗,以免形成新的结石；⑥取出后,切口短小者,黏膜和导管可以不予缝合,切口较长者,可将导管切口与口底黏膜切口相对缝合,形成新的下颌下腺导管开口。

3. 腺体切除术

1) 适应证　下颌下腺导管后部、下颌下腺腺体内有涎石者,下颌下腺反复感染或腺体萎缩失去分泌功能者,下颌下腺切开取石术后,经检查证实分泌功能明显低下者,结合临床,可考虑进行腺体摘除术。

2) 方法

（1）患者取仰卧位,肩部垫高,头偏向健侧,充分暴露下颌下区,常规术区消毒,铺无菌巾。

（2）在下颌骨下缘下 1.5～2 cm 处,平行于下颌下缘做长约 6 cm 切口(图 9-1),切开皮肤、皮下组织及颈阔肌。

（3）在颈阔肌下颈筋膜上形成皮瓣并上下分离,上方皮瓣分离不应越过下颌下缘平面。在咬肌附着的前下方可见到下颌下淋巴结、面动脉及面前静脉即位于其前后缘之间。面神经下颌缘支自主干发出绕向前下方,约在面动脉及面前静脉的深面或浅面越过下颌下缘绕向前上方。分离面动脉和面前静脉,钳夹、切断、双重结扎。此时应注意勿伤及面神经下颌缘支。

（4）在下颌下腺的表面提起颈深筋膜的浅层并剪开,暴露下颌下腺浅面,将腺体上提,用钝、锐交替剥离方法分离腺体前下周围组织,在腺体后缘深部,显露出面动脉的近心端,确认无误后,钳夹、切断、双重结扎(图 9-2)。此时应注意勿损伤舌下神经。

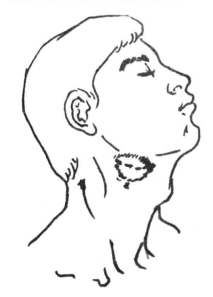

图 9-1　下颌下腺切除术切口

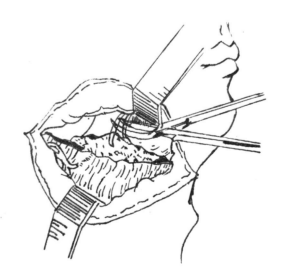

图 9-2　显露面动脉及面前静脉

（5）提起腺体,继续由后向前分离,在腺体前叶处寻找到下颌下腺主导管(图 9-3)。因舌神经与之相邻,并平行走行一小段,因此应注意与舌神经的鉴别和保护。舌神经与一扁平、白色、质韧的颌下神经节相连，并有小分支进入腺体，将进入腺体的小分支剪断，舌神经即与腺体分离。下颌下腺主导管与舌神经鉴别无误后可钳夹、切断、结扎，腺体完全游离，完整摘除（9-4）。

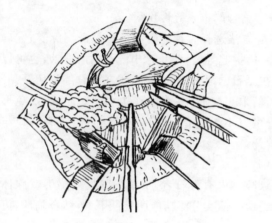
图 9-3 显露下颌下腺主导管

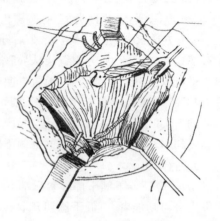
图 9-4 下颌下腺摘除后示意图

（6）腺体取出后，用温生理盐水冲洗创面，检查有无活动性出血点，有则做相应处理。皮瓣复位，分层缝合颈阔肌、皮下组织、皮肤，放置引流，加压包扎。

（7）术后 1~2 天撤除引流条，5~7 天拆除缝线。术后可能出现吞咽疼痛，一般 2~3 天可好转；由于术中对面神经下颌缘支的牵拉作用，有时可出现患侧下唇的暂时性歪斜，一般可很快恢复；如症状较重，可配合维生素 B_1 及维生素 B_{12} 等药物，辅以理疗、面肌功能训练，促进恢复。

4. 涎腺镜取石 涎腺镜通过导管口进入下颌下腺导管，采用钳取法或套石篮法取出结石。适用于位于下颌下腺导管、体积不很大的结石以及多发性结石。

5. 其他治疗方法 近年来，一些学者根据碎石机粉碎泌尿系结石的原理，设计了适用于下颌下腺结石的碎石机，利用体外震波粉碎下颌下腺及导管后部的结石，裂解涎石使其直径小于 2 mm 能自行或经刺激后随唾液排出体外。也采用结合涎腺镜进入下颌下腺后激光取石，这些新技术取得了一定效果，但尚待积累更多的经验。

二、急性化脓性腮腺炎

急性化脓性腮腺炎（acute pyogenic parotitis）以前常见于腹部大手术后，称之为手术后腮腺炎（postoperative parotitis）。目前由于有效的抗菌药物的应用，以及加强了手术前后处理，同时术后加强了体液平衡和口腔清洁，手术后并发的腮腺炎已很少见。所见的大多是慢性腮腺炎基础上的急性发作或系邻近组织急性炎症的扩散引起。

（一）病理

组织病理学检查显示急性化脓性腮腺炎以急性导管炎开始，表现为导管上皮肿胀，管腔狭窄，分泌物内的脓细胞及脱落的上皮细胞形成黏液栓子阻塞腺管，导管周围炎性肿胀。炎症后期，导管周围白细胞浸润，导管上皮破坏。炎症过程中，常伴随腺泡的丧失及微小脓肿形成，几个小脓灶可合成一个大脓灶。

（二）病因

急性化脓性腮腺炎主要由逆行感染引起，常见的病原菌是葡萄球菌，主要是金黄色葡萄球菌，少数是溶血性链球菌，而肺炎双球菌、文森螺旋体少见。

当全身并发疾病，如患败血症、急性传染病或慢性消耗性疾病，机体抵抗力下降时，细菌可侵犯腮腺组织而发病。加之高热、失水后食欲减弱、饮食减少、咀嚼功能减退,使口腔内唾液分泌量减少、自洁作用降低,口腔内细菌会发生逆行感染而引起急性化脓性腮腺炎。

如导管内存在异物、涎石,反复炎症导致的瘢痕挛缩,会使导管狭窄或阻塞,唾液排出困难,也增加了逆行感染的机会。

邻近组织的急性炎症偶可扩散至腮腺组织引起感染,如腮腺淋巴结的急性化脓性炎症,破溃扩散后波及腺实质,引起继发性急性化脓性腮腺炎,但其病情及转归与上述原发性急性化脓性腮腺炎有明显区别。

此外,重金属如砷、汞、铅等的中毒,引起的中毒性腮腺炎,以及流行性腮腺炎继发细菌感染,都可引起化脓性腮腺炎。

严重的代谢紊乱,如腹部大手术后,由于禁食,可能反射性地引起唾液腺分泌减少或停止,也易发生逆行感染。口腔内范围广泛的肿瘤患者,虽然肿瘤有严重继发感染,但并不发生腮腺炎。而胃肠外科手术后,即使采用了大剂量抗生素治疗,仍可出现严重的腮腺炎。这表明手术后腮腺炎并非单纯细菌感染,唾液流量减少在发病中也起重要作用。

手术后的急性下颌下腺炎远较腮腺炎为少,这可能是因为下颌下腺分泌物中黏蛋白含量高,黏蛋白具有较强的聚集并杀灭细菌的能力。

(三)临床表现

急性化脓性腮腺炎多见于单侧腮腺,双侧同时发生较少见。早期症状轻微或不明显,特别是并发于全身疾病或腹部大型手术后,常被全身的严重病情所掩盖而被忽视。随着病情发展,腮腺区肿痛明显时方引起患者注意。表现为以耳垂为中心的肿胀、疼痛和压痛。导管口充血、红肿,此时可扪及炎性浸润块,但无波动感,挤压腮腺可见黏稠性分泌物自导管口溢出。如果能在这一早期浆液性炎症阶段得到适当处理,可以控制病情发展。

但如果早期急性炎症得不到控制,继续发展可使腺体组织坏死、化脓,腮腺区肿胀更加明显,范围扩大,疼痛加剧,呈持续型跳痛。炎症波及咬肌,出现张口受限。腮腺导管口此时红肿明显,轻轻按压腺体可见导管口有脓性分泌物溢出。由于腮腺被致密的筋膜所包绕,虽化脓形成脓肿,但在表面并不易扪及明显的波动,只有脓肿穿破包膜后向周围组织蔓延时,才可扪及波动感。

全身症状:炎症早期全身症状并不明显,随病情发展,化脓时患者全身中毒症状明显,有发热、畏寒、脉速、呼吸增快、体温可达40℃以上,伴有食欲减退,白细胞总数增加,中性粒细胞比例明显升高、出现核左移及中毒性颗粒。

纤维结缔组织将腮腺分隔为很多小叶,腮腺炎形成的脓肿多为散在的多发性脓肿,分散在小叶内。腮腺浅面的腮腺咬肌筋膜非常致密,脓肿未穿破以前不易扪及波动感而呈硬性浸润块。脓液在腮腺包膜内积聚增多时,压力增大,疼痛也加剧。炎症穿破腮腺包膜后,脓液进入邻近组织或间隙,引起其他间隙的蜂窝织炎或脓肿。脓肿经外耳道的软骨与骨的交界处、外耳道软骨切迹(即Santorini裂)进入外耳道。炎症向上可达翼腭窝,并可通过颅底扩散至颅内;向内可达咽旁或咽后间隙,甚至沿颈部间隙向下扩散至纵隔而危及生命。一般情况下,炎症通过这些途径扩散的机会不多,一旦发生,则病情严重而危险。面神经对炎症过程有较强的抵抗力,一般不会发生面瘫。但有时由于肿胀压迫的结果,可能发生暂时性面瘫,炎症消退后可复原。

(四)诊断及鉴别诊断

急性化脓性腮腺炎,根据病史及临床检查,诊断并不困难,特别是全身情况衰弱或腹部外科手术后发生者。

急性化脓性腮腺炎不宜做腮腺造影,因造影剂可通过薄弱的导管壁进入导管周围组织,使炎症扩散。

急性化脓性腮腺炎与其他疾病的鉴别诊断见表 9-1。

表 9-1　急性化脓性腮腺炎与其他疾病的鉴别诊断

项　　目	急性化脓性腮腺炎	流行性腮腺炎	咬肌间隙感染
病因	金黄色葡萄球菌	流行性腮腺炎病毒	金黄色葡萄球菌
病史	全身疾病,外科手术	传染接触史,多见于儿童	牙疼史
受累腺体	单侧腺体	双侧腺体	无受累腺体
症状	红肿热痛	腮腺肿大,充血,疼痛	红肿热痛
导管口	红肿	无红肿	无红肿
导管口唾液	脓液	清亮,无脓液	清亮,无浓液
肿胀部位	腮腺区	腮腺区	下颌角
白细胞计数	增加	正常	增加
中性粒细胞比例	上升	正常	上升
淋巴细胞比例	正常	上升	正常

(五) 预防

本病主要系脱水及逆行感染所致。故对接受腹部大手术及患严重全身性疾病的患者,应加强护理,保持体液平衡,加强营养及抗感染,同时应加强口腔卫生,食后漱口、刷牙,并可用过氧化氢溶液或氯己定溶液清洗口腔。

(六) 治疗

急性化脓性腮腺炎的治疗应全身抗感染,支持治疗和局部治疗相结合,且诊断一经确定,就应当尽快采取有效的治疗措施。

1. 病因治疗　针对发病原因,要积极治疗原发疾病,改善全身情况,同时纠正机体的脱水及电解质紊乱,维持体液平衡。补充营养,提高机体的抗病能力。

2. 全身治疗　选用有效抗生素,急性化脓性腮腺炎的致病菌主要为金黄色葡萄球菌,因而可及早应用大剂量青霉素或适量先锋霉素等抗革兰阳性球菌的抗生素。有条件者,可从腮腺导管口取其溢出的脓性分泌物做细菌培养及药物敏感试验,选用敏感的抗生素治疗。疼痛明显者,可给予适量镇痛药物。

3. 局部治疗　脓肿形成之前,可配合热敷、理疗、外敷中草药,以促进炎症的吸收或加速炎症局限;饮用酸性饮料或口服 1% 毛果云香碱及维生素 C 等药物,促进唾液的分泌与排出;注意保持口腔清洁,使用温热消毒漱口液,利于控制感染。

4. 腮腺脓肿切开引流　急性化脓性腮腺炎已发展至化脓时,应做脓肿切开引流。腮腺的包膜致密,脓肿形成后,不易扪及波动感,因此不能以扪及波动感作为脓肿切开引流的指征。当出现下列征象时,应切开引流:①病程一周以上,抗感染治疗无效或疗效不明显,全身中毒症状加重,高热持续不退;②局部出现跳痛和局限性压痛点或凹陷性水肿明显,穿刺抽出脓液;③腮腺导管口有脓液排出。

切开引流的方法:应在局部浸润麻醉下进行。在耳前及下颌支后缘,从耳屏往下至下颌角,切开皮肤、皮下组织及腮腺咬肌筋膜,用弯血管钳钝性分离进入脓腔,建立引流。由于腮腺被纤维组织分隔成许多小叶,形成的脓肿散于各小叶内,因此切开引流应注意向不同方向分离,分开各腺小叶的脓腔(图 9-5),冲洗后放置橡皮引流条,以后每日用生理盐水冲洗,更换引流条。如脓液已穿破腮腺咬肌筋膜达皮下时,可在波动明显处切开。如果脓肿扩散至其他间隙,应做附加切口引流。

三、慢性复发性腮腺炎

慢性复发性腮腺炎(chronic recurrent parotitis)
以前称慢性化脓性腮腺炎(包括慢性阻塞性腮腺炎),
临床上较常见。成人及儿童均可发生,二者的转归不
相同。

(一)病理

组织病理学检查显示,病变早期,主要为导管系
统病变,闰管、纹管及小叶间导管轻度扩张,管腔内含
浓缩的黏液分泌物及脱落的导管上皮,炎症细胞少
见。病变中期,导管周围炎症反应明显,结缔组织纤
维化,淋巴细胞、组织细胞及巨细胞浸润。近腺体段
导管明显扩张,导管上皮出现退行性变。病变晚期,
腺小叶结构逐渐破坏,被增殖的间质脂肪及结缔组织
所替代。终末导管增生,严重者萎缩的腺小叶完全由
增生的导管、结缔组织及脂肪组织所替代。

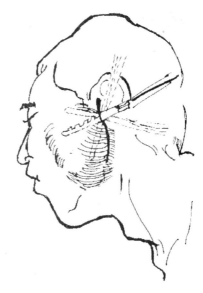

图9-5 化脓性腮腺炎脓肿切开示意图

(二)病因

儿童复发性腮腺炎是次于流行性腮腺炎的常见疾病。本病的病因较为复杂,一般认为是
先天性发育异常、遗传性因素、免疫功能异常、细菌逆行感染所致。

1. 先天性发育异常 主要是末梢导管扩张,成年后再检查,扩张的导管已消失。

2. 遗传性因素 有学者认为腺体的先天性结构异常或免疫缺陷,成为潜在的发病因素。
不少研究报告也显示,该病有遗传倾向,有的患者有典型家族史,祖孙三代家族发病或兄弟姐
妹发病。

3. 免疫功能异常 儿童期免疫系统发育不完善,免疫功能低下,容易发生逆行感染。本
病随着年龄增长,青春期后发作次数减少或不再复发。这种现象也证实了本病与免疫功能的
相关性。

4. 细菌逆行感染 儿童发病常继发于口腔内炎性病灶及上呼吸道的感染,致病菌通过腮
腺导管逆行感染。

成人复发性腮腺炎为儿童复发性腮腺炎迁延不愈而来。

(三)临床表现

儿童复发性腮腺炎,发病年龄从婴幼儿到15岁均可发生,以5岁左右的男童最为常见。
本病主要特征表现为间歇性发作。间隔数周或数月发作一次不等,年龄越小,间隔时间较短;
随着年龄增长,间隔时间延长,甚至1~2年发作一次。常为单侧肿胀。双侧发病时,症状也以
一侧为重。一般无全身症状。腮腺区反复肿胀,伴有不适,肿胀不如流行性腮腺炎明显,仅有
轻度水肿,皮肤潮红。挤压腺体可见导管口有脓液或胶冻状液体溢出,少数有脓肿形成。大多
数持续1周左右。静止期多无不适,检查腮腺分泌液偶见混浊。

青春期后逐渐痊愈,极少病例再发作。

(四)诊断及鉴别诊断

慢性复发性腮腺炎的诊断主要根据临床表现和腮腺造影。临床主要表现为多次反复发病
及导管溢出胶冻状液体,随年龄增大,发病次数减少、症状减轻等;腮腺造影主要表现为腮腺末

梢导管呈点状、球状扩张，排空延迟，主导管及腺内导管无明显异常。临床表现：单侧腮腺肿胀者做双侧腮腺造影检查时，约半数患者可见双侧腮腺末梢导管点状扩张，故应常规做双侧腮腺造影检查。造影之前摄普通 X 线片是必要的，可以排除结石的存在。

一般情况下发生的慢性复发性腮腺炎需与以下疾病相鉴别。

1. 流行性腮腺炎 儿童复发性腮腺炎必须和流行性腮腺炎相区别。流行性腮腺炎有接触史，常双侧同时发生，伴发热、肿胀明显，腮腺导管分泌正常，血清和尿淀粉酶升高，无反复肿胀史。罹患后多终生免疫，无反复肿胀史。

2. 舍格伦综合征 成人复发性腮腺炎需与舍格伦综合征鉴别。后者多见于中年女性，常有口干、眼干、结缔组织疾病。一般认为属自身免疫性疾病。腮腺造影显示主导管扩张不规整，边缘毛糙，呈葱皮样或花边样改变。排空功能迟缓，如为碘化油造影剂可较长时间滞留于腺组织内。

（五）治疗

慢性复发性腮腺炎儿童和成人的治疗有所不同。

1. 儿童复发性腮腺炎 多有自愈性，大多在青春期后痊愈，一般主张保守治疗，以增强抵抗力、防止继发感染、减少发作为原则。

要多饮水、进食酸性食物，每天按摩腺体帮助排出唾液。用淡盐水漱口，保持口腔卫生等。若有急性炎症表现则可用抗生素。

2. 成人复发性腮腺炎 治疗基本原则同上，但治疗效果并不理想。如能发现发病因素如结石、导管口狭窄，可先去除结石或扩张导管口（用钝头探针仔细插入导管内，先用较细者，再用较粗者逐渐扩大）。也可向导管注入药物，如碘化油、各类抗生素等。经上述治疗仍无效，可考虑手术。腮腺造影本身对慢性复发性腮腺炎也有一定的治疗作用。

四、慢性阻塞性腮腺炎

慢性阻塞性腮腺炎（chronic obstructive parotitis）又称腮腺管炎。过去曾与复发性腮腺炎一起，统称为慢性化脓性腮腺炎。

（一）病理

慢性阻塞性腮腺炎的病理改变早期主要在导管系统。导管扩张，内有浓缩的分泌物潴留及脱落上皮。扩张的导管周围常有明显的炎症反应，主要是淋巴细胞浸润，并有淋巴滤泡形成，伴有絮状分泌物及微小结石。结缔组织纤维化，导管上皮变性。晚期腺小叶结构破坏，腺泡消失，被结缔组织、脂肪组织及慢性炎症细胞所置换，偶见肌上皮岛。

（二）病因

多数患者由于局部原因引起。各种因素如导管口黏膜被咬伤，瘢痕愈合后引起导管口狭窄都可引起。少数由导管结石或异物引起。导管狭窄或异物阻塞，使阻塞部位远端导管扩张，唾液淤滞。腮腺导管系统较长、较窄，唾液易于淤滞，也是不可忽视的因素。

（三）临床表现

主要见于中年人，男性发病略多于女性。多因一侧或双侧反复发作腮腺肿胀而就诊，主诉导管口流脓和口腔有异味感，晨起感腮腺腺体部有肿胀感，自己稍加按摩后即有"咸味"液体自导管溢出，局部随之松快。

常为单侧受累，也可为双侧。肿胀发作有时与进食相关，并伴有轻微疼痛，这是由于进食时唾液分泌增加且黏稠，排出受阻所致。也有不少病例的腮腺肿胀和进食并无明确关系。

临床检查腮腺轻微肿胀，质地中等硬度并有压痛感。导管口可有轻微发红，压迫腺体可从导管口流出混浊的"雪花样"唾液或为黏稠"蛋清样"唾液。病程较久者可扣及腺体硬韧感,腮腺导管呈粗硬索条状。

(四)诊断及鉴别诊断

诊断主要根据临床表现和腮腺造影。进食肿胀、压迫腮腺导管口流出"雪花样"或"蛋清样"液体,有时可在颊部扣及条索状腮腺导管。腮腺造影表现为主导管、叶间、小叶间导管系统部分狭窄,部分扩张似腊肠样改变。严重者导管明显增粗,主导管直径可达 1 cm 左右,腺体区呈分布不均、大小不等的造影剂潴留,甚至只有主导管及较大的分支导管显影。部分病例有"点状扩张"表现。

慢性阻塞性腮腺炎需与以下疾病相鉴别(表 9-2)。

1. 成人复发性腮腺炎 有幼儿发病史,造影片上两者明显不同。成人复发性腮腺炎除非有逆行感染而使主导管略扩张不规整外,叶间、小叶间导管均无变化,只是末梢导管呈散在点、球状扩张。而慢性阻塞性腮腺炎以导管系统,即主导管、叶间、小叶间导管扩张不规整为特征。

2. 舍格伦综合征 如继发感染也可有反复肿胀流脓史。舍格伦综合征多见于中年女性,常有口干、眼干、结缔组织疾病,腮腺造影显示主导管扩张不规整,边缘毛糙,呈葱皮样或花边样改变,排空迟缓,末梢导管呈点、球状扩张,组织病理学表现明显不同,免疫学检查异常。

表 9-2 慢性阻塞性腮腺炎鉴别诊断

项 目	慢性阻塞性腮腺炎	成人复发性腮腺炎	舍格伦综合征
临床表现	腮腺区肿胀不适 与进食有关	有幼儿期发病史 反复发作	眼干、口干 结缔组织疾病
造影检查	末梢导管呈散 在点、球状扩张	主导管、叶间、小叶间 导管扩张不规整	主导管扩张,排空迟缓,末梢 导管呈点、球状扩张

(五)治疗

慢性阻塞性腮腺炎多由局部原因引起,故以去除病因、消除阻塞、消除感染为原则。有涎石者,先去除涎石。导管口狭窄,可以用钝头探针扩张导管口。也可向导管内注入药物,如碘化油、抗生素等,具有一定的抑菌和抗菌作用。其他保守方法包括咀嚼无糖口香糖或含维生素C 片,刺激唾液分泌;温热盐水漱口,有抑菌作用,减少腺体逆行感染;自后向前按摩腮腺,促进分泌物排出。经上述治疗无效者,可考虑手术治疗。

手术方式有两种,第一种是行导管结扎术,通过结扎导管,使腮腺萎缩,从而控制炎症。手术可以从口腔内进行。在进行导管结扎术前,腮腺导管系统必须经过抗生素反复冲洗,黏液、脓性分泌物明显减少或停止。结扎术后可口服阿托品,3 次/日,每次 0.3 mg,饭前半小时服用,3~5 日;腮腺区加压包扎,以促进腺体萎缩。术后并发症主要是黏液或脓液分泌物自发破溃或形成潴留脓肿。

各种保守治疗无效,导管结扎术失败,而患者有手术要求的情况下,可考虑第二种手术方式,即行保留面神经的腮腺腺叶切除术。由于长期炎症的影响,有纤维组织形成,腮腺与周围组织粘连,分离面神经较为困难,所以手术时应将组织尽可能摘除,并将腮腺导管全长完全切除,否则术后在残存导管段可能形成潴留脓肿。术后如有面瘫表现,可用维生素 B_1 及维生素 B_2 治疗并配合理疗或面部表情肌功能训练,促进面神经功能恢复。

近年来,一些学者采用涎腺镜,经腮腺导管冲洗,灌注药物,效果良好。

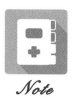

第二节　唾液腺损伤和涎瘘

腮腺及其导管位于面颊部皮下，表浅而易受到创伤。下颌下腺、舌下腺由于有下颌骨的保护，受到创伤的机会较少。腮腺损伤的主要原因是面部裂伤。

涎瘘（salivary fistula）是指唾液不经导管系统排入口腔而流向面颊皮肤表面。腮腺是最常见的部位，创伤是主要的原因。手术损伤腮腺或其导管，也可导致涎瘘的发生。化脓性感染或其他疾病也可能破坏腺体或导管而产生涎瘘，但少见。唾液由创口外流影响其愈合，上皮细胞沿瘘管生长，覆盖整个创面形成永久性瘘管。

一、临床表现

根据涎瘘发生的部位，可分为腺体瘘（glandular fistula）及导管瘘（ductal fistula）。

（一）腺体瘘

腺体区皮肤有小的点状瘘孔，其周围有瘢痕，瘘管的腺端通向一个或多个腺小叶的分泌管。瘘口经常有少量的清亮唾液流出，很少是混浊的。进食、咀嚼、嗅到或想到美味食品时，唾液的流出量显著增加。口腔内由导管口流出的唾液尚正常。

（二）导管瘘

发生于腮腺导管段的涎瘘。根据导管断裂的情况，可分为完全瘘（complete fistula）及不完全瘘（incomplete fistula）。前者指唾液经瘘口全部流向面部，口腔内导管口无唾液分泌；后者指导管虽破裂，但未完全断离，仍有部分唾液流入口腔内。由瘘口流出的唾液清亮，并发感染者为混浊液体。完全瘘流出的唾液量可多达 2000 mL，瘘口周围皮肤被唾液激惹而表现为潮红、糜烂或伴发湿疹。

二、诊断

根据病史和临床表现，涎瘘的诊断不困难，特别是饮食、咀嚼时流出量增多是其典型表现。对流出的液体做生化定性分析，其中含有淀粉酶（amylase）。

面颊部损伤，特别是纵裂伤患者，要注意检查有无腮腺腺体特别是腮腺导管的损伤。检查的方法如下。

（1）从口腔内腮腺导管口插入细塑料管，如导管完全断裂，可见塑料管从损伤部位穿出。挤压腺体使唾液外排，则可发现腺体侧的断端。

（2）对不完全导管断裂，用上述方法可能漏诊，可从腮腺导管口缓慢注入 1% 亚甲蓝（methylene blue），仔细观察损伤部位，如有导管损伤，则立即停止注射，以免蓝染区域过大，影响瘘口的确定。

（3）腮腺造影有助于涎瘘的诊断，造影剂选择碘化油。如腮腺导管口未萎缩，可从导管口注入造影剂。涎瘘形成较久者，腮腺导管口常萎缩，则可从瘘口注入造影剂。腺体瘘者可见腺体某处有造影剂外溢（extravasation），而导管系统显示良好。导管瘘者则可见主导管上瘘口处有造影剂外溢，在其后方可见导管扩张，系瘘口处狭窄或继发感染所致。

三、治疗

(一) 腺体瘘的治疗

腺体瘘唾液分泌量少者,新鲜创口直接加压包扎。陈旧者用电凝固器烧灼瘘管及瘘口,破坏上皮,加压包扎,同时用副交感神经抑制剂阿托品,限制唾液分泌,避免进食酸性或刺激性食物,大多可以愈合。如果失败,则需行瘘管封闭术(图 9-6)。如唾液分泌量较多,直接采用瘘管封闭术,如失败,采用腮腺切除术。

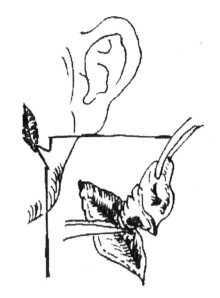

图 9-6 瘘管封闭术

(二) 导管瘘的治疗

1. 导管端-端吻合术 新鲜的腮腺导管断裂伤可做导管端-端吻合术(图 9-7)。

2. 导管改道术 断裂处接近口腔,则可行导管改道术(图 9-8),即游离导管后将其开口移置于口腔内,变外瘘(external fistula)为内瘘(internal fistula)。陈旧性导管损伤已形成导管瘘者,由于纤维性瘢痕粘连,很难做导管端-端吻合术,如瘘口接近口腔,可行导管改道术。

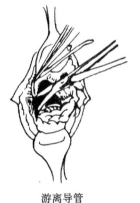

游离导管

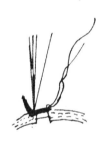

端-端吻合

图 9-7 导管端-端吻合术

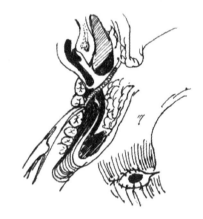

图 9-8 导管改道术将导管引入口腔

3. 瘘管封闭术 瘘口靠近腺门且为不完全瘘者,可做瘘管封闭术。

4. 导管再造术 腮腺导管完全瘘且缺损较多,残留导管较短,既不能做导管端-端吻合术,又不能做导管改道术者,可利用口腔黏膜或静脉移植做导管再造术(reconstruction of duct)。

5. 导管结扎术 同时伴有局部广泛而深的瘢痕组织,可在控制炎症后做腮腺导管结扎术(ligation of duct),令腺体自行萎缩。

6. 腮腺切除术 腺体有慢性炎症,其他手术方法失败,则可考虑做腮腺切除术。

第三节 舍格伦综合征

舍格伦综合征(Sjögren syndrome)是一种自身免疫性疾病(autoimmune disease),其特征

表现为外分泌腺的进行性破坏,导致黏膜及结膜干燥,并伴有各种自身免疫性病征。舍格伦综合征患者中,少部分可发生恶性淋巴瘤和巨球蛋白血症,因此它也是与恶性肿瘤密切相关的疾病之一。临床上可分为原发性舍格伦综合征,只表现为干燥综合征,即涎腺、泪腺等外分泌腺功能障碍;继发性舍格伦综合征除干燥综合征外尚合并其他自身免疫性疾病。

一、病理

组织病理学表现有三个特点:腺实质萎缩;间质淋巴细胞浸润;肌上皮岛形成。根据炎症的严重程度,可将病变分为三期:①早期,导管周围淋巴细胞浸润,局灶性腺泡萎缩;②中期,淋巴细胞浸润及腺实质萎缩更为明显,导管系统出现上皮化生及肌上皮细胞增殖;③肌上皮岛形成,开始时上皮岛内遗留导管腔,随着淋巴细胞浸润增加,残留的导管腔消失,上皮岛出现玻璃样变,外层的基底膜逐渐破坏,即为末期病变。除大唾液腺外,小唾液腺也出现类似的组织学改变:导管扩张、淋巴细胞浸润、腺泡萎缩、腺小叶破坏及腺体明显硬化,但肌上皮岛的形成罕见。

二、病因

舍格伦综合征的确切病因及发病机制尚不十分明确,一些研究结果表明,以下三种情况可能与发病有关。

(1)免疫调节缺陷　一种是细胞免疫系统异常活跃,表现为以激活的 T 细胞为主的单核细胞浸润。另一种是多源性的 B 细胞激活,引起 γ-球蛋白血症,循环免疫复合物水平升高和产生自身抗体。

(2)病毒性疾病改变细胞表面的抗原性,成为获得性抗原刺激,刺激 B 细胞活化,产生抗体,引起炎症反应。

(3)前两种情况共同作用的结果,既有获得性外源刺激的外因,又有易于感染的特异性遗传因子的内在因素。

三、临床表现

舍格伦综合征多见于中年以上女性,出现症状至就诊时间长短不一。患者的主要症状是眼干、口干、唾液腺及泪腺肿大、类风湿关节炎等结缔组织疾病。

(一)眼部表现

患者眼有异物感、摩擦感或烧灼感,畏光、疼痛、视物疲劳。情绪激动或受到刺激时少泪或无泪。会形成干燥性角膜炎或结膜炎,主要是由于泪腺受侵,泪液分泌停止或减少,角膜及球结膜上皮破坏引起。在下穹窿部结膜常存在稠厚的黏液状胶样分泌物,可用细小的镊子夹持而拉成细条。泪腺肿大可致睁眼困难,睑裂缩小,特别是外侧部分肿大明显,因而呈三角眼。肿大严重时,可阻挡视线。

(二)口腔表现

唾液腺腺泡细胞萎缩,唾液分泌减少,出现口干。轻者无明显自觉症状,较重者感舌、颊及咽喉部灼热,口腔发黏,味觉异常。严重者言语、咀嚼及吞咽均困难。干性食物不易咽下,进食时需饮水。说话久时,舌运动不灵活。如患者戴有全口义齿时,常影响其就位。

口腔检查可见口腔黏膜干燥,口镜与口腔黏膜黏着而不能滑动。口底唾液池消失。唇舌黏膜发红,舌表面干燥并出现裂纹,舌背丝状乳头萎缩,舌表面光滑潮红呈"镜面舌"。部分患者出现口腔黏膜病,口腔白色念珠菌感染率明显增加。由于失去唾液的清洁、稀释及缓冲作用,龋病的发生率明显增加,且常为猛性龋。

(三) 唾液腺肿大

以腮腺最为常见,也可伴下颌下腺、舌下腺及小唾液腺肿大。多为双侧,也可单侧发生。腮腺呈弥漫性肿大,边界不明显,表面光滑,与周围组织无粘连。无继发感染时,触诊韧实感而无压痛,挤压腺体,导管口唾液分泌很少或无分泌。由于唾液减少,可引起继发性逆行感染,腮腺反复肿胀,微有压痛。挤压腺体,有混浊的雪花样唾液或脓液流出。少数病例在腺体内可触及结节状肿块,一个或多个,或呈单个较大肿块,质地中等偏软,界限常不甚清楚,无压痛,此类为结节型舍格伦综合征。

(四) 其他外分泌腺受累的表现

除唾液腺和泪腺外,尚可有上、下呼吸道分泌腺及皮肤外分泌腺受累。鼻腔黏膜干燥、结痂,甚至出现鼻中隔穿孔。喉及支气管干燥,出现声音嘶哑及慢性干咳。汗腺及皮脂腺受累则出现皮肤干燥或萎缩。

(五) 结缔组织疾病

约 50% 的患者伴有类风湿关节炎,约 10% 的患者伴有系统性红斑狼疮。此外,尚可有硬皮病、多发性肌炎等。

(六) 其他合并症

肾间质淋巴细胞浸润可致肾小管功能不全,尿浓缩能力降低,产生低渗尿,肌酐清除率降低,发生肾小管酸中毒,但极少出现慢性肾功能衰竭。耳咽管阻塞可引起中耳炎,病变也可累及神经、肌肉、血管,出现感觉神经的末梢神经炎,表现为麻木、针刺感或感觉过敏,肌肉病变表现为多发性肌炎或重症肌无力。血管病变有小动脉炎、手足发绀、雷诺现象等。

四、诊断

除询问病史及一般体检外,可做下列检查以帮助诊断。

(一) 眼干的检查方法

1. 施墨试验(Schirmer test) 用于检测泪腺分泌功能。用 5 mm×35 mm 的滤纸两条,置于睑裂内 1/3 和中 1/3 交界处,闭眼夹持 5 分钟后检查滤纸湿润长度,低于 5 mm 则表明泪液分泌减少。

2. 四碘四氮荧光素(rose bengal)染色 又称玫瑰红染色。用一滴 1% 四碘四氮荧光素滴入眼结膜囊内,随即以生理盐水冲洗,可在暴露的睑裂角膜部位发现鲜红的染色,这是角膜上皮干燥状态的典型表现。

(二) 口干的检查方法

1. 唾液流量测定 唾液分泌受诸多因素的影响,方法及标准不一样。可用收集器专门收集腮腺唾液或简单收集全唾液。最简单的方法为,取 5 g 白蜡请患者咀嚼 3 分钟,全唾液量低于 3 mL 为分泌减少。

2. 涎腺造影 舍格伦综合征主要诊断方法之一。常规拍摄充盈期侧位片及 5 分钟功能片。主要表现为唾液腺末梢导管扩张,排空功能减退。

(三) 核素功能测定

病变较轻时,核素摄取功能无明显改变,只有分泌功能迟缓;病变较重时,摄取和分泌功能均低下。

(四) 实验室检查

可有血沉加快,血浆球蛋白主要是 γ 球蛋白水平增高,血清 IgG 水平明显增高,IgM 和

IgA 水平可能增高。自身抗体,如类风湿因子,抗核抗体,抗 SS-A、SS-B 抗体等可能阳性。

（五）唇腺活检

主要表现为腺小叶内淋巴细胞、浆细胞浸润,腺实质萎缩,导管扩张,导管细胞化生。与大唾液腺不同的是,肌上皮岛少见。需要注意的是,唇腺也是除舍格伦综合征以外免疫性疾病的靶组织之一,故在类风湿关节炎、系统性红斑狼疮时,亦可出现类似表现,诊断时应紧密结合临床。

五、治疗

舍格伦综合征目前尚无最佳的治疗方法,一般包括全身治疗和局部对症治疗等。

全身治疗主要是处理结缔组织疾病及其他并发症,可在内科医生指导下进行。可使用免疫调节剂。可用胸腺肽 10 mg 肌内注射,隔日 1 次,3 个月为 1 个疗程,每年 2 个疗程。免疫抑制剂的治疗应慎重,对继发性舍格伦综合征伴有类风湿关节炎或类肿瘤型舍格伦综合征患者可考虑使用,但病情时有反复,且副作用大,可引起胃部不适,抑制造血系统等。

局部对症治疗主要是处理外分泌腺功能障碍所致症状。眼干可用 0.5% 甲基纤维素滴眼,每日 4～6 次以缓解眼干症状。口干可用人工唾液湿润口腔,缓解不适感。亦可用舒雅乐等催唾剂。注意口腔卫生,减少逆行感染的机会。伴发急性炎症时可用抗生素治疗。

对于结节型舍格伦综合征,可采用手术治疗,切除受累腺体,以防止恶变。

也可采用中药治疗缓解症状,阻止病变进展。治则为养阴生津,清热润燥。药物可用柴胡、栀子、麦冬、生地、沙参、桑叶、菊花及甘草等。

舍格伦综合征一般呈良性过程,极少数患者可发生恶变。其淋巴样成分和上皮成分均可发生恶变,前者多恶变为非霍奇金淋巴瘤,后者恶变为未分化癌,淋巴样成分恶变明显多于上皮成分恶变。Chused 等报道,伴有腮腺肿胀、不含抗涎腺导管抗体、原发性舍格伦综合征患者,发生恶性淋巴瘤的比例明显高于无腮腺肿胀、含抗涎腺导管抗体、继发性舍格伦综合征患者。对于原发性舍格伦综合征、腮腺肿大、抗涎腺导管抗体阴性,原有高丙种球蛋白血症及 IgM 水平进行性下降,各种血清抗体逐渐消失者,需警惕恶性淋巴瘤的发生。

第四节　唾液腺瘤样病变

一、唾液腺黏液囊肿

广义的唾液腺黏液囊肿(mucocele)包括小唾液腺黏液囊肿及舌下腺囊肿,是较为常见的唾液腺瘤样病变。

（一）病因病理

唾液腺黏液囊肿根据其病因及病理表现的不同,可分为外渗性黏液囊肿(extravasation mucocele)及潴留性黏液囊肿(retention mucocele)。

1. 外渗性黏液囊肿　占唾液腺黏液囊肿的 80% 以上,主要由局部创伤引起。外渗性黏液囊肿的发生是导管破裂、外液漏入组织间隙所致。组织学表现为黏液性肉芽肿或充满黏液的假囊,无上皮衬里。

2. 潴留性黏液囊肿　远不如外渗性黏液囊肿常见。潴留性黏液囊肿的发病原因主要是导管系统的部分阻塞,可由微小涎石、浓缩分泌物或导管系统弯曲等原因导致。组织学表现有三个特点:有上皮衬里、潴留的黏液团块及结缔组织被膜。

（二）临床表现

1. 小唾液腺黏液囊肿 最常见的小唾液腺瘤样病变,好发于下唇及舌尖腹侧。囊肿位于黏膜下,表面仅覆盖一薄层黏膜,故呈半透明、浅蓝色的小泡状。大多为黄豆至樱桃大小、质地软而有弹性。囊肿很容易被咬伤而破裂,流出蛋清样透明黏稠液体后囊肿消失。破裂处愈合后,又被黏液充满,再次形成囊肿。反复破损后不再有囊肿的临床特点,而表现为较厚的白色瘢痕状突起,囊肿透明度降低。

2. 舌下腺囊肿 舌下腺囊肿最常见于青少年。囊肿生长缓慢,一般无自觉症状。临床上可分为三种类型。

（1）单纯型（simple type） 为典型的舌下腺囊肿表现,占舌下腺囊肿的大多数。囊肿位于下颌舌骨肌以上的舌下区,由于囊壁菲薄并紧贴口底黏膜,囊肿呈浅紫蓝色,扪之柔软有波动感。囊肿常位于口底的一侧,有时可扩展至对侧,较大的囊肿可将舌抬起,状似"重舌"。囊肿因创伤而破裂后,流出黏稠而略带黄色或蛋清样液体,囊肿暂时消失。数日后创口愈合,囊肿又长大如前。囊肿发展很大时,可引起吞咽、语言及呼吸困难。

（2）口外型（extraoral type） 又称潜突型。囊肿主要表现为下颌下区肿物,而口底囊肿表现不明显。触诊柔软,与皮肤无粘连,不可压缩,低头时因重力关系,肿物稍有增大。穿刺可抽出蛋清样黏稠液体。

（3）哑铃型（dumb-bell type） 上述两种类型的混合,即在口内舌下区及口外颌下区均可见囊性肿物。

（三）诊断与鉴别诊断

根据临床表现、囊肿发生的位置基本上可以作出诊断。舌下腺囊肿需与口底皮样囊肿及下颌下区囊性水瘤相鉴别。

1. 口底皮样囊肿 位于口底正中,呈圆形或卵圆形,边界清楚,表面黏膜及囊壁厚,囊腔内含半固体状皮脂性分泌物,因此扪之有面团样柔韧感,无波动感,可有压迫性凹陷。肿物表面颜色与口底黏膜相似而非浅紫蓝色。

2. 下颌下区囊性水瘤 常见于婴幼儿,穿刺检查见囊腔内容物稀薄,无黏液,淡黄清亮,涂片镜检可见淋巴细胞。

（四）治疗

1. 小唾液腺黏液囊肿 可在抽尽囊液后,向囊腔内注入 2% 碘酊或 20% 氯化钠溶液 0.2~0.5 mL,停留 2~3 分钟,再将碘酊抽出。目的是破坏上皮细胞,使其失去分泌功能而不再形成囊肿。注射过程中应严防外漏,以免因药物腐蚀性较强而造成周围组织的坏死。

但最常用的治疗方法仍为手术切除。手术方法如下:局部浸润麻醉下,纵向切开黏膜（图 9-9）。在黏膜下,囊壁外面钝、锐性分离囊壁,取出囊肿。周围腺组织应尽量减少损伤,和囊肿相连的腺体应与囊肿一并切除,以防复发。反复损伤的黏液囊肿可形成瘢痕并与囊壁粘连,不易分离。此类病例可在囊肿两侧做梭形切口,将瘢痕、囊肿及其邻近组织一并切除,直接缝合创口。

对于切除术后多次复发者,可在切除囊肿后,用 CO_2 激光处理手术创面,创面不缝合,令其上皮化后自然愈合。

2. 舌下腺囊肿 根治舌下腺囊肿的方法是完整切除囊肿和舌下腺。

二、腮腺囊肿

腮腺囊肿分潴留性和先天性两大类,前者很少见。

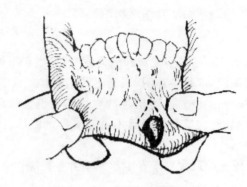

图 9-9　下唇黏液腺囊肿切除

（一）病因

腮腺囊肿（parotid cyst）可能是由于腮腺分支导管阻塞引起的。

（二）临床表现

腮腺囊肿较少见，男性患者多见。临床上为腮腺区无痛性肿大，生长缓慢，不引起功能障碍。当面部发生变形时引起患者注意而就诊。扣之肿块柔软，有波动感，与周围组织无粘连。因囊肿多发生在腺体内，故界限欠清楚，基底较固定。

穿刺抽出无色透明稀薄液体，含有淀粉酶。

超声检查有助于诊断，表现为形态规则、圆形、轮廓完整、界限清楚、边缘整齐、表面平滑的影像；表面界限清晰，甚至可见轮廓线，囊内为均匀无回声区、透声性良好，囊后方回声增强。

（三）诊断

根据囊肿部位、临床表现及穿刺抽出液体的性状，可以作出诊断。

（四）治疗

手术摘除囊肿。如已发生粘连，则应在保护面神经的前提下将部分腮腺组织一并切除。

三、唾液腺良性肥大

唾液腺良性肥大又称唾液腺肿大症或唾液腺退行性肿大，是一种非肿瘤、非炎症性、慢性、再发性、无痛性肿大的唾液腺疾病。

（一）病因病理

唾液腺良性肥大的确切病因尚不清楚，可能的病因如下。

1. 内分泌紊乱　多见于糖尿病、肥胖症等；也可见于甲状腺疾病、性腺功能障碍，激素改变阶段如青春期和月经期。

2. 营养不良　维生素及蛋白质缺乏、酒精中毒或肝硬化等。

3. 自主神经功能失调　较常见的原因，其中部分系中枢性功能失调，如心理因素及某些抗精神病药物所致者；另一部分系外周性功能失调，如某些抗高血压药物可破坏外周交感神经纤维，影响腺泡细胞蛋白质的合成与分泌。

组织病理学表现为腺泡增大，其直径为正常腺泡的 2～3 倍，胞核被推挤至细胞的基底侧，细胞明显肿胀，胞质内可见 PAS 阳性的酶原颗粒。

（二）临床表现

绝大多数侵犯腮腺，少数侵犯下颌下腺。多为双侧肿大，偶见单侧。多见于中老年人。腮腺逐渐肿大，可持续多年，肿胀反复发作而无痛，有时大时小的病史，但不会完全消除。腺体呈弥漫性肿大，触诊柔软并均匀一致。无压痛，导管口无红肿，挤压腺体可见清亮液体。患者无明显口干表现。

（三）诊断及鉴别诊断

唾液腺造影显示形态多正常，但体积明显增大，排空功能稍迟缓。B超检查腺体弥漫性增大，无局限性回声异常。

唾液腺良性肥大有时需与唾液腺肿瘤及舍格伦综合征相鉴别。单侧唾液腺肥大者，有时临床触诊不确切，感到颌后区丰满。此类患者可首选B超检查，如显示为回声均匀的增大腺体而无占位性病变，当可确诊。

舍格伦综合征也可有唾液腺肿大，但唾液腺造影片上，末梢导管扩张，排空功能迟缓远较唾液腺良性肥大明显，免疫学检查多有异常。

（四）治疗

目前尚无特殊治疗。有全身性疾病者，经过系统治疗后，部分患者的腺体可能恢复正常。有肿胀症状者，可请患者自行按摩腺体，促使腺体排空唾液。咀嚼无糖口香糖，或用匹罗卡品等催唾剂，刺激唾液分泌。

第五节　唾液腺肿瘤

一、唾液腺肿瘤概述

唾液腺肿瘤是唾液腺组织中最常见的疾病，其中绝大多数系上皮性肿瘤，间叶组织来源的肿瘤较少见。唾液腺上皮性肿瘤（salivary tumor of epithelial origin）的病理类型十分复杂，不同类型的肿瘤在临床表现、影像学表现、治疗和预后等方面均不相同。

（一）发病情况

在不同国家，唾液腺肿瘤的发病率有明显差异，文献报告为（0.15～1.6)/10万。在我国，目前尚无确切的唾液腺肿瘤发病率的统计资料。

Frazell报道，在唾液腺肿瘤与全身肿瘤的构成比中，大唾液腺肿瘤占除皮肤以外所有良、恶性肿瘤的5%。国内6所口腔医学院校口腔病理教研室统计口腔颌面部肿瘤54296例，其中唾液腺上皮性肿瘤11947例，占22%。

唾液腺肿瘤在口腔颌面部的肿瘤中发病率较高，绝大多数为上皮性肿瘤，少数是间叶组织来源的肿瘤。不同解剖位置的唾液腺，其肿瘤的发生率是不同的。其中腮腺肿瘤的发病率最高，约占80%。下颌下腺肿瘤占10%，舌下腺肿瘤占1%，小唾液腺肿瘤占9%。小唾液腺肿瘤以腭腺多见。同样不同位置的腺体，发生良、恶性肿瘤的比例也不相同。腮腺肿瘤中良性肿瘤约占80%，恶性肿瘤约占20%；下颌下腺肿瘤中良性肿瘤占55%，恶性肿瘤占45%；而舌下腺肿瘤中，良性肿瘤占10%，恶性肿瘤占90%；小唾液腺肿瘤中，良性肿瘤占40%，恶性肿瘤占60%。

不同组织类型的肿瘤在各个部位的唾液腺中发生的相对比例也不一样。沃辛瘤、嗜酸性腺瘤几乎仅发生于腮腺；腺泡细胞癌、涎腺导管癌、上皮-肌上皮癌多见于腮腺；多形性低度恶性腺癌多见于腭部小唾液腺；管状腺瘤90%发生于唇腺。磨牙后区腺源性肿瘤以黏液表皮样癌最为常见。舌下腺肿瘤很少见，一旦发生，很可能是腺样囊性癌。

任何年龄均可发生唾液腺肿瘤。成人唾液腺肿瘤良性多于恶性，但儿童唾液腺肿瘤恶性多于良性。

有些唾液腺肿瘤有明显的性别差异,多形性腺瘤和黏液表皮样癌女性多见于男性,沃辛瘤男性明显多于女性。

(二)临床表现

不同部位的唾液腺肿瘤有其共同的临床特点。良性肿瘤多为生长缓慢的无痛性肿块,常系无意中发现,活动,无粘连,无功能障碍,表面光滑或呈结节状。恶性肿瘤多有疼痛症状,生长较快,呈浸润性生长,与周围组织有粘连,甚至浸润神经组织并导致神经功能障碍。但有些低度恶性肿瘤在早期也可呈良性表现,且病程较长,易与良性肿瘤相混淆。

不同部位的唾液腺肿瘤又具有其各自的临床特点。

1. 腮腺肿瘤 ①腮腺肿瘤80%以上位于腮腺浅叶,表现为耳垂下、耳前区或腮腺后下部的肿块。②良性肿瘤即使体积巨大,也不出现面瘫症状。③恶性肿瘤则可出现不同程度的面瘫症状,有的以面瘫为主诉就诊,经医生检查始发现腮腺肿瘤,有的侵及皮肤,出现表面破溃。侵犯咬肌时,常可致张口受限。少数病例出现颈部淋巴结肿大。④偶有肿瘤发生于副腮腺者,表现为颊部肿块,多位于颧弓或颧突下方。

2. 下颌下腺肿瘤 ①下颌下腺肿瘤表现为下颌下三角区肿块。②良性肿瘤除肿块外,常无自觉症状。③恶性肿瘤侵犯舌神经时出现舌痛及舌麻木,舌下神经受累时出现舌活动受限,伸舌时歪向患侧,也可出现舌肌萎缩及舌肌震颤。④肿瘤侵及下颌骨骨膜时,与下颌骨融为一体而不能活动。侵及皮肤者,呈板样硬。⑤部分肿瘤出现颈淋巴结肿大。

3. 舌下腺肿瘤 ①舌下腺肿瘤由于位置关系,不易为患者所察觉。部分病例无任何自觉症状。②部分病例,患者自觉一侧舌痛或麻木,或舌运动受限,影响说话及吞咽。③触诊检查可扪及舌下腺硬性肿块,有时与下颌骨舌侧骨膜相粘连而不活动,口底黏膜常完整。

4. 小唾液腺肿瘤 ①以腭部最为常见,一般发生于一侧腭后部及软硬腭交界区,而不发生于中线及硬腭前部,因此处不含腭腺。②硬腭肿瘤因腭黏膜较厚,腭腺腺叶间的纤维直接与骨膜相连,故肿瘤固定而不活动,不能据此判断其良、恶性。③恶性肿瘤,特别是腺样囊性癌,可伴有疼痛或灼痛感,顺腭大神经向上累及眶下神经,除上腭麻木不适外,常伴有患侧眶下区或上唇麻木。当肿瘤侵及翼肌时,常致张口困难。向口内突出生长者,肿物可充满口腔,造成进食困难。④良性肿瘤对腭骨及牙槽突产生压迫性吸收,恶性肿瘤对骨质呈侵蚀性破坏。

5. 磨牙后腺肿瘤 以黏液表皮样癌多见,因肿瘤含黏液性分泌物,易被误诊为黏液囊肿,或因伴发炎症而被误诊为冠周炎或骨髓炎。

6. 舌腺肿瘤 多位于舌根部,以恶性肿瘤多见。主要症状为疼痛、异物感及吞咽困难。触诊可扪及肿块,但表面黏膜完整。舌根部唾液腺肿瘤有以下特点:①病变位于黏膜下,位置较靠后,临床不易发现,加之患者早期常无自觉症状,因而被发现时肿瘤常较大;②舌部血液及淋巴循环较丰富,加之局部运动频繁,易发生淋巴结和远处转移。

7. 唇腺肿瘤 较少见,上唇明显多于下唇,多为良性肿瘤,尤以基底细胞腺瘤及管状腺瘤常见,表现为界限清楚的肿块。

(三)诊断

1. 临床诊断 通过详细询问病史,了解患者的年龄、病期、症状,结合患者的性别以及肿瘤的部位,并通过望诊、触诊等细致的临床检查,常可初步判断肿瘤的性质。

2. 影像学诊断 腮腺和下颌下腺肿瘤禁忌做活检,因为无论良、恶性肿瘤,均有发生瘤细胞种植的危险。影像学检查有助于术前诊断。

(1)B超 对于大唾液腺的病变较实用,可以判断有无占位性病变以及肿瘤的大小,并估计大致的性质,由于其安全、快捷、可重复、价格低廉,可将B超检查列为首选。

(2)CT 对肿瘤的定位十分有益,可确定肿瘤的部位以及与周围组织,包括重要血管之间的关系,特别适用于腮腺深叶肿瘤,尤其是与咽旁肿瘤难以区分者,以及范围非常广泛的肿瘤。

（3）唾液腺造影 对于唾液腺炎症及舍格伦综合征的诊断价值很高,但在肿瘤方面,其诊断价值已逐渐被 B 超、CT 及 MRI 等所取代。

（4）^{99m}Tc 核素显像 对沃辛瘤有很高的诊断价值,表现为肿瘤区 Tc 浓聚,即"热"结节,其他肿瘤表现为"冷"结节或"温"结节。

（5）对于软组织的分辨率,MRI 高于 CT,MRI 检查可清晰显示肿瘤与血管的关系,对肿瘤与周围正常组织的显示优于 CT,对确定恶性肿瘤的侵及范围以及与周围组织关系的定位具有较大的价值,此外对范围较大的肿瘤也较为适用,但很难区分唾液腺肿瘤的组织学分型。

3. 细针吸活检 采用外径为 0.6 cm 的针头,吸取少量组织,涂片做细胞学检查,定性诊断的准确率较高。一些炎性肿块,临床上不易确定是否为肿瘤,细针吸活检常可结合临床做出明确诊断,从而避免不必要的手术。细针吸活检也具有其局限性,针吸组织是肿物的某一点,获取组织很少,少量组织的涂片难以概括全貌。位置深在的小肿瘤可能漏诊,如能在 B 超引导下进行针吸,则可避免误诊。阅片者的经验也可影响诊断的准确率。唾液腺肿瘤的组织学表现非常复杂,有时难以作出明确的组织学分类,而只能确定良、恶性。因此,进行细胞学诊断时,一定要强调经验的积累,并紧密结合临床考虑。

4. 组织病理诊断及分类 唾液腺肿瘤的确切诊断常依赖石蜡切片诊断。冷冻切片常应用于术中,必要时应用免疫组织化学方法协助诊断。

唾液腺肿瘤的突出特点是它们的组织学形态多种多样,因此组织学分类非常复杂。

根据肿瘤的生物学行为,大致上可将唾液腺恶性肿瘤分为三类。①高度恶性肿瘤:包括低分化黏液表皮样癌、腺样囊性癌、唾液腺导管癌、非特异性腺癌、鳞状细胞癌、肌上皮癌及未分化癌。这类肿瘤颈淋巴结或远处转移率较高,术后易复发,患者预后较差。②低度恶性肿瘤:包括腺泡细胞癌、高分化黏液表皮样癌、多形性低度恶性腺癌、上皮-肌上皮癌等,这类肿瘤颈淋巴结及远处转移率较低,虽可出现术后复发,但患者的预后相对较佳。③中度恶性肿瘤:包括基底细胞腺癌、乳头状囊腺癌等,其生物学行为及患者预后介于上述两者之间。

（四）治疗

唾液腺肿瘤的治疗以手术为主,多数肿瘤,即使是良性肿瘤,包膜也不完整,采用单纯沿包膜剥离的方法,常有复发,故手术原则应从包膜外正常组织进行,同时切除部分或整个腺体。如位于腮腺浅叶的良性肿瘤,可做肿瘤及腮腺浅叶切除、面神经解剖术。位于腮腺深叶的肿瘤,需同时摘除腮腺深叶。腮腺肿瘤除高度恶性肿瘤外,如果肿瘤与面神经无粘连,应尽可能保留面神经,并尽量减少机械性损伤。如果与面神经有轻度粘连,但尚可分离,也应尽量保留,然后做面神经修复。一般来说,唾液腺恶性肿瘤的颈淋巴结转移率不高,约为 15%。因此,对低度恶性肿瘤,当临床上出现肿大淋巴结并怀疑有淋巴结转移者,才选择治疗性颈淋巴清扫术;当颈部未触及肿大淋巴结或不怀疑有转移者,原则上不做选择性颈淋巴清扫术。

唾液腺恶性肿瘤有可能发生远处转移,特别是腺样囊性癌及唾液腺导管癌,远处转移率在40%左右,因此,术后还需配合化学药物治疗加以预防,但目前尚未发现有效的化学药物。

（五）预后

唾液腺肿瘤患者治疗后的近期生存率较高,但远期生存率持续下降,3 年、5 年、10 年及 15 年生存率呈明显递减。唾液腺肿瘤患者的预后观察,5 年是不够的,宜在 10 年以上。

二、多形性腺瘤

多形性腺瘤（pleomorphic adenoma）又名混合瘤（mixed tumor）,是唾液腺肿瘤中最常

Note

见者。

（一）病因病理

多形性腺瘤肉眼观察，多呈不规则结节状。光镜观察，肿瘤细胞的类型多样，组织结构复杂。其基本结构为腺上皮、肌上皮、黏液、黏液样组织和软骨样组织。多形性腺瘤处理不当，很易复发，造成复发的原因与肿瘤的病理性质有关：①肿瘤的包膜大多完整，但厚薄不一或在包膜中有瘤细胞，甚至在包膜以外的腺体组织中也可有瘤细胞存在；②肿瘤的包膜与瘤体之间黏着性较差，容易与瘤体分离，如采用剜除术，则包膜很容易残留。手术中肿瘤破裂，往往造成种植性复发，种植性复发的肿瘤常为多发性结节。

（二）临床表现

多形性腺瘤是最常见的唾液腺肿瘤。任何年龄均可发生，但以 30～50 岁多见，女性多于男性。

在大唾液腺中，多形性腺瘤约 80％发生于腮腺，其次为下颌下腺，舌下腺极少见。发生于小唾液腺者，以腭部最为常见。多形性腺瘤生长缓慢，常无自觉症状，病史较长，直径多在2～5 cm，也有长至很大者，肿瘤呈不规则形，表面有结节。肿瘤界限清楚，质地中等，触诊呈结节状，高起处常较软，可有囊性变，低凹处较硬，多为实质性组织。一般可活动，但位于硬腭部或下颌后区者可固定不动。肿瘤长大后除表现畸形以外，一般不引起功能障碍。

当肿瘤在缓慢生长一段时期以后，突然出现生长加速，并伴有疼痛、面神经麻痹等症状时，应考虑恶变。但肿瘤生长速度快慢不等，有的可突然加速生长。因此，不能单纯根据生长速度来判断有无恶变，应结合表现综合考虑。

（三）诊断

通过详细询问病史，临床检查结合影像学检查以及细针吸活检常可作出明确诊断。唾液腺造影 X 线片显示主导管移位、拉长或被推成屈曲状；分支导管移位而包绕肿瘤，但边缘整齐，无中断现象，呈抱球状或被肿瘤压迫至一侧呈线束状；腺泡充盈缺损处，系肿瘤所在的位置，即占位性病变。

超声检查可辅助诊断多形性腺瘤。

（四）治疗

手术切除，不能做单纯肿瘤摘除，即剜除术，而应做肿瘤包膜外正常组织切除。腮腺肿瘤应保留面神经，下颌下腺肿瘤应包括下颌下腺一并切除。

三、沃辛瘤

沃辛瘤（Warthin tumor）又名腺淋巴瘤（adenolymphoma）或淋巴瘤性乳突状囊腺瘤（papillary cystadenoma lymphomatosum）。

（一）病因病理

肉眼观察，肿瘤呈圆形或卵圆形，平均直径 2～4 cm，质地柔软，可有囊性感。包膜完整，界限清楚。剖面可有大小不等的囊腔，少数为实性。光镜观察，肿瘤由上皮和淋巴样组织构成。沃辛瘤的组织发生与淋巴结有关，常认为是腮腺内和腮腺周围淋巴结内异位涎腺导管的纹管。

（二）临床表现

95％以上发生于腮腺，发病率仅次于多形性腺瘤。本病多见于男性，男女比约为 6：1；好发年龄在 40～70 岁的中老年人；患者常有吸烟史，其发病可能与吸烟有关；可有消长史，这是因为沃辛瘤由肿瘤性上皮和大量淋巴样间质组成，淋巴样间质很容易发生炎症反应；绝大多数肿瘤位于腮腺后下极,可能是该部位分布的淋巴结较多所致;触诊肿瘤呈圆形或卵圆形,表面光滑,质地较软,有时有弹性感;肿瘤呈多发性,约12%的患者为双侧腮腺肿瘤,也可以在一侧腮腺出现多个肿瘤。有些患者术后又出现肿瘤,不是复发而是多发;术中可见肿瘤呈紫褐色,剖面可见囊腔形成,内含干酪样或黏稠液体,易被误诊为结核和囊肿。

（三）诊断

通过详细询问病史,临床检查结合影像学检查以及细针吸活检常可做出明确诊断。^{99m}Tc核素显像呈热结节,具有特征性。

（四）治疗

手术切除。由于肿瘤常位于腮腺后下极,可考虑做连同肿瘤以及周围0.5 cm以上正常腮腺切除的部分腮腺切除术。这种手术方式不同于剜除术,不会造成复发,但可保留腮腺导管及大部分腮腺的功能。术中应切除腮腺后下部及其周围淋巴结,以免出现新的肿瘤。

四、黏液表皮样癌

黏液表皮样癌(mucoepidermoid carcinoma)在1991年修订后的组织学分类中,被明确为恶性肿瘤,是唾液腺恶性肿瘤中最常见者。

黏液表皮样癌根据黏液细胞的比例、细胞的分化、有丝分裂象的多少,以及肿瘤的生长方式,分为高分化或低分化两类。分化程度不同,肿瘤的生物学行为及预后不一样。

（一）病因病理

肉眼观察,高分化者与多形性腺瘤相似,但常无包膜。高度恶性者与癌相似,肿瘤无包膜,与周围组织界限不清,向周围组织浸润。光镜观察,肿瘤实质由黏液细胞、表皮样细胞和中间细胞构成。高分化者以黏液细胞和表皮样细胞为主,占肿瘤细胞的50%以上,缺乏异型性和核分裂象。低分化者主要是中间细胞和表皮样细胞,黏液细胞较少,低于10%。

（二）临床表现

黏液表皮样癌患者,中年或中年以上为发病高峰,女性多于男性,约占2/3,发生于腮腺者居多,约90%,其次是下颌下腺和舌下腺,也可发生于其他的小唾液腺,特别是腭腺和磨牙后腺。

1. 高分化黏液表皮样癌的临床表现 有时与多形性腺瘤相似,呈无痛性肿块、生长缓慢,可长达10年以上,肿瘤直径多在2～4 cm,边界可清或不清,质地中等偏硬,表面可呈结节状。位于腭部及磨牙后区的高分化黏液表皮样癌,有时可呈囊性,表面黏膜呈浅蓝色,应与囊肿相鉴别。在手术中可以发现,肿瘤常无包膜或包膜不完整,与周围腺体组织无明显界限。有时可见面神经与肿瘤粘连,甚至被肿瘤包裹,但很少出现面瘫症状。黏液表皮样癌如手术切除不彻底,术后可能复发,但很少发生颈淋巴结转移,血行转移更为少见。患者术后生存率较高,预后较好。

2. 低分化黏液表皮样癌的临床表现 与高分化黏液表皮样癌相反,低分化黏液表皮样癌生长较快,可有疼痛,边界不清,与周围组织粘连,腮腺肿瘤常累及面神经,淋巴结转移率较高,且可出现血行转移,术后易复发,患者预后较差。

因此,高分化黏液表皮样癌属低度恶性肿瘤,而低分化黏液表皮样癌则属高度恶性肿瘤。前者较常见,后者少见。

（三）诊断

通过详细询问病史,临床检查结合影像学检查以及细针吸活检常可做出明确诊断。

（四）治疗

以手术为主,高分化者应尽量保留面神经,除非面神经穿入肿瘤或与肿瘤紧密粘连。分离后的面神经可加用术中液氮冷冻及术后放疗,以杀灭可能残留的肿瘤细胞。高分化者如手术切除彻底,可不加术后放疗,而低分化者宜加用术后放疗。高分化者不必做选择性颈淋巴清扫术,低分化者则可考虑选择性颈淋巴清扫术。因此,对于黏液表皮样癌,病理分级是指导治疗的重要指标。

五、腺样囊性癌

腺样囊性癌(adenoid cystic carcinoma)又称圆柱瘤(cylindroma),是常见的唾液腺恶性肿瘤之一。

（一）病因病理

肉眼观察,肿瘤呈圆形或结节状,平均直径约 3 cm。无包膜,呈浸润性生长。腺样囊性癌根据其组织形态学可以分为腺样型(包括管状型)、实性型,前者分化较好,后者分化较差。

（二）临床表现

腺样囊性癌可发生于任何年龄,但中年以上多见。多见于腭部小唾液腺及腮腺,其次为下颌下腺。发生于舌下腺的肿瘤,多为腺样囊性癌。

腺样囊性癌生长缓慢,病程较长。肿瘤没有包膜,侵袭性强,易沿神经扩散,因此常有神经症状,如疼痛、面瘫、舌麻木或舌下神经麻痹。腭部肿瘤可沿腭大神经扩散到颅底,下颌下腺肿瘤可沿舌神经扩散。晚期肿瘤易侵入血管,造成血行转移,转移率高达 40%,为口腔颌面部恶性肿瘤中血行转移率较高的肿瘤之一。转移部位以肺部最为多见。可在患者就诊时即有转移,但多数在原发灶手术切除以后。大多在原发灶有复发的情况下出现转移,也可在原发灶无复发的情况下出现转移。出现转移的时间可早可晚,最晚者可在原发灶治疗后 3～5 年,甚至更长时间。出现肺转移者,除非侵犯胸膜,出现胸水,一般无明显自觉症状。因此,应常规定期做胸片检查,以确定有无肺转移。术后可采用化疗,以预防血行转移。

（三）诊断

根据病史、症状和体征,结合造影检查、超声检查可作出临床诊断。

（四）治疗

主要是手术切除,配合放疗,有远处转移加以化疗。单纯放疗不能达到根治,但配合术后可明显降低术后复发率,提高生存率。这是因为腺样囊性癌常不易手术切净,导致瘤细胞残存。因此,术后常需配合放疗。

本 章 小 结

唾液腺疾病分为非肿瘤性疾病、唾液腺瘤样病变和唾液腺肿瘤。非肿瘤性疾病包括唾液腺炎症、涎石病、涎瘘及舍格伦综合征等;唾液腺瘤样病变包括唾液腺黏液囊肿、腮腺囊肿和唾液腺良性肥大;唾液腺肿瘤中绝大多数系上皮性肿瘤,其病理类型复杂,不同类型的肿瘤在临床表现、影像学表现、治疗和预后方面均不相同。通过本章学习,应掌握急慢性唾液腺炎症、涎石病、舌下腺囊肿、唾液腺常见良恶性肿瘤的临床表现、诊断及治疗。熟悉涎瘘、舍格伦综合征、唾液腺黏液囊肿的临床表现及治疗。

目 标 检 测

目标检测及答案

沧州医学高等专科学校 张圣敏

第十章 颞下颌关节疾病

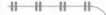

学习目标

1. 掌握:颞下颌关节紊乱病的病因、分类、临床表现及治疗原则;颞下颌关节脱位的临床表现和复位方法;颞下颌关节强直的分类和临床表现。

2. 熟悉:颞下颌关节紊乱病的治疗方法;颞下颌关节内、外强直的鉴别。

3. 了解:阻塞性睡眠呼吸暂停综合征。

案例导入

患者,男,10岁,4岁时不慎摔倒,颏部着地,当时未诊断出有骨折,也未做特殊治疗。以后逐渐出现张口受限,呈进行性发展,目前进食只能从牙间隙塞入,并伴有面部畸形,颏部后缩,牙齿排列不齐,故来诊。

1. 此患者的初步临床诊断是什么?

2. 引发此疾病的原因有哪些?

3. 确诊最有价值的辅助检查是什么?

4. 检查后证实双侧关节正常结构消失,髁状突和关节窝骨质融合,其治疗方法是什么?

颞下颌关节(temporomandibular joint,TMJ)是由颞骨的关节面、下颌骨的髁状突以及介于两者之间的关节盘和包绕其周围的关节囊和关节韧带组成。颞下颌关节是全身唯一的联动关节,其解剖结构和运动都是人体最复杂的关节。颞下颌关节通过转动运动和滑动运动参与咀嚼、言语、吞咽和表情等功能,既能承受压力,又能灵活运动,是稳定和协调灵活高度统一的关节。

本章主要叙述颞下颌关节疾病中较为常见的疾病,如颞下颌关节紊乱病、颞下颌关节脱位和颞下颌关节强直,临床以颞下颌关节紊乱病为多见。很多疾病都会影响颞下颌关节的正常功能,阻碍颌面部的正常发育,造成口腔颌面部畸形。部分关节强直继发颌面部畸形,还可引起阻塞性睡眠呼吸暂停综合征。

第一节 颞下颌关节紊乱病

颞下颌关节紊乱病(temporomandibular joint disorders,TMJD)是口腔颌面部常见的疾病之一,在颞下颌关节疾病中,此病最为多见。好发于青壮年,以 20～30 岁患病率最高。国外统计资料显示其患病率在 28%～88% 之间,国内统计资料为 18.3%～75.78%,近年来有增高的趋势。

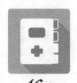

因为颞下颌关节紊乱病的发病原因至今尚不明确,所以其命名也较混乱。随着对本病不断的深入认识,在国内外文献可看到不同的别名,如柯斯顿综合征、疼痛功能紊乱综合征、肌筋膜疼痛功能紊乱综合征、颞下颌关节应激综合征、颅下颌关节紊乱症、颞下颌关节紊乱综合征、颞下颌关节内紊乱或颞下颌关节内错乱等。近年来,国际上广为接受和应用的名称为颞下颌关节紊乱病。

颞下颌关节紊乱病并非指单一的一种疾病,它是一类病因尚未完全清楚而又有相同或相似临床症状的一组疾病的总称。一般临床表现为三类症状:颞下颌关节区和(或)咀嚼肌痛;下颌运动异常;关节弹响、杂音。本病可单独累及颞下颌关节或咀嚼肌群,也可二者同时累及。病变常常从一侧开始,有的可逐渐累及两侧。本病大多属于功能紊乱,但也可有关节结构紊乱或破坏。功能紊乱的也可发展成关节结构紊乱,甚至出现器质性破坏。颞下颌关节紊乱病是一种慢性退行性疾病,病程长,虽有自限性,但仍有不少病例病情反复发作,迁延不愈,症状不断加重还会导致行为和心理改变,自觉症状复杂,症状涉及许多部位,甚至累及整个口颌系统。

尽管颞下颌关节紊乱病的基础研究和临床研究在近些年已经有了很大的进展,但对其病因仍不能准确阐明,因此被国内外学者日益重视。它是口腔疾病中的难治疾病之一,也是口腔科的常见病和多发病。

一、病因

颞下颌关节紊乱病的发病原因比较复杂,目前尚未完全阐明。病因学说有很多,部分学者认为殆因素是本病的病因,部分学者则否定殆因素而强调精神心理因素。但是无论哪一种说法都无法完美地解释本病发病的过程以及临床的各种症状。近些年来,多数学者根据实验和临床研究提出了多因素致病的理论,该理念逐渐被认同和接受。一般认为病因与以下因素有关。

(一)心理社会因素

在临床上,患有颞下颌关节紊乱病的患者,经常有焦虑、易怒、容易激动、精神紧张、失眠等精神症状。有的患者存在精神因素与发病之间的因果关系。外科医生 Laskin 提出了精神生理病因学说,他认为殆的改变和关节的改变都是继发的,强调咀嚼肌痉挛与精神紧张、疲劳等精神因素有关。很多学者通过心理问卷调查发现颞下颌关节紊乱病患者有情绪和个性方面的特点,如猜疑、神经质、情绪不稳、容易激动、明显焦虑等。张震康等应用明尼苏达多项人格问卷(MMPI)进行人格测定,结果显示颞下颌关节紊乱病患者中 MMPI 异常者占 71.8%,说明颞下颌关节紊乱病患者有神经质样个性特点,颞下颌关节紊乱病的发病和心理因素有关。

近年来,国内的研究报道发现在关节囊、关节盘附着和滑膜下层广泛分布有 P 物质神经纤维。在情绪及精神紧张情况下,关节囊、肌内释放神经肽,如 P 物质等。这些物质可使血管扩张,出现炎症反应和释放自由基等,引起疼痛。临床研究也证实疼痛性颞下颌关节紊乱病患者关节液内 P 物质含量明显高于无痛性颞下颌关节紊乱病患者。

(二)殆因素

颞下颌关节紊乱病的患者在做临床检查时常有明显的殆因素,包括严重的锁殆、深覆殆、殆干扰、牙尖早接触、多数后牙缺失及殆面过度磨耗致垂直距离过低等。当这些殆因素被消除,临床症状可缓解或消失。临床上,由于第三磨牙的异位萌出所造成的创伤殆,可引起颞下颌关节紊乱病。一旦拔除第三磨牙,症状可消失。许多临床研究报道也证实了错位的第三磨牙可导致髁状突移位。当上颌第三磨牙缺失时,下颌第三磨牙伸长,可致伸长侧髁状突后移。一侧下颌第三磨牙反殆者,同侧髁状突前移而对侧髁状突后移导致关节结构紊乱。

临床和实验研究的很多资料都能说明:殆与关节间存在形态和功能相协调一致的关系,颞下颌关节的运动和负荷与殆密切相关。肌电图也证明殆关系紊乱可引起关节周围肌群的

Note

247

痉挛；当殆关系紊乱消除后，肌痉挛亦可缓解。殆创伤的动物实验研究资料证明，殆面创伤后出现颞下颌关节退行性变的病理征象，如软骨细胞局灶性增多聚集，髁状突表层胶原纤维变性松解，软骨下骨质硬化，关节盘和髁状突粘连等。一侧殆创伤不仅能导致一侧关节出现病理改变，也可导致双侧关节出现同样的病理改变。

（三）免疫因素

通过对大量临床病例的研究发现，有的患者有严重的殆紊乱，但不一定有相应严重的关节软骨、骨破坏；有的患者病程长达几十年而关节软骨、骨破坏反而不严重，而有的患者病程仅数月却已有严重的关节软骨和骨破坏，可能存在软骨和骨本身的内在因素。免疫学研究表明，关节软骨的主要成分如胶原蛋白多糖和软骨细胞都具有抗原性。关节软骨有基质包裹，从胚胎到成人都和血管系统隔离，成为封闭抗原，不能被自身免疫系统识别。如因外伤或疾病等原因而使这些封闭抗原暴露于免疫系统，则可引起自身免疫性反应。学者们应用免疫荧光、免疫组化等技术发现颞下颌关节紊乱病患者的髁状突软骨均有荧光着色，以 IgG 最深，越表层则越深。在软骨细胞膜、胞质和核膜上有金颗粒和金银颗粒沉积。以人 II 型胶原为抗原，对颞下颌关节紊乱病患者的关节液做间接血凝法滴定呈阳性反应。相关研究认为颞下颌关节紊乱病有细胞免疫参与。

（四）关节负荷过重

许多学者通过动物实验对颞下颌关节应力进行定性和定量研究，实验证实颞下颌关节是一个负重关节。适量的负重对维持关节的正常解剖结构、功能和生理改建是必要的，有重要意义。但是过度的负荷，超过关节所能承受的极限则可造成关节的退行性改变，甚至出现器质性破坏。造成关节负荷过重的原因很多，常见的有创伤殆、夜磨牙、紧咬牙、关节手术、外伤、爱吃硬食、长时间嗑瓜子、嚼口香糖等。这些原因都可使关节负荷加重，引起关节内持续损伤，最终导致关节结构的改变。

（五）关节解剖因素

随着人类的进化，颅脑也不断地扩张，所食食物更加精细，人类颞下颌关节和颌骨的解剖结构也在不断发生改变。①现代人的颌骨明显小于猿人和古代人，下颌骨更为轻巧，利于运动。②现代人关节结节明显变低，关节窝变浅，但是关节窝的前后径变长，使髁状突前后滑动范围加大。③现代人髁状突明显变小，关节窝明显大于髁状突，使髁状突不仅可以前后自由滑动，也可做侧方运动。

从功能上看，随着人类的进化，颞下颌关节变得更为灵巧，以适应更为复杂的下颌运动，而从解剖结构上来看，颞下颌关节及其周围的肌肉、韧带明显变弱，关节的承重能力也随之降低。髁状突向前滑动的空间增加，关节窝的前后径加大变浅，髁状突变小，髁状突颈变细，这些变化对于颞下颌关节来说是一种潜在的威胁，使颞下颌关节在没有任何外力作用时就可发生完全脱位，成为人体关节中发生半脱位和脱位概率最高的关节。这也成了颞下颌关节紊乱病潜在的致病因素。

颞下颌关节的过度活动，如过大张口（不控制地打哈欠、一口啃半个苹果）、长时间大张口（口腔治疗）等可造成颞下颌关节软骨的退行性改变，诱发颞下颌关节紊乱病。

（六）其他因素

1. 环境因素 关节区受到寒冷刺激，引发血管收缩，肌肉痉挛，牙齿不自主叩击的肌功能异常。

2. 不良姿势、习惯 用手支撑下颌的不良习惯，长时间伏案工作等，可造成头颈部肌链的肌张力不平衡，引起肌功能紊乱，可诱发颞下颌关节紊乱病。

3. 发育异常 下颌发育不对称、髁状突发育过大或过小等,都可造成关节负荷功能异常,引发颞下颌关节紊乱病。

4. 外伤 颞下颌关节的外伤,可引发关节内部结构的破坏,导致颞下颌关节紊乱病。

5. 医源性因素 不良修复体、不正确的正畸治疗、咬合恢复过高或过低等,都会导致殆干扰,引发颞下颌关节紊乱病。

颞下颌关节紊乱病的发病机制至今尚未清楚,多数学者认为是多因素相互作用的结果。这些因素一般可归纳为三类:易感因素如心理因素、殆因素;诱发因素如爱吃硬食物、打哈欠、长时间口腔治疗;持续因素如不良姿态、心理社会因素、对疾病的认知,以及自身免疫反应等,都可使疾病迁延和持续不愈。

二、临床表现

颞下颌关节紊乱病的发展一般有三个阶段:功能紊乱阶段;结构紊乱阶段;关节器质性破坏阶段。这三个阶段通常显示了疾病的早期、中期和后期,早期的功能紊乱有的表现为一过性,可以自愈或经过治疗后痊愈;有的则逐步发展到结构紊乱阶段、关节器质性破坏阶段。也有不少患者,在某一阶段相对稳定而不发展到另一阶段,即此病有自限性;有的患者即使已发展到结构紊乱阶段,经过适当的治疗,仍可以恢复到疾病的早期阶段。还有的患者两个阶段的症状同时存在或交替发生,迁延不愈。

颞下颌关节紊乱病的病程短则几天、几月,长则数年、数十年不等,可反复发作。但是,本病有自限性,一般不发生关节强直,预后良好。临床表现为以下内容。

（一）下颌运动异常

成人正常自然开口度为3.7~4.5 cm,开口型不偏斜,呈"↓",下颌下降自然而协调。下颌运动异常包括如下几点。①开口度异常（过大或过小）,如关节囊扩张,在开口运动时,呈半脱位状,开口度过大。双侧翼外肌痉挛使开口度过小。②开口型异常（偏斜或歪曲）,呈"↙""↘"。如不可复性关节盘前移位,可出现开口型偏向患侧。③开闭口运动出现关节绞锁,呈"┘""└"。如关节盘穿孔、破裂,在开口运动时,髁状突要做一个特殊动作,绕过关节盘的障碍后才能继续张口运动,出现关节绞锁症状。

（二）疼痛

疼痛是本病就诊最重要的主诉。主要表现在开闭口和咀嚼运动时,关节区或关节周围肌群（有关的肌群）的疼痛。疼痛的部位:如在关节本身或表浅的肌肉,则患者可明确地指出;如在深部,患者常常不能明确指出,只能感到是在关节深部。疼痛的性质以持续性钝痛最为多见,一般无自发痛。偶尔也会有自发痛出现,如急性滑膜炎。如关节有器质性破坏或肌痉挛时,相应的关节区和肌组织有压痛。部分患者疼痛是由扳机点诱发引起的远处的牵涉区疼痛。以上疼痛,除自发痛外,均可找到压痛点或压诊敏感点。此外,不少患者呈现慢性疼痛症状,经久不愈、病程迁延。常常有关节区发沉、酸胀,咀嚼肌容易疲劳,以及面颊、颞区、枕区等慢性疼痛和感觉异常。这样的患者常伴有心理和行为病症,如焦虑、抑郁、急躁、失眠等。

（三）弹响和杂音

正常的关节在下颌运动时无明显弹响和杂音,用听诊器也听不到。不少患者往往对此症状不注意,有时只能在医生询问是否有此症状时,患者才发现有此症状。本病常见的异常声音如下。

1. 弹响音 开口运动中有"咔、咔"的声音,多为单音,有时为双音,音调为中等频率、响度不等。轻度的弹响音除患者自己有感觉外,用听诊器能听到;中度的弹响音在触诊时可感到弹响的震动;高度的弹响音他人也可闻及。可复性关节盘前移位时可出现这类弹响音。

2. 破碎音 开口运动中有"咔叽、咔叽"的破碎声音,多为双声或多声,音调虽然高,但响度只是中轻度,故必须用听诊器才能听到。关节盘穿孔、破裂或移位可出现这类杂音。

3. 摩擦音 在开口运动中有连续的似揉玻璃纸样的摩擦音,高音调低响度,必须用听诊器才能听到。骨关节病、软骨面粗糙可出现这类杂音。

近年来,许多学者发现咀嚼肌疼痛与头痛有明显关系,紧咬牙也与头痛有明显关系。Pullinger 报道,男性患者有头痛的占 83.3%,女性占 89.1%。徐樱华统计头痛在患者中占56.3%。因此,部分学者把头痛列为本病的第四主要症状。此外,本病还常常伴有许多其他症状,有的甚至很古怪,其机制尚待研究。如各种耳症,各种眼症,以及吞咽困难、言语困难、慢性全身疲劳等。这些也是患者就诊的原因,其中伴有耳症的较多,包括耳闷、听力下降、耳鸣等。

三、诊断和鉴别诊断

根据病史、临床表现及临床检查,诊断颞下颌关节紊乱病并不难。辅助临床诊断常用的方法如下。①X线片(许勒位片和髁状突经咽侧位片),许勒位片可比较满意地显示髁状突外侧的骨质改变,而经咽侧位片可更清楚地显示髁状突骨赘、磨平、变短及囊样变等。②体层摄影,为进一步了解关节侧位的情况,可以拍关节侧位体层片。如怀疑髁状突或关节窝形态异常发生于内-外向时,可以拍摄关节后-前位体层片。有时为了同时显示双侧髁状突的形态及骨质改变情况,可选用下颌曲面断层片。③关节造影(上腔造影因操作容易而多用,下腔造影国内应用较少),当可疑有关节盘移位,关节囊松弛,关节盘前、后附着撕脱以及关节盘穿孔、破裂等,均可选用关节造影检查。④关节内镜检查,通过内镜可以发现本病的早期改变,如关节盘表面粗糙变性,滑膜充血、渗出、增生,关节骨面软骨剥脱、骨面裸露,关节腔内有絮状物、纤维素渗出以及关节盘和关节面粘连、瘢痕条索等。关节内镜检查能直观地观察和判断关节内病变,较其他方法更准确。⑤磁共振检查,可直接清晰显示关节盘及翼外肌。

由于本病有许多类型,根据不同的病情,选择合适的检查方法,一般检查顺序如下:①X线许勒位;②髁状突经咽侧位;③体层摄影;④关节造影;必要时可选用关节内镜检查和磁共振检查。

由于许多疾病也有与颞下颌关节紊乱病相同或近似的症状,因此需要进行认真的鉴别。

(一) 关节内疾病

1. 颞下颌关节炎

(1)类风湿关节炎 类风湿关节炎常累及四肢小关节,特别是指、趾关节,部分患者可以累及颞下颌关节,累及颞下颌关节时,可出现颞下颌关节疼痛、张口受限及关节杂音等症状。其疼痛一般为深部的钝痛,也有少数患者出现剧烈疼痛,并向颞部和下颌角部放射;有的患者可以出现肿胀和明显的触痛。

患者多数有明确的类风湿病史,结合临床表现容易诊断。但也有患者并无明确类风湿病史,而是先累及颞下颌关节,此时类风湿因子试验阳性,血沉增快,血清白蛋白水平降低,球蛋白水平增高等均有助于诊断。

(2)急性化脓性关节炎 急性化脓性关节炎多因颞下颌关节的开放性创口、邻近组织感染(如化脓性中耳炎,邻近皮肤疖、痈等)的直接扩散、败血症的血源性播散所致。一般发病急,关节区有红、肿、热、痛,多伴有发热及全身不适。此外,因关节腔内积液,患者不敢咬𬌗,导致后牙开𬌗,开口时下颌偏向患侧。

根据临床症状特点,一般不难作出诊断。进行关节腔内穿刺,也有助于鉴别诊断。

2. 创伤性关节炎 可分为急性和慢性两种。急性创伤性关节炎表现为关节局部疼痛、肿胀,关节运动受限及张口困难等。急性创伤性关节炎如没得到及时治疗或治疗不当,则可进入慢性阶段,其临床表现为咀嚼肌酸痛、关节内杂音、张口受限、关节区及患侧面部痛等。病程迁延,可发生关节的退行性改变。患者有明确的急性创伤史,据此不难作出诊断。

3. 髁状突发育异常

（1）髁状突发育不良　髁状突发育不良又称髁状突发育过小。大多数患者以下颌发育不对称、面部畸形而就医,部分患者可出现颞下颌关节紊乱病的症状。根据其面部发育情况及 X 线征象,一般不难作出诊断。

（2）髁状突发育过度　髁状突发育过度又称髁状突良性肥大。其临床特征为髁状突缓慢长大,伴有患侧下颌骨的进行性增大,面部发育不对称,以及由此而导致的𬌗紊乱和中线偏向健侧。其中一部分患者可出现颞下颌关节紊乱病的症状。X 线检查可明确诊断。

4. 关节肿瘤　虽然颞下颌关节肿瘤在临床上比较少见,但也应注意鉴别。颞下颌关节良性肿瘤包括髁状突骨瘤、软骨瘤、滑膜软骨瘤病、良性巨细胞瘤、纤维黏液瘤及纤维骨瘤等;恶性肿瘤包括滑膜纤维肉瘤、软骨肉瘤及转移瘤等。对此类患者应注意进行全面的临床检查,同时进行 X 线检查,有助于诊断。

5. 其他　除上述疾病外,系统性红斑狼疮、强直性脊柱炎等也可累及颞下颌关节,引发颞下颌关节功能紊乱。根据临床上的全身表现不难作出鉴别诊断。

（二）关节外疾病

1. 非典型性面部神经痛　本病疼痛特点如下:较弥散、深在、不易定位;与开口咀嚼运动无明显关系,有时与情绪因素有关。发作时有的伴有同侧的自主神经系统症状,如流泪、面颊潮红、鼻黏膜充血等。

2. 三叉神经痛　发作时可定位于颞下颌关节区,这时常与颞下颌关节紊乱病所致的关节区疼痛相混淆。三叉神经痛的疼痛性质、发作时间和部位以及有扳机点等特点有助于鉴别诊断。

3. 慢性鼻窦炎　可引起头痛,可与颞下颌关节紊乱病混淆。慢性鼻窦炎一般有鼻塞、流脓鼻涕、嗅觉障碍等症状,有的患者可以发生耳鸣、耳聋、咽炎等。根据临床表现及耳鼻喉专科检查不难鉴别。

4. 耳源性疾病　与外耳、中耳关系密切。一些耳源性疾病的疼痛可放散到该关节区。如外耳道疖、中耳炎及外耳道肿物所致的疼痛。仔细进行耳科检查不难鉴别。

5. 偏头痛　多见于女性,表现为反复发作性半侧头痛,疼痛性质可为钝痛或刺痛、跳痛,常伴有不同程度的恶心、呕吐。这类患者的疼痛与下颌运动无关,根据其发作过程可与颞下颌关节紊乱病鉴别。

6. 颈椎病　可引起颈、肩、背、耳后区及面侧部疼痛,容易误诊。但其所引发的疼痛与开口和咀嚼运动无关,而与颈部的活动和头部的姿势有关。有的患者并发头晕、耳鸣,有的还出现手的感觉和运动异常。颈椎 X 线检查可协助诊断。

7. 茎突过长症　患者除了有吞咽时咽部疼痛和感觉异常外,还常在开口、咀嚼时引起髁状突后区疼痛以及关节后区、耳后区和颈部牵涉痛。影像学检查有利于确诊。

8. 癔病　多发生于青年女性,有癔病史,有独特的性格特征。一般在发病前有精神刺激因素,然后突然出现开口困难或牙关紧闭。此病用语言暗示或间接暗示治疗有效。

9. 破伤风　一般有外伤史,先是由于闭口肌群少许紧张,患者出现张口受限;继而由于强直性肌痉挛而导致牙关紧闭;同时还因为表情肌的紧缩而形成特殊的"苦笑"面容并伴有面肌痉挛。根据病史及临床特点,可与颞下颌关节紊乱病引起的张口受限相鉴别,一经确诊立即转诊,以免延误治疗时机。

10. 关节外肿瘤　颌面深部肿瘤也可引起开口困难或牙关紧闭,如颞下窝肿瘤、翼腭窝肿瘤、上颌窦后壁癌、鼻咽癌及腮腺深叶肿瘤等。因此应仔细进行鉴别诊断,特别是同时伴有脑神经症状或其他症状者,需要考虑是否有其他部位的肿瘤。不能一见到有张口受限的体征,就误诊为颞下颌关节紊乱病,甚至进行不恰当的治疗,错失肿瘤早期根治的良机。因此应根据相关肿瘤的不同临床特点及影像学检查作出诊断。

四、治疗原则

颞下颌关节紊乱病的治疗方法很多,如药物治疗、物理治疗、殆治疗、局部封闭治疗、关节腔内注药疗法和冲洗疗法、关节镜治疗、正畸治疗、修复治疗、肌训练治疗、心理支持疗法以及手术治疗等。归纳起来其防治原则如下。

(1) 以保守治疗为主。

(2) 对症治疗和消除或减弱致病因素相结合。

(3) 关节局部治疗的同时应注意改进患者的全身状况和精神状态,必要时应进行心理精神治疗。

(4) 对患者进行疾病相关知识的教育,需反复进行,使患者理解本病的发病因素、下颌运动的知识,以便患者能进行自我保护、自我治疗、改变不良生活习惯等。

(5) 为了尽量不干扰和破坏关节的生理功能,应有一个合理、合乎逻辑的治疗程序。

(6) 治疗程序:先用可逆性保守治疗,如药物、理疗、封闭等;再用不可逆性保守治疗,如调殆、正畸等;最后选用关节镜外科及手术治疗。强调治疗程序和逐步升级的治疗原则,并不是指每个患者必须按照这个程序进行治疗。如果由明显殆因素引起的,调殆乃是首选方法;有明显手术适应证的,应首选手术治疗。

五、临床分类、特征和治疗要点

颞下颌关节紊乱病至今尚无一个国际统一的分类和分类诊断标准。由于命名不同,人们对颞下颌关节紊乱病的认识不同;颞下颌关节紊乱病有不同的分类,各分类的内涵也不尽相同。国内现在采用的分类方法是在 1997 年全国第二届颞下颌关节紊乱病专题研讨会上提出的新临床分类,是我国学者参照国际通用的分类,在以往的分类基础上作了补充和修改后提出的。根据临床特点、病变的部位和病理改变,颞下颌关节紊乱病可分为四大类,每一类有若干型。

(一) 咀嚼肌紊乱疾病

咀嚼肌紊乱疾病包括咀嚼肌的功能不协调、功能亢进和痉挛以及肌筋膜痛,实际上是关节外疾病,关节的结构和组织基本正常。主要表现为开口度异常、开口型异常以及受累肌肉疼痛。可有弹响发生,多发生于开口末或闭口初期。X 线检查无骨质改变,可伴有或不伴有关节间隙异常。这类疾病经过适当治疗可以痊愈,但也可能发展为结构紊乱或器质性病变。常见的有以下类型。

1. 翼外肌功能亢进

(1) 临床特征　本病主要症状是弹响和开口度过大。其主要机制是翼外肌功能亢进,在最大开口位时,翼外肌下头继续收缩,把髁状突连同关节盘强拉过关节结节,在开口末期发生弹响。弹响有时也可发生在开口末和闭口初期,但侧方运动和前伸运动时不会出现。经关节造影和造影后动态录像观察证明弹响是髁状突过度地向前运动撞击关节盘前带所引起的。患者表现为开口过大,呈半脱位状。弹响如发生在一侧,开口型在开口末期偏向健侧;如两侧都有弹响,开口型可不偏斜或偏向翼外肌收缩力较弱的一侧。患者一般无关节区疼痛,也无压痛。

（2）治疗要点 主要是调整翼外肌功能。可用 0.5% 或 1% 普鲁卡因 5 mL 做翼外肌封闭，1 次/日；5～7 次为 1 个疗程。每次封闭的量、间隔时间需根据开口度、弹响的程度和消失情况来调整。为了巩固治疗效果，应配合肌训练，在最大开口位时，加强舌骨上肌群的力量而减弱翼外肌收缩力量。

2. 翼外肌痉挛 临床特征主要表现为疼痛和张口受限。其主要机制是翼外肌痉挛。在开口、咀嚼食物时，患者自觉关节区或关节周围区疼痛，患者可以指出疼痛处在关节区深部，但不能触及。一般无自发痛，疼痛性质为钝痛。张口中度受限，进行被动开口度检查时仍可继续大开口。在翼外肌相应面部，相当于下关穴处和上颌结节后上方有压痛，但不红肿；一般关节本身无压痛。无弹响（张口受限，髁状突的滑动减小或消失）。如翼外肌痉挛发生在一侧，开口型偏向患侧；如两侧都有痉挛，开口型可不偏斜或偏向翼外肌痉挛严重的一侧。一旦翼外肌痉挛解除，以上症状均可消失。治疗要点主要是解除翼外肌痉挛，消除或尽可能减弱引起翼外肌痉挛的因素。解除翼外肌痉挛的方法如下。

（1）理疗 用 15% 氯化钙溶液做两侧关节区及咀嚼肌区钙离子导入，1 次/日，7～10 次为 1 个疗程。症状重者，可先用红外线照射 15 分钟后再做钙离子导入。

（2）局部封闭 用 2% 普鲁卡因 2～3 mL 行翼外肌封闭，如封闭后症状缓解，可 1 次/日或 1 次/隔日，5 次为 1 个疗程。如封闭后症状无明显改善，则不应继续封闭，否则会使痉挛加重。

（3）局部中药热敷 将加工好的中药包敷于关节区，1～2 次/日，每次 15 分钟。热敷的同时做有节律的开闭口运动。

处方：当归 15 g、白芷 9 g、薄荷 6 g、乳香 9 g、没药 9 g、川乌 6 g、香附 9 g、三七 9 g、细辛 6 g、丝瓜络 15 g。

（4）其他 药罐、推拿、按摩、局部热敷等均有一定疗效。

3. 咀嚼肌群痉挛 临床特征常见的是闭口肌群痉挛，有的从翼外肌痉挛未得到及时治疗发展而来。主要表现为严重张口受限，开口度仅在 0.5～1.5 cm，因此开口痛和咀嚼痛不明显，也无弹响和杂音，但是不少患者伴有头痛。病程很长，症状可持续数月甚至一年。如长期得不到有效的治疗，功能性肌痉挛可以发展成肌挛缩而难以恢复正常。临床检查可触到相应的肌痉挛处发硬并有压痛；在静止期，用听诊器可听到有肌杂音。

治疗方法同翼外肌痉挛，但以温和的物理疗法为佳。同时可服用镇静剂、肌松弛剂，如地西泮以及肠溶阿司匹林等。通常需要多个疗程。在治疗期间要保持精神放松，注意多休息。

4. 肌筋膜痛 又称肌筋膜疼痛功能紊乱综合征。临床特征主要表现为颞下颌关节周围肌疼痛、开口痛和咀嚼痛，疼痛性质为局限性持久性钝痛，检查时可查到局限于肌及肌筋膜的压痛点。压之可反射性地引起远处部位牵涉痛。因此这一局部压痛点也称扳机点。张口轻度受限，被动开口度能达到正常范围，但可引起疼痛。

治疗要点：可服用镇静剂和镇痛剂，最常用的方法是对压痛点的肌肉和筋膜用 2% 普鲁卡因封闭治疗，1 次/日，每次注射 1～2 mL，5 次为 1 个疗程。

（二）关节结构紊乱疾病

关节盘、髁状突和关节窝之间的结构紊乱，尤其是关节盘髁状突这一精细而复杂的结构关系出现异常改变，甚至在静止时相互位置也发生改变。X 线检查一般有关节间隙异常，但无关节骨质改变。病程迁延的病例，关节盘和髁状突的病理改变均表现为早期退行性改变。主要包括各种关节盘移位、关节盘附着松弛或撕脱、关节囊扩张等。

1. 可复性关节盘前移位

（1）临床特征 本病的机制是在做开口运动时，髁状突横嵴撞击关节盘后带的后缘并迅速向前下继而向前上运动,同时关节盘向后方反跳,从而使髁状突由关节盘后带的后缘到达关节盘中间带的下面,恢复正常的髁状突关节盘的位置关系,在这极为短暂的过程中,发生开口初期的弹响。随着关节盘前移程度的逐渐加重,开口初期的弹响可发展为开口中期的弹响,以及开口末期的弹响。有的患者可有开闭口往返弹响,即开口和闭口时均发生弹响,不过闭口过程中出现的弹响的强度小于开口时。开口型的改变如下:开口型在弹响发生前偏向患侧,弹响发生后又回到中线。本病除弹响和开口型异常外,还可伴有关节区压痛、翼外肌痉挛、关节滑膜炎或关节囊炎、关节盘后区损伤等。X线片(许勒位片)可见关节后间隙变窄,前间隙变宽。造影或 MRI 检查可证实关节盘前移位。

(2)治疗要点　首先考虑采取关节保护措施来缓解症状,也可通过再定位𬌗垫和调𬌗进行治疗,尤其适用于 X 线检查证实髁状突后移位而临床又有深覆盖的患者。对关节盘前移位明显而无法以𬌗垫进行治疗者,则可应用关节镜外科或手术做关节盘复位术。对于是否需行关节盘复位手术的问题,长时间来国内外学者均存有较大争议。但近些年基本趋于统一,认为对此类关节盘移位进行复位手术既无必要,亦不可靠。

2. 不可复性关节盘前移位

(1)临床特征　本病的机制是当开口运动时,髁状突挤压关节盘后带的后方,随开口度增大,关节盘可被挤压变形,但始终不能复位,不能恢复正常的髁状突-关节盘关系。因此在开口运动中不出现弹响。患者有关节弹响病史,继之有间断性关节绞锁史,进而弹响消失,张口受限。开口时下颌偏向患侧,患者在开口和咀嚼运动时有关节区疼痛,测量被动开口度时,开口度不能增大。许勒位片常见关节前间隙增宽,造影或 MRI 检查可证实为不可复性关节盘前移位。

(2)治疗要点　可采用手法复位,如复位成功可闻弹响声,这时不可复性关节盘前移位转变为可复性关节盘前移位,然后按可复性关节盘前移位进行处理。如手法不能复位,可戴枢轴𬌗板配合理疗,使肌肉松弛,关节间隙扩大以利于关节盘复位。临床上经常采用 1% 透明质酸钠做关节腔内注射,可改变关节腔内流变学性能,减少关节腔内摩擦,对改善症状有一定效果。经上述治疗没有改善的,可予以关节镜外科治疗或开放性外科手术治疗。

3. 关节囊扩张伴关节盘附着松弛

(1)临床特征　此型可以由翼外肌功能亢进发展而来,开口运动过大或急性前脱位后、关节韧带撕裂治疗不当均可使关节囊、韧带及关节盘附着松弛。临床表现与翼外肌功能亢进相似,有的可发生脱位,甚至为复发性关节脱位。由于开口过大,常伴有慢性关节滑膜炎,关节造影可见关节囊扩张和关节盘附着松脱。

(2)治疗要点　对症状较轻的患者,可用 50% 葡萄糖注射液做关节囊内注射,每次 1~1.5 mL,每周 1~2 次,可以多次注射。如果不奏效可注射硬化剂(5% 鱼肝油酸钠 0.25~0.5 mL 做关节腔内注射),同时应配合肌训练。有条件的可在关节镜直视下做关节上腔滑膜下硬化剂注射,如仍不奏效可采取手术治疗。由于硬化剂对关节组织有损害,所以在应用硬化剂治疗的时候要特别慎重,严格选择适应证,权衡利弊后实施。

(三)炎性疾病

(1)临床特征　此类疾病不是指由细菌引起的感染性疾病,而是指由各种原因,如过大开口、外伤、𬌗因素、关节结构紊乱病、骨关节病等引起滑膜或关节囊的急、慢性炎症。急性炎症如及时治疗,消除发病因素后可以痊愈,慢性炎症则常常反复发作,疾病迁延。主要临床表现为关节区疼痛并随功能活动而加重,急性发作时可有自发痛。因为关节腔内有积液,可引起关节区轻度肿胀,局部压痛明显,且可伴有同侧后牙不能紧密咬合。由于疼痛使患侧髁状突运动减小,患者张口受限,开口型偏向患侧。单纯此类疾病,X 线检查应无骨关节病及结构紊乱改变。

（2）治疗要点 首先采用保守治疗,如口服非甾体类抗炎镇痛药物(扶他林、美洛昔康)、理疗等。如治疗无明显效果时,可采用封闭治疗(泼尼松龙混悬液 0.5 mL 加入 2%利多卡因 0.5～1 mL,做关节上腔注射)。用超声将药物导入关节区,可增加疗效。此外,红外线、激光、超短波、热敷等疗法也有一定效果。近年来,关节腔灌洗术的应用,对各类滑膜炎(包括骨关节炎)有很好的效果。

（四）骨关节病

这类疾病是一种非炎症性的软骨和骨的退行性变,可以由咀嚼肌紊乱疾病发展而来,也可由关节结构紊乱疾病发展而来。这类疾病病情可以长期保持稳定,也无明显功能障碍,经过治疗破坏的骨质可以修复。有的患者自觉症状明显,开口和咀嚼运动疼痛,开口时下颌可偏向患侧,开口受限。有的还伴有关节上、下腔穿通或关节盘移位。常见类型如下。

1. 关节盘穿孔、破裂

（1）临床特征 关节盘的双板区是最常见的穿孔和破裂的部位。主要症状:开闭口、前伸、侧方运动的任何阶段都有多声破碎音;开口型歪曲,关节区疼痛。关节造影可见上、下腔穿通。此型还常伴有翼外肌痉挛及滑膜炎的临床症状。

（2）治疗要点 本病病史长,症候群多,因此应采取遵循治疗程序的综合治疗。不少患者经过综合的保守治疗,虽然关节杂音仍存在,但疼痛消失,关节功能基本恢复,可以不进行手术治疗。对那些经过保守治疗后仍存在严重、反复发作的疼痛,张口受限,影响功能者,才采取手术治疗。对关节盘穿孔可以修复者应采用关节盘修复术;如穿孔不能修复或关节盘本体部位破裂,则可摘除关节盘。

关节盘摘除术

2. 骨关节病

（1）临床特征 在关节运动时,听诊可闻及连续的摩擦音或多声的破碎音,有的似捻发音,有的似揉玻璃纸音。这是因覆盖在髁状突、关节窝和关节结节表面的光滑软骨破坏后变得粗糙,在运动时彼此摩擦所致。此型如伴随其他各种类型则兼有相应的临床症状。X 线片可见关节骨面硬化并有不同程度骨质破坏;髁状突囊性变,前斜面磨平,骨质增生形成骨赘;髁状突变短小,关节窝变浅而宽大。

（2）治疗要点 本病一般关节功能良好,经过适当的以保守治疗为主的综合治疗,症状可以得到缓解,甚至破坏的骨质也可以得到修复,关节功能基本恢复,但骨的摩擦音却难以消除。如经综合治疗,仍反复发作影响功能者,可采用关节镜外科或髁状突高位切除术。如伴有其他类型临床症状,应采用相应的治疗方法。

髁状突高位切除术

3. 关节盘穿孔、破裂伴骨关节病 其临床表现和治疗方法为两种类型的综合,此处不重复叙述。

第二节 颞下颌关节脱位

髁状突滑出关节窝以外,超越了关节运动的正常限度,而不能自行复位者,称为颞下颌关节脱位。

颞下颌关节脱位按部位可分为单侧脱位和双侧脱位;按性质可分为急性脱位、复发性脱位和陈旧性脱位;按髁状突脱出的方向、位置可分为前方脱位、后方脱位、上方脱位及侧方脱位。临床上常见的是急性脱位和复发性前脱位。后方脱位、上方脱位和侧方脱位比较少见,主要由外伤所致,其脱位的方向、位置由外力的大小和方向决定,常伴有下颌骨骨折和颅脑损伤。

Note

一、急性前脱位

急性前脱位是临床最常见的颞下颌关节脱位。

（一）病因

在正常情况下，大开口末，髁状突和关节盘从关节窝向前滑动，止于关节结节下方或稍前方。如果有以下这些原因，就可使髁状突脱位于关节结节前上方，而不能自行恢复原位。

1. 外伤 颌面部外伤，对颏部或关节区冲击力较大时，可导致关节脱位。

2. 张口过大 如打哈欠、唱歌、咬大块食物、呕吐、大笑及口腔治疗等。

3. 解剖结构异常 如关节结节过高或关节结节前斜面过陡等。

4. 咀嚼肌功能紊乱或关节结构紊乱 如翼外肌功能亢进、关节囊附着松弛等。

5. 医源性因素 如使用开口器、直接喉镜，全麻下经口腔插管时滥用暴力；拔除下阻生智齿时用骨凿去骨、劈牙等。

急性前脱位后如治疗不当，可并发关节盘附着撕裂及滑膜炎和关节囊炎，或并发关节囊及韧带松弛，则可造成复发性关节脱位。

（二）临床表现

急性前脱位可发生在一侧，亦可双侧同发，双侧急性前脱位的表现如下。

（1）下颌前伸，颏部前突，两颊变平，鼻唇沟消失，面下 1/3 相应变长。

（2）下颌运动失常，患者呈开口状不能闭口，涎液外流，言语不清，咀嚼、吞咽困难。

（3）𬌗关系紊乱，表现为前牙呈开𬌗、反𬌗，仅在磨牙区有部分牙接触。

（4）耳屏前方触诊有凹陷，而关节结节前方隆起，在颧弓下可触到髁状突。

（5）X 线片显示髁状突位于关节结节前上方。

单侧急性前脱位的表现：症状如上，只是以上症状仅显示在患侧，患者开闭口困难，颏部中线及下前切牙中线偏向健侧，健侧后牙呈反𬌗。

部分多数牙缺失和无牙𬌗的患者，上述特殊的面部外形改变常不明显，所以关节脱位不被注意可延误治疗，成为陈旧性脱位。因暴力所致的颞下颌关节脱位，还应与下颌骨髁状突颈部骨折相鉴别。

（三）治疗

颞下颌关节急性脱位后需及时复位，否则周围纤维组织增生后，用一般方法则难以复位。复位后必须限制下颌运动。

1. 复位 复位前要做好患者的思想工作，消除其精神紧张，放松肌肉，使复位顺利进行。必要时可给予镇静剂。复位方法如下。

（1）口内法 临床最为常用（图 10-1）。患者端坐在椅子上，头部要有支撑，调整椅位的高低，使下颌牙𬌗平面的高度低于术者两臂自然下垂时的肘关节水平。术者站在患者正前方，两手拇指缠紧纱布伸入患者口内，放在下颌磨牙的𬌗面上，并尽量向后；其余手指握住下颌体下缘。复位时术者拇指压下颌骨向下，用力逐渐增大，其余手指将颏部缓慢上推，将髁状突移到关节结节水平以下，再轻轻推动下颌向后；此时髁状突即可滑入关节窝而得以复位。有时在髁状突滑回关节窝时能听到清脆的弹响声。当下颌复位时，为了防止由于咀嚼肌反射性收缩使上下牙紧闭而咬伤术者的拇指，术者应在即将复位闭合时将拇指迅速滑向颊侧口腔前庭。对于两侧同时复位有困难的，可先复位一侧，再复位另一侧。

（2）口外法 患者和术者的体位如前所述。复位时，术者将拇指放在患者脱位的髁状突前缘，即"下关穴"处，然后用力将髁状突向下后方挤压。术者同时用两手的示、中指托住下颌角，以环指、小指托住下颌体下缘，各指协调配合，使下颌角部和下颌体部推向上前方，使髁状

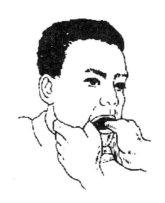
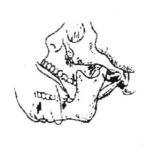

图 10-1 颞下颌关节前脱位口内复位法

突复位。口外法的优点是,不需要将手指放入患者口内,复位时没有咬伤术者拇指的危险。

脱位时间较长,咀嚼肌严重痉挛,关节局部水肿、疼痛,或患者不能很好地配合,复位常较困难,这时,可先行局部热敷或在关节周围和咀嚼肌神经封闭后再行复位。如果脱位时间长达数日,一般复位方法常无效,可试用全身麻醉,配合肌松剂进行复位。

2. 限制下颌运动 关节复位后,为了使受损的韧带、关节盘附着和关节囊得到修复,在复位后必须限制下颌运动 2～3 周,最大开口度不宜超过 1 cm。临床上常采用颅颌弹性绷带固定。

二、复发性脱位

复发性脱位是指颞下颌关节前脱位反复发作,又称习惯性脱位。反复脱位使患者言语、进食很难,甚至出现心理恐惧,不敢开口,给患者带来很大的痛苦。

（一）病因

（1）由于急性前脱位没得到适当治疗而引起,如复位后未制动或制动时间不够等。

（2）长期翼外肌功能亢进,髁状突运动过度,导致关节周围韧带、关节盘附着及关节囊松弛。

（3）老年人长期慢性消耗性疾病,由于肌张力降低,韧带松弛也常发生顽固性复发性脱位。

（二）临床表现

复发性脱位可以是单侧,亦可以是双侧。其临床表现与急性前脱位相同。患者常在大笑、打哈欠、进食等大开口时,突然感到下颌不能自如运动,前牙不能闭合。有时几个月发作一次,有时一个月发作几次,甚至一天数次。关节造影可见关节囊扩张,关节盘附着松弛。

（三）治疗

对于复发性关节脱位,可采用以下治疗方法。

1. 限制下颌活动 单纯限制下颌活动不能达到防止再脱位的目的。

2. 硬化治疗 可在关节囊内注射硬化剂,使关节囊纤维化。

3. 手术治疗 如硬化剂治疗无效,可以采用手术治疗,如关节镜外科手术、关节结节增高术、关节囊紧缩及关节结节凿平术等。

三、陈旧性脱位

陈旧性脱位是指急性前脱位或复发性脱位,如数周仍未复位者。陈旧性脱位临床比较少见。

257

（一）病因

关节前脱位后，髁状突长期位于关节结节前上方，关节局部组织受到撕拉、挤压，导致关节周围有不同程度的结缔组织增生，并且出现相应咀嚼肌群不同程度的痉挛以及关节窝、髁状突的改建。脱位时间越久，这些变化越严重，复位也就越困难。

（二）临床表现

其临床表现和前脱位相同，不同之处在于下颌可进行一定程度的开闭口运动。

（三）治疗

由于陈旧性脱位已有组织学改变，手法复位比较困难，其治疗一般以手术复位为主。在全麻下给予肌松剂后，可先尝试行手法复位，如失败再行手术复位。手术复位方法的选择需结合临床检查选用手术切开复位术、髁状突切除术、下颌升支切除术等。术后配合颌间牵引并限制下颌运动20天左右。

第三节　颞下颌关节强直

关节强直是指由于疾病、损伤或外科手术而导致的关节固定，运动丧失。颞下颌关节强直是指因器质性病变导致长期开口困难或完全不能开口。临床上可分为三种类型：①关节内强直，也有人称真性关节强直；②关节外强直，也有人称颌间挛缩或假性关节强直；③混合性强直。

一、关节内强直

（一）病因

多发于15岁以下儿童。常见的原因是感染，多由邻近组织器官的化脓性炎症扩散而来，以化脓性中耳炎最为常见。急性化脓性腮腺炎、下颌骨骨髓炎等也可扩散到关节；脓毒血症、败血症导致血源性化脓性关节炎可继发关节强直。另一常见的原因是关节损伤，如颏部的冲击伤、髁状突骨折及产钳损伤关节等也可引起关节内强直。类风湿关节炎亦可导致颞下颌关节强直。偶见骨关节炎造成的关节内强直。由于高效广谱抗生素的临床应用，关节内强直的首要原因已经不是感染，而是关节损伤。

（二）病理

病理变化有两种情况：纤维性强直和骨性强直。纤维性强直时关节窝、关节结节和髁状突表面的纤维软骨以及关节盘逐渐破坏，被有血管的纤维组织代替，最后纤维组织长入骨髓腔；有时关节周围还有大量结缔组织增生。骨性强直是纤维性强直进一步骨化所致，关节窝、关节结节和髁状突之间发生骨性愈合，髁状突变得粗大，关节附近也有骨质增生，导致关节窝、关节结节、髁状突的原有外形完全消失，融合变成致密骨痂。骨痂的范围可波及下颌切迹，甚至可致整个下颌支与颧弓完全融合。严重的可波及颅底。

（三）临床表现

1. 开口困难　病史较长，一般在几年以上。患者表现为进行性开口困难或完全不能开口，纤维性强直可有一定的开口度；而骨性强直则完全不能开口。单侧关节强直时，患者靠对侧的代偿性活动，仍可有一定的开口度，开口型偏患侧。开口困难往往造成进食困难，患者只能进流质或半流质食物，或从牙间隙塞入小块软食。

2. 面下部发育障碍畸形 多发生在儿童时期发病的患者,下颌骨的畸形大多随年龄的增长而日益明显,这是由于咀嚼功能减弱和下颌骨的生长中心被破坏所致。单侧关节内强直表现为面型不对称,患侧下颌体、下颌支较短小,颏部偏向患侧。患侧面部较丰满;健侧下颌骨正常发育,相应面部反而扁平、狭长,因此临床常易误诊。双侧强直者,由于整个下颌骨发育障碍,下颌骨内缩、后退,而正常上颌骨却显前突,形成特殊的小颌畸形(图 10-2)。发病年龄越小,颜面下部发育障碍畸形越严重。由于患者总是试图开口,长期的升颌

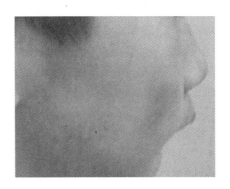

图 10-2 双侧颞下颌关节内强直形成的小颌畸形

肌群向上牵引与降颌肌群向下牵拉导致下颌角前切迹明显凹陷。关节内强直如果发生于成人或青春发育期以后,则面部发育无明显畸形。

3. 𬌗关系紊乱 下颌骨发育障碍,面下部 1/3 垂直距离变短,牙弓变小且狭窄,出现𬌗关系明显错乱。下颌切牙唇倾,呈扇形分离;下颌磨牙常舌侧倾斜或萌出不全。上颌牙弓受下颌的影响也常表现为狭窄,牙齿排列不齐,使𬌗关系更加错乱。关节内强直如发生于成人或青春发育期以后,则𬌗关系无明显畸形,只有张口受限。

4. 髁状突活动减弱或消失 通过髁状突动度的检查,不仅能查明髁状突有无动度,还可做两侧髁状突运动的对比,以确定诊断。患侧没有动度或者动度极小(纤维性强直),健侧则活动明显。

5. 呼吸结构紊乱 儿童时期出现关节内强直,由于下颌骨发育受阻,形成下颌后缩,舌和舌骨均处于后缩位置,造成上呼吸道狭窄,引起阻塞性睡眠呼吸暂停综合征,以及由此所引起的心肺功能异常和全身发育不良等。

（四）诊断

依据临床表现及影像学检查,很容易确诊。在关节侧位 X 线片上可见三种类型:①关节正常解剖形态消失,关节间隙变模糊,关节窝及髁状突骨密质出现不规则破坏,此种类型多属纤维性强直;②关节间隙消失,髁状突和关节窝融合成致密团块,呈骨球状;③致密的骨性团块波及下颌切迹,使正常喙突、颧弓、下颌切迹影像消失,下颌支和颧弓甚至可完全融合成"T"形。后两者属骨性强直。

近年来 CT 及三维成像检查,对判断骨粘连的范围、部位及程度等有很大帮助。

（五）治疗

关节内强直必须采用外科手术治疗。在施行手术前要先确定是纤维性强直还是骨性强直;病变是单侧还是双侧,以及病变的部位和范围等,然后才能制定正确的手术计划。根据病变的部位、范围及手术的难易程度可选用局麻或全麻。

纤维性强直可选用髁状突切除术,骨性强直宜采用颞下颌关节成形术,又称假关节成形术。手术原则如下。

1. 截开的部位 假关节形成的位置,越接近原来关节活动的部位,手术后关节功能恢复越好,所以应尽可能选择在下颌支的高位。目前常选择截开的部位如下:①在髁状突颈部截开形成假关节,适用于骨粘连范围小仅局限于髁状突的患者;②在下颌切迹以下、下颌孔以上的部位截开,适用于骨粘连范围较大,下颌切迹变得狭小或已消失的患者;③在下颌支下颌孔以下部位截开,适用于一些关节内强直多次复发,骨粘连极为广泛,无法在下颌孔以上部位截开的患者。截骨后,常用自体骨(带软骨的肋骨、髂骨或跖骨等)游离移植行关节重建术。

颞下颌关节成形术

Note

2. 截骨断面的处理　骨粘连区截开后,对截开的下颌支,特别是在下颌孔以上截开的骨断面,应做适当的修整,使之形成点与面的接触,这样既有利于下颌运动,又可以减少再次骨性愈合的机会。

3. 保持截开的间隙　多数学者主张截开的间隙应保持在 0.5～1 cm 之间,利用间隙插入各种组织(游离的大腿阔筋膜、带蒂筋膜、游离真皮脂肪,以及去骨膜的肋软骨等)或代用品(钽、钛、不锈钢、铬钴合金以及高分子化学材料等)。近几十年有学者研究用人工关节置换术来治疗颞下颌关节强直。

4. 双侧关节内强直的处理　双侧关节内强直最好一次手术,如必须分两次手术,相隔时间亦不应超过 2 周,以免第一次手术处形成瘢痕挛缩。无论是一次手术还是两次手术,都应先做较困难的一侧。

5. 手术年龄　经过学者们多年实践及外科技术的进步,目前多数主张早期手术。对关节内强直已伴有阻塞性睡眠呼吸暂停综合征的儿童更应及时进行手术。

6. 关节内强直伴小颌畸形的处理　小颌畸形患者多伴咽腔缩小,致入睡后舌后坠,发生明显鼾声,严重的常常伴有阻塞性睡眠呼吸暂停综合征。对此,近年来主张在做关节内强直手术的同时矫正小颌畸形。这不但有利于扩大咽腔,改善呼吸;还可以在一定程度上矫正下颌后缩的面容畸形,也有利于改善因长期慢性缺氧造成的心肺功能障碍和儿童全身发育不良。由于手术复杂,必要时手术可以分期进行。

二、关节外强直

(一) 病因

过去以坏疽性口炎(走马疳)最多,但现在坏疽性口炎已极为罕见。现在常见病因是损伤,如上颌结节、下颌支部位的开放性骨折或火器伤;颜面部各种物理、化学的Ⅲ度烧伤;口腔内手术时创面处理不当;鼻咽部、颞下窝肿瘤放射治疗后等。这些损伤都可造成颌间瘢痕挛缩,导致关节外强直。

(二) 病理

主要是由于上、下颌间软组织坏死脱落,在愈合过程中,大量结缔组织增生形成挛缩的瘢痕。因为损伤的广度和深度不同,瘢痕的范围也就不同。有的仅累及颊部黏膜;有的可波及上颌结节和下颌支处,有的甚至累及整个颞下间隙、口咽部。瘢痕内还会有不同程度的骨化现象。

(三) 临床表现

1. 开口困难　主要表现也是开口困难或完全不能开口。患者常有口腔溃烂史,或有上、下颌骨损伤史,或做过放射治疗等病史。开口困难的程度与关节外瘢痕的范围、粘连的程度呈正相关。由于病变只侵及关节外部,而不累及下颌骨的生长发育中心,所以患者面下部发育障碍畸形及𬌗关系错乱比关节内强直轻。

2. 口腔或颌面部瘢痕挛缩或缺损畸形　颌间挛缩可使患侧前庭沟变浅或消失,并能触到条索状瘢痕区;如果瘢痕发生在下颌磨牙后区以后的部位,则不容易被查到。由坏疽性口炎引起的关节外强直,患者常伴有软组织缺损畸形,牙排列紊乱。由损伤或灼伤引起的,也有相应部位组织的缺损、畸形及颌间瘢痕。

3. 髁状突活动减弱或消失　与关节内强直相比,患者髁状突可有轻微动度,尤其在侧方运动时,活动更为明显。如果颌间瘢痕已完全骨化,呈骨性强直时,髁状突的活动也可以消失。

(四) 诊断

根据病史、临床表现及影像学检查不难诊断。X 线片上,髁状突、关节窝和关节间隙清楚

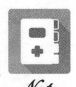

可见;有些病例也可见到上颌与下颌之间的颌间间隙变窄,密度增高;有时还可见大小不等的骨化灶,甚至上、下颌骨之间或下颌骨与颧骨、颧弓之间形成骨性粘连,可称为骨性颌间挛缩。CT检查可辅助诊断。

（五）治疗

关节外强直除了个别瘢痕范围小且早期的病变可以用开口练习的保守治疗外,一般都必须手术治疗。手术的基本方法如下:切断和切除颌间挛缩的瘢痕,凿开颌间粘连的骨质,恢复开口度。用皮片或皮瓣消灭创面。

根据颌间瘢痕范围,一般有两种手术方式。①颌间瘢痕范围较局限,主要在颊侧黏膜或上、下牙槽突之间,可采取口腔内切口切除瘢痕,同时用开口器使之开口到最大程度,然后移植游离的中厚皮片消灭创面;术后要维持开口位,直到拆线。②颌间瘢痕已波及上颌结节和喙突区,甚至整个上、下颌之间,此时若从口腔内进行手术,操作困难,难以止血;因此从口外切开（下颌骨下缘）,行口内外贯通手术,同时也要用开口器使开口到最大限度,然后选用额瓣或带血管蒂的皮瓣消灭创面。

由于不同类型的颞下颌关节强直的治疗方法不同,所以关节内强直与关节外强直必须鉴别清楚,其诊断要点见表10-1。

表10-1 关节内强直和关节外强直的鉴别诊断

鉴 别 点	关节内强直	关节外强直
病因	化脓性炎症、损伤等	口腔溃烂,上、下颌骨骨折,烧伤以及放射治疗等
颌间瘢痕	无	有
面下部发育	严重畸形（成年后患病不明显）	畸形较轻（成年后患病无影响）
𬌗关系	严重紊乱（成年后患病不明显）	轻度紊乱（成年后患病无影响）
X线表现	关节间隙消失,关节部融合成骨球状（纤维性强直的关节间隙存在但模糊）	关节部正常,上颌与下颌之间的间隙区变窄,密度增高

三、混合性强直

临床上有关节内强直和关节外强直同时存在的病例,其表现为两者的综合,称为混合性强直。混合性强直是比较少见的。

混合性强直的治疗是关节内、外强直手术的综合应用。这类患者的具体情况变化较大,常常需要根据不同情况决定手术方案。一般采用假关节成形术,凿开下颌与上颌之间的骨性粘连,同时结合游离植皮或皮瓣移植术。

无论何种类型的颞下颌关节强直,术后的复发问题一直未能完全解决。国内外的资料统计,术后复发率幅度很大,在10%~55%之间。导致复发的因素很多,目前观点也不完全一致。相关因素如下。

（一）病因

因感染致病的比例在减小,致整个复发率也有所下降。

（二）手术年龄

国内的一些资料显示,儿童期手术者比成人期复发率高,说明儿童成骨作用旺盛,手术后难以坚持进行开口练习,所以容易复发。目前,多数学者还是主张早期手术,他们认为只要注意手术操作,消除复发有关因素,特别是选择好插补物,就能减少复发。早期手术的优点是尽早恢复咀嚼功能,有利于面下部的生长发育。

（三）骨切除的量

一般认为切除骨质应为 0.5～1 cm,两个断端应修整成点与面的接触,还应保持下颌支从浅面到深面宽度一致,避免外宽内窄的楔形。外伤导致的关节强直,粘连较轻的,术中如能保留关节盘,复发率可明显降低。

（四）插补物

国内外资料表明,假关节间隙填入各种组织或代用品比不填入者复发率低。

（五）骨膜的处理

假关节成形术后,可刺激骨膜下的成骨细胞活跃,形成新骨导致复发。因此在手术中切断或尽可能切除内侧骨膜,以防止复发。

（六）手术操作

手术中尽量减少创伤,有效止血,减少无效腔,术后完好的包扎和对感染的预防,对减少复发也是十分重要的。

（七）术后的开口练习

多数学者强调术后开口练习有助于防止复发。一般术后 7～10 天即可开始练习(同时行植骨或下颌前移术者应延至 2 周以后)。根据开口度的不同,常采用适当厚度的硬橡皮块或阶梯形木块做开口器。也可选用铁制文具夹制作开口器或购买商品气压自控开口器。开口练习的时间至少应在 6 个月,一般在术后头 1～2 个月内,应日夜使用开口器,以后可改为日间练习。

总之,如何进一步降低各类关节强直手术后的复发率,仍需继续研究。

第四节　阻塞性睡眠呼吸暂停综合征

睡眠呼吸暂停综合征是涉及多学科的一类疾病,既有呼吸障碍,也有睡眠障碍。在睡眠状态下口鼻气流中断 10 秒以上,叫做睡眠呼吸暂停。睡眠呼吸暂停分为三种:①口鼻气流中断而胸腹式呼吸仍然存在,称为阻塞性睡眠呼吸暂停;②口鼻气流及胸腹式呼吸同时中断,称为中枢性睡眠呼吸暂停;③睡眠呼吸暂停开始表现为中枢性,后期表现为阻塞性,称为混合性睡眠呼吸暂停。阻塞性睡眠呼吸暂停综合征(obstructive sleep apnea syndrome,OSAS)是指睡眠时口鼻气流停止 10 秒以上,每小时呼吸暂停加低通气 5 次以上即睡眠呼吸紊乱指数大于 5,或每晚 7 小时呼吸暂停加呼吸低通气达 30 次以上者。低通气或呼吸暂停可引起反复发作的低氧血症,二氧化碳浓度增高,可导致心肺血管和其他重要组织器官并发症,甚至发生猝死。因此阻塞性睡眠呼吸暂停综合征是一种潜在致死性睡眠呼吸紊乱性疾病。

（一）病因

发病原因主要是睡眠时上呼吸道的阻塞或狭窄。因此,从前鼻孔到气管上口,任何一个部位的狭窄或阻塞,都可能导致呼吸暂停。常见的有下列疾病。

（1）鼻部疾病　急慢性鼻炎、鼻窦炎、鼻中隔偏曲、鼻息肉、鼻腔及鼻旁窦肿瘤,以及其他占位性病变等。

（2）鼻咽部疾病　常见的有腺样体肥大、鼻咽部肿瘤等。

（3）口咽部疾病　扁桃体肥大,软腭低垂、肥厚,腭垂过长,肥大,咽旁间隙的肿瘤等。

（4）下咽部疾病 舌根淋巴组织增生，舌根肿瘤，会厌肿瘤，下咽后壁或侧壁的脓肿、肿瘤等。

（5）口腔科疾病 如舌体肥大或巨舌症，舌体、舌根、口底的肿瘤，小颌畸形或下颌后缩等。

（6）其他疾病 病理性肥胖、肢端肥大症、甲状腺功能低下、颈部巨大肿瘤等。

但是阻塞性睡眠呼吸暂停综合征的病因，并非单纯的呼吸道阻塞，还有呼吸中枢神经调节因素障碍。

（二）发病机制

睡眠呼吸暂停的机制是睡眠时上呼吸道萎陷、阻塞，发生的机制比较复杂，除上呼吸道狭窄、阻塞、组织结构异常外，还包括神经肌功能调节的因素。发病机制较为复杂，涉及多学科的问题。目前仍不十分清楚，需进一步研究。

仰卧位时受重力作用导致舌的后坠及软腭、腭垂的下陷，可解释为什么打鼾和呼吸障碍在仰卧位时往往会加重。

睡眠使支配咽腔扩张肌的神经反射和扩张肌本身的收缩力明显降低，咽腔变窄、易于塌陷和闭合，则可能发生上呼吸道的阻塞。劳累、过度饮酒、服用镇静催眠药或镇静剂，均可使睡眠呼吸暂停加重。

呼吸暂停时上呼吸道关闭，此后又如何被打开的机制尚不十分清楚。双侧颈动脉体切除的患者，呼吸暂停的时间比正常人长。

由于阻塞性睡眠呼吸暂停综合征多见于男性，绝经期后的女性，肥胖、肢端肥大症、甲状腺功能低下者或注射睾酮的患者，因而推测此病的发生可能与内分泌紊乱有关。

（三）临床表现

1. 打鼾 患者均有不同程度的打鼾，鼾声多不规则，且时有停顿，数秒甚至数分钟后又突然爆发，声音极大。

2. 呼吸暂停 病情较轻者睡眠初期并不发生，随着睡眠的加深，鼾声的增大，伴随出现了呼吸暂停。严重者开始入睡即发生呼吸暂停。暂停主要发生在吸气时，随着鼾声的中断吸气停止。患者常惊醒，甚至突然坐起，大汗淋漓，有濒死感。部分患者呼吸暂停时伴有肢体不规则抽动，尤其下肢显著。

3. 多尿或遗尿 多尿是指夜间起床排尿的次数增加。这可能与阻塞性睡眠呼吸暂停综合征患者夜间缺氧，无氧代谢加强导致的尿酸排泄增加有关。夜间尿床以儿童阻塞性睡眠呼吸暂停综合征患者为多见，但成人尿床者也并不罕见。

4. 白天嗜睡 患者均有不同程度的白天嗜睡，尤其是安静不动或从事单调重复的工作时，如静坐、乘车、阅读、看电视等。病情严重的患者站立、行走、吃饭甚至骑自行车时都可能入睡。

5. 晨起头痛 由于阻塞性睡眠呼吸暂停综合征患者夜间睡眠结构紊乱，浅睡比例增加而深睡比例减少，以及夜间缺氧等因素的影响，睡眠后患者的体力及精力都得不到很好的恢复，常诉说晨起头痛、头晕、全身乏力，并表现有认知功能下降。

6. 性格改变与精神症状 表现为性情急躁、抑郁、焦虑等。可能与患者长期夜间缺氧和睡眠结构紊乱有关。

7. 高血压 阻塞性睡眠呼吸暂停综合征患者高血压的发生率较高。一般高血压的峰值往往在一天劳累后的下午或晚上。经过一夜的休息，第二天早晨一般比较低。而阻塞性睡眠呼吸暂停综合征伴高血压患者，由于整夜缺氧、二氧化碳潴留以及睡眠结构的改变，其晨起血压反而比下午或晚上更高，且对降压药物的反应比较差。

Note

（四）诊断

阻塞性睡眠呼吸暂停综合征的诊断需从病史、临床检查和实验室检查得出。确认睡眠中呼吸道阻塞的存在及阻塞发生的部位以及严重程度。多导睡眠监测和上呼吸道测量分析是实验室检查的主要内容,其目的是评估睡眠呼吸障碍的类型、程度和上呼吸道狭窄、阻塞位置及性质。

1. 详细询问病史 包括疾病发生的时间,尤其是打鼾、白天嗜睡和其他症状是否存在,持续时间多久,既往史等方面的详细询问。

2. 临床检查 除了一般常规的全身检查外,还应着重对上呼吸道和上消化道进行全面检查,以了解上呼吸道阻塞情况,其次是检查颅颌面发育是否有异常。

3. 多导睡眠监测 多导睡眠监测是诊断阻塞性睡眠呼吸暂停综合征最权威的方法,它不仅可以判断其严重程度,还可以全面评估患者的睡眠结构,睡眠中呼吸紊乱、低血氧情况,以及心电、血压的变化,还可明确鉴别阻塞性、中枢性和混合性睡眠呼吸暂停。

4. X 线投影测量 头影测量分析可作为附加的诊断方法,头颅定位侧位 X 线片测量分析简便、易行,是临床上常用和有效的方法之一,包括颅颌面硬组织测量和分析、上呼吸道及周围器官测量分析。

5. 其他方法 鼻咽纤维镜检查、三维螺旋 CT、食管和上呼吸道测压等。还有其他的辅助检查项目,如血细胞计数、血细胞比容、红细胞平均体积、红细胞平均血红蛋白浓度,以及心肺功能检查、动脉血气分析等。

（五）治疗

对阻塞性睡眠呼吸暂停综合征的治疗包括一般治疗、非外科治疗和外科治疗。

1. 一般治疗 包括戒除烟酒、减肥治疗、药物治疗等。

2. 非外科治疗

（1）无创通气治疗 包括持续正压通气、双水平正压通气和自动正压通气。其中以持续正压通气最为常用,基本原理就是通过鼻面罩或者口鼻面罩在整个呼气及吸气的过程中,自始至终给上呼吸道一定的正压,可以防止吸气时软组织的被动塌陷,从而避免了呼吸暂停和低通气。其优点是无创、立刻见效,安全可靠。缺点是携带和使用比较麻烦,有一定噪声,并会造成上呼吸道黏膜不适,故部分患者不能长期耐受。只要患者能够坚持长期使用,而且压力合适,就能够获得非常满意的效果。

（2）口腔矫治器 口腔矫治器作为一种非损伤性、可逆的保守治疗方法,主要适用于轻、中度的阻塞性睡眠呼吸暂停综合征。治疗阻塞性睡眠呼吸暂停综合征的口腔矫治器是一种可摘矫治器,其外形与正畸保持器或拳击运动员的护牙器相似,睡眠时置入口腔内。根据矫治器功能的不同,可把矫治器分为三种基本类型:软腭作用器、舌作用器和下颌前移器。其中以下颌前移器使用最广泛,种类也最多。治疗原理:①置入口腔后使下颌骨及舌体向前牵拉,增加舌后呼吸道的宽度;②抬高软腭使其减少振动;③维持舌体位置防止舌根后坠。

3. 外科治疗 外科手术是治疗阻塞性睡眠呼吸暂停综合征的基本方法,包括腭垂腭咽成形术,扁桃体、腺样体切除术,气管切开术,鼻腔手术,舌根及舌体手术,上下颌骨前移术以及舌骨悬吊术等。

（1）腭垂腭咽成形术 1964 年由日本学者首先报道。手术主要是切除腭垂、软腭后缘以及咽侧壁组织,保留局部的肌肉结构,使得口咽部的空间增大,阻力变小。适用于狭窄部位主要在口咽部,患有扁桃体肥大、软腭肥厚低垂、腭垂肥大过长以及咽侧索黏膜肥厚堆积的患者。

（2）扁桃体、腺样体切除术 儿童阻塞性睡眠呼吸暂停综合征的主要病因是扁桃体肥大和腺样体肥大,因此,这类手术仅用于青春期前由扁桃体、腺样体增生所致的儿童阻塞性睡眠呼吸暂停综合征患者。

（3）气管切开术　可以消除睡眠打鼾和呼吸暂停,改善患者的高氧血症和高碳酸血症,避免阻塞性睡眠呼吸暂停综合征引起的并发症尤其是猝死的发生,延长了患者的寿命。由于存在弊病,气管切开术大多不作为永久性的治疗方法,而是一种暂时解除严重阻塞性睡眠呼吸暂停综合征的方法。

（4）鼻腔手术　鼻腔阻塞也是导致阻塞性睡眠呼吸暂停综合征的重要原因之一。如果患者患有引起鼻通气阻塞的疾病,如鼻中隔偏曲、鼻甲肥大、鼻息肉等,应予以手术。

（5）舌根及舌体手术　适用于由于巨舌症、舌体肥大、舌根淋巴组织增生或肥大等引起的阻塞性睡眠呼吸暂停综合征。

（6）舌骨悬吊术　睡眠呼吸障碍患者显著特征之一,是舌骨的后下移位,导致患者下咽腔狭窄,造成睡眠呼吸障碍。该手术主要通过解除患者喉咽腔狭窄或阻塞而达到治疗目的。

（7）上下颌骨前移术　手术通过正颌外科手段,同时前移上下颌骨,使腭后和舌后呼吸道扩展。重度肥胖阻塞性睡眠呼吸暂停综合征患者可施行该手术,该手术也可作为其他各种手术失败患者的二期手术方法。

本 章 小 结

颞下颌关节疾病主要包括颞下颌关节紊乱病、颞下颌关节脱位和颞下颌关节强直三种临床常见疾病。

颞下颌关节紊乱病是口腔颌面部常见的疾病之一,其病因尚不明了,目前认为是多种因素共同作用的结果。临床一般表现为疼痛、下颌运动功能障碍以及关节弹响三大症状。颞下颌关节紊乱病治疗方法虽然很多,但是要遵循合理、合乎逻辑的治疗程序。

颞下颌关节脱位是指髁状突超过关节正常运动范围,且不能自行恢复原位。分类很多,临床以急性前脱位最为多见。双侧脱位主要表现在面型的改变、下颌运动障碍、咬合关系紊乱等。单侧脱位患者颏部中线偏斜、咬合关系改变。颞下颌关节急性前脱位后应及时复位,复位方法有口内法、口外法,手法复位困难,可进行手术复位,复位后应限制下颌运动。

颞下颌关节强直是指因器质性病变导致长期张口困难或完全不能张口。根据病变部位分为关节内强直、关节外强直、混合性强直。根据病理变化分为纤维性强直和骨性强直。关节内、外强直在临床上要做好鉴别。颞下颌关节强直一般采用手术的方法治疗。

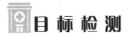目标检测

目标检测及答案

辽东学院　张晓光

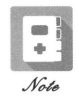

第十一章　口腔颌面部神经疾病

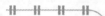

学习目标

1. 掌握：三叉神经痛的疼痛特点、诊断，贝尔麻痹的临床表现、诊断。
2. 熟悉：三叉神经痛的主要治疗方法，面神经麻痹的分类，贝尔麻痹的治疗原则。
3. 了解：舌咽神经痛、面肌痉挛的临床表现、诊断。

案例导入

患者，女，50 岁，左眶下区疼痛 1 年，疼痛为阵发性，持续十几秒至几分钟不等，间歇期无症状，随病程进展，发作越来越频繁，常因洗脸时碰到该区域而引起疼痛。神经系统检查未见明显异常。

　　1. 该疾病最可能的诊断是什么？
　　2. 该疾病进一步还需做何检查？
　　3. 该疾病应如何治疗？

口腔颌面部的感觉与运动功能主要与三叉神经和面神经关系密切，其中三叉神经主要支配面部感觉及支配咀嚼肌运动，面神经主要支配面部表情肌运动，临床上以二者病变为主，三叉神经病变表现为分布区域感觉异常，面神经病变表现为面部表情肌瘫痪。此外，尚有舌咽神经痛、面肌痉挛等神经疾病，但临床较少见。

第一节　三叉神经痛

三叉神经痛(trigeminal neuralgia)是最常见的面部神经疾病，是指发生在三叉神经分布区域内、原因不明、反复发作的阵发性电击样剧痛，并无其他感觉障碍及器质性改变的疾病。好发于中老年人，平均发病年龄为 50～70 岁，儿童少见，女性的患病率是男性的两倍多。

一、病因

临床上常根据致病原因将三叉神经痛分为原发性和继发性两种，发病机制尚不十分明确，目前的主要观点有以下多种假说。

(一) 中枢病变学说

该学说认为三叉神经痛是由中枢性病变引起的，类似感觉性癫痫发作，如发作突发性、时间短暂、使用抗癫痫药物治疗有效等，故有人认为它的发病部位可能在三叉神经脊束核内，或病变位于脑干内,或由丘脑的损伤导致。但该学说尚不能解释三叉神经痛临床的某些表现,如病变疼痛发作仅限于某一分支,而其他分支分布区域并未受累。

（二）周围病变学说

支持该学说的学者提出某些周围性病变与本病相关。

1. 血管神经压迫学说 现国内外多数学者接受并认同:桥小脑角部的微血管压迫邻近的感觉神经根是引起三叉神经痛的主要原因。血管压迫可致神经发生脱髓鞘性变,导致神经轴突与邻近的无鞘纤维发生"短路",即出现"扳机区"的轻微刺激便可引起剧烈疼痛。且临床根据这一假说,应用各种减压手术治疗三叉神经痛,也取得了一些疗效。

2. 炎症学说 该学说提出已久,但说法较多。多认为感染病灶,如额窦炎、上颌窦炎、化脓性中耳炎等可引起继发性三叉神经痛,特别是牙源性感染病灶更易被接受。

此外,面部遭受寒冷刺激、老年人动脉硬化狭窄、神经所经处狭窄压迫等也均可视为本病的发病因素。总之,本病的病因及发病机制尚未完全明了,有待进一步探索与研究。

二、临床表现

三叉神经痛多为单侧发作,双侧同时发作很少见。颌面部的阵发性疼痛是患者能够感觉到的唯一症状,病史及临床观察能够反映出疼痛具有以下的特征:疼痛突然发生并骤然中止,常被形容为电击样、针刺样的剧痛,持续时间短暂,但反复发作,一般限于一侧三叉神经的支配区域内,从不越过中线,轻微刺激即可诱发疼痛,神经系统无功能异常体征。

（一）疼痛的性质

主要表现为三叉神经某支分布区域内突发的短暂、剧烈、浅表的锐痛,多被形容为针刺样、电击样、刀割样或撕裂样,常沿神经分支放射。有些在发作前有短时的刺痛、烧灼、跳动感。

（二）疼痛发作的特点

1. 阵发性 疼痛从面部某处突然发生,持续 1 秒（表现为一闪即过）至几分钟后迅速消失,疼痛持续的时间随着病程而相对延长。疼痛发作可为自发性,也可因某些因素被诱发。发作的频率差异明显,从每天几次至无数次不等,有随着病程的延长而逐渐频繁的发展规律。每个患者的疼痛症状有其固定的发作形式,久病者在疼痛发作前局部有短时的跳动或麻、烧灼感等前兆。

2. 间歇期 间歇期是在两次疼痛发作之间的一段时间,短则几秒,长则数小时,患者在间歇期无任何症状,随着病情的发展,发作越频繁,间歇期越短,甚至近于消失,疼痛被描述为持续性疼痛。在患病时间较长的患者中,该期可能有持续存在的轻微疼痛或牵拉感。

3. 不应期 在疼痛发作后的一段时间内,即使故意触动扳机区也不会引起疼痛的发作,不应期的长度可因人、因病程而异。

4. 缓解期 缓解期存在于两个发作期之间,时间短可几天,长可达数月甚至几年,患者的感觉完全正常。患病的早期缓解期较长,随后逐渐缩短直至消失。疼痛复发的诱因常不清楚,并且没有明显的规律,但部分患者认为与季节、情绪有一定关系,与秋、冬季和情绪激动的关系相对密切。

（三）疼痛的部位

疼痛发生在三叉神经某分支区域内,并按神经分支分布向一定的部位放射,严格局限在一侧三叉神经的支配区内,不超越中线。疼痛区域与受累的三叉神经分布范围相同(图 11-1)。神经的各个分支可单独或同时受累,以第二、三支同时罹患最多见(40%),其后依次是第三支痛、第二支痛,三者之和占患者的绝大多数,单纯第一支痛的发生率最低(3%~5%)。

Note

267

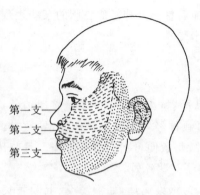

第一支
第二支
第三支

图 11-1 三叉神经分布范围

（四）扳机区

扳机区亦称为扳机点。扳机区是该病的特有表现，甚至可能是临床能够检查出来的唯一体征。虽然疼痛可有自发性，但因触摸扳机区诱发疼痛发作是临床十分常见的症状。在头面部软、硬组织的某个或某几个部位，虽然局部组织未能见到任何异常，但是对轻微刺激的反应却异常敏感，即使是日常生活中的动作，也可引发剧烈疼痛的发作，这些刺激和动作也被称为扳机因素，包括说话、洗脸、刷牙（与冷热温度无关）、大张口、舌尖舔牙或牙龈、剃须，甚至风吹、较响亮的声音、突然的光亮等，绝大部分的扳机区位于罹患神经分支的支配区内，数目与患病分支的多寡有关。常见的扳机区分布如下：第一支区在上眼睑、眉毛、额及头顶部某处的皮肤或头发；第二支区在上唇、鼻翼旁的皮肤，下眼睑下方、内眦，上颌的牙和牙龈等处；第三支区在下唇、口角、耳屏前的皮肤、舌缘、下颌的牙和牙龈等处。有的扳机区在相邻神经分支的支配区内，极少数患者的扳机区甚至分布在远离神经的部位，如手指、臂等。

（五）伴随症状

有些患者特别是在发作剧烈时可伴有流泪、流涕、流涎、结膜充血、患区皮肤潮红以及面肌抽搐等表现。为了避免疼痛发作，患者放弃对疼痛区域的清洁，久之局部皮肤和牙列可有界限明显的积垢区。为了减轻疼痛，患者在疼痛发作时不停地揉搓局部或者不断咀嚼等，也可能造成眉毛缺失、局部皮肤粗糙和（或）色素沉着等表现。疼痛发作时患者常做出某种刻板的动作，如呆滞不敢动作、流涎，希望能够减轻疼痛的程度或者缩短发作的时间。另外，均伴有程度不同的情绪焦虑，甚至恐惧心理。

据统计，在三叉神经痛的患者中，50%以上的患者有"牙痛"的症状，可能反复要求或接受牙髓治疗和拔牙治疗，因此口腔内有连续多个牙髓治疗后的牙或者有连续多个缺失牙的现象。

三、诊断

依据病史、症状及体征、神经系统无阳性体征不难作出典型三叉神经痛的诊断，但要排除继发性三叉神经痛。此外，需进一步确定病因，确认是否存在扳机区和扳机因素，以及扳机区的部位。大多数患者的扳机区对轻微触摸更敏感，如不能叙述病史和回答问题，或不让触及某处的皮肤、胡须、头发等，均为典型表现。绝大部分扳机区位于患支区内，少数分布在邻近分支区或者患支和邻近分支区同时存在，极少数在远离三叉神经的部位。

（一）明确分支检查

明确分支首先要寻找"扳机区"具体位置，各分支常见"扳机区"部位如下。

（1）眼支　眶上孔、上眼睑、眉、前额及颞部等。

（2）上颌支　眶下孔、下眼睑、鼻唇沟、鼻翼、上唇、鼻孔下方、口角区、上颌结节或腭大孔等。

（3）下颌支　颏孔、下唇、口角区、耳屏部、颊黏膜、颊脂垫尖、舌颌沟等处，并观察开闭口及舌运动时有无疼痛发作。

上述常见"扳机区"应按顺序进行检查，可参考患者主诉，另外，检查时的刺激强度也应由轻到重渐进检查。检查方法如下。拂诊：以棉签或示指轻拂可疑"扳机区"。触诊：用示指触摸可疑"扳机区"。压诊：对可疑"扳机区"用较大的压力进行触诊。揉诊：对可疑"扳机区"用手指进行连续大力度回旋式按揉。

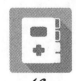

（二）三叉神经功能检查

原发性三叉神经痛一般无论病情轻重，均不会影响患侧神经的功能，即神经系统无阳性体征。

1. 感觉功能 可用探针轻划与轻刺患侧的三叉神经各分布区的皮肤与黏膜，并与健侧相比较。原发性三叉神经痛的检查结果两侧相等。首先进行痛觉的检查，因为在神经受到损害时，最先丧失的是痛觉，随着损害程度的加重，温度觉和触觉相继消失。在确认存在痛觉异常后，在同一区域依次进行温度觉、触觉的检查。

久病患者患区皮肤的痛觉可能较对侧稍微敏感，也可因反复揉搓使局部的皮肤粗糙、变厚或污迹严重而感觉稍迟钝。

2. 角膜反射 请患者的眼睛注视前上方，避开其视线，从颞侧方向用棉絮丝迅速接触其角膜，观察瞬目动作的灵敏程度。刺激患侧的角膜引起的反应称为直接反射，刺激健侧角膜发生的反应称为间接反射。

3. 腭反射 用探针或棉签轻刺软腭边缘，可引起软腭上提。

4. 运动功能 即咀嚼肌的功能，在神经功能受到损伤时咀嚼肌的收缩功能减弱或丧失，咬紧牙时咬肌松弛无力，开口型偏向患侧。

（三）诊断性封闭

在寻找"扳机区"并初步判定疼痛的分支后，可对其神经干精细阻滞麻醉，不仅有助于准确确定受累神经分支，还可为诊断提供依据，特别是在鉴别舌神经痛与舌咽神经痛时起着关键性的作用，这是属于诊断性质的封闭。

诊断性封闭要遵循从神经干的远中枢端到近中枢端进行的原则，注射方法与神经阻滞麻醉的方法相同。具体是第一支阻滞眶上神经，第二支阻滞眶下神经，经翼腭管或乙状切迹阻滞上颌神经，第三支阻滞颏神经、下牙槽神经、舌神经，或经乙状切迹阻滞下颌神经。在麻醉效果完全的期间内，即使激惹扳机区也不会引起疼痛发作才被视为有意义，最好在 1~2 天后重复进行一次诊断性封闭，则更能准确地确诊患支。

（四）特殊检查

颌面部的 X 线检查，除了检查牙、颌骨及面深部组织的病变外，必要时（针对可疑病例或外科治疗前）还应进行头面部 CT 或 MRI 检查。

四、鉴别诊断

头面部有疼痛表现的疾病多达几十种，易与三叉神经痛混淆的疾病也有十几种，在鉴别中要认真对待病史，把握疼痛的性质、发作特点和扳机区的存在，关注伴随症状和有无异常体征，常可得出初步的印象。

（一）牙源性疾病

在临床上 50% 以上的三叉神经痛患者因牙痛而要求拔牙，此时必须认真鉴别。三叉神经痛常与牙痛相混淆，特别是急性牙髓炎、慢性牙髓炎急性发作和髓石症引起的剧烈疼痛，不同的是牙髓炎引起的疼痛为持续性，夜间疼痛加重，对冷热刺激敏感，有病灶牙存在。髓石症引起的疼痛与患者的体位有较密切的关系，卧位时疼痛发作或加剧，身体直立后能够缓解；可伴有隐痛，没有扳机区。X 线检查有助于上述疾病的诊断。

（二）舌咽神经痛

为发生在舌咽神经分布区域的阵发性剧痛，且亦为突发突止，性质与三叉神经痛极为相似，故易于与三叉神经第三支的舌神经痛相混淆。但因解剖分布区域不同，舌咽神经痛部位在舌根,故可靠而简便的鉴别方法是使用表面麻醉剂(2%丁卡因)喷涂于患侧的舌根、扁桃体及咽侧壁部,如疼痛缓解可判断为舌咽神经痛。也可用舌咽神经阻滞麻醉的方法进行鉴别。

(三)非典型性面痛

非典型性面痛的主要特点是疼痛不局限于某一感觉神经支配区内,不易定位,疼痛范围广泛、深在或弥散,无"扳机区"存在,疼痛的性质为较剧烈的灼痛、钻痛、酸痛等,呈持续性或者占据每天的大部分时间,且疼痛发作时常伴有明显的自主神经症状。临床、实验室和影像学检查不能发现异常。疼痛的发作和加重与情绪激动的关系密切。

(四)颞下颌关节紊乱病

主要临床表现为开闭口运动中关节及其周围肌群的疼痛,关节弹响或杂音,下颌运动异常,疼痛多为持续性钝痛,可在关节运动时出现疼痛或疼痛加重,一般无自发痛,疼痛程度一般达不到剧痛,无扳机区,必要时行 X 线及专科检查。

(五)蝶腭神经痛

蝶腭神经痛是由蝶腭神经节受刺激而引起的一种阵发性、剧烈疼痛,多见于女性。常有周期性、每日定时发作的特点。疼痛的部位主要分布在鼻根、内眦、上颌,并向颞、枕及耳部放射,其位置比较深。发作时病痛持续时间较长,可几分钟至几小时。多伴有鼻塞、流泪、流涕、耳鸣、畏光等症状。蝶腭神经痛无明显的"扳机区",但饮酒或服用血管扩张药物常可诱发此病。用局麻药物麻醉蝶腭神经节可使阵痛缓解。

(六)鼻窦炎

多继发于上呼吸道感染、鼻炎之后,常有流脓涕的病史,为常见病。原因是分泌物潴留及窦内黏膜肿胀压迫神经末梢。疼痛为持续性、局限性钝痛,体位改变时头痛加重,常伴有鼻塞、流脓涕、发热及嗅觉减退,鼻窦区可有压痛。第二支三叉神经痛易与上颌窦炎混淆,后者可有眶下区压痛,中鼻道有脓性分泌物,久坐头痛加重等,抗感染治疗有效。鼻窦 X 线检查有助于鉴别。

(七)肿瘤

肿瘤引起的疼痛是由于颅内肿瘤压迫三叉神经半月节或鼻咽癌、上颌窦癌等向颅内蔓延累及三叉神经所致。其疼痛机制与三叉神经痛有可能相同,但原因明确,治疗方法也较肯定。习惯上将其称为"继发性三叉神经痛",以此区别于三叉神经痛。肿瘤占位压迫引起的"继发性三叉神经痛",在早期可呈间歇性,在晚期则表现为持续性剧痛,并呈渐进性加重。特点是除三叉神经受累外,同时可累及其他脑神经,并伴有相应肿瘤的阳性体征,如颅内压增高、面部痛觉减退、鼻塞、鼻出血、角膜反射消失、眼球突出及复视等。X 线片可见占位改变和骨质破坏,CT或磁共振检查对于早期病变的发现以及肿瘤部位的确定意义重大。

五、治疗

三叉神经痛属继发性者,主要针对病因治疗,如因肿瘤引发则行肿瘤切除术。对于原发性三叉神经痛,目前国内外的学者都主张首先采用保守治疗,并且首选药物治疗,当保守治疗无效或者不能耐受药物的副作用时再选择外科治疗。

(一)保守治疗

1. 药物治疗 原发性三叉神经痛至少在患病的初期对药物治疗有反应,重点注意药物用量个体化及规范用药的问题。常用的药物多为抗癫痫药,具有长期用药的特点。

(1)卡马西平 或称酰胺咪嗪、痛痉宁,为抗癫痫药物,是目前治疗三叉神经痛的首选药物,镇痛效果好,其作用机制可能是抑制三叉神经脊束核的兴奋性,增加突触前、后膜的稳定性。

用药方法:从小剂量开始,逐渐增至止痛量,以其最小的止痛剂量为治疗用量,达到止痛的效果后,必须持续用药不少于2周,再以逐渐减量的方式达到维持药量或停药。轻症或早期患者,初始剂量从每次100 mg,每天1~3次开始,不能完全止痛时则以50~100 mg/d的速度递增至能够控制疼痛的剂量,该剂量一般为600~800 mg/d,分3~4次服用,保持止痛效果2~3周,再以每2天减少50~100 mg的速度直至停药或者最小止痛量,最小止痛量应作为维持量继续用药。用药初期的疼痛缓解率可达80%~90%,但效果随着用药时间的延长而逐渐减弱。另外,卡马西平有较强的肝药酶诱导作用,长期用药剂量会不断增加,但最大剂量不应超过1200 mg/d。

本药的不良反应可有头晕、眼震、复视、嗜睡、消化道反应、共济失调或恶心、呕吐、皮疹、白细胞减少、肝功能损害等,一般停药后可以自行恢复。患者初次服药后,嘱其减少活动以防摔倒或发生意外。治疗前查血常规,了解血细胞计数,告知患者1个月、3个月和6个月后回访,定期进行肝功能和血、尿常规等相关的检查,当白细胞计数低于30.0×10^9/L,血小板计数低于100×10^9/L或肝功能指标出现异常时应考虑停药。严重反应有再生障碍性贫血和剥脱性皮炎及致畸作用,再生障碍性贫血的发生率很低,一般发生在用药后的1~2周内,为机体的特异性反应,与剂量无明显的相关性,要予以足够的重视,此外还应注意可能发生的严重的皮肤过敏,给予必要的指导。

(2)苯妥英钠 用于三叉神经痛的治疗历史长于卡马西平,但效果不及后者,主要作用与稳定细胞膜,减少高频放电,增加γ-氨基丁酸的含量有关,疼痛缓解率为50%~60%,用法从每次100 mg,每日2次开始,常用剂量为100 mg,每天3次,最大剂量600 mg/d,该药的缺点是小剂量效果差,而大剂量应用副作用明显,主要不良反应有头晕、眼震、嗜睡、疲倦、共济失调、牙龈纤维性增生、痤疮等,偶见周围神经炎、剥脱性皮炎、再生障碍性贫血等。临床上卡马西平疗效降低时与其合用,可提高疗效,如出现明显的牙龈增生时改用其他药物治疗。

(3)氯硝西泮 苯二氮䓬类药物,适用于不能耐受卡马西平副作用的患者,初始剂量为每次0.5 mg每天3次,以后每3天增加0.5~1 mg,直至疼痛缓解。最大剂量为20 mg/d。不良反应主要有嗜睡、共济失调,必须注意其药物依赖的问题,不得突然停药。

(4)加巴喷丁 一种较新的抗痉挛药,可能是抑制性神经递质γ-氨基丁酸的激动剂,后用于癫痫的治疗,进而用于治疗三叉神经痛。未见有药物间的相互作用,与其他抗癫痫药合用时互不影响血药浓度。初始剂量为300 mg/d,以后逐渐增加至能够缓解疼痛的剂量,一般能够达到止痛效果的常用量为1200~1800 mg/d。治疗中不得突然停药,减量的时间不得短于一周。不良反应有头晕、嗜睡、共济失调和疲乏等,严重的不良反应较少见。

(5)巴氯芬 抗痉挛药,可与卡马西平、苯妥英钠联合使用,也可单独使用。初始用药剂量为5 mg,每天3次,3天后增至每次10 mg,逐渐增至疼痛缓解。最大剂量单独使用时为80 mg/d,联合用药时为40 mg/d。服药期间不可随意停药,不良反应有头晕、嗜睡、疲乏等。

(6)B族维生素 B族维生素具有促进神经修复的作用,常用的有维生素B_1及维生素B_{12},维生素B_{12}在大剂量(0.5~1 mg/d)时有一定的镇痛作用,作用机制不详。

目前已有副作用更小的药物开发和应用,除辅助药治疗外,吗啡类和非吗啡类药物也可用于缓解疼痛,但吗啡在应用上存在争议,要慎重使用,非吗啡类止痛剂,如非胆固醇类抗炎药和对乙酰氨基酚与其他药物联合应用也可缓解疼痛。另外,还有其他抗癫痫药、抗抑郁药、抗痉挛药、多巴胺受体阻滞剂等药品的应用或药物的联合应用。寻求能修复三叉神经脱髓鞘病变的药物将是三叉神经痛药物治疗的希望。

祖国医学中的中药在三叉神经痛治疗方面也有其特色,中医学认为三叉神经痛是五脏六腑失调,气血不畅,三阳经筋受阻,风、火、痰、毒阻断耳面经络,压迫并损伤三叉神经所致奇痛顽疾,中医治疗主要是在辨证论治的理论基础上,采用清肝泻火、柔肝潜阳、祛风止痛、活血化瘀、通络止痛等治法进行治疗,随症加减。

2. 针灸 有报道称中药和针灸联合应用治愈率达50%以上,针灸认为三叉神经痛的机制是寒邪凝滞和气血运行障碍,治疗以取阳明经穴为主,局部取穴与远端取穴配合治疗,以清泻阳明、活血通络、缓急止痛为治疗原则。按中医的穴位进行针刺,常用手针或电针治疗,一般每天1次,每天选择一组穴位,以患者有强烈针感为宜,针刺后留针20～30分钟。第一支痛常用穴位有下关、太阳、头维、丝竹空、合谷;第二支痛时选下关、四白、迎香、颊车、听会、合谷;第三支痛选下关、颊车、大迎、地仓、合谷。可配合电针和穴位红外线照射。此外,可在"扳机区"进行阿是穴针疗,也可直接针刺神经孔穴部位,使针接近神经干以增加刺激强度,如眶下神经、颏神经、上颌神经、下颌神经等,可取得较好效果。

3. 局部注射治疗

(1)麻药封闭注射 用于疼痛重、药物治疗无效的初发患者的短期治疗。常用的药是1%～2%的普鲁卡因或利多卡因1～1.5 mL与维生素 B_{12} 0.5 mg 配伍后进行神经干的封闭治疗,根据疼痛的区域每次选择2～3个注射点,每周注射1～2次。注射部位应选择在罹患的神经干的近中枢端。第三支痛的注射点有下颌神经、下牙槽神经、舌神经、颊神经和颏神经;第二支痛选择上颌神经、眶下神经、腭神经、鼻腭神经和上牙槽前、中、后神经;第一支痛选择眶上神经及滑车上神经。同时还可以配合穴位封闭,在阿是穴进行封闭。注意无菌操作,防止感染。

(2)酒精注射 将化学药物直接注射到神经干,使局部的神经干发生变性坏死。要求穿刺操作时应有较高的准确性,位于骨孔处的注射准确性较有保障。常用药物为95%酒精,方法同相应区域神经干的阻滞麻醉,将酒精注射于受累支的神经干处,用量0.5 mL左右。因注入酒精时疼痛较重,应先注射局麻药物。95%酒精主要是破坏神经组织,阻断其传导作用而达到止痛目的。此法安全、方便,止痛效果好,疗效一般为6～12个月,复发后仍可再用。缺点是注射后在神经分支相关区域痛感消失的同时,其感觉也消失且恢复较慢,故该法仅适用于药物治疗效果不佳而又不愿手术治疗或年老体弱不宜手术者。其中第一支三叉神经痛患者尽量避免使用,以免引起眼神经的损害导致失明。

(二) 外科治疗

在国内,微创介入治疗三叉神经痛已受到越来越广泛的关注,随着医学影像技术的发展,神经电生理的介入和内镜技术的应用,对于提高外科治疗的水平起到显著的促进作用。

根据手术实施和作用部位的不同,将外科治疗分为三个层面:首先是三叉神经干水平,包括神经干的切断或撕脱、射频热凝;其次是半月神经节水平,包括半月神经节的射频热凝、球囊压迫、甘油注射;第三为三叉神经根及脑干水平,包括微血管减压术、神经根切断术、立体定向放射外科等。

除微血管减压术外,其他的外科治疗方法均为通过毁损神经或改变神经功能的方式达到止痛的效果,术后在面部相应的区域可出现程度不同的感觉障碍。也有人主张由于大多数患者的病因可能与血管压迫三叉神经根有关,因此对于65岁以下的患者、身体条件允许的情况下,外科治疗应首选微血管减压术,主要治疗方法如下。

1. 神经干撕脱术 复发率比较高,复发的原因与神经干的近中枢断端形成神经瘤有关。

(1)周围神经撕脱术 将三叉神经痛病变所在部位的三叉神经周围支离断并将远心段撕脱的手术方法称周围神经撕脱术。如第一支(眶上神经)撕脱术、第二支(眶下神经)撕脱术、第三支(下颌神经、颏神经)撕脱术等。这些方法简单、安全、止痛效果可靠,但术后复发率较高。其平均止痛时间约为1年。

Note

（2）眶下神经撕脱术　首先行眶下神经阻滞麻醉及唇颊沟局部浸润麻醉；然后在术侧上中切牙至第二双尖牙唇颊沟黏膜移行皱襞处做弧形切口或眶下皮肤做弧形切口（图11-2）；继而分离黏骨膜及皮下组织，暴露眶下孔及眶下神经（图11-3）；仔细分离眶下神经及周围的血管，用止血钳在眶下孔处夹住眶下神经，轻轻旋转同时向外牵拉，尽量靠近心端切断眶下神经，以血管钳缠绕撕脱眶下神经远心端各分支尽量达皮下（图11-4）；冲洗止血，眶下孔出血明显者可用骨蜡止血；缝合创口，面部加压包扎。术后1周左右拆线。

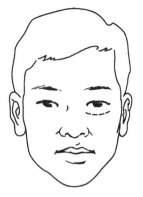

图 11-2　眶下神经撕脱术口外切口

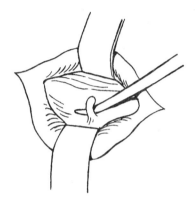

图 11-3　眶下神经撕脱术显露眶下神经

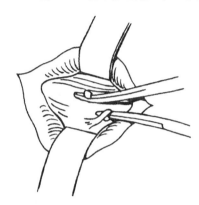

图 11-4　眶下神经撕脱术切断神经并撕脱其远端

（3）颏神经撕脱术（口内法）　行下牙槽神经阻滞麻醉及唇颊沟局部浸润麻醉；在术侧下颌侧切牙至第二双尖牙唇颊沟黏膜移行皱襞处做弧形切口；分离黏骨膜，暴露颏孔及颏神经；分离、撕脱、止血及缝合同眶下神经撕脱术。

2. 经皮半月神经节射频热凝疗法　经 CT 导向用射频电极针插入半月神经节，通过高频电流选择性地使感觉神经组织产热，神经细胞的蛋白质凝固、变性，破坏痛觉纤维，达到止痛效果。此法较开颅手术简便、安全，但仍可出现面部感觉异常、角膜炎、咀嚼无力、复视和带状疱疹等并发症。本疗法由于需要昂贵的医疗设备和娴熟的操作技术支持，故其应用受到限制。

3. 微血管减压术　根据血管压迫学说而设计的手术，手术不切断神经，保持了三叉神经的完整性和生理功能。多采用乳突后枕骨下入路，近年来应用于手术中的内镜技术，能够从各个方位观察神经根及其周围一定的区域，可最大限度避免视觉盲区，对充分解除血管对神经的压迫、减少损伤有积极的作用，使手术的成功率得到提高，也降低了某些并发症的发生率。

对三叉神经痛选择治疗方法时，应本着循序渐进的原则。应首选对机体无损害性或损害性最小的治疗方法。一般应先从药物、针刺、封闭治疗等开始，如无效时再选择外科手术治疗。

第二节　舌咽神经痛

舌咽神经痛（glossopharyngeal neuralgia）是以舌咽神经分布区发生的突发、短暂、针刺样剧痛为特点，可伴有迷走神经兴奋症状为特征的一种脑神经疾病。疼痛的性质、发作特点和复发、缓解方式与三叉神经痛非常相似。发病率较低，为三叉神经痛的 0.2%～1.3%，偶见两条神经均有疼痛的并发者。

一、病因

近年来,在部分舌咽神经痛患者中被证实存在着血管对神经根的压迫,特别是动脉的搏动性压迫现象,确切的发病机制不十分明确,致病的主要原因如下。

(一)血管压迫

扭曲、蛇行的血管压迫在舌咽神经根进入脑桥前的"敏感区",压迫使神经发生髓鞘和轴突结构的改变,神经冲动在舌咽神经纤维与迷走神经纤维发生"短路",或者发生其他方式的传导异常,造成神经兴奋性的异常增高,对日常生活中某些寻常刺激发生错误的反应,出现疼痛的发作。微血管减压术解除压迫后能够缓解疼痛。

(二)蛛网膜增厚粘连

手术中发现在桥小脑角区和颈静脉孔的蛛网膜有异常改变。由于炎症、出血等原因造成局部蛛网膜增厚,使神经根与周围的血管发生接触,颈静脉孔区的蛛网膜增厚粘连将神经根固定,当周围有挤压力量时神经根不能缓冲而受到压迫。

二、临床表现

好发于 40 岁以上者,性别差异不明显。双侧发病者极为罕见。有反复发作史,复发无规律,疼痛的缓解期随着病程延长逐渐缩短甚至消失。

疼痛的性质为剧烈锐痛,呈刺戳、刀割或闪电样。疼痛的部位分布在舌根、扁桃体区及咽部,累及耳内及下颌角的内侧者,为侵及迷走神经的耳支和咽支所致,有些患者仅表现为耳内深部、下颌角内侧及颌后区的疼痛。发作特点为突然发生和中止,持续时间几秒至几分钟,间歇期无不适。扳机区位于舌根、扁桃体窝等处,吞咽、咳嗽、打哈欠和咀嚼等动作可以诱发疼痛发作。吞咽可以引起疼痛发作,严重影响患者的进食及饮水,常有体重明显下降和营养不良,并且有情绪焦虑、恐惧,自杀倾向明显。

部分患者在疼痛发作时伴有咽部异物感、咳嗽或心率减慢、心源性晕厥,甚至心脏停搏等因迷走神经亢奋而引发的症状。

三、检查

能够观察到扳机区,口腔颌面部的器官与神经系统的各项检查(包括特殊检查)无阳性体征。将表面麻醉剂如丁卡因喷涂于患侧舌根及扁桃体区,可以暂时遏制疼痛的发作。

四、诊断

依据病史、临床表现、有关检查的阴性结果、咽部表面麻醉或舌咽神经阻滞麻醉后疼痛暂时停止发作即可确立诊断。

国际头痛学会分类委员会 2004 年第二版《头痛的国际分类》中关于经典性舌咽神经痛的诊断标准如下。

(1)疼痛突然发作,持续 1 秒～2 分钟,并符合以下疼痛特征。

(2)疼痛具备下列各项特征:

①单侧;

②分布在舌根、扁桃体窝、咽部,或者下颌角下方和(或)在耳内;

③尖锐、刺戳样和剧烈的;

④诱发因素为吞咽、咀嚼、咳嗽和(或)打哈欠。

（3）每个患者的疼痛有其不变的发作方式。

（4）临床无神经系统异常体征。

（5）不能归于其他功能紊乱。

五、鉴别诊断

（一）三叉神经痛

单纯的舌咽神经痛很少见，偶见三叉神经和舌咽神经同时罹患，应注意鉴别，鉴别方法见表 11-1。

表 11-1　舌咽神经痛与三叉神经痛（舌神经痛）的鉴别

鉴别要点	舌咽神经痛	三叉神经痛（舌神经痛）
发病情况	少	常见
疼痛部位	舌后 1/3、咽侧壁、扁桃体周围、耳内	舌前 2/3、面颊、牙龈
扳机区	有	有
扳机区部位	咽部及舌后部	面部、牙、舌前部及口腔其他部位
扳机因素	吞咽、咳嗽、大张口	进食水、说话、刷牙等
定位诊断	咽部喷涂丁卡因可止痛	舌神经阻滞麻醉可止痛

（二）茎突综合征

因茎突过长或附着的肌肉钙化所致，表现为咽部有异物感，咽侧壁有持续性疼痛，可放射至耳、颈部，吞咽及头部转动时疼痛加剧。相应的部位有压痛，局部封闭可止痛，无扳机区。X 线检查可见过长茎突的影像。

（三）翼腭神经痛

病因不确切，可能与鼻旁窦的感染有关。神经痛样的疼痛，常起自鼻根、内眦及眼眶，向腭部放射，可累及同侧的颅面部，持续时间几分钟至数小时，常伴有流泪、畏光、鼻塞流涕等症状。无扳机区，无明显阳性体征。经翼腭管行翼腭神经节阻滞麻醉，或蘸有表面麻醉剂的棉片敷于中鼻甲后上方可暂时止痛。

（四）鼻咽部恶性肿瘤

疼痛多为持续性钝痛、部位深在，无扳机区。可伴有鼻塞、血性鼻涕、面部感觉异常和其他颅神经损害等表现。X 片显示相应部位骨组织破坏性病变。

（五）症状性舌咽神经痛

因肿瘤压迫等原因而致病，多为阵发性的神经痛表现，或者持续十几分钟，甚至几十分钟的阵发性疼痛。以自发痛为主，可有触发痛，伴有舌咽神经区域的感觉损害，或其他脑神经受损的异常表现。CT 或 MRI 检查能够显示颅内的病变。

六、治疗

应遵守循序渐进的原则，首先采用药物治疗，当药物治疗无效或者不能耐受其副作用时选择外科治疗。

（一）保守治疗

治疗三叉神经痛的药物均可用于舌咽神经痛的治疗，首选卡马西平，其他药物可以根据需要进行选择。药物的用量、方法及注意事项与三叉神经痛相同。

Note

（二）外科治疗

舌神经与迷走神经的关系密切,在外科治疗的过程中可引起心搏骤停等紧急情况,如果能够安装心脏临时起搏器,可保证安全。外科治疗的主要方法如下。

(1) 射频温控热凝术。

(2) 微血管减压术。

(3) 经后颅窝舌咽神经根切断术。

第三节　面神经麻痹

面神经麻痹(facial paralysis)是以颜面部表情肌群的运动功能障碍为主要特征的一种常见病,也称为面瘫。根据引起面神经麻痹的损害部位不同,分为中枢性面神经麻痹和周围性面神经麻痹两种。

知识链接

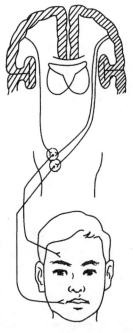

图 11-5　面神经核支配面部肌肉运动示意图

中枢性(核上型)面神经麻痹

发生病变的部位在面神经核以上至灰质之间,即一侧皮质脑干束受损。面神经核上部的细胞接受两侧皮质脑干束的纤维,其轴突组成面神经运动纤维,支配同侧睑裂以上的表情肌,而面神经核下部的细胞则只接受对侧皮质脑干束的纤维。故当一侧皮质脑干束受损时临床特点表现如下:病变对侧睑裂以下的表情肌麻痹;与面瘫同侧的肢体瘫痪和舌肌麻痹;不伴有味觉和唾液腺分泌障碍(图11-5)。应注意与周围性面神经麻痹相鉴别。

周围性(核下型)面神经麻痹

病损在面神经核以下的部位。面神经支配面部表情肌的运动,并在不同的部位与支配泪腺及唾液腺的分泌纤维及味觉纤维和听神经并行。所以周围性面神经麻痹的临床特点如下:整个半侧面部表情肌麻痹(上睑提肌除外,因其受动眼神经支配);因病损的部位不同,还可伴有或不伴有味觉、听觉异常及唾液腺、泪腺的分泌障碍。

本节主要讲述周围性面神经麻痹(周围性面瘫),颅内病变如肿瘤等引起的中枢性面神经麻痹(中枢性面瘫)不属于本节讨论的内容。周围性面神经麻痹的发病原因较多,有化脓性感染(化脓性中耳炎、腮腺炎等)引起的面神经功能障碍,也有恶性肿瘤破坏面神经,或外伤引起面神经断离导致面神经功能的丧失,还有在下牙槽神经阻滞麻醉时,麻药流注至面神经引起的暂时性面瘫等。在周围性面神经麻痹中,最多见的是贝尔麻痹(Bell palsy)。

贝尔麻痹是指临床上不能明确病因且不伴有其他体征和症状的单纯性周围性面神经麻

Note

痹,多由于周围面神经的急性非化脓性炎症所致。本节只讨论贝尔麻痹。

一、病因

目前其确切病因尚不明了,一般认为面部受凉是其主要病因。贝尔麻痹常在局部遭受冷风吹袭,或着凉后发生:寒冷波及面神经管,引起营养面神经的血管痉挛,导致神经的缺血和毛细血管的损害而发生水肿,水肿进一步加重神经受压和阻碍淋巴与血液的流通,形成恶性循环而导致面瘫。也有因风湿性面神经炎、乳突孔内的骨膜炎引起的面神经肿胀受压导致血液循环障碍而致病的情况。此外,本病也可能与某种病毒感染、遗传因素等有关。

从发病机制来看,贝尔麻痹或局部营养神经的血管先发生痉挛,导致该神经组织缺血、水肿,或先有面神经肿胀、受压而导致其营养血管的血液循环障碍。二者互有因果,形成恶性循环。面神经狭小且又细长,使得面神经受压越来越重,最终导致面神经功能障碍而出现面肌瘫痪。

二、临床表现

本病多见于 20～40 岁的中青年,其他年龄亦可发病,但少见。男性多于女性,多数为一侧发病,双侧同时发病者极少见。

本病起病急骤,少有自觉症状,多数患者述临睡时毫无异常,但于晨起洗刷时,忽觉面颊部活动不灵活,不能喝水与漱口,照镜后方察觉,症状轻者或自己并无感觉,而被他人首先发现面部不对称。这种不伴其他症状和体征的突发性单侧面瘫即为贝尔面瘫的特殊表现。有的患者病情停留在初发状态不进展,而有的患者面瘫程度可在数小时内达到高峰。

贝尔麻痹检查可见面部表情肌瘫痪,典型症状有患侧口角下垂,健侧向上歪斜,上下唇因口轮匝肌瘫痪而不能紧密闭合,故发生饮水漏水、鼓腮、吹气等功能障碍。眼轮匝肌瘫痪后,失去了与受动眼神经支配的上睑提肌保持平衡协调的随意动作,致睑裂扩大,闭合不全,露出结膜,用力紧闭时,则眼球转向外上方,称为贝尔征(Bell sign)。如果病程稍长,可见患侧眼结膜由于缺乏泪液滑润而呈现无光泽、充血或因泪点随下睑外翻导致泪液不能被正常引流而外溢。此外,前额皱纹消失与不能蹙眉是贝尔麻痹或周围性面瘫的重要临床表现,也是其与中枢性面瘫鉴别的主要依据。表情肌的瘫痪症状,特别是在功能状态时更为突出。因此,评价治疗效果和恢复程度也必须在功能状态下进行。

面瘫的症状还取决于损害的部位,除上述症状和体征外,如果病变侵犯面神经管,还可出现下列表现:影响鼓索神经时可出现患侧舌前 2/3 味觉障碍;波及支配镫骨肌神经分支时出现听觉过敏;膝状神经节受累时,患侧乳突部疼痛、外耳道和耳廓部感觉迟钝,并可伴有外耳道疱疹;膝状神经节以上损害时,岩浅大神经受侵,可出现患侧的泪腺分泌减少和面部出汗障碍等。上述表现是随着病变部位由面神经周围向中枢方向的扩大而逐渐累加的。

贝尔麻痹多在 1～4 个月恢复,有的可彻底治愈,有的为不全恢复,个别的可完全不能恢复。恢复不全者,常可产生瘫痪肌的挛缩,面肌痉挛或连带运动,成为面神经麻痹的后遗症。瘫痪肌的挛缩表现为患侧鼻唇沟加深,睑裂缩小,口角反向患侧牵引,使健侧面肌出现假性瘫痪现象,此时切不可将健侧误认为患侧。

三、诊断

本病具有突然发作的病史与典型的周围性面瘫症状,诊断并不困难,根据味觉、听觉及泪液检查结果还可明确面神经损害部位,从而做出相应的损害定位诊断。

1. 茎乳孔以外 面瘫。

2. 鼓索与镫骨肌神经节之间 面瘫+味觉丧失+唾液腺分泌障碍。

3. 镫骨肌与膝状神经节之间 面瘫＋味觉丧失＋唾液腺分泌障碍＋听觉改变。

4. 膝状神经节 面瘫＋味觉丧失＋唾液腺、泪腺分泌障碍＋听觉改变。

5. 脑桥与膝状神经节之间 除面瘫外,感觉与分泌功能障碍一般均较轻,如损害影响听神经时可发生耳鸣眩晕。

6. 核性损害 面瘫＋轻度感觉与分泌障碍,但往往影响展神经核而发生该神经的麻痹,若损害累及皮质延髓束可发生对侧偏瘫。

本病应与中耳炎、损伤、听神经瘤、腮腺疾病等引起的面神经麻痹进行鉴别,需注意有无耳流脓史、外伤史、听觉障碍、腮腺病变等特点。

四、治疗

贝尔麻痹的治疗可分为急性期、恢复期、后遗症期三个阶段来处理。

(一)急性期

起病 1~2 周内可视为急性期,此阶段主要是控制组织水肿,改善局部血液循环,减少神经受压程度。此期应用糖皮质激素联合抗病毒药物治疗效果最佳,可采用地塞米松 10 mg 静脉滴注,连续 7~10 天,或口服泼尼松 30 mg/d,顿服或分 2 次服用,连服 5 天,渐减量停药,疗程共 10~14 天。联合抗病毒药疗效更佳,常选用阿昔洛韦和金刚烷胺口服或静滴。此外,为促进神经髓鞘修复,可给予维生素 B_1 100 mg 肌内注射,每日 1 次,维生素 B_{12} 500 μg 肌内注射,每日 1 次,也可口服维生素 B_1、维生素 B_{12}。可做理疗、超短波透热疗法或红外线照射茎乳孔部,此期不宜应用强烈针刺、电针等治疗,以免导致继发性面肌痉挛。嘱患者平时做局部热敷、肌按摩,注意保护眼睛,以免引起暴露性结膜炎,入睡后应以眼罩掩盖患侧眼睛,不宜吹风和持续用眼,减少户外活动。

(二)恢复期

第 2 周末至 1~2 年为恢复期。此期的治疗主要是尽快使神经传导功能恢复和加强肌收缩,除可继续给予维生素 B_1、维生素 B_{12} 外,可给予烟酸、地巴唑等。此期可给予面部肌电刺激、电按摩等。针刺,可取较多穴位,如地仓、翳风、太阳、风池、合谷、足三里等,可强刺激,留针时间延长,并可加用电针刺激。嘱继续注意保护眼睛,可根据病情进行面肌的被动和主动运动锻炼,可对着镜子按摩面肌,并练习各种瘫痪肌的随意运动。大多数患者在发病后 1~3 个月内可完全恢复。两年后,有 10%~15% 的患者仍留有程度不同的各种后遗症。

(三)后遗症期

两年后面瘫仍不能恢复者,可按永久性面瘫处理,治疗方法主要是手术治疗。

五、预防

应避免面部特别是耳后部受风寒,如夏季不在窗口、屋顶睡觉;乘火车、汽车时不使耳后部长时间遭受冷风吹袭。及时治疗风湿性疾病和病毒感染性疾病。

第四节　面肌痉挛

面肌痉挛(facial spasm)又称为面肌抽搐症,为阵发性不规则半侧面神经支配面部表情肌的部分或全部的不自主抽搐或痉挛,可分为原发性和继发性面肌痉挛,前者又称特发性面肌痉挛,后者又称为症状性面肌痉挛。

一、病因

原发性面肌痉挛的病因目前尚不十分清楚,可能是在面神经传导通路上的某些部位存在病理性刺激,有中枢学说和周围学说两种假说。中枢学说认为它是面神经核或核上部受刺激或失控引起;多数学者支持周围病变学说,认为是颅内神经干受压迫致使面神经脱髓鞘变引起。其他可能的病因包括动脉硬化和高血压病变患者可引起面肌痉挛,少数病例为各种原因所致的面神经麻痹的后遗症。

二、临床表现

本病多发于中、老年患者,女性多于男性。起病缓慢,无自愈性,痉挛为突发、阵发,有节律,不能控制,可持续几秒至十几分钟,多发于一侧,双侧发病者极少见。疾病早期,抽搐多先从眼轮匝肌开始,呈间歇性,以后逐渐扩展至同侧其他颜面肌,其中以口角肌的抽搐最为明显。肌抽搐的程度轻重不同,精神紧张或疲倦时加重,睡眠时停止发作。少数患者在抽搐发作时可伴有轻度疼痛,个别病例尚有头痛、患侧耳鸣、同侧舌前味觉改变等症状。神经系统检查一般无阳性体征,晚期病例可伴有表情肌轻度瘫痪。本病呈缓慢进展,一般不会自愈,额肌少受累,颈阔肌可受累。

三、诊断

本病的临床特点如下:阵发性半侧面肌痉挛,有肌纤维震颤,不伴有其他神经系统的阳性体征,在肌电图上显示有纤颤电位,而无脑电图异常。本病容易确诊。

面肌痉挛应注意与癔病性眼睑痉挛、习惯性眼睑痉挛、三叉神经痛的痛性抽搐及小脑桥角部位的肿瘤、炎症或面神经瘤、颅脑损伤等相鉴别。有时还应与舞蹈病及手足徐动症相鉴别。

四、治疗

由于原发性面肌痉挛病因不明确,目前仍缺少理想的治疗方法。近年来 A 型肉毒素在治疗面肌痉挛及眼睑痉挛中获得良好效果,目前国内外已将其局部注射作为治疗面肌痉挛的首选治疗方法,在半侧面肌痉挛患者的治疗中,常规选用剂量为每点注射 2.5~5.0 U,每次注射总剂量不超过 55 U,1 个月内总剂量不超过 200 U。该法简便易行,效果好,在痉挛肌中注射 A 型肉毒素。A 型肉毒素的作用机制是能够抑制周围运动神经末梢突触前膜乙酰胆碱的释放,导致其所支配肌肉松弛性麻痹,注射极小量就可产生麻痹效应,使肌痉挛减弱或消除,疗效可持续 3~6 个月,复发后重复注射仍有效。对轻症者可能治愈;注射后可能出现暂时性眼睑下垂,大多数可于数日后消退。

临床其他的治疗方法类似于三叉神经痛的治疗,包括镇静药及抗癫痫药的应用,神经营养药物的应用,超声波及钙离子导入等物理疗法,中医、中药及针灸治疗等也有报道,效果均不理想。对以上治疗效果不佳者可用局部或面神经主干的封闭疗法,必要时可考虑采用射频温控热凝术使面神经变性,该法同三叉神经痛的治疗,使神经失活后会出现面瘫等并发症,应注意把握适应证和术后护理。目前对手术治疗面肌痉挛尚存争议,早期采用的面神经绞扎术、切断术及与其他神经吻合术等已弃用,较新的颅内微血管减压术则因有一定手术风险,有的患者难以接受,且远期疗效尚待进一步证实。

本章小结

原发性三叉神经痛为三叉神经分布区域内,骤然发生剧烈性、阵发性及短暂性的疼痛,有扳机区,发作时间早期较短,次数较少,间歇期较长,随着疾病的发展,发病越来越频繁,疼痛程度也逐渐加重,疼痛发作时患者表情痛苦,为减轻疼痛会做出各种特殊动作,部分患者有牙体牙髓治疗或拔牙无效史。首选药物治疗,另可选择封闭治疗、手术治疗等。

贝尔麻痹常起病突然,往往有患侧受风寒史。除面瘫症状外,无其他阳性体征。当用力闭眼时,眼球转向外上方,称为贝尔征。治疗应注重急性期疗效,可给予激素及营养神经药物治疗,慢性期可行针刺、推拿治疗。

舌咽神经痛常可与三叉神经痛同时存在,在临床上应进行明确诊断。面肌痉挛较易确诊,可选择药物、封闭、针灸、手术治疗。

目 标 检 测

目标检测及答案

沧州医学高等专科学校　王宁宁

Note

第十二章　口腔颌面部先天畸形

学习目标

1. 掌握：唇腭裂的发病原因及分类。
2. 熟悉：唇腭裂的治疗原则和基本方法。
3. 了解：牙槽突裂及面裂的临床表现。

案例导入

患儿，女，8个月，出生时即发现其唇、腭部裂开畸形，伴吮吸困难，进食时易呛咳，食物经鼻腔反流，经诊断为"左右Ⅲ度唇裂，左右Ⅲ度腭裂"，但因其年龄过小不宜手术。本次又因重复感冒再次住院，医院通过与其监护人进行沟通后施行唇腭裂修复术，取得了良好的效果。

1. 为什么会出现口腔颌面部先天畸形？
2. 唇腭裂的病因是什么？
3. 什么是唇腭裂修复术？

唇裂和腭裂是比较常见的口腔颌面部先天畸形，其次偶尔可见到面横裂以及正中裂，面斜裂较为少见。

第一节　概　　论

一、胚胎发育与发病因素

（一）胚胎发育

口腔颌面部的发育起始于胚胎发育的第 3 周，在此时三胚层胚盘已经形成，前脑的下端形成一个宽大圆形的突起，称为额鼻突；第 4 周时，由第一对鳃弓分化发育而形成上、下颌突。上颌突位于下颌突的后上方，他们均是从两侧向中线生长发育。上述突起在中央形成一个凹陷称为口凹，以后发育为原始口腔。

第 5 周时，额鼻突的末端两侧外胚层出现椭圆形局部增厚区，称为嗅板。嗅板因为细胞的增生，内外侧缘隆起使嗅板中央凹陷形成嗅窝，即原始鼻腔。嗅窝将额鼻突分为中间的中鼻突和两侧各有一个的侧鼻突（球状突）。第 7 周时，嗅窝底破裂而形成鼻孔，左右侧上颌突与外侧鼻突相连形成鼻孔底及上唇；两侧内侧鼻突在中线联合形成鼻尖、鼻小柱、人中及前颌。

胚胎发育至第 8 周时,胎儿的面部初步完成,颜面已经初步具有人的面型。同时,左右上颌突的内面长出一对板状突起,称为侧腭突(继发腭)。第 9 周时,两侧的侧腭突与形成前颌骨的前腭突(原发腭)自外向内、后逐渐联合。侧腭突与鼻中隔相连部分骨化后形成硬腭;第 12 周侧腭突后端继续生长并在中线处融合形成软腭,为肌肉组织。至此,腭的发育基本完成,胎儿的口腔和鼻腔完全分隔开(图 12-1)。

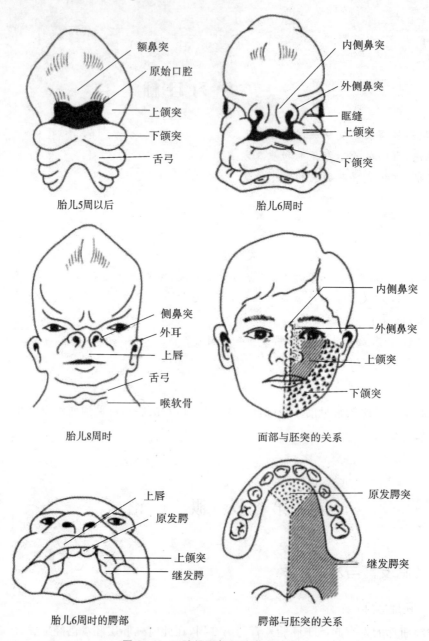

图 12-1 口腔颌面部胚胎发育过程

(二) 唇腭裂的形成

胎儿在发育过程中,特别是妊娠前 3 个月内,由于某种或多种因素干扰而使各胚突的正常发育及融合受到影响,就有可能使胎儿发生颌面部发育畸形。比如:当胎儿的左右两侧下颌突不能在中线相互融合时,则产生下唇正中裂或下颌裂;一侧上颌突未能与球状突融合,则会产生单侧唇裂,如在两侧同时发生,则形成双侧唇裂;两侧球状突未能正常融合则发生上唇正中裂;上颌突与下颌突未能融合则形成面横裂;上颌突与侧鼻突未能融合则形成面斜裂(图 12-2)。

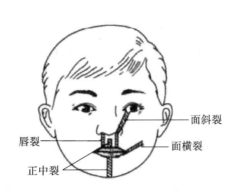

面斜裂
唇裂
面横裂
正中裂

图 12-2 面裂形成的部位

导致腭裂形成的机制与唇裂相似,同样为胚突不完全融合或完全不融合所致。但是形成的时期较唇裂和面裂稍晚。约在第 8 周时,一侧的前腭突与侧腭突、鼻中隔融合出现障碍,会出现单侧腭裂;如果两侧的融合均发生障碍,则会出现双侧腭裂。因腭部突起融合是从前向后逐渐进行的,所以融合受影响的时间越早,腭裂的程度就越严重,整个腭部缺损裂隙就越明显;发生时间越晚,腭裂的程度就越轻,有的可能只会表现为软腭裂或腭垂裂。

（三）发病因素及流行病学

目前引起胚突发育和融合障碍的确切原因以及发病机制尚未完全明了,可能为多种因素相互作用所导致。经过大量研究结果表明,造成不良影响的因素如下。

1. 遗传因素 流行病学调查显示,有些唇腭裂的患者,在其直系亲属或旁系亲属中发现类似的畸形概率较高,因而认为唇腭裂畸形与遗传有一定的关系;遗传学研究还认为唇腭裂患者的多个基因均具有遗传倾向性,当多个基因的效果叠加达到一定程度时,就会发生唇腭裂。

2. 营养因素 各种原因造成妇女妊娠期间,特别是妊娠早期营养的缺乏也可能导致先天性畸形的发生。因此,在妊娠期服用维生素 A、叶酸等营养物质有预防或减轻唇腭裂等先天性畸形发生的作用。

3. 感染和损伤 母体在妊娠初期,病毒、细菌和原生动物,均可感染母体、胎盘和胚胎。可能影响胚胎的发育而成为畸形发生的诱因;此外,临床发现,母体在妊娠初期如遇到某些损伤,特别是引起子宫及邻近部位的损伤,会影响胚胎的发育而导致畸形。

4. 内分泌的影响 母体的激素和代谢产物发生紊乱时也有可能通过胎盘影响胎儿的发育。

5. 药物因素 多数药物进入母体后都能通过胎盘进入胚胎。有些药物可能导致畸形的发生,如叶酸的拮抗剂、氨基蝶呤、苯妥英钠等均可能导致胎儿畸形。

6. 物理因素 胎儿发育时期,如母体频繁接触放射线或微波等,有可能影响胎儿的生长发育从而导致唇腭裂的发生。放射线对胎儿发育的影响虽不确定,但在动物实验中可以证实,X 线是诱发实验动物产生唇腭裂胚胎的有效手段之一。

7. 烟酒因素 流行病学调查资料表明:妇女妊娠早期大量吸烟(包括二手烟)及酗酒,其子女唇腭裂的发生率比无烟酒嗜好的妇女要高。

当上述因素单独或联合发生作用时,往往会导致胎儿颌面部发育畸形。

（四）预防

唇裂和腭裂的确切发病原因虽未完全明了,但针对有可能导致胎儿面部发育畸形的因素采取积极有效的预防措施是十分有必要的。特别是在妊娠期的前 3 个月应注意:孕妇需保持良好的心情和精神状态,避免情绪过度波动;注意食物的营养成分,荤素搭配。及时补充必要的营养物质,如维生素类和微量元素等;避免过度的劳累和外伤;避免使用可导致畸形的药物;房屋的装饰材料中会散发甲醛、苯等有害物质,在选择时应注意,孕妇在入住新装修房屋之前,新房应保持一段时间的通风;避免接触放射线和微波;禁忌吸烟和饮酒等。

二、唇腭裂多学科综合序列治疗

(一)多学科综合序列治疗的概念

在传统观念中认为外科手术是修复唇腭裂的唯一手段。但整个治疗过程中牵涉到遗传学、儿科、社会心理学、口腔颌面外科、口腔修复科、口腔正畸科、语音病理学等多学科、多专业领域。所以,唇腭裂的治疗仅仅采用手术方法来关闭裂隙的观念已经被抛弃,取而代之的是采用多学科综合序列治疗。

多学科综合序列治疗是指由疾病所涉及的各学科专家组成序列治疗组,在患者从出生到长大成人的每一生长发育阶段,治疗其相应的形态、功能和心理缺陷,以获得最理想的治疗效果的治疗方式。

(二)序列治疗的内容

(1)唇腭裂序列治疗组应尽早建立与患者和家长的联系,最好是当患者一出生便建立这种联系,同时应掌握患者家庭的遗传与孕妇怀孕期间的背景环境信息。

(2)最初接诊的医生应对患者的营养、发育、健康状况等进行全面评估,同时给患者建立原始档案。

(3)当患者第一次来医院时,组织所有序列治疗组成员共同检查、会诊、讨论,并与患者家长一起根据患者畸形情况、全身健康状况和家长的具体要求,制定具体的序列治疗内容、程序和时间表。

(4)各序列治疗组成员应严格按照治疗时间表准时完成与本专业内容相关的治疗工作。

(5)治疗内容可在整个序列治疗过程中根据具体情况进行调整,当患者长大懂事后,也应参与有关治疗的讨论,协助修正治疗方案。

(6)制定治疗效果的评定标准,按时进行各专科评定、专项评定、阶段性评定和最终评定。

(7)序列治疗组应对患者的全部治疗文件包括病历、治疗计划、照片、模型、医学影像资料、录像带等进行专人管理。

第二节　先天性唇裂

一、临床分类

唇裂是最常见的先天性口腔颌面部发育畸形,可单独发生,也可并发腭裂或牙槽突裂。有时还可伴有心脏和其他部位的畸形。新生儿唇腭裂的患病率大约为 1:1000,最近我国唇腭裂的患病率有上升趋势,与近期国外的报道相近似。据统计,唇腭裂患者男女比例为 1.5:1,男性发生的概率较大。

临床上,根据裂隙的部位可将唇裂分为以下几类。

(一)国际上常用的分类法

1. 单侧唇裂

(1)单侧不完全唇裂(裂隙未裂至鼻底)。

（2）单侧完全性唇裂（整个上唇至鼻底完全裂开）。

2. 双侧唇裂

（1）双侧不完全性唇裂（双侧裂隙均未裂至鼻底）。

（2）双侧完全性唇裂（双侧上唇至鼻底完全裂开）。

（3）双侧混合型唇裂（一侧完全裂，另一侧不完全裂）。

（二）国内常用的分类法

1. 单侧唇裂（图 12-3）

（1）Ⅰ度唇裂　裂隙仅局限于唇弓缘以下的部位。

（2）Ⅱ度唇裂　裂隙范围在唇弓缘以上，鼻底以下。

（3）Ⅲ度唇裂　又称完全性唇裂，即从唇弓缘至鼻底完全裂开。

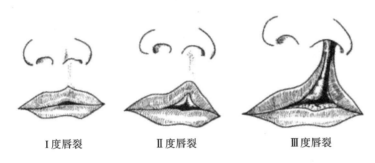

Ⅰ度唇裂　　　　　Ⅱ度唇裂　　　　　Ⅲ度唇裂

图 12-3　单侧唇裂的类型

2. 双侧唇裂　按单侧唇裂分类的方法对双侧唇裂进行分类，包括双侧Ⅱ度唇裂、双侧Ⅲ度唇裂、左侧Ⅲ度右侧Ⅱ度混合唇裂（图 12-4）等。

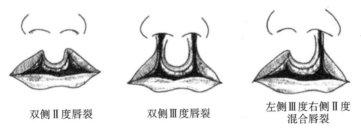

双侧Ⅱ度唇裂　　　双侧Ⅲ度唇裂　　　左侧Ⅲ度右侧Ⅱ度
混合唇裂

图 12-4　双侧唇裂的类型

此外，临床上还可见到隐形唇裂，即表面的皮肤和黏膜无裂开，但其下方的肌层因发育不良而未能联合或错位联合，导致患侧出现浅沟状凹陷及唇峰分离等畸形。

二、唇裂的手术治疗

外科手术是修复唇裂最直接有效的手段。对唇与唇裂的解剖学特点的了解程度直接决定了手术效果理想与否。

（一）唇与唇裂的解剖学特点

上唇的肌肉主要由口轮匝肌、鼻肌和上唇提肌的上头组成。正常完整的肌肉附着帮助人体完成各种表情活动和吸吮功能。唇应具有的形态特点：红唇缘明显，两侧上唇缘呈弓形的称唇弓；红唇中部稍厚呈珠状微微向前下突起，中央部小的突起称为唇珠。正对上唇人中脊的部位有两个明显的突起，称为唇峰，两唇峰之间的凹称为唇谷，唇谷正中为人中切迹；上下唇厚度、宽度比例协调；鼻小柱及鼻尖居中，鼻底宽度适中，两侧鼻翼和鼻孔呈拱状，鼻孔大小位置对称（图 12-5）。

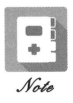

Note

当唇裂发生时,上唇一侧的连续性中断,并伴有黏膜、肌肉、皮肤缺损;两侧口轮匝肌由原来从口角向对侧分布变为沿裂隙附着于鼻小柱基底部的骨膜和患侧鼻翼基部;肌肉收缩时,牵拉鼻小柱向健侧偏斜,牵拉患侧鼻翼基部向下、外的方向扩展,使鼻中隔软骨扭曲,鼻翼塌陷,鼻孔大而扁平(图 12-6);当两侧前唇均发生连续性中断时,由于缺乏口轮匝肌的附着,前唇的发育受阻,鼻小柱过短;若伴有腭裂,还会因鼻中隔软骨和前颌骨的过度生长,导致前唇翻转上翘,似与鼻尖相连。

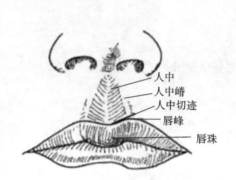

图 12-5　正常上唇的表面解剖标志　　　　图 12-6　单侧唇裂上唇部解剖标志

(二) 手术年龄

手术进行的时间,应依据患儿自身的具体情况来决定。如唇裂裂隙较宽,预计唇裂修复术后效果不良时,可预先在患儿出生 1～3 个月内进行唇粘连手术,术后 3 个月再行唇裂修复手术。大部分情况下,多安排患儿在 3～6 个月进行手术,这是因为婴儿从出生后至 3 个月期间,上唇的解剖标志会逐渐变明显。双侧唇裂整复术比单侧唇裂整复术复杂,术中出血相对较多,手术时间也较长,一般于 6～12 个月时施行手术。

初次唇裂整复术后,遗留的鼻、唇部继发畸形,还应根据畸形的严重程度,择期进行二期修复。

(三) 术前准备

术前必须对患儿进行系统的全身体检,以评估是否适合手术治疗。重点检查:患儿的体重,营养及发育状况;手术区域及周围有无感染,湿疹;血液、尿常规及相关的化验,以确定血液各种成分、凝血功能、肝肾功能等是否正常;心肺功能的情况特别注意有无先天性心脏病,胸腺肥大等症状。如发现异常应当给予相应的治疗,待恢复正常后再安排手术。

(1) 术前 3 天应开始练习用汤匙或滴管喂食流质或母乳,从而使患儿在术后能适应这种进食方式。

(2) 术前 1 天做局部皮肤的准备。可用肥皂水清洗上、下唇及鼻部,并用生理盐水擦洗口腔;如患者为成人,应剪除鼻毛及剃须、洁牙、清除病灶,并用含漱剂漱口。

(3) 婴幼儿应在术前 4～6 小时给予 10% 葡萄糖 100～150 mL。后应禁食,以防止术中呕吐造成窒息。年龄越大,禁食的时间越长,故儿童的手术应尽量安排在上午更早的时间进行,避免患儿因禁食的时间过长,失水而对手术的耐受力降低。

(4) 估计术中出血较多的,特别是双侧唇裂应做好输液或输血的准备,并备好吸引器,氧气等。

(5) 术前 30 分钟给予适当的药物。按 0.25 mg/10 kg 体重注射阿托品或东莨菪碱,成人可按 3～4 mg/kg 体重注射苯巴比妥或其他镇痛、镇静剂。

（四）麻醉选择

唇裂整复术麻醉方法的选择，应以安全和保证呼吸道通畅为原则。较大的儿童和成人可在局部麻醉（眶下孔阻滞麻醉）下进行。婴幼儿施行唇裂整复术，都应在气管内插管方式下行全身麻醉后进行。

（五）手术方法

唇裂的临床表现各有不同，现代的手术方法已可以达到满意的修复效果，但各种手术方法均有各自的优缺点。无论何种手术方法，其操作步骤均不外乎定点、切开、缝合等三个主要步骤。手术设计和操作应是在术后效果一致的情况下手术切口设计得少而简单，且不破坏已有的正常解剖结构为佳。在选择时应根据唇裂的畸形特征和术者的经验，并从实际出发，灵活运用，甚至可以做出一定的改进，以求取得良好的整复效果。

1. 单侧唇裂修复术

1）旋转推进法（图 12-7） 手术原理简单易懂，建立以矫正组织为目标的手术原则。此法优点是术中切除组织少，术后裂侧唇部中下份的瘢痕线模拟了裂隙人中嵴形态，唇弓形态恢复自然。缺点是定点的灵活性大，初学者不易掌握；特别是完全性唇裂，修复后患侧唇高常不足。

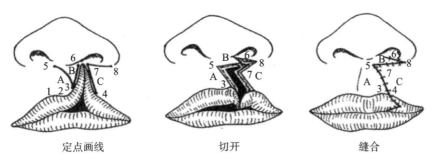

定点画线　　　　　切开　　　　　缝合

图 12-7　单侧唇裂旋转推进发修复唇裂示意图

（1）定点 在红唇缘定四个点，即健侧唇峰定点 1；人中切迹定点 2；健侧裂隙唇缘上定点 3；同时应注意使点 2—1 的长度与点 2—3 相等。在患侧裂隙唇缘红唇最厚处即相当于唇峰处定点 4。

在鼻底处也定四个点，鼻小柱健侧基部定点 5，如需向外侧延伸时也不应超过健侧人中嵴。患侧鼻底裂隙两旁的红唇与皮肤交界处定点 6 和 7。点 6 至鼻小柱基部的距离与点 7 至患侧鼻翼基部的距离相加等于健侧鼻底的宽度。在相当于鼻底水平线之稍外下方定点 8。

定点完成后，从点 5 横过鼻小柱基部下方 3 画出一条弧线；此线下段约与健侧人中嵴平行。再从点 3 沿皮肤黏膜交界线向上至点 6 连线，如此在沿上述连线切开后，健侧唇部可形成 A、B 两个唇瓣。从点 7 向点 4、点 8 各画一线，待切开后可在患侧形成一个单独的唇瓣 C。

对点 8 位置的确定。也可先在患侧鼻翼外下方参照点 3—5 的距离暂定点 8，待切开健侧，旋转 A、B 两瓣至既定位置后，用 B 瓣剪断至点 3 的距离来复查点 8—4 的距离。应使点 8—4 的距离与 B 瓣尖端至点 3 的距离相等，从而最终调整确定点 8 的位置，此点位置高低关系到术后上唇的长度，应根据裂隙的大小灵活掌握。一般而言，裂隙愈大，此点应该高一些为好；裂隙愈小，此点应稍低一些。

（2）切开 先在健侧沿点 3—6 线和点 3—5 线全层切开上唇。此时健侧裂隙唇峰点即可随健侧上唇 A 瓣被旋转下降至健侧唇峰水平；如仍嫌下降不足时，可以在鼻小柱基部向健侧越过点 5 予以延长切开，但不宜越过健侧人中嵴，这样，健侧裂隙唇峰一般可下降至正常位置；再于患侧沿点 8—7—4 连线全层切开，此时如裂隙两侧的红唇组织得以下降，C 瓣也可向下旋转并向健侧推进。如裂侧唇瓣推进张力较大，可在裂侧唇前庭沟做松弛切口用以减少缝合张力。

（3）缝合 将 B 瓣向上旋转并推进插入点 7—8 连线切开后所形成的三角形间隙内；将 C 瓣向下旋转并推进至点 5—3 切开后所形成的三角形间隙内。缝合时可先将点 3 和点 4 试缝在一起。这样可以判断患侧唇高是否恢复，如不够，应做适当调整。此外，缝合时如点 5—3 与点 7—4 距离不等，对位有困难时，可增加点 7—4 连线突向裂隙的弧度，以增加点 7—4 的长度，便于缝合。

在缝合时应先缝合鼻底后，再缝合黏膜层、肌层；皮肤层缝合应从裂隙两侧唇峰点开始，由下而上逆行缝合，最后修整红唇。

红唇的修复形态是术后外形效果的重要部分，应该根据患侧红唇的具体情况进行修剪，但应尽量少去红唇组织，恢复唇珠的形态。一般是先将裂侧的红唇末端修成一含有肌组织的三角瓣，插入健侧红唇切口中，用裂侧红唇组织完成对唇珠形态的恢复；如此缝合后，皮肤和红唇的切口不在同一方向的直线上，避免了切口瘢痕组织收缩的影响。

2）改良式旋转推进法 在应用旋转推进法的过程中，许多学者发现，修复过宽的单侧唇裂时，存在裂侧上唇下降不足和裂侧鼻小柱、鼻翼基底的畸形矫正不足的问题，为此有学者改良了旋转推进法，称为延伸旋转推进法，并希望以此取代先前的旋转推进法。

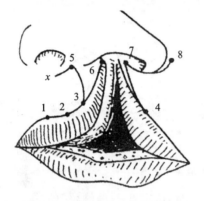

图 12-8 改良式旋转推进法定点

（1）定点（图 12-8） 在两侧红唇缘定点 1、2、3、4、6、7、8 的方法与旋转推进法相同。旋转切口从点 3 开始，沿红白唇交界处向上，再弯向裂侧鼻小柱基地中点（点 5）后倒转向非裂侧人中嵴延长切口定点 x，使点 3—5—x 等于点 4—7。

（2）切开（图 12-9） 连接点 3—5—x，点 3—6，点 4—7，点 7—8 画线并切开。

（3）缝合（图 12-10） 沿画线切开各组织瓣后，为了延长裂侧的鼻小柱，需沿膜状中隔充分游离 B 瓣，用单钩提起塌陷的鼻孔，将 B 瓣向鼻尖推进，使裂侧鼻小柱等于非裂侧鼻小柱，在 B 瓣膜状中隔近基底处固定一针，并将 B 瓣缝合在点 5。上唇切口缝合同旋转推进法。

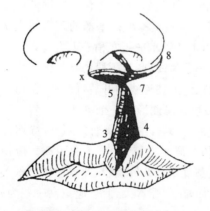

图 12-9 改良式旋转推进法切开

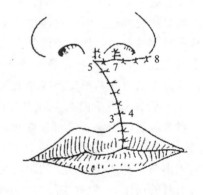

图 12-10 改良式旋转推进法缝合

2. 双侧唇裂整复术 根据前唇发育的情况，可分为保留前唇长度的前唇原长整复术和利用侧唇增加前唇长度的前唇加长整复术。

1）前唇原长整复术（图 12-11） 基本保留了前唇的原有长度和组织，修整后短期内可能上唇稍短，但上唇的横向松弛度较前唇加长整复术要好，随着上唇的发育。其长度会近于正常。

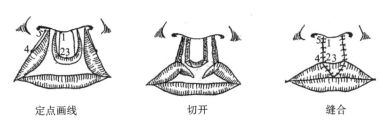

图 12-11 双侧唇裂前唇原长整复术示意图

定点画线　　　　　　　切开　　　　　　　缝合

（1）定点画线　定点 1 为人中切迹,其余的定点两侧相同。仅仅以一侧为例:在前唇红的边缘定点 2 为唇峰,鼻小柱根部稍外近裂隙处定点 3,2—3 的连线位置即为修复后的人中嵴,可根据前唇的情况按正常的形态进行调整;在侧唇的丰满处定点 4,使点 4 至口角的距离大约相当于下唇宽度的一半,否则应适当左右调整;在裂隙侧唇红缘平鼻底处定点 5,连接 2—3、4—5,另一侧定点相同。

（2）切开　沿 2—3 画线切开至皮下,锐性剥离切口外侧的皮肤黏膜瓣转移至口腔侧;再沿 4—5 画线切开侧唇,上端与鼻底断开,尽量使转下的唇瓣带多一点红唇,以便用于红唇的修正。另一侧切法相同。

（3）缝合　采用自点 2 及点 4 两唇峰点开始的自下而上的分层对位缝合,分别缝合黏膜、肌肉、皮肤。用同样的方法缝合另外一侧。

2）前唇加长整复术（图 12-12）　此法是利用侧唇部的皮肤来加长前唇的长度,所以在术后唇下部的组织横向会较紧,远期可出现上唇过长,上颌发育受限等。适用于一些前唇明显短小的患者。

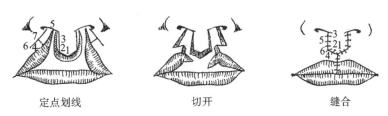

图 12-12 双侧唇裂前唇加长整复术示意图

定点划线　　　　　　　切开　　　　　　　缝合

（1）定点画线　点 1、2、3、5 同前容原长整复术,连接 1—2—3。在侧唇的红缘定点 4,使其到口角的距离约为下唇的一半加上 1—2 的长度,即修复后的人中切迹。以 3—2 的长度从5 点向下定点 6,使 5—6 等于 3—2,并连接 5—6。再从点 6 向上定点 7,使 6—7 等于 1—2,连接7—4,并使 6 至唇红缘的距离稍小于 7—4 的距离,以便唇峰的形成。另一侧定点相同。

（2）切开　按画线切开组织瓣,止血。

（3）缝合　对位、分层缝合黏膜、肌层、皮肤,红唇修整参见前唇原长整复术。

在手术操作中应注意:定点要注意正常解剖标志;切开应准确,以使创缘整齐,对张力较大的完全唇裂还应增加松弛切口;缝合时应用细针细线,准确对位。

（六）唇裂的术后护理

（1）在术后全麻未醒前,应使患儿平卧、头取侧位,防止误吸。

（2）全麻患儿清醒后 4 小时,可给予少量流质或母乳,应用滴管或小汤匙喂食。

（3）术区在术后当天即可去除敷料包扎,任其暴露。每日可用生理盐水清洗创口,保持创口清洁;但切忌用力拭擦创口。如创口表面已形成血痂,可用过氧化氢溶液、生理盐水清洗,以防痂下感染。对幼儿更应加强护理,约束双手活动,以免自行损伤或污染创口。

（4）术后应给予适量抗生素治疗以预防感染。

（5）正常愈合的创口,可在术后5～7天拆线。口内的缝线可稍晚拆除或任其自行脱落,特别是不合作的幼儿,无需强行拆除。

（6）如使用唇弓至少应在10天后去除。在使用唇弓期间,应注意观察皮肤对胶布有无过敏反应和皮肤压伤,如有发生应及时拆除。

（7）术后或拆线后,均应嘱咐家属注意护理,防止因患儿跌跤导致创口裂开。

三、唇裂的二期整复手术

唇裂患儿在经过唇裂修复术后,仍遗留或继发于手术操作和生长发育变化而表现出来的一类畸形,称为唇裂术后继发畸形。这一类畸形相较于原发性唇裂更加多样和复杂化。

（一）形成继发畸形的原因

1. 客观原因　原发性畸形较严重;上唇组织生长发育不足,如健、患侧上唇面积差异较大;健、患侧上唇,特别是唇红组织的形态和厚度差异较大;上唇解剖标志不清晰;手术方法本身存在的问题等。

2. 操作者有关的原因　术前检查分析不到位;测量定点不够精确;技术不娴熟或未能准确缝合。

（二）继发畸形的整复

对唇裂继发畸形的整复应安排在初次手术半年后,对伴有鼻畸形的唇裂继发畸形的二期整复手术最好安排在和鼻畸形整复同时进行。

1）单侧唇裂术后继发唇畸形

（1）唇红切迹　最常见的单侧唇裂术后继发畸形,多是由于术中未能调整好裂隙两侧组织厚度缝合所致。临床上多采用"V-Y"成形术来整复（图12-13）。

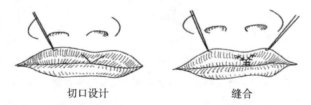

切口设计　　　　　缝合

图12-13　整复唇红切迹"V-Y"成形术示意图

（2）唇红过厚　裂侧唇红发育不好,短而肥厚,口轮匝肌挛缩。临床上多在裂侧唇红缘皮肤黏膜交界缘内侧梭形切除黏膜或部分肌组织来进行纠正（图12-14）

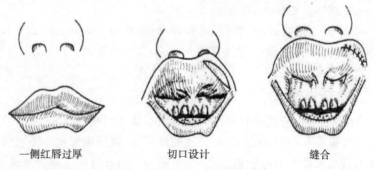

一侧红唇过厚　　　切口设计　　　　缝合

图12-14　红唇过后整复术示意图

（3）唇峰不齐　术中缝合裂隙缘唇峰点对位不准确所致。临床上多采用"Z"成形术来整复（图 12-15）。

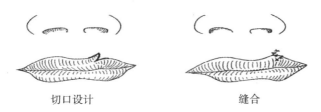

切口设计　　　　　　　　缝合

图 12-15　唇峰不齐整复术示意图

2）双侧唇裂术后继发唇畸形

（1）唇弓形态不明显　由于前唇本身无明显的唇弓形态，两侧侧唇唇弓又难以形成自然的唇弓所致。临床上整复方法为仅保留上唇的人中切迹不切开，沿两侧唇弓上方做半月形的皮肤切除，最后分层拉拢缝合（图 12-16）。

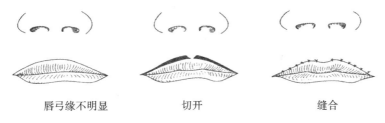

唇弓缘不明显　　　　　切开　　　　　　　缝合

图 12-16　唇弓形态不明显整复示意图

（2）前唇过宽　多是因为保留了全部前唇做人中所致。临床上可利用前唇两侧切口旁的人中组织延长鼻小柱（图 12-17）。

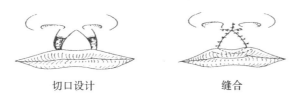

切口设计　　　　　　　　缝合

图 12-17　前唇过宽整复示意图

第三节　先天性腭裂

腭裂可单独发生，亦可伴发唇裂形成唇腭裂。腭裂除了有软组织的缺损外，大多还会出现硬组织的缺失和畸形，严重影响患儿的吸吮、吞咽、呼吸和语言等功能。因此及时给予整复治疗十分必要。

一、腭裂的解剖生理特点

腭为口腔上壁，可分软腭和硬腭两部分：硬腭为腭部的前 2/3，是表面覆盖黏膜的骨质结构，位于前部，介于鼻腔和口腔之间。主要的功能是将鼻腔和口腔分隔，维持两腔的独立，从而可有效避免食物进入鼻腔或鼻腔分泌物流入口腔。软腭连于硬腭之后，位于腭部的后 1/3，由肌和黏膜组成，是发音和语音等功能的重要组成部分。

腭裂患者在形态结构上多有明显改变：腭穹窿处出现裂隙，导致硬腭与鼻中隔不相连，造

微笑列车

Note

成口、鼻腔相通;软腭部腭咽闭合环破裂,腭咽不能闭合,导致患者发音不清。如果病程较长,还会由于长期不正常的语音和吞咽功能的影响,出现软腭肌肉的发育异常,形成代偿性或失用性解剖特点。

二、腭裂的临床分类和临床表现

（一）腭裂的临床分类

1. 按裂隙的部位(图 12-18)分类

（1）软腭裂　仅软腭裂开,有时只限于腭垂。不分左右,一般不伴唇裂,临床上以女性比较多见。

（2）不完全性腭裂　亦称部分腭裂。软腭完全裂开伴有部分硬腭裂;有时伴发单侧不完全唇裂,但牙槽突常完整。本型也无左右之分。

（3）单侧完全性腭裂　裂隙从腭垂至切牙孔完全裂开,并斜向外侧直抵牙槽突,与牙槽裂相连;健侧裂隙缘与鼻中隔相连;牙槽突裂有时裂隙消失仅存裂缝,有时裂隙较宽;常伴发同侧唇裂。

（4）双侧完全性腭裂　常与双侧唇裂同时发生,裂隙在前颌骨部分,各向两侧斜裂,直达牙槽突;鼻中隔、前颌突及前唇部分孤立于中央。

除上述各类型外,还可以见到少数非典型的情况,如:一侧完全、一侧不完全的腭裂病情;腭垂缺失;黏膜下裂(隐裂);硬腭部分裂孔。

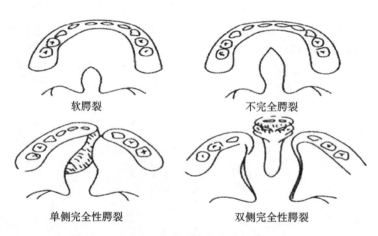

软腭裂　　不完全腭裂

单侧完全性腭裂　　双侧完全性腭裂

图 12-18　腭裂的临床分类

2. 按裂隙的程度分类

（1）Ⅰ度　裂隙限于腭垂或软腭。

（2）Ⅱ度　不完全性腭裂。裂隙从软腭裂向前达硬腭的一部分,但牙槽突完整。

（3）Ⅲ度　全腭裂开,由腭垂到切牙区,包括牙槽突裂,常与唇裂伴发。

（二）腭裂的临床表现

1. 腭部解剖形态异常　腭部的裂隙从后向前进展,根据病情的严重程度造成长短、大小不一的缺损。完全性腭裂患者可见牙槽突有不同程度的断裂或错位。

2. 吸吮功能障碍　患儿腭部出现裂隙,使得口、鼻两腔相通。患儿口腔内不能有效形成负压,吸吮效率大大降低,或在进食时乳汁从鼻孔溢出,从而影响患儿的正常喂养,家长常被迫采取人工喂养。

3. 腭裂语音　腭裂患者在发音时由于同常人共鸣腔不同,发音亦会有所不同,长此以往会形成腭裂所特有的腭裂语音。

4. 口、鼻腔卫生不良 由于口、鼻腔直接相通,鼻内分泌物可流入口腔,造成口腔卫生不良;同时进食时,食物又会上行到鼻腔和鼻咽腔,易引起局部感染。

5. 牙列错乱 完全性腭裂伴发唇裂时,牙槽突裂隙明显。患者在唇裂修复后,患侧牙槽突向内塌陷,牙弓异常,多造成继发性牙齿错位萌出。

6. 听力功能的影响 腭裂造成的肌性损害,使咽鼓管开放能力变差,影响中耳气流平衡,从而使得部分患儿常有听力降低。

7. 颌骨发育障碍 腭裂患者多出现上颌骨发育不足,随年龄增长而越来越明显,导致反合或开合,以及面中部凹陷畸形。

三、腭裂的手术治疗

腭裂的治疗同唇裂一样,不应只是单单通过手术关闭腭部裂隙,而应遵循多学科综合序列治疗的原则来恢复腭部的外形和功能,使患者可以正常饮食,为发音创造条件,术后还需进行较长时间的语音矫正训练;对面中部有塌陷畸形、牙列不齐和咬合紊乱者应着重改善他们的面容,同时注意恢复正常的咬合功能;对有鼻耳疾病的患者应及时治疗,以防听力障碍;有心理障碍的患者更不应忽视对他们进行精神心理治疗,从而使腭裂患者达到身心健康。为此,腭裂的治疗应由相关学科的专业人员组成治疗组,共同商议、制定治疗计划,系统地按计划进行治疗,从而达到理想的治疗效果。

（一）手术的目的和要求

腭裂整复手术是序列治疗中的核心部分。通过手术的方式,恢复患者腭部的形态和功能,重新分隔口、鼻腔;建立良好的腭咽闭合功能,为患者正常的吮吸、语言和吞咽等功能的重建或创造打好基础。同时应尽量减少因为手术对颌骨发育的干扰,确保患儿的安全。

（二）手术年龄

腭裂整复术的手术年龄对术后的语音效果和上颌骨发育有影响,对于最合适的手术年龄仍存在争议。大致有以下两种意见:一种主张早期进行手术,在 8~18 个月手术为宜,如果能在患儿学说话时期之前完成腭裂修复,将有助于患儿比较自然地学习说话,也有利于养成正常的发音习惯;同时可使软腭肌群获得较好的发育,重建良好的腭咽闭合,得到较理想的发音效果。另一种认为在 5~6 岁施行为好,依据如下:早期手术语音效果虽好,但由于患儿年龄较小,麻醉和手术难度较大,手术风险比较高。目前在实际工作中,无论采取哪一种手术方式,均应重视术前和术后的治疗和护理,防止术后感染及二次腭裂的发生,同时应对患者加强语音功能的训练和发音纠正,以达到满意的效果。

（三）麻醉选择

应采用吸入式全身麻醉,以气管内插管麻醉方式为佳,此种插管麻醉方式可保证血液和口内的分泌物不流入气管,保持呼吸通畅和氧气吸入。气管内插管的部位多采用口腔插管,也可经鼻腔插管。经鼻腔插管的好处是能通过鼻孔进行固定,又不会对口内的手术操作造成干扰,但应当注意的是,幼儿的喉部黏膜脆弱,气管内插管可能损伤喉头或气管而引起喉头水肿,造成严重并发症,所以在临床操作时应做到仔细、轻柔、正确。

（四）手术方法

腭裂整复手术已有 100 多年历史,在长期的临床实践中,专家们不断地提出了很多手术方法。把众多手术方法归纳起来,大致可分为两大类:一类手术是以封闭裂隙,保持和延伸软腭长度,恢复软腭生理功能的腭成形术;另一类手术是缩小咽腔,以增进腭咽闭合为主的咽成形术。对于大龄患儿或成年患者,如有必要可两类手术同时进行。幼儿患者一般只需行腭成形术,待以后有必要时再二期行咽成形术。

1. 腭成形术

1）基本手术操作　不管何种腭裂修复手术方法,除了切口不一样外,其余基本操作方法和步骤大致相同(图12-19)。

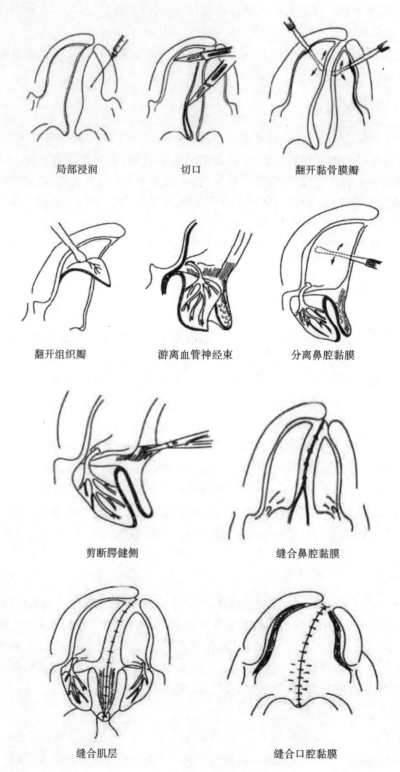

局部浸润　　　　　　切口　　　　　　翻开黏骨膜瓣

翻开组织瓣　　　游离血管神经束　　　分离鼻腔黏膜

剪断腭健侧　　　　　　　　　缝合鼻腔黏膜

缝合肌层　　　　　　　　　缝合口腔黏膜

图12-19　腭成形术的基本操作步骤

（1）体位　患者平卧，头取后仰位。术者的位置应根据手术操作方便及术者的习惯而定，一般多选在手术台前端，患儿的头顶或头侧进行手术。

（2）切口　在做切口前先在腭部做局部浸润注射，用 0.25%～0.5% 利多卡因或者生理盐水加入适量肾上腺素，以减少术中出血，保证良好的手术视野，为下一步剥离黏骨膜瓣做好准备。切口用 11 号尖头刀片从腭舌弓外侧翼下颌韧带稍内侧开始绕过上颌结节的后内方至硬腭，沿着牙龈缘 1～2 mm 处向前切开黏骨膜到侧切牙；应该注意的是，切口在硬腭处应该深达腭骨骨面；切勿伤及腭大血管和伴行的神经束；也勿超越翼下颌韧带外侧，以免颊脂垫露出。

（3）剖开裂隙边缘　沿裂隙边缘，由前向后直抵腭垂末端，小心地将边缘的组织剖开。这部分的组织比较脆弱，在操作过程中应注意防止造成不必要的软组织损伤。

（4）剥离黏骨膜瓣　剥离器插入松弛切口，向内侧剥离直抵裂隙边缘，将硬腭的黏骨膜组织与骨面分离。剥离黏骨膜瓣时，如出血较多，可用生理盐水纱布（或加入适量肾上腺素）填塞创口，按压封闭出血口，对于黏骨膜瓣末端有搏动性出血点的患者，应结扎或缝扎止血，以减少术中的出血量。

（5）拔断翼钩　在松弛切口的后端，上颌结节的后上方，扪及翼钩位置，用剥离器拔断翼钩。此时，腭帆张肌失去原有的张力，两侧的腭瓣组织被推向中央位置，以减少软腭在中线缝合时的张力。

（6）腭前神经、腭降血管束的处理　要想使腭瓣向后推移，尽量延伸软腭的长度，以及进一步消除软硬腭交界处的张力，应采用神经、血管束游离术，即黏骨膜瓣分离后掀起，显露两侧腭大孔，用血管分离器或牙槽刮匙从腭大孔后方插入，提起血管神经束根部，小心游离血管神经束 1～2 cm，以消除其对腭瓣的牵制。在成年人行腭前神经、腭降血管束处理时应格外小心，如果失误极易将腭大血管神经束推断，从而导致同侧组织瓣部分坏死，严重者可发生腭部洞穿缺损。

（7）切断或剪断腭腱膜　在软硬腭交界处，将黏骨膜瓣拉向外后侧，显露腭腱膜，用细长弯头组织剪刀或 11 号锋利尖刀片，沿腭骨后缘剪断腭腱膜。这样可使得两侧的软腭鼻黏膜得到充分游离，并能在中央无压力下缝合。

（8）分离鼻腔侧黏膜　用弯剥离器沿硬腭裂隙边缘切口鼻侧面插入，并充分分离，使两侧鼻腔黏膜松弛，能在中央缝合，以消灭鼻腔创面。

（9）缝合　两侧腭黏骨膜瓣及软腭向中央靠拢，后推与对侧组织瓣接触后，用细丝线将两侧组织瓣分层缝合。缝合应自前向后，先缝合鼻腔侧黏膜，再缝合软腭肌层，最后由后向前缝合口腔侧黏膜。在硬腭区，可采用纵行褥式与鼻腔侧黏膜兜底缝合加间断缝合，使两侧黏骨膜内侧缘与鼻腔侧紧密贴合，防止黏骨膜瓣脱离骨面，保持腭穹窿高度。

（10）填塞创口　用内包裹碘仿纱条的油纱布条填塞于两侧松弛切口处。填塞可以防止术后出血，食物嵌塞，并减少组织张力，有利于创口的愈合。除翼钩拔断处外，不要过度填塞，否则可造成松弛创口创缘外翻。值得一提的是，由于目前小年龄腭成形术患者较多，因此，也有学者主张在松弛切口处仅放置止血纱布或不做任何处理；但对大年龄患者或有渗血者必须缝扎，以防术后出血。

2）单瓣术　又称后推或半后推术，适用于软腭裂。手术方法如下：先在一侧翼下颌韧带稍内侧起，绕过上颌结节的内后方，距牙龈缘 2～5 mm 处沿牙弓弧度做一弧形切口，至对侧翼下颌韧带稍内侧为止。然后剥离整个黏骨膜瓣。此种切口，腭前神经、腭大血管束不能切断，只能游离。如前端的弧形切口在乳尖牙部位（成人在前磨牙部位）即弯向对侧，称为半后推切口（图 12-20），这类切口，由于腭瓣较小，故可将神经、血管束切断，并行结扎术，也可保留血管神经束，并进行充分游离。

依照上面的方法拔断翼钩，并将腭腱膜或连同鼻侧黏膜剪断，这时整个腭黏骨膜瓣就可以向后方推移,从而可达到延长软腭的目的。然后将腭裂边缘剖开形成创面,分层缝合软腭。如果硬腭后缘鼻侧黏膜不剪断,可在软腭裂隙两侧鼻侧黏膜做 Z 形黏膜瓣交叉,以达到延长鼻侧黏膜的目的。最后将黏骨膜瓣前端与腭骨后缘的膜性组织缝合数针,以固定黏骨膜组织瓣。用碘仿纱条油纱布塞填两侧切口及腭骨组织暴露创面,敷料可用缝线固定。

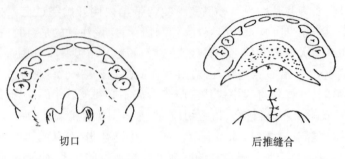

切口　　　　　　　　　后推缝合

图 12-20　半后推术

3）两瓣术　又称两瓣后推术,是多瓣法中最常用的手术。能达到关闭裂隙、后推延长软腭长度的目的,适用于各种类型的腭裂,特别适合于完全性腭裂及程度较为严重的不完全性腭裂,缺点是单纯修复裂隙而达不到延长软腭的目的,因而术后发育不够理想(图 12-21)。

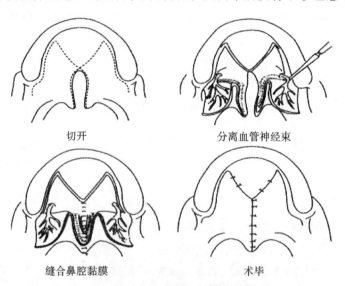

切开　　　　　　　　　分离血管神经束

缝合鼻腔黏膜　　　　　术毕

图 12-21　两瓣术修复腭裂

具体手术方法:修复完全性腭裂时,切口从翼下颌韧带内侧绕过上颌结节后方,向内侧沿牙龈缘 1~2 mm 处向前直达裂隙边缘并与其剖开创面相连。

修复不完全性腭裂时可根据腭裂畸形的程度,然后剥离黏膜组织瓣,剖开裂隙边缘,拔断翼钩,分离鼻腔黏膜,剪断腭腱膜,最后缝合。

单侧完全性腭裂,由于健侧与鼻中隔犁骨紧连,不可能在该侧显露和分离鼻腔黏膜。此时,必须将健侧黏膜瓣向上翻转,使创缘与患侧黏膜缝合,以封闭鼻腔侧创面,称犁骨黏膜瓣手术。

以前,犁骨黏膜瓣手术常与唇裂修补同时进行,以先整复硬腭的缺损。目前犁骨黏膜瓣手术则常作为腭裂手术关闭鼻腔创面的组成部分,很少单独施行。犁骨黏膜瓣手术的方法如下:在健侧腭瓣形成后,沿裂隙边缘的切口,用扁平剥离器直插入犁骨骨面,应先以点突破,将犁骨黏膜分开,然后在犁骨后缘向颅底方向做斜行切口,形成梯形瓣,这时犁骨黏膜瓣即可翻转向对侧,与对侧鼻侧黏膜缝合,关闭鼻腔创面。修复双侧完全性腭裂时,在犁骨做双"Y"形切口,剥离后形成双侧犁骨黏膜瓣,与两侧裂隙之鼻腔侧黏膜相对缝合,关闭鼻腔侧创面。

如为单独施行犁骨瓣手术,则需先在健侧腭部与犁骨交界处切开;缝合时,患侧裂隙边缘亦需剖开并稍加分离,然后将犁骨黏膜瓣插入此间隙中与患侧瓣边缘相对缝合几针即可。

2. 咽成形术 对腭咽闭合不全患者施行的以缩小腭咽腔,增进腭咽闭合为目的各类手术统称为咽成形术,往往作为腭裂修复术的辅助。腭咽闭合不全患者大多是在腭裂术后,软腭部仍存在问题,不能形成良好的腭咽闭合,导致患者在发音时依旧存在明显的异样,语音含糊不清。

目前对腭咽闭合功能不全的治疗主要有两种:手术和非手术。非手术方法多为佩戴修复体,如戴可摘式软腭上抬器使软腭抬高,应用发音辅助器以人工方法改善患者的腭咽闭合功能;手术方法是目前常用的改善腭咽闭合不全的手段,通过外科手术,缩小咽腔,增进腭咽闭合。目前常采用的手术方法有咽后壁组织瓣转移术和腭咽肌瓣转移术等。

1) 咽后壁组织瓣转移术 此法是利用咽后壁黏膜肌瓣翻转移动放置在软腭部,达到延长软腭长度,缩小腭咽腔,从而有效增进腭咽闭合功能,改善发音条件。该方法适用于软腭过短或软腭肌层发育不良者,软腭与咽后壁距离长,软腭活动度差,腭侧壁移动度好的腭咽闭合不全者。手术主要步骤如下(图12-22)。

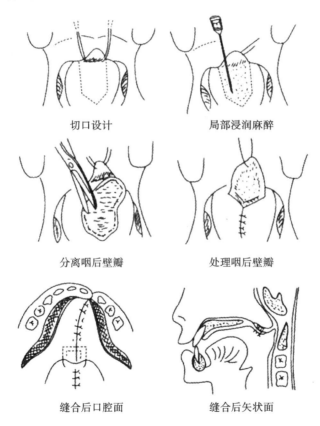

切口设计　　　　　　局部浸润麻醉

分离咽后壁瓣　　　　处理咽后壁瓣

缝合后口腔面　　　　缝合后矢状面

图 12-22　咽后壁组织瓣转移术

(1)腭后壁组织瓣设计 先在软腭从腭垂正中由后至前切开至软腭中部,充分显露咽后壁。然后在咽后壁上画出一舌形瓣边界,蒂在上方,相当于第一颈椎平面上方。瓣的宽度和长度必须根据每个患者腭咽闭合不全程度、腭咽腔的深度(发"啊"音时腭垂与咽后壁间的距离)、腭侧壁向中央移动大小以及咽后壁的宽度进行设计。一般瓣的宽度不应过于狭窄,约为咽后壁宽度的2/3。以瓣的游离端与软腭中部或前部的鼻侧面在无张力下缝合为好。

局部浸润麻醉:用加入1:100 000或1:200 000肾上腺素的利多卡因在设计范围内于椎

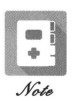
Note

前筋膜浅面做浸润麻醉,以便于剥离和减少出血。

(2)切开　先在咽后壁设计瓣的下端缝合一针为牵引线,按设计的舌形画线做切口,深达椎前筋膜浅面,即切透咽后壁黏膜、咽筋膜及咽上缩肌。用弯头细长组织剪剥离,形成咽喉黏膜肌瓣,然后以适当长度剪断瓣的下端,使瓣下端游离并向上翻转可达软腭中后部鼻侧面。咽后壁两侧创缘稍加分离后,将两侧组织向中央拉拢缝合于椎前筋膜上,以缩小咽后壁创面。

(3)形成软腭创面及缝合　在软腭中后交界部位的鼻侧黏膜面相应形成一个蒂在腭垂方向的黏膜瓣,将鼻侧黏膜向后翻转,使形成的创面可以接纳咽后壁组织瓣的缝合。将咽后壁组织瓣创面与软腭创面紧密结合,瓣的前端做贯穿全层褥式缝合,其余部位做间断缝合。

若要使咽后壁瓣手术获得理想效果,手术时应注意以下几方面:第一,手术指征的选择,咽后壁手术主要指征是腭咽闭合不全;第二,术中应注意咽后壁组织瓣的宽度、长度以及蒂的位置;第三,应用软腭鼻侧黏膜形成蒂在软腭后端的黏膜瓣,翻转与咽后壁创面缝合,可达到消灭咽后壁裸露创面,避免瘢痕收缩,使咽后壁组织瓣继发狭窄的目的。

2)改良咽后壁组织瓣转移术　经对咽后壁组织瓣转移术患者的跟踪回访发现,仍有患者存在腭咽闭合不全的症状。针对这一在临床上难以用传统手术方法治疗的患者,专家们在原有的技术手段上进行了改良。这种改良式咽后壁组织瓣转移术有效地提高了咽成形术后的成功率。但仅仅限用于腭裂修复术后和先天性腭裂闭合功能不全者,不能和腭裂修复术同时进行。手术方法如下(图 12-23)。

(1)局部麻醉方法,以及咽后壁组织瓣转移的设计、制备,与传统的咽后壁组织瓣转移相同。

(2)在距离腭垂 0.5~0.7 cm 的软腭口腔面处做 1.3~1.8 cm 的横形切口,贯穿切开至鼻腔黏膜;然后,去除咽后壁组织瓣末端 0.3~0.5 cm 的附着黏膜,将组织瓣插入切口间;将组织瓣分左、右、中固定三针于肌层,最后用丝线缝合软腭切口。

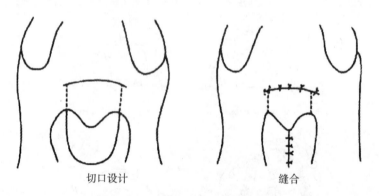

切口设计　　　　　　　缝合

图 12-23　改良咽后壁组织瓣转移术

3)腭咽肌瓣转移术　虽然咽后壁组织瓣转移术有缩小咽腔、增进腭咽闭合功能的效果,已成为改善腭咽闭合的一种常用方法,但由于形成咽后壁的两侧纵行切口均切断了进入咽上缩肌的运动神经,因此,咽后瓣只是静态地延长软腭,将腭咽腔一分为二,以达到缩小腭咽腔的目的,讲话时并不能进行协调运动。对此,有专家提出了动力性鼻口咽括约肌手术,即利用两侧腭咽肌瓣转移,可以不损伤肌瓣的运动神经,从而建立一个有收缩功能的新咽腔。

腭咽肌瓣转移术的手术适应证:①五岁以上;②无扁桃体炎症反复发作史、咽侧窝无粘连,易于显露腭咽弓者,术中出血少;③软腭横径宽而腭咽弓发育较好者,可借腭咽肌瓣转移而有效地缩小咽腔横径;④咽腔前后距离短,软腭运动良好者,可有效地重现良好的腭咽闭合。

手术方法如下(图 12-24)。

(1)麻醉　全麻,经口腔气管内插管。

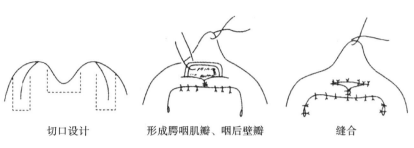

切口设计　　　　　形成腭咽肌瓣、咽后壁瓣　　　　缝合

图 12-24　腭咽肌瓣转移术

（2）腭咽肌瓣制备　先在一侧腭咽弓下端附着处缝合一针以作为牵引。沿腭咽弓前外侧和后内侧黏膜分别做一纵行平行切口，从扁桃体窝上端至腭咽弓附着端；切口深度应达到咽上缩肌浅面。用弯头组织剪在平舌根水平横行剪断黏膜及腭咽肌下端，沿咽上缩肌平面将腭咽肌膜瓣整体向上分离到扁桃体窝上方，形成蒂在上方的腭咽肌黏膜复合组织瓣。注意不能分离过高，以免损伤自软腭水平进入腭咽肌的运动神经——咽丛。同时分离时操作应轻巧细心，在接近扁桃体端常有一根动脉从外侧横向内，应结扎止血，防止术后出血。腭咽肌瓣掀起后，用丝线或肠线将腭咽弓处创缘对位拉拢缝合，关闭创面。

（3）咽后壁创面的制备　在相当于腭平面的咽后壁部位中央做一蒂在上方 1.5～2.0 cm、长 1.0～1.5 cm 的咽后壁组织瓣；或在咽后壁中央与腭咽弓后缘切口相连处做一横切口，深度达椎前筋膜浅面。

（4）腭咽肌瓣转移及缝合　将两腭咽肌瓣向中线旋转 90°。缝合时，先将两瓣游离端转成水平方向，相对褥式缝合成黏膜肌环；然后将其向上翻转，使其创面与咽后壁组织瓣创面相对褥式缝合固定，并将黏膜肌瓣边缘与咽后壁创缘紧贴缝合，形成咽后壁突起呈横嵴状的括约肌环。如在咽后壁中央做横切口，则将横切口缘上下稍加分离，翻转，然后，将腭咽肌环创面与咽后壁创面相贴合，肌环两边缘与咽后壁创缘相缝合，形成咽后壁带状突起呈横嵴状的括约肌环。

（五）术后处理

（1）腭裂手术后，需待患儿完全清醒后才可拔出气管内插管；拔管后患儿往往有一嗜睡阶段，因此回到病室或复苏室后，应仍按未清醒前护理，严密观察患儿的呼吸、脉搏、体温。持续低流量给氧及心电监护；去除患儿枕头，采取平卧式，头偏向一侧，以便口内血液、唾液流出，及时用负压吸引器吸净呼吸道分泌物（切勿从鼻腔吸引），并可防止呕吐物逆行性吸入；观察呼吸道是否通畅；必要时行气管切开术。

（2）手术完毕后，观察咽后壁是否有鲜血溢出，若有，应即刻检查出血点，通过电凝、缝扎和压迫等办法止血。若有明显的出血倾向，还需在鼻腔内紧密填塞内包裹碘仿纱条的油纱布条，术后 1～2 天再从鼻孔抽出。

（3）患儿完全清醒 4 小时后，可用汤匙喂以少量糖水；观察半小时后，予以流质食物，但每次进食量不宜过多。流质饮食保留至术后 2～3 周，半流质 1 周，3 周后可正常饮食。

（4）保持口腔清洁卫生，鼓励患儿进食后多饮水，有利于保持口腔卫生和创口清洁。术后防止患儿将手伸进口腔。必要时用小夹板使其双上肢制动，以防创口裂开；腭裂修复术后 9 天拔除口内松弛切口填塞的纱条。拔除纱条后半小时禁食，禁饮。

（5）口腔为污染环境，腭裂术后应常规应用抗生素 3～5 天，预防创口感染；如发热不退或已发现创口感染，抗生素的应用时间可适当延长。

（6）为了保持口腔清洁，可用呋麻滴鼻液滴鼻，2～3 次/天。同时观察伤口有无渗血、渗液及异味。碘仿纱条有无松动，是否脱落。

Note

（六）术后并发症

1. 咽喉部水肿　气管内插管的创伤和压迫，以及手术对咽部的损伤，都可能导致咽喉水肿，造成呼吸和吞咽困难，严重者可能发生窒息。防治方法如下：根据患儿年龄选择适宜大小的插管，防止导管对气管壁持续性压迫；插管动作要熟练轻巧，尽量减少创伤；手术时尤其是进行咽成形术时操作要仔细、轻巧，止血要彻底，减少组织损伤和血肿形成。在关闭创面时，必须确认两侧缝合层次正确无误。术后给予适量激素，可以减轻或防止发生喉头水肿，必要时应做气管切开。

2. 出血　腭裂术后大出血并不多见，但在幼儿患者中，即使有少量出血，也能引起严重后果，故术后应严密观察是否有出血现象。术后的早期出血（原发性出血）多由于术中止血不全。出血部位可来自断裂的腭前神经血管、鼻腭动脉、黏骨膜瓣的创缘，以及鼻腔侧暴露的创面。术后较晚期的出血（继发性出血）常由于创口感染所引起。

3. 窒息　一旦发生窒息将严重威胁患者的生命，应该加以足够的重视，积极防止窒息的发生。腭裂术后患者应平卧，头偏向一侧，以免分泌物及渗血或胃内容物误入呼吸道。腭裂术后患儿的腭咽腔明显缩小，加上局部的肿胀，使患儿的吞咽功能较术前明显下降。防治措施如下：①同咽喉部水肿；②完全清醒后进食流质食物，速度不宜过快，一次进食量不宜过多；③在咳嗽、大声哭闹时暂时不宜进食。

4. 感染　腭裂手术后严重感染可见于患儿抵抗力差，手术操作不熟练，对组织损伤太大，以及手术时间过长等，为此，术前必须对患儿进行全面检查，在健康状况良好下方可手术。术中对组织损伤要小，创缘缝合不宜过密，术后注意口腔卫生，鼓励患儿饮食后多喝水，防止食物残留创缘，常规用抗生素 3～5 天。

5. 打鼾及睡眠时暂时性呼吸困难　这类现象多发生在咽后壁组织瓣转移术或腭咽肌瓣转移术后，由于局部组织肿胀引起，可随组织肿胀消退而逐渐恢复正常。如发生永久性的鼻通气障碍，需再次手术矫治。

四、腭裂的辅助治疗

腭裂患者除了手术关闭间隙外，还应该进行其他方面的辅助治疗。如对牙列畸形的正畸治疗，对术后出现腭咽闭合不全导致的腭裂语音的纠正，包括使用赝复体修复裂隙等的治疗。

对牙列畸形的治疗，应以正畸科医生为主。对腭裂患儿的正畸治疗应从新生儿开始到成年贯穿整个生长发育期。整个治疗过程分为新生儿无牙期、乳恒牙交替期以及恒牙期三个阶段。

腭裂患者语音治疗过程中，家人对其治疗的支持和信赖非常重要，应及时对患者的进步予以赞许、鼓励。治疗过程中，要把握"看、听、学"三个要点。让患者通过自身所看所听，然后努力模仿，多学多练，尽快纠正自身发音习惯。

随着外科手术水平的上升，腭裂的治疗不再首推腭部赝复体，但是当一些特殊情况仍需要使用时，比如唇腭裂患者伴有牙缺失时，可使用腭部赝复体联合暂时性义齿修复，待成年后再做永久性修复。

第四节　先天性牙槽突裂

牙槽突裂与唇裂一样，都是在胚胎的发育过程中由于球状突和上颌突融合出现障碍所致，又称为前腭裂。在临床上多同完全性唇裂相伴发,单纯的牙槽突裂十分罕见。

一、牙槽突裂的临床分类

牙槽突裂最常发生在尖牙和侧切牙之间,也会有概率发生在中切牙和侧切牙之间。可一侧发生,也可双侧同时发生。裂隙范围包括牙槽嵴及前颌骨鼻底和梨状孔边缘的骨缺损。

根据裂隙的程度,牙槽突裂可分为以下三种。

(1)完全性裂 从鼻腔到前腭骨的牙槽突完全裂开。有宽度不一的裂隙,口腔和鼻腔相贯通。

(2)不完全裂 牙槽突有深浅不一的部分裂隙,鼻底及口腔前庭部位牙槽突有缺损凹陷,但连续性未受到破坏,黏膜完整,口、鼻腔不相通。

(3)隐裂 牙槽突线性缺损或只是轻度凹陷,未见到明显裂隙,黏膜完整,口、鼻腔不相通。

牙槽突裂影响到牙胚,会造成牙齿在数目、形态和位置上出现异常。常见的是侧切牙的缺失,牙冠的畸形和错位。

二、牙槽突裂的治疗

现阶段对牙槽突裂的治疗方式是以手术植骨为主,辅以正畸治疗和义齿修复,从而达到恢复患者形态和功能的目的。需注意的是,在对牙槽突裂患者施行植骨术之前,最好能和正畸科医生共同探讨病例,尤其是在对双侧牙槽突裂患者的治疗中。

(一)目的与要求

牙槽突裂手术包括整合软组织裂隙和骨组织移植(植骨)两部分。过去手术方式分为两期,先整合软组织的裂隙而后再进行骨组织移植。现阶段被广泛接受的方法是两部分手术同期进行,只是在选择最适合的手术年龄上尚有争议。牙槽突裂手术的目的是通过植骨使牙槽突恢复骨的连续性和关闭软组织裂隙,应达到以下几方面要求。

1. 为裂隙邻近和未萌出的牙提供骨的支持 在恒牙萌出以前植骨,有望能重新建立起类似牙槽骨的组织结构,让牙齿在该部位萌出,使新萌出牙因为有了牙周支持,可以获得较好的固位,以防止牙的过早脱落;即使是错位牙,有了牙周支持也可提高正畸效果。

2. 封闭口鼻瘘和牙槽突裂 口鼻瘘和牙槽突裂的存在,造成口、鼻腔相通。口腔内的食物或液体经常进入鼻腔,容易造成鼻腔的感染和不适,而鼻腔分泌物易流入口腔,也可影响口腔卫生;同时口、鼻腔漏气,不能形成一个良好的共鸣腔也可影响患者语音的清晰度。通过手术封闭口鼻瘘和前腭裂后可以改善患者的发音和吞咽功能。

3. 提供稳固的上颌牙弓 牙槽突裂的植骨术能恢复牙弓的连续性,从而使整个牙槽突再次成为一个整体,可以有效防止裂隙侧骨段的塌陷。尤其在双侧唇腭裂患者,植骨后可加强前颌骨的稳固性,可为将来上颌骨前移创造条件,因为整块上颌骨前移比三块骨段分开前移要容易得多,而且还保证了前颌骨的充分血供。

4. 为唇和鼻底提供了良好的支撑 由于牙槽突缺损,裂隙存在,鼻底、鼻翼基底部以及上唇部也可因缺乏支持而塌陷,造成鼻部不对称;同时也可影响到唇裂修复的效果。牙槽突植骨后,能够将原本因为牙槽突缺损而存在的裂隙修复,从而解决患者鼻部及上唇部的美观问题。

5. 以不妨碍上颌骨发育为原则 要避免导致或加重术后继发畸形的发生。

(二)手术年龄

牙槽突裂植骨和软组织修复对手术年龄目前仍有争议。但多数唇、腭裂治疗中心赞同牙槽突裂植骨手术应延迟到混合牙列期,在尖牙萌出以前较为恰当(9~11岁)。在此期尖牙牙根已形成 1/2～2/3,同时,10 岁左右上颌骨发育已基本完成,可避免手术对上颌骨生长发育的不利影响。在尖牙未萌出前植骨,可使尖牙能通过移植骨区萌出,刺激新骨的形成,增加发育不良的牙槽突裂区域的高度;如果一旦牙已萌出再植骨,则移植骨不可能改善牙的牙周支持,同时常因植骨块吸收使牙槽突的高度恢复到术前的水平。

但当患者年龄与实际牙龄出现时间上的差异时,应以牙龄为准而调整手术时间。

(三) 骨源

髂骨、颅骨、胫骨、肋骨等松质骨均可作为自体骨移植的骨源,且都具有愈合率高,并发症少的优点。松质骨移植后,通常在 1 周内可看到血管化,3 周内完全血管化。因此可在骨缺损区迅速愈合,并进入牙槽突,迅速与其结合。移植的松质骨对移动的牙能作出反应,同时抗感染能力强,优于密质骨移植。

临床上,多数采用髂骨作为供骨区,因为髂骨有丰富的纯粹松质骨的骨源,而且可同时用骨移植术修复梨状孔边缘,前颌骨和牙槽嵴骨的缺损,其取骨方法也较简便,即使是对于儿童患者,亦不存在取骨上的困难,伤口也隐蔽;同时供骨区手术还可以和植骨区手术同期进行,缩短了手术时间。

(四) 牙槽突裂的手术方法

1. 切口设计 根据牙槽突裂隙或口鼻瘘口的大小和软组织缺损情况,组织瓣的设计有三种类型(图 12-25)。①裂隙或瘘口小,软组织基本没有缺损的病例,可在裂隙区的牙列沿牙冠周围(如恒牙列在龈缘以上 3～4 mm)做一基底,使其与侧上方的三角形龈黏膜瓣相连。②裂隙较宽,仅利用裂隙唇侧软组织不够时,可在侧上方的龈唇黏膜瓣上做一基底,使组织瓣滑行到裂隙区,覆盖在移植骨表面。③裂隙宽,口鼻瘘口大,软组织缺损多者,可在颊沟蒂上方的唇颊黏膜瓣上做一基底,将组织瓣旋转 90°,覆盖在移植骨表面,关闭裂隙或瘘口。

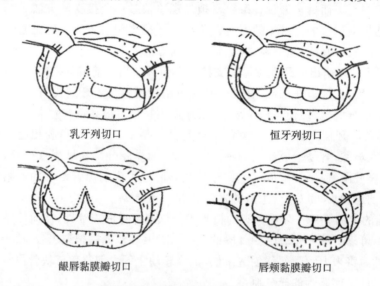

乳牙列切口　　　　　　　　　　　恒牙列切口

龈唇黏膜瓣切口　　　　　　　　　唇颊黏膜瓣切口

图 12-25　牙槽突裂切口设计方法示意图

2. 植骨与缝合 按前述设计,先沿裂隙边缘纵行切开两侧黏膜。剥离黏骨膜,尽可能延伸到牙槽突裂深面,显露整个裂隙区。拔除牙槽突裂边缘的乳牙和多生牙,去除牙槽突裂间的结缔组织,充分显露骨面,利用裂隙两侧黏膜衬里组织形成鼻底,封闭口鼻瘘的鼻侧面(图12-26)。缝合后,将松质骨填入整个裂隙范围内并同时建成梨状孔边缘;如有多余松质骨,则放在梨状孔缘上方,似一高嵌体来增加上颌骨的厚度和支撑鼻翼基底。尽可能将松质骨填入压紧;然后将前面已翻起的三角形龈黏膜瓣覆盖,以关闭前面牙槽突部。应在无张力下缝合;

如需要,可将瓣的切口延伸到唇部或向颊沟延长,后面切断,形成龈唇颊黏膜瓣,滑行推进覆盖在移植面,关闭牙槽突裂的口腔侧裂隙。牙槽突裂隙宽,口鼻瘘口大者,可将唇颊黏膜瓣旋转90°,覆盖在移植骨表面。组织瓣的游离端应与腭侧黏骨膜缝合;组织瓣的两侧与裂隙两侧边缘的牙龈黏膜缝合。

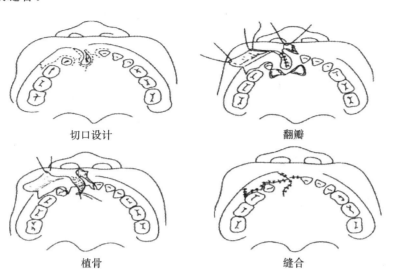

切口设计　　　　　　　　翻瓣

植骨　　　　　　　　缝合

图 12-26　单侧牙槽突裂植骨术

为了提高手术的成功率,有以下几点注意事项应掌握:①手术前后都应保持良好的口腔卫生,特别是术前,如果口腔卫生差,应采用洁治术及时清理,这是进行手术的基本条件;②口鼻瘘或牙槽突裂的鼻侧和口腔侧软组织关闭必须可靠,一定要在无张力下严密缝合,尤其是双侧牙槽突裂,前颌骨腭侧制作适合的组织瓣较困难,也更容易出问题;③颗粒状松质骨比大块状松质骨移植更容易血管化,因此取骨时应采用刮匙获取松质骨,呈颗粒状移植,但颗粒不宜过小,因其易被吸收;④为保持细胞活力,要消除由于外科技术的损伤,在获取移植骨时,要避免器械产生的热能伤,已取的骨颗粒应储存在盐水容器中,以免脱水;⑤植骨区在术后 3 天应适当加压,以促进骨的愈合,但用力要适中,而且要以面加压,避免以点加压。

（五）手术效果的临床评判标准

成功的牙槽突裂植骨术,应该具有以下效果:伤口愈合快而良好;裂隙区牙周健康,裂隙区内有恒尖牙的萌出或通过正畸的方法将牙顺利移入裂隙区;患侧鼻翼基部有良好的支持而获得明显的改善。

（六）术后处理

（1）预防继发感染:术后应用 0.9% 生理盐水漱口,保持口腔卫生,同时给予抗生素 3 天。

（2）减少局部活动,术后 2 周内应尽量进软食,避免因为过度咀嚼造成愈合障碍。

（3）2 周左右拆线。

（4）术后如发生创口裂开,有小部分移植骨暴露时,应继续保守治疗,同时适当加大抗生素剂量,去除小块已露出的移植骨,加强局部处理,防止细菌感染,待创口肉芽生长愈合。

（5）牙槽突植骨成功后,仍有一定比例的患者,其尖牙不能在牙槽突裂植骨区自行萌出。其原因不明。临床观察到采用颊黏膜组织瓣覆盖移植骨区者,可能妨碍尖牙萌出。对这类尖牙不能自行萌出的病例应再次进行手术助萌,使其长出到裂隙部位。

（七）牙槽突裂植骨术后的辅助治疗

1. 正畸治疗　牙槽突裂植骨术后 3～6 个月,即可进行正畸治疗(指植骨成功的病例),这

Note

一时期的主要目的是排齐上颌牙列,恢复咬合并保持其关系。

手术前发现患儿的牙弓宽度不一致,呈反合者,在术前需要先进行扩弓矫正治疗,以改善咬合关系。虽然扩弓后会导致牙槽突裂隙或口鼻瘘扩大,但大多数情况下,反而为手术提供了较好的进路。对这些病例,植骨后建议继续使用矫正器固位,以保持已恢复的咬合关系。

手术后上颌尖牙通过植骨区萌出,也需要在正畸治疗下,使其有足够的牙间隙,可引导尖牙的正常位置萌出,并建立良好的功能咬合关系。对侧切牙缺失的病例,应尽可能引导尖牙萌出在切牙位,关闭牙间隙,可免于义齿修复。

2. 义齿修复　牙槽突裂的发生不单单影响牙胚的发育,同时亦会造成不同程度的牙列紊乱,影响患者的咀嚼功能和外形美观。有的患者在经过植骨关闭骨裂隙,继而接受正畸治疗后可能仍存在牙间隙过大的情况。在这种情况下,应采用义齿来进行修复。

无论是采用固定桥还是活动义齿进行修复,都应在植骨术后半年再进行。裂隙区缺牙较多时,以采用活动义齿修复的方法较为适宜。反之,若上颌骨发育较好,上下牙列的咬合关系基本正常,或经过正畸治疗后,有较好的上、下颌关系,则以固定义齿修复为好。值得一提的是,如果在义齿修复的设计上能同时兼顾牙槽突裂植骨术后正畸保持器的功能,则更能提高修复的效果。

第五节　先天性面裂

面裂属于颅面裂中的一种临床类型,是除唇腭裂以外的面部先天性裂,发病率较低,约占全部面部裂中的 9.5%。

一、面横裂

先天性唇部口角组织裂开,是发生在唇部常见的先天性畸形,由于胚胎时期的上、下颌突发育障碍导致部分或全部未融合所致,多有轻度颜面不对称,外耳畸形和下颌骨的形态异常,有时还会有不明显的耳赘。口部裂隙可为单侧或双侧,程度不一,程度较轻者仅累及口角也称为口角裂或大口畸形,但一般裂隙不超过颊部咬肌前缘。面横裂可以单独发生,也可作为第一、二鳃弓综合征的畸形之一。

对面横裂的患者,应尽早整复治疗。如病情延误错过最佳时机,会对患者整个颌面部生长发育包括牙列和吸吮功能等造成不良影响。

整复时期的选择与唇裂相同,尽早整复既可以恢复患者的吸吮功能,又有助于裂侧的生长发育。

面横裂手术方法和唇裂基本相同,分为以下三步(图 12-27)。手术后护理亦与唇裂相同。

1. 定点　手术修复明确口角的正确位置至关重要,单侧面横裂可以将健侧口角为标准来定位。双侧面横裂的口角位置可以利用口角外侧水平线,同经过眼裂中外三分之一的垂线交点来确定。

2. 切开　由口角裂的外侧端,沿裂隙的上下缘皮肤与红唇交界处各做一切口,分层切开皮肤和肌层,止于黏膜,以便缝合时将其翻转作为口腔黏膜。

3. 缝合　较短的面横裂可以用直线法来缝合,裂隙较长的可以做两个附加切口形成对偶三角瓣,以避免术后直线瘢痕的挛缩。

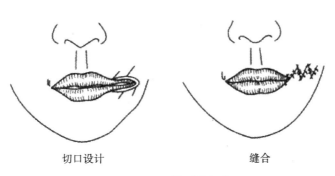

切口设计　　　　　　　缝合

图 12-27　面横裂整复术

二、面斜裂

　　先天性唇与面部斜行的组织裂开,是发生在唇部的先天性畸形。由于胚胎时期侧鼻突和上颌突出现融合障碍所致,其程度及位置有所不同。

　　面斜裂可以是单侧或双侧的,可以是完全性或不完全性的。位于患侧内眦与鼻翼旁,所以鼻翼会有缺损,鼻翼上移靠近患侧内眦,鼻泪管异常,易并发感染。眼部畸形明显,内眦向下移位,下眼睑缺失,影响对眼球的保护作用。骨性裂往往波及同侧上颌侧切牙与尖牙和梨状孔间。鼻腔与上颌窦无骨性分隔,无上颌骨额突。

　　修复时期的选择需要考虑面部软硬组织发育的情况和裂隙的程度来确定。

　　手术修复应根据畸形程度不同而做具体设计,一般采用"V-Y"成形术、局部旋转皮瓣或"Z"成形术等基本术式(图 12-28)。修复时需要注意保护邻近的器官和组织。手术后护理亦与唇裂相同。

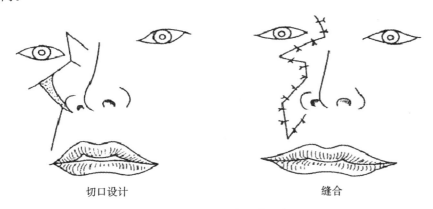

切口设计　　　　　　　　　缝合

图 12-28　面斜裂 Z 成形术

🗂 **本 章 小 结**

本 章 内 容	学 习 要 点
病因	不同突起融合出现障碍。
分类	根据发病部位的不同,有唇裂、腭裂、面裂等。
治疗	以外科手术为主的多学科序列治疗。
术后注意事项	着重注意患者的饮食及口腔卫生情况。

Note

目标检测

目标检测及答案

菏泽家政职业学院　钱　立

第十三章　牙颌面畸形

学习目标

1. 掌握：牙颌面畸形的分类及诊断；颌骨牵张成骨技术的适应证。
2. 熟悉：正颌外科的矫治原则和治疗程序；颌骨牵张成骨技术的临床经过。
3. 了解：正颌外科手术的临床应用。

案例导入

患者，男，自觉面型及咬合不佳求治。经查面型为长面型，咬合关系紊乱，面下 1/3 前突，前牙区反𬌗，诊断为骨性Ⅲ类错𬌗畸形。按正颌外科治疗原则，行正畸正颌联合治疗，取得了良好的疗效。

1. 牙颌面畸形的分类有哪些？
2. 什么是正颌外科学？简述其治疗原则及治疗程序。

牙颌面畸形主要是指因先天性或后天性因素影响，导致颌骨生长发育异常，从而引起颌骨体积、形态，以及上下颌骨之间及其与颅面其他骨骼之间的关系异常，临床上表现为颌面外形异常、咬合关系紊乱及口颌系统功能障碍。正颌外科学是口腔颌面外科学的一个新的分支，以研究和诊治牙颌面畸形为主要内容，涉及口腔颌面外科学、口腔正畸学、整形外科学、美学、心理学、解剖学和麻醉学等多个学科。临床上多采用现代外科手术与口腔正畸治疗相结合的方式，矫治通常由单独的正畸治疗或手术治疗均难达到满意效果的骨性牙颌面畸形。自 20 世纪 70 年代以来，围绕牙颌面畸形外科矫治开展了一系列生物学基础研究和临床治疗研究，并伴随各种高效骨动力系统的开发和应用，牙颌面畸形的外科与正畸联合治疗技术更趋完善，取得了颜面形态与牙颌功能俱佳的治疗效果。

第一节　病因和临床分类

牙颌面畸形是在个体颅颌面生长发育过程中，受先天性因素或后天获得性因素，或由二者联合影响所致的一类生长发育畸形。流行病学调查显示，约有 40% 的人群存在错𬌗畸形，其中约有 5% 是由于颌骨发育异常引起的骨性牙颌面畸形。

一、病因

（一）先天性因素

1. 遗传因素　颅面形态是由遗传基因控制的，因而具有显著的遗传特征。多数学者认

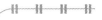

本章 PPT

案例导入
答案

为,除了某些明显的环境致畸因素外,骨性牙颌面畸形主要与遗传因素有关,如下颌发育过度导致骨性下颌前突畸形,下颌发育不足导致骨性下颌后缩畸形。

2. 胚胎发育异常　在口腔颌面部的胚胎发育过程中,由于某些因素,特别是胎儿发育期母体内环境异常,如母体妊娠期营养不良、内分泌紊乱、损伤、感染或某些致畸药物的应用,均可导致胚胎的发育或联合、融合发生障碍,进而引起牙颌面系统的相应畸形,如先天性唇腭裂常伴随上颌骨发育畸形。

(二)后天获得性因素

个体出生后的生长发育各阶段,任何引起牙颌面系统生长发育障碍的因素,均可导致牙颌面畸形的发生,常见的致病因素如下。

1. 代谢障碍及内分泌功能失调　在婴幼儿期,由于慢性营养不良,维生素 D 缺乏,致使钙、磷代谢障碍,影响骨骼正常的生长发育,导致佝偻病,可引起以下颌骨发育异常为主的牙颌面畸形。如发育期的骨骼在融合前,机体出现垂体功能亢进,分泌过量的生长激素,可引起巨颌症;反之,若垂体功能低下,则可出现颌骨的发育不足畸形。

2. 损伤及感染　颅面发育期,尤其是少儿时期发生的颌面部损伤和感染性疾病,如颌骨骨折、颞下颌关节损伤,特别是由此引起的颞下颌关节强直,以及因颌骨骨髓炎引起的骨质破坏或因肿瘤切除等所致的颌骨缺损,均可导致颌面部的生长发育异常,引起牙颌面畸形。

3. 不良习惯　儿童时期的不良习惯,如吮吸手指、咬笔杆等未能得到纠正,可引起上前牙前突,开𬌗,严重者尚可引起上颌前突畸形伴下颌后缩。

4. 其他　另有一些牙颌面畸形病因尚不清楚,如进行性偏面萎缩畸形,主要表现为一侧面部软硬组织呈进行性萎缩和生长发育障碍,最终引起严重而复杂的牙颌面畸形。

二、临床分类

牙颌面畸形是一种独立存在的生长发育异常,但也可能是某些疾病在口腔颌面部的局部表现。错𬌗是牙颌面畸形的重要临床表现之一,但错𬌗远不能反映和代表牙颌面畸形基本的病变特征。骨性牙颌面畸形患者,往往存在颅与颌、𬌗与颌以及上颌骨与下颌骨之间的三维空间关系异常,可以单独或同时发生在上颌骨及下颌骨,可以是对称性的,也可以是非对称性的。目前对牙颌面畸形尚无公认统一的分类方法,根据 Angle 分类原则,结合 X 线头影测量数据,可分为以下三类。

(一)骨性Ⅰ类错𬌗

头影测量分析显示 ANB 角在 0°～5°,后牙关系为中性𬌗,见于上下牙槽骨发育过度引起的双颌前突。

(二)骨性Ⅱ类错𬌗

ANB 角大于 5°,后牙关系多为远中𬌗(图 13-1)。常见特征如下。

1. 上颌前突　上颌骨相对于下颌骨处于前突位,又分为上颌整体前突与上颌牙槽骨前突,后者的磨牙关系常为中性𬌗。

2. 下颌后缩　下颌骨相对于上颌骨处于后缩位。

3. 上颌前突合并下颌后缩　上颌骨与下颌骨同时处于前突位与后缩位。

(三)骨性Ⅲ类错𬌗

ANB 角小于负 2°,后牙多为近中𬌗(图 13-2)。常见特征如下。

1. 下颌前突　下颌骨相对于上颌骨处于前突位,又分为下颌整体前突与下颌牙槽骨前突,后者的磨牙关系常为中性𬌗。

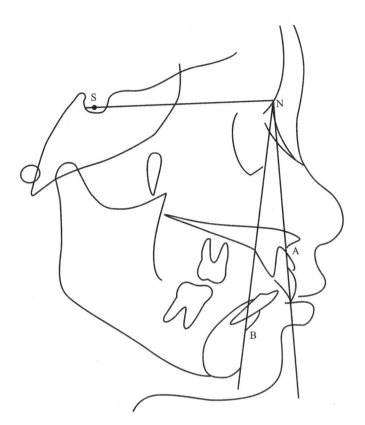

图 13-1　骨性Ⅱ类错𬌗

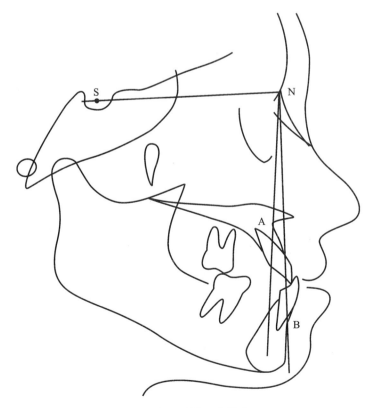

图 13-2　骨性Ⅲ类错𬌗

Note

2. 上颌后缩 上颌骨相对于下颌骨处于后缩位。

3. 下颌前突合并上颌后缩 下颌骨与上颌骨同时处于前突位与后缩位。

三、分类命名

临床上多根据颌骨体积、位置关系等异常进行分类命名,更有利于明确畸形部位和性质,从而有利于作出正确的诊断。

(一)颌骨发育不足畸形

1. 前后向发育不足畸形

(1)上颌发育不足 多为 Angle Ⅲ类𬌗。

(2)下颌发育不足 多为 Angle Ⅱ类𬌗。

(3)下颌颏部发育不足 多为 Angle Ⅰ类𬌗。

2. 垂直向发育不足畸形

(1)上颌发育不足 多为 Angle Ⅲ类𬌗。

(2)下颌发育不足 多为 Angle Ⅱ类𬌗。

(3)下颌颏部发育不足 为 Angle Ⅰ类或Ⅱ类𬌗。

3. 横向发育不足畸形

(1)上颌发育不足 表现为上颌缩窄,往往伴有前后向或垂直向发育不足,Angle Ⅱ类𬌗。

(2)下颌发育不足 表现为下颌缩窄,往往伴有前后向或垂直向发育不足,Angle Ⅱ类𬌗。

(二)颌骨发育过度畸形

1. 前后向发育过度畸形

(1)上颌发育过度(前突) Angle Ⅰ类或Ⅱ类𬌗。

(2)下颌发育过度(前突) Angle Ⅲ类𬌗。

(3)下颌颏部发育过度 Angle Ⅰ类𬌗。

(4)双颌前突 主要为上、下颌骨前部前突,多为 Angle Ⅰ类𬌗。

2. 垂直向发育过度畸形

(1)上颌发育过度 多为 Angle Ⅱ类𬌗,可伴有前牙开𬌗。

(2)下颌发育过度 常与前后向发育过度同时存在而呈 Angle Ⅲ类𬌗。

3. 横向发育过度畸形 主要为双侧下颌角发育过度所致,可伴咬肌肥大,患者呈现方面型,又称宽面综合征,常合并颏部发育不足。

(三)牙源性错𬌗畸形

牙源性错𬌗畸形可表现为多种类型,具有代表性的为上颌前牙伴牙槽突前突,呈现上前牙前突或开𬌗;下前牙伴牙槽突前突,呈现反𬌗或伴开𬌗;上下前牙伴牙槽突前突以及牙排列拥挤、错位等。

(四)双颌畸形

双颌畸形是指同时存在上、下颌骨的复杂性牙颌面畸形,即上述各类畸形在不同个体形成相互交叉的复合类型。

1. 下颌发育过度伴上颌发育不足 多为 Angle Ⅲ类𬌗。

(1)伴开𬌗畸形。

(2)不伴开𬌗畸形。

2. 上颌前后向发育过度伴下颌发育不足 多为 Angle Ⅱ 类𬌗。

（1）上颌前突伴开𬌗。

（2）上颌前突伴深覆𬌗或合并深覆盖。

3. 上颌垂直向发育过度伴下颌发育不足 Angle Ⅱ 类𬌗，即长面综合征。

（1）伴开𬌗畸形。

（2）不伴开𬌗畸形。

4. 上颌垂直向发育不足伴下颌发育不足 即短面综合征。

（1）伴深覆𬌗畸形，为 Angle Ⅰ 类或Ⅱ类𬌗。

（2）伴深覆盖畸形，为 Angle Ⅱ 类𬌗。

（3）伴深覆盖及深覆𬌗畸形，为 Angle Ⅱ 类𬌗。

（五）不对称性牙颌面畸形

在以上各类牙颌面畸形中，均可出现不对称性畸形，通常畸形侧方可偏离中线超过 3 mm 以上。如偏突颌畸形、偏面小颌畸形、进行性偏面萎缩、半侧下颌肥大等。某些严重的不对称畸形，除骨组织外，尚伴随软组织畸形，使治疗难度增大，在诊治、设计及处理上均需特别注意。

（六）继发性牙颌面畸形

继发性牙颌面畸形主要是指个体在出生后的生长发育过程中，因各种疾病或治疗引起的牙颌面畸形。如颞下颌关节强直、先天性唇腭裂、颌面部外伤后骨折的错位愈合以及因骨肿瘤或骨髓炎外科治疗后引起的颌骨畸形与缺损等。此类畸形的治疗往往需配合正颌外科的诊治技术才能达到矫治畸形、恢复功能的效果。

第二节 检查与诊断

牙颌面畸形病因复杂，种类繁多。临床所见牙颌面畸形仅仅只是一种外部表现，即使一些外观相似的畸形，也可能是由于不同的结构异常引起的。诊断在于揭示牙颌面畸形的性质、特征、部位及其类型，因此，必须全面收集病史，进行必要的检查，进而对汇集的资料进行分析及鉴别，最后作出符合患者个体情况的正确诊断，以指导制定正确有效的治疗计划。

一、病史

除常规了解病史资料外，应对患者的主诉、治疗要求、心理状态、职业与社会活动、家庭生活状况等有深入的了解。应对既往所患疾病、有无出血倾向以及家族史等仔细询问。牙颌面畸形的患者常伴有明显的心理障碍，并直接反映治疗动机、治疗要求等多方面，因此，治疗医生应对患者的心理状态、求治目的有充分的了解和评价。

二、专科检查与辅助检查

（一）专科检查

除常规体格检查外，局部应着重检查牙齿的形态、大小及数目，牙排列情况，牙与牙周有无病变，牙弓形状，上下牙弓关系是否协调，中线是否对齐，开口度及开口型，咬合关系及𬌗曲线是否正常等。颌面部应重点检查颞下颌关节、上颌骨与下颌骨，了解颌骨与颅基底的侧向（前后）、横向（左右）、垂直向（上下）的大小、比例等颅颌面关系。

进行口颌系统的功能检查，包括咀嚼肌、面肌、唇肌的功能检查，𬌗及咬合功能的检查，下颌运动的检查,颞下颌关节检查等。

综合分析个体正面、侧貌、唇形以及殆关系,进行三维形态的美学评估(图 13-3),初步勾画出患者颌面畸形的轮廓印象。

1. 颜面的中线与对称性 颅面正中矢状面通常作为面部中线的基线,正常情况下,颜面之鼻棘点、鼻尖点、上唇唇弓中点以及上下牙弓中线基本上应位于正中矢状面上,而两侧眉、眼、颧突、鼻翼、鼻唇沟、口角、下颌角及两侧同名牙亦应基本处于对称位置。

2. 比例匀称 正常人颜面部垂直比例应是均衡的上、中、下三等分,即发际点至眉间点,眉间点至鼻下点,鼻下点至颏下点三部分的高度应基本相等,各占 1/3(图 13-3)。以口裂及颏唇沟为界,将面下 1/3 又分为三等份。牙颌面畸形主要表现在面中 1/3 和面下 1/3 的比例或对称性异常,或二者同时异常。面下 1/3 的颌面形态表现多样,而且是颌面部较富有个性特征的部分,对颜面美貌影响较大,临床上牙颌面畸形常涉及此处,因此在牙颌面畸形的诊断和治疗上应当是考虑的重点。

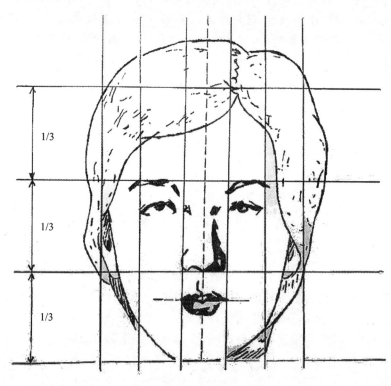

图 13-3 理想面部比例

3. 面部侧貌轮廓 侧方面部比例关系与正面观一样,也是上、中、下各占 1/3,上唇高是唇颏高的 1/2。根据面部侧貌轮廓可以将面型分为三种(图 13-4)。①直面型:上下颌骨前后关系协调,软组织额点、鼻底点和颏前点基本在一条直线上。②凸面型:鼻底点在额点和颏前点连线的前方,提示骨性Ⅱ类错殆存在。③凹面型:鼻底点落于此连线之后,提示骨性Ⅲ类错殆存在,可能是下颌前突或上颌发育不足。

(二)辅助检查

1. 牙殆模型 旨在获取患者牙齿、牙槽突、龈颊沟、唇颊系带以及牙弓、上下颌骨等的形态和位置关系,是对牙颌面畸形进行诊断分析、治疗设计及疗效评估不可缺少的重要资料。除记录模型外,应当视治疗需要确定制备研究模型及工作模型。

2. 影像学检查 确定诊断及治疗计划的重要步骤和依据,通常包括根尖片、全颌曲面断层片、头颅侧位片、头颅正位片、颞下颌关节 X 线片,在偏颌畸形患者尚需拍颏顶位 X 线片。

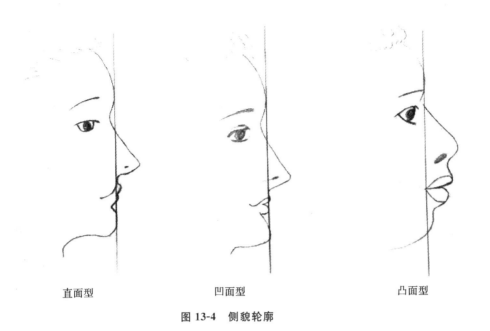

| 直面型 | 凹面型 | 凸面型 |

图 13-4 侧貌轮廓

在必要时,可摄取颅颌三维 CT 片,并采用计算机辅助头影测量分析,以更好地显示颌骨、颞下颌关节三维立体空间位置关系。

全颌曲面断层片又称颌骨全景片,是根据口腔颌面部左右对称、颌牙弓呈弓形等解剖特点而设计的三轴固定连续转换的弧面断层摄影,是牙颌面畸形患者常规 X 线检查手段之一。颌骨全景片可显示双侧上下颌骨形态、大小及结构,特别是能够显示与手术设计相关的鼻中隔、双侧下颌髁状突、下牙槽神经管、下颌孔及颏孔的位置、形态有无异常。同时能清晰地显示整个牙列及牙的数目、排列、牙根位置、咬合关系及牙周及根尖有无病变。通过对颌骨全景片的分析,有助于治疗计划及手术方法的设计,并可用于手术前后的对比观察,进行治疗效果的评估。

3. 颅面及牙颌摄影 对牙颌面畸形患者应拍摄正、侧位颅面像及斜侧位面像以及牙颌关系正、侧位像,以观察颜面软组织正面、侧貌形态、比例、对称性,观察口唇、牙列及𬌗关系,记录并保存资料,用于手术前后对比及效果评价。

(三)X 线头影测量分析

X 线头影测量分析是利用摄取的定位头颅 X 线片,选择能代表牙颌面解剖位置相对稳定的一些公认标志点,再将各点连接描绘出一定的线距、角度及弧形进行测量分析;然后将所获得的结果与标准正常值或自身不同阶段相应指标进行比较,从而了解牙颌、颅面软硬组织结构的一种检查技术。X 线头影测量分析可以协助诊断,弄清畸形的结构特征,并可将测量分析所得资料作为治疗设计、疗效预测和评估的依据。X 线头影测量使对牙颌、颅面的检查、诊断由表面形态深入到内部的骨骼结构中,是牙颌面畸形诊治程序中不可缺少的重要项目和步骤。X 线头影测量主要包括头颅正位片和头颅侧位片的测量,头颅侧位片用于揭示颅面前后及垂直向关系,头颅正位片用于揭示颅面横向关系,对分析颅左右侧的对称性、中线切牙关系以及面宽等特别重要。测量项目既有硬组织又有软组织,其中头颅侧位片的硬组织测量最为常用。

1. 常用测量标志点(图 13-5)

1)硬组织测量标志点

(1)蝶鞍点(S):蝶鞍中心点。

(2)鼻根点(N):鼻额缝最前点。

(3)鼻前棘点(ANS):鼻前棘之最尖端点。

Note

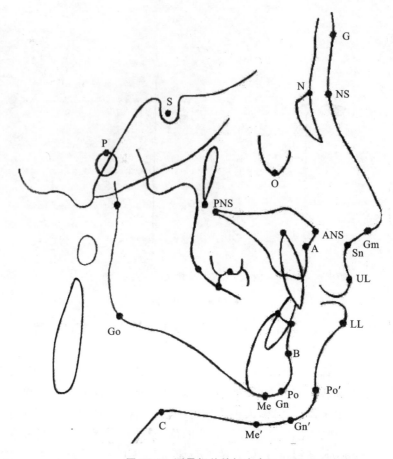

图 13-5　测量相关的标志点

（4）上牙槽座点（前鼻棘下点 A）：上牙槽座的骨凹最凹点，或前鼻棘与中切牙之间的牙槽突最凹点。

（5）下牙槽座点（颏上点 B）：下颌骨联合唇侧下牙槽突最凹点。

（6）颏前点（Po）：骨颏部最前点。

（7）颏下点（Me）：骨颏部最低点。

（8）颏顶点（Gn）：颏前点与颏下点之间的中点。

（9）后鼻棘点（PNS）：硬腭后缘中央区骨棘向后之最尖点。

（10）下颌角点（Go）：下颌角后下最突点。

2）软组织测量标志点

（1）额前点（G）：额部最高点。

（2）鼻根点（NS）：与鼻根（N）相应的软组织点。

（3）鼻尖点（Prn）：鼻尖部最前突点。

（4）鼻小柱点（CM）：鼻小柱上端的最前点。

（5）鼻底点（Sn）：鼻小柱与上唇底的交界点。

（6）上唇最突点（UL）：上红唇缘人中部最前突点。

（7）下唇最突点（LL）：下唇中线最前突点。

（8）软组织颏前点（Po'）：颏部软组织的最前突点。

（9）软组织颏下点（Me'）：颏部软组织最下点。

（10）颈点（C）：颏下区与颈前线的交点。

2. 常用的测量项目

（1）SNA 角 前颅底平面(SN)与鼻根点至上牙槽座点连线(NA)之间的夹角。代表上颌与前颅底的前后向相对位置关系。正常值为 82°±2°。此角增大表明上颌前突，反之表明上颌后缩。

（2）SNB 角 前颅底平面(SN)与鼻根点至下牙槽座点连线(NB)之间的夹角，代表下颌与前颅底的前后向相对位置关系。正常值为 78°±2°。此角增大表明下颌前突，反之表明下颌后缩。

（3）ANB 角 为 SNA 角与 SNB 角之差，代表上颌骨与下颌骨的相对位置关系。正常值为 4°±2°。此角增大，表明上颌前突，反之表明上颌后缩或下颌前突。

三、诊断

根据病史、临床表现及 X 线测量头影资料，将所得数据与各项相应正常值进行比较分析，明确牙颌面是否存在异常，明确畸形的性质及部位，弄清畸形累及方向、范围和严重程度，查找病因，分析畸形产生的原因，确定是牙源性还是骨源性错𬌗，并列出所有异常的问题，作出最后诊断。正确的诊断对拟订正确的治疗计划十分重要，例如对前牙反𬌗患者，应确定是颌骨发育异常所致还是仅为牙及牙槽突发育异常所致。如肯定是骨性下颌前突，则应进一步分析确定是下颌骨发育过度所致，还是下颌骨发育正常而上颌骨发育不足所致，还是由于同时存在下颌骨发育过度和上颌骨发育不足。上述不同的诊断，将产生不同的治疗方案。如果诊断错误而使治疗方案选择不当，将产生难以挽回的不良后果，如将上颌骨发育不足伴下颌骨发育过度误诊为单纯的上颌骨发育不足而施行了上颌骨前徙术，将造成严重的上下颌前突畸形；反之，如误诊为单纯的下颌前突而施行了下颌骨后退术，则将引起上下颌后缩的严重畸形。

第三节 治疗原则和治疗程序

牙颌面畸形治疗的主要目的是通过矫正牙颌面三维空间结构的异常，重建正常的牙颌面位置关系，从而恢复患者口颌系统的正常功能，并改变其异常容貌与咬合关系，使之达到和谐、匀称的面容。

一、治疗原则

牙颌面畸形外科矫治的基本原则可简单归纳为，形态与功能并举，外科与正畸联合。形态与功能并举就是在对牙颌面畸形进行外科矫治时，既要使容貌外形协调匀称，又要恢复口颌系统的正常功能，包括牙体牙周组织的健康与咬合关系以及颞下颌关节功能的稳定等。临床实践证明，由于颌骨大小与位置异常引起的牙颌面畸形，单独采用手术或正畸的手段进行治疗均难以实现功能与形态俱佳的治疗效果，而通过颌面外科口腔正畸联合治疗的方法是最终取得正常匀称的颜面外形和稳定的口颌系统结构的基本途径。目前国际上通常采用的模式是由颌面外科与口腔正畸科医生共同组成治护小组，对每位患者进行会诊从而制定出合理的个体化矫治方案，确保患者术后口颌系统结构的稳定。

选择正颌外科矫治的指征是严重颌骨或牙-牙槽骨畸形，其严重程度超过了单独正畸治疗可能矫正的范围。由于牙颌面畸形主要是颌骨的发育异常，因此一般应在颜面生长发育停止后再行手术矫治。虽然有少部分学者认为颌骨发育不足可以早期施术，但对颌骨发育过度畸形的患者一般要到成年后进行。

二、治疗设计与方法

由于牙颌面畸形患者的外科治疗需按畸形情况和治疗要求,切开并移动牙-骨复合体,重建正常的牙颌面结构的三维空间位置关系和功能,以获得满意的颌面美容效果,因此,对治疗方案中𬌗关系的调整,骨切开的部位,骨块的移动方向、距离以及手术方案的选择,均应于术前有精确的考虑和设计,并对选定方案预计治疗效果,做出术前预测。

(一) VTO 分析与预测

VTO(visual treatment objective)即可视化矫治目标,通过对侧位 X 线头影测量描迹图的剪裁、拼对,模拟手术过程,并预测术后颜面软硬组织侧貌的变化,从而为选择合理治疗方案提供依据。根据 VTO 描绘方法的不同,可分为计算机辅助 VTO 和手工绘制 VTO 两种。

VTO 分析法是在具体实施治疗方案前,模拟牙和颌骨移动过程并预测术后面型变化,得出的一个视觉效果图。采用透明描图纸或薄胶板,覆盖于治疗前摄制的头颅 X 线头影测量侧位片上,进行包括软组织、硬组织侧貌的复制描迹(共两张)。按初步设计,将其中一张胶板已描迹的上颌(或部分上颌)或下颌(或部分下颌),或上、下颌描迹图分别剪下作为模拟切开后的牙-骨复合体模板,然后将该模板覆盖重叠于另一张描迹投影图的相应部位,移动模板至整复所需位置,进而测算矫正畸形所需牙-骨复合体移动的方向和距离,并按软硬组织移动情况描绘出术后软组织侧貌轮廓。

VTO 分析法可以进一步明确术前正畸治疗目标,预测术后颜面软硬组织侧貌的变化,并筛选出最佳的手术方案。获取的术后面型侧貌变化可视图,有利于会诊和医患交流。

(二) 计算机辅助设计与疗效预测

在我国已经研制开发了正颌外科 X 线投影测量计算机分析诊断系统,并用以进行计算机模拟正颌外科手术设计与疗效预测。与传统治疗方法相比,计算机辅助设计更迅速、准确和简便:可设计出若干治疗方案,依预测结果进行模拟比较,从中选出最佳方案;可在计算机前进行讨论、设计,便于外科医生、正畸医生以及患者对治疗设计及其效果的交流和理解;能储存大量的颅面 X 线影像及设计、预测图形,易于储存,有利于回顾性研究及追踪评价。

(三) 模型外科分析

模型外科是根据临床检查和 X 线头影测量分析及预测效果所得出的结论,将转移到𬌗架上的牙颌石膏模型截断、拼对,最后取得良好上下颌骨位置关系和上下牙列咬合关系并制备出咬合导板的过程,是正颌外科治疗计划制定过程中必不可少的一个预测手段。其操作过程是将从患者口中取模制作的石膏模型,安置固定于𬌗架上,按初步设计,切开形成牙-骨复合体石膏块,并在三维方向移动该游离的石膏块至所预期的矫正位置,然后用蜡将其固定,与头影描迹或剪裁模拟设计等方法所获二维侧貌相比较。模型外科可获得矫正骨块的三维立体空间变化及结果,并可观察、判断术后骨块及咬合的确切立体方位,对手术截骨有重要的指导作用。

三、治疗程序

在确定牙颌面畸形正颌外科的治疗方案之后,必须按照严格的治疗程序进行,才能获得最佳的预期效果,并避免可能出现的误差。其治疗程序如下。

(一) 术前正畸治疗

术前正畸治疗是矫治牙颌面畸形能否获得功能与形态效果俱佳十分重要的步骤,术前不进行必要的口腔正畸治疗与准备而直接施行正颌手术不符合科学规范的原则。在手术方案确定后,必须根据计划矫正的牙颌位置先进行正畸治疗,目的在于矫正错位牙,调整不协调的牙弓与𬌗关系,拓展牙间间隙,排除𬌗干扰,排齐牙列,消除牙的代偿性倾斜,以使术中能将切开骨段顺利地移动至设计的矫正位置,并建立良好的𬌗关系。

在术前正畸治疗过程中,应多次取石膏研究模型,并将模型置于术后颌骨预期位置上观察上下颌牙弓长宽比例是否协调,牙齿位置关系与咬合关系,以及有无𬌗干扰等。当术前正畸结束时,应在固定弓丝上安放牵引钩,便于术中颌间固定,同时进行模型外科分析及制作𬌗导板。

（二）正颌外科手术

术前正畸治疗结束后,颌面外科医生应与口腔正畸医生一起最后再进行一次原手术计划的评估和预测,并对手术计划进行必要的调整或补充,从而使即将进行的手术更能符合实际,取得最佳效果。除常规的全麻和输血准备外,应按设计的术式制备好𬌗导板和所需骨块移动后的固定装置,并向患者说明手术相关问题,取得患者的充分理解和同意。手术必须严格按照经过预测和术前再次确定的手术设计实施,不得在术中随意改动。

正颌外科手术是通过牙-骨复合体的带蒂易位移植实现的。手术精度高,操作难度较大,手术医生必须经过严格的专科培训,以保证手术的安全性和精确性。手术除选用一般手术器械外,还需配各种颌骨手术动力与坚强内固定系统,例如各种类型的微型骨锯、骨钻以及钛板、钛钉等。这些专用手术设备与器械的妥善配置是顺利完成正颌外科手术的一个必要条件。

（三）术后正畸与康复治疗

即使是成功的正颌外科手术,一般在术后都会存在上下牙的尖窝关系不协调,咬合不平衡等问题,因此通常均需进行术后正畸治疗,其目的是,从功能及美容效果方面完善咬合关系,稳定、巩固手术矫正后的效果。术后正畸治疗时间以骨组织基本愈合,颌骨关系处于相对稳定的时期开始。目前,正颌外科手术多采用坚强内固定技术,术后4～5周即可开始正畸治疗,同时进行以恢复颌周肌肉及颞下颌关节功能为目的的康复训练。

（四）随访观察

了解术后牙颌、𬌗关系可能出现的变化,并进行术后效果评价。正颌外科手术后,上下颌骨的空间位置发生了变化,但软组织的记忆改建需要较长的时间,其内部应力有使骨块回到原来位置的趋势,即术后复发倾向。移动、矫正后的骨块在愈合过程中,通常会出现轻微的移位,只要不影响临床效果,则进行术后正畸、巩固疗效即可。但当出现明显的复发倾向时,需要进行相应的处理。根据骨切开的愈合过程及其生物力学特点,术后的严密随访观察至少应持续6个月,其后可每半年复查一次。

第四节　正颌外科手术

一、临床常用正颌外科手术

牙颌面畸形外科矫治的手术种类很多,应根据患者具体情况,选择安全、有效的手术方式。正颌手术通常应在经鼻腔气管内插管全身麻醉下施行。

目前临床上常用的正颌外科手术包括:上颌前份节段性骨切开术、下颌前部根尖下骨切开术、全上颌骨水平向骨切开术、经口内下颌支斜行(垂直)骨切开术、下颌支矢状骨劈开术、颏成形术、双颌畸形矫治术、牵张成骨术等。

1. 上颌前份节段性骨切开术　在术前或术中拔除的双侧上颌第一(或第二)前磨牙间隙

Note

处行骨切开,以腭侧或唇侧软组织为蒂,将包括前鼻棘和前部骨性鼻底在内的牙骨块后退或上移,并将其重新固定以达到矫治的目的。主要适用于上颌前牙及牙槽骨前突,亦可配合下颌前部根尖下骨切开术矫治双颌前突。

2. 下颌前部根尖下骨切开术　在下颌骨前份的根尖下至少 5 mm 做水平骨切开,辅以垂直骨切口,以舌侧软组织为蒂,主要通过向后或向下移动下颌前部牙骨块达到矫治目的。适用于矫治下颌前牙及牙槽骨前突;改正曲度过大的 Spee 曲线;常配合上颌前部骨切开术矫治双颌前突。

3. 全上颌骨水平向骨切开术　又称为 Le Fort I 型骨切开术。该术式基本上是按上颌骨 LeFort I 型骨折线的走向和部位,切开上颌窦各壁,以腭侧黏骨膜为蒂,移动离断的上颌骨。适用于上颌三维方向(前后、垂直与横向)发育不足或过度畸形矫治;矫治上颌𬌗平面倾斜;与下颌手术配合矫治双颌畸形。

4. 下颌支斜行(垂直)骨切开术　下颌支斜行(垂直)骨切开术是临床上矫治下颌前突的一个常用术式。若骨切开线基本与下颌支后缘平行,则称为下颌支垂直骨切开术;若此线下端略斜向下颌角,则称为下颌支斜行骨切开术。二者除了骨切开线下端走行方向稍有不同外,都是通过后退远心骨段来达到矫治下颌前突治疗目的的。主要用于矫治下颌骨后退不超过 10 mm 的骨性下颌前突,也可配合上颌手术矫正双颌畸形。

5. 下颌支矢状骨劈开术　下颌支矢状骨劈开术是将下颌支从矢状面劈开,形成带有髁状突与冠突的近心骨段和带有牙列与下牙槽神经的远心骨段,通过向前或向后移动远心骨段来改变下颌骨的长度与位置。主要用于前徙下颌,矫正下颌发育不足;后退下颌,矫正下颌发育过度。

6. 颏成形术　目前改善颏部形态最为流行的一种外科手法。颏成形术是指经口内入路,以颏部舌侧肌肉为血供的水平骨切开成形术。用于矫治颏部三维空间位置与大小异常,例如,颏部后缩或前突,颏部过短或过长等。还经常与其他手术协同矫治复杂牙颌面畸形。

7. 双颌畸形矫治术　将上颌及下颌的手术同期进行用来矫治双颌畸形的一种手术模式,在临床上,通常合并使用上颌 LeFort I 型骨切开术与下颌支矢状骨劈开术或下颌支斜行(垂直)骨切开术,有时加颏成形术。用于矫正同时累及上下颌骨体积大小与三维空间关系异常的复杂对称或不对称牙颌面畸形,例如,下颌前突伴上颌发育不足、上颌前突伴下颌发育不足及骨性开𬌗伴下颌后缩等。

8. 下颌角成形术　对下颌角区进行整形的手术可以统称为下颌角成形术。主要分为下颌角截骨术与下颌角骨外板截除术两大类。以截除下颌角达到缩窄或改善该区域面部宽度或外形的手术称为下颌角截骨术。适用于下颌角肥大,向外侧与后方较明显突出者。从矢状面劈开并截除下颌角区(含部分下颌支与下颌体)颊侧皮质骨外板以达到缩窄面下部宽度的手术称为下颌角骨外板截除术。适用于下颌角开张度与侧方轮廓基本正常,但从正面观面下部显得宽大的病例。

9. 牵张成骨术　牵张成骨术是对切开后仍保留骨膜、软组织附着和血供的骨段,通过固定其上的牵张器,施予特定的牵张力,使牵开后的骨间隙逐渐再生新骨,以达到延长或扩宽骨骼来整复发育不足畸形或骨质缺损的外科技术。适用于小下颌畸形、上颌及面中份严重发育不足、下颌骨部分缺损、牙槽嵴高度严重不足等。

二、正颌外科手术的术后护理与饮食

正颌外科手术的术后护理与口腔颌面部其他外科手术基本相似。正颌外科手术多在口腔内施行,由于伤口渗血、分泌物以及术区软组织肿胀易导致上呼吸道梗阻,因此应特别注意保持呼吸道的通畅,尤其对进行了颌间固定者要十分小心。

正颌外科手术结束后患者都应送入 ICU 或复苏室进一步观察。除继续严密监测生命体征和血氧饱和度外,还应重点观察口内渗血、口底与颌下肿胀情况。应加强对口、鼻腔分泌物的吸出,以确保呼吸道通畅,防止呕吐物误吸。术后 24 小时内用冰袋冷敷手术部位可以有效减轻术后水肿。经过严密观察,患者生命体征平稳,方可送回病房。

术后可静脉给予地塞米松以及广谱抗生素,以减轻组织水肿与预防伤口感染。抬高床头 30°～40°角,使患者取半卧位,便于口内分泌物排出,床旁备吸引装置。术后大部分患者需要保留胃管,鼻饲流食 1～5 天。饮食提倡少量多餐,以高热量、高蛋白质饮食为主。由于正颌外科手术多有口内伤口,并常做颌间固定,因此保持口腔卫生很重要。

术后的功能训练主要包括张闭口与咀嚼功能的训练。手术改变了颌骨的位置,也就改变了咀嚼肌的工作长度,加上一段时间的颌间制动,患者的张口度不能达到正常范围,这就要求患者有意识地训练自己的张口功能,主动与被动开口、闭口交替进行,逐渐使开口度恢复正常。目前,绝大多数患者均在术中进行了钛板、螺钉坚强内固定,因此,通常在术后第 6 周张口度基本恢复后即可开始术后正畸治疗。

三、正颌外科手术的并发症

随着各相关学科的发展,各种专用手术器械、监护设施的更新,以及手术技术的进步和经验的积累,具有一定危险性、复杂性和容易出现并发症的正颌外科手术,目前已成为相对安全,并可进行效果预测,实现功能与形态俱佳的常规手术。但由于手术比较复杂,加之各种原因,特别是术前设计不当,麻醉处理与术中操作失误,以及术后护理疏忽,正颌外科手术的并发症仍时有发生。如在术中及术后均可能发生意外出血、骨折以及呼吸道梗阻及伤口感染等并发症,因此在术前、术中及术后应采取有效措施予以预防与处理。

正颌外科手术的常见并发症如下。

(一)出血和血肿

出血和血肿是正颌外科手术最常见的并发症,常因伤及知名血管或骨髓腔持续渗血所致。上下颌骨的手术均可发生,例如上颌骨 LeFort I 型截骨时损伤颌内动脉或腭大动脉,下颌骨升支截骨时损伤下牙槽动脉等。由于渗血引起的颌下与口底部位的血肿形成,应给予高度重视,尽早处理。

(二)呼吸道梗阻

呼吸道梗阻是正颌外科手术后一种急性危重并发症,应时刻警惕。由于呕吐物误吸、分泌物阻塞、体位不当、舌后坠、气管插管拔管后喉头水肿,以及术后的局部组织水肿,加上颌间固定等因素,均可能引起呼吸道梗阻。在术前和术中应采取措施预防其发生,术后还应严密监护,及时发现和清除可能引起呼吸道梗阻的原因。

(三)周围神经损伤

正颌外科手术可能损伤三叉神经分支,甚至有损伤面神经的报道。下颌升支部手术可能损伤下牙槽神经,颏成形术可能损伤颏神经。

(四)颌骨意外骨折

颌骨意外骨折是指在施行正颌外科手术时,由于各种原因导致的颌骨在非设计部或骨切开线部发生的断裂,主要发生在下颌支矢状骨劈开术、升支垂直骨切开术及下颌角截骨术。

(五)骨块坏死或骨不连接

骨块坏死原因多为将软组织剥离过多所致,或损伤供应血管所致。因此,分离、显露骨面不宜范围过大,尤其是远心骨段(靠近牙龈方向的骨段)其表面软组织不应过多分离,而需尽量

Note

保留软组织附着,以维持血液循环,保证骨质愈合。骨不连接或骨质愈合不良主要为固定不佳所致,骨段断面接触不足,血液供应不良也有影响。因此,术中、术后一定要保证骨质的良好固定。一般多采用骨间固定,并辅以颌间固定、悬吊固定、口外支架固定等。此外,截骨设计应考虑尽量增大骨段(块)连接时的接触创面,术中要防止过分剥离软组织附着等。

(六)牙根损伤、牙髓坏死

牙根损伤可发生于根尖下骨切开术及牙根间垂直切骨时,牙根损伤或骨切开线距根尖过近可致牙髓血运障碍,牙髓坏死。术中应正确估计牙根长度、牙根尖所在位置后,在距牙根尖的远心方向 4~5 mm 处设计横形截骨线。

(七)颞下颌关节脱位

颞下颌关节脱位可能发生于下颌支垂直骨彻开术后,也见于下颌角截骨术导致的髁状突意外骨折与错位。

(八)创口感染

口腔虽属细菌污染环境,但术后发生感染的机会不多,这与颌面部血供丰富、抗感染能力强有关,抗生素的使用也大大降低了创口感染概率。

(九)术后复发

术后复发是指手术矫正后的颌骨部分或全部回到术前位置的情况。复发是一个较复杂而具有普遍性的问题,导致术后复发的主要原因有牙骨段的切开和移动不充分,固定不牢靠或过早拆除固定装置等。

四、正颌外科技术的拓展与应用

随着正颌外科的发展成熟,其技术已用于以往较难处理或效果欠佳的口腔颌面部相关畸形与疾病的有效治疗与成功处置。

(一)创伤性牙颌面畸形的矫治

颌面骨折错位愈合继发牙颌面畸形是口腔颌面创伤较常见的并发症,这种因创伤导致的牙列、咬合及颌骨的位置关系紊乱,严重影响患者的咬合关系及咀嚼功能。一般认为,骨折后复位固定处理不当超过 3 个月就会发生错位骨性愈合,导致咬合紊乱、面型异常。骨折线经过吸收与改建变得模糊甚至完全消失,此时原骨折线在手术中可能看不到,也无法沿原骨折线进行复位与固定。这时候,只有通过各种类型的骨切开术,按照正颌外科的治疗原则与矫治程序,通过移动颌骨的位置才能使咬合及错位的骨骼恢复到正确位置,恢复面部外形与咬合功能。

(二)唇腭裂术后继发牙颌面畸形的矫治

唇腭裂是临床上常见的先天性颌面部发育畸形,一般在婴幼儿时期进行整复手术。唇腭裂整复术后,随着年龄的增长,多数患者,尤其是腭裂术后,会逐渐出现不同程度的继发牙颌面畸形,特别是上颌与面中份的严重发育不足。随着唇腭裂序列治疗概念的普及和治疗程序的规范,采用正颌外科的原则和技术来矫治唇腭裂术继发牙颌面畸形已经成为唇腭裂序列治疗中的一个重要内容。近年来,随着牵张成骨理论和技术的发展,对唇腭裂术后继发上颌重度发育不足患者选用牵张成骨术进行矫治,由于缓慢向前牵引上颌,牵张间隙内新骨再生的同时,腭部瘢痕组织也得以牵张延伸,但其软腭并无明显前移,故对腭咽闭合功能的影响不大,且疗效稳定。

(三)颞下颌关节强直继发牙颌面畸形的矫治

患者在出生后的生长发育期,因颌面创伤或感染等引起颞下颌关节强直,会影响到颌骨的生长发育而导致的牙颌面畸形。关节强直可同时累及下颌骨的髁状突、下颌支及体部，并引起单侧或双侧下颌骨、上颌骨乃至颧骨等发生继发性的位置关系失调。单侧强直者表现为面部不对称，颏部偏向患侧。患侧下颌体、下颌升支短小，上颌垂直高度不足，上颌平面倾斜，面部显得丰满，而健侧下颌由于发育基本正常，面部反而显得扁平。双侧强直者，由于整个下颌发育障碍，下颌后缩，上颌显得前突，形成特殊的小下颌面容，又称"鸟嘴"畸形。下颌发育性畸形一般随年龄的增长而日益明显。

随着正颌外科技术的发展，目前对颞下颌关节强直的治疗已经从单纯解决开口问题发展到功能与形态兼顾，全方位考虑和处理患者同时存在的牙颌面发育畸形以及由此造成的睡眠呼吸障碍等问题。为此，对幼年发生的颞下颌关节强直患者，应该采取序列治疗的原则，由颞下颌关节外科、正颌外科、口腔正畸以及心理医生等多学科专业人员合作的方式进行综合矫治，以达到既解除关节强直，又矫治牙颌面继发畸形及伴发睡眠呼吸障碍的治疗目标。

（四）阻塞性睡眠呼吸暂停低通气综合征的治疗

阻塞性睡眠呼吸暂停低通气综合征（obstructive sleep apnea and hypopnea syndrome，OSAHS）是一类以睡眠打鼾伴呼吸暂停和日间极度嗜睡为特征的睡眠呼吸疾病，由于睡眠中反复发作呼吸暂停和低通气造成频发的低氧血症和高碳酸血症，常导致心肺血管和其他重要生命器官的病变，甚至发生睡眠中猝死。因此，OSAHS 是一种潜在致死性疾病，日益受到医学界和社会的重视。

OSAHS 病因尚未完全明了，比较集中的看法是上呼吸道软组织塌陷和上呼吸道结构异常造成的上呼吸道梗阻的长期作用，导致呼吸中枢的调节机制发生障碍所致，这类患者广泛存在着包括鼻甲肥大、鼻中隔偏曲、舌根肥厚、软腭过长、腭盖低平、下颌弓狭窄、下颌发育不足等解剖结构异常，这些异常直接或间接造成上呼吸道的狭窄和阻塞。

治疗 OSAHS 的手段分为非手术和手术治疗两种，外科手术是有效治疗 OSAHS 的基本方法之一，常用手术方法包括扁桃体、腺样体切除术，鼻中隔成形术，鼻息肉和鼻甲切除术，舌体缩小成形术以及腭垂腭咽成形术等。近年来正颌外科手术已较广泛地用于 OSAHS 的治疗，特别是对伴有下颌发育不足的 OSAHS 患者，有着十分显著的治疗效果。常用术式有下颌前徙术，颏前徙术，颏部前徙和舌骨肌肉切断、悬吊术，双颌前徙术，颌骨牵张成骨等。

正颌外科是通过手术的方式，使整体或部分颌骨连同相应的软组织向前移动，这种前徙也包括附着于颌骨上肌肉的位置、长度、受力角度的变化，从而达到改变舌根、舌骨等上呼吸道相关结构位置，扩大上呼吸道，达到治疗目的。

第五节　牵张成骨技术在口腔颌面外科的临床应用

牵张成骨（distraction osteogenesis，DO）是近年来在颅颌面外科和整形外科领域发展的一项新技术。牵张成骨属于内源性的组织工程学，其生物学机理是通过机械牵张力使新骨不断形成，牵张成骨不仅是骨愈合的过程，而且还是骨再生的过程。研究表明，在骨牵张过程中，成骨能力快速增加，新骨生成速率可达儿童期自然生长率的 4～6 倍。近年来随着大量的基础和临床研究，该技术在颅颌面整形、肿瘤术后重建、牙槽种植等方面展现出广阔的应用前景。

一、牵张成骨的生物学基础

牵张成骨的生物学机理极为复杂，目前为止尚未完全清楚。苏联著名学者 Ilizarov 提出

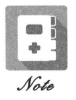

的"张应力法则"认为,对生物活体组织缓慢施以持续而稳定的牵张力可以刺激和保持其组织再生和生长。生物活体组织具有潜在生物学可塑性,缓慢、持续的牵张所产生的机械性应力能激发细胞的增殖,增加生物合成功能,促进组织新陈代谢,从而导致组织的再生长。牵张成骨技术利用这一基本的生物学原理,将切开后仍保留骨膜、软组织附着和血供的骨段,通过固定其上的牵张器,施以一定程度与频率及方向恒定而缓慢的牵引和张力,使骨段分离,牵开的间隙逐渐再生新骨,从而使短小的骨骼延长、缩窄的骨骼变宽、骨缺损区被新骨骨质填充修复。

由于颌骨在胚胎发生上属于膜性骨,血供来源属于多中心性,与四肢长管状骨不同,颌骨牵张成骨新骨再生的方式,主要是膜内成骨。现代分子生物学研究发现,在牵张成骨中,缓和的机械力是刺激新骨形成的重要因素。机械力可能通过作用于细胞跨膜蛋白,进而使细胞骨架发生改变,将细胞外机械信号传递至胞内,激活细胞内生长因子信号,各个细胞因子之间相互作用,共同完成牵张成骨的调控,参与启动和调控血管再生、细胞活化、骨基质形成、基质钙化和骨改建等牵张成骨全过程。

Ilizarov 通过大量动物实验结果提出几点有利于新骨形成的临床原则。

牵张器固定的稳定性是保证牵张区内新骨生成的先决条件。牵张区轻微动度的存在可以干扰局部血管再生,导致大量纤维结缔组织和少量软骨组织生成,从而影响新骨生成。只有在良好稳定的条件下才会在牵张区内生成新骨。

合理控制牵张的速度和频率是保证牵张成骨新骨生成的重要因素。Ilizarov 的研究结论是,最佳牵张速度为 1.0 mm/d。每天至少 4 次牵张,每次牵张 0.25 mm。在每天速度不超过 1.0 mm 的前提下,牵张次数越多,越有利于新骨生成。牵张的速度过快,会产生骨的不连接,过慢则有可能导致过早骨愈合,需进行再次截骨。口腔颌面部的血供丰富,尤其是在上颌骨血供更为丰富的特殊条件下,是否可以适当提高牵张速度、减少牵张频次是许多学者正在积极探讨的课题。但在下颌骨的牵张成骨临床应用中,大多数学者仍主张每天牵张 1.0 mm,牵张频率以 3~4 次/天为宜。

保证牵张成骨成功的另一重要条件是截开骨皮质,但不损伤髓质骨并尽可能保留骨膜不被剥离。1992 年,McCarthy 等的研究结果表明,下颌骨在完全切开后 1 周左右,骨折断端的血供可以重建,其成骨细胞主要来自骨膜,因此认为手术的关键在于尽可能地保留骨膜。在颌骨牵张成骨时,学者们均采用骨膜下剥离暴露颌骨,然后截骨,安放牵张器。在应用颌骨牵张成骨的初期,一些学者提出对成人患者下颌骨应行双侧骨皮质截开,而对儿童患者则仅行单侧(唇颊侧)骨皮质截开,理由是儿童的骨骼结构不像成人那么坚硬,牵开较容易。事实上,根据北京大学口腔医学院正颌外科中心的临床观察,儿童患者因其骨骼钙化程度较差,给牵张器的稳定固定造成了相对不利的条件,因此截骨应该更为充分,以保证牵张器在牵张过程中不致松脱,顺利完成牵张。

颌骨牵张成骨的应用模式有单点式 DO、双点式 DO、三点式 DO。所谓单点式 DO,是将骨截成两段,牵张此两骨段在其之间产生新骨,此时只有一个区域骨再生,故称"单点式"。此类适用于延长或拉直骨骼。双点式 DO 是经截骨手术形成一个或两个长约 1.5 cm 的移动骨段,骨膜及骨髓保持完好,称之为"传送盘"。在特殊设计的牵张器作用下,牵张移动此骨段,沿缺损移动时在其轨迹留下了新骨。三点式 DO 是指在两个骨折断端都形成移动骨段,同时向中心移动,则有两个骨再生区域,中央区域靠压缩骨缝术使两个移动的骨折断端愈合。双点式 DO、三点式 DO 适用于骨缺损治疗。

二、颌骨牵张成骨的适应证和禁忌证

牵张成骨技术应用于肢体长骨的适应证非常广泛,几乎包括了因骨髓炎、骨肿瘤切除、发育畸形、创伤等导致的各类肢体骨病及骨畸形缺损或缺失。在口腔颌面部颌骨牵张成骨应用

Note

也越来越广泛,涉及上颌骨、下颌骨的各种不同类型的发育不全畸形和骨缺损、缺失畸形。

（一）小下颌畸形

各类原因导致的重度小下颌畸形,特别是双侧颞下颌关节强直导致的小下颌畸形是牵张成骨技术的最佳适应证。牵张成骨使下颌骨缓慢前徙,通过颌骨牵张可使下颌骨延长达到20.0 mm以上。重度小下颌畸形伴 OSAHS 患者,其下颌前徙应在 20.0 mm 左右,经典的下颌骨前徙术是无法达到这样的长度的,而颌骨牵张成骨对此类患者有更好的适用性。

（二）半侧颜面发育不全

半侧颜面发育不全包括半侧颜面短小畸形、半侧颜面萎缩等,半侧颜面短小畸形是仅次于唇腭裂畸形的常见先天性颅面畸形,其面部外形及咬合功能的重建一直是颌面外科研究热点。半侧颜面发育不全颌骨畸形的矫治不仅受到骨骼本身条件的限制,而且伴发的软组织发育不全也使手术难度增加,是以往临床矫治的一大难题。过去,这类畸形的矫治一般都需要等待患者发育停止后方可进行,这对患者的心理发育也造成了不良影响。近年来许多学者针对此类畸形进行早期下颌骨牵张成骨的矫治,获得了较为满意的效果。通过早期的牵张成骨矫治大大减轻了牙颌面畸形的程度,有利于患者的心理发育,同时也会给患者成年后的进一步矫治创造更好的条件。但是目前还缺乏儿童患者早期牵张成骨矫治后的长期随访,牵张成骨矫治后有无复发或与健侧的发育是否同步都有待进一步研究。

（三）上下颌牙弓重度狭窄

上下颌牙弓重度狭窄常导致牙列重度拥挤和排列不齐,呈现出牙量、骨量的严重不协调。以往矫治此类畸形主要依靠正畸的牙弓扩展技术和减数拔牙以达到排齐牙列的目的。颌骨牵张成骨技术应用于上下颌牙弓扩展,不仅避免了常规扩弓引起的牙齿倾斜移动和较高复发率,而且实现了真正意义上的增加牙弓骨量和快速扩弓,为不拔牙矫治牙列重度拥挤提供了可能。目前已有多家公司推出了专门用于上颌骨和下颌骨牙弓扩展的内置式牵张器,常可使上下颌牙弓扩展达 15.0 mm 以上。

（四）下颌骨缺损、缺失的牵张成骨重建

下颌骨缺损常常由于感染、损伤及肿瘤手术所致,传统治疗下颌骨缺损的方法包括自体骨移植和异体材料植入两种,自体骨移植存在供区手术损伤和功能障碍等风险而增加患者痛苦,异体材料植入存在组织反应、强度不足等诸多缺点。因此,利用 Ilizarov 的"双焦点""三焦点"牵张成骨原理,治疗下颌骨因肿瘤切除或创伤导致的部分缺损、缺失已在临床成功应用。

（五）垂直牵张成骨

以往重度的牙槽突吸收萎缩只有依靠植骨手段重建牙槽突,特别是希望通过种植修复牙列缺失的重度牙槽突吸收萎缩、缺失患者,重建牙槽突的垂直高度已成为一个临床难题。垂直牵张成骨技术的出现为这一难题的解决提供了简便易行而有效的新手段。近年来临床上不仅有大量成功牵张萎缩的牙槽突的报道,而且在重建植入的肋骨瓣上也成功实施了垂直牵张成骨,从而使其满足种植修复的需要。

（六）上颌骨发育不全的牵张成骨

上颌骨发育不全是许多颅颌面发育不全综合征的主要临床症状,唇腭裂患者也常继发严重的上颌骨发育不全。常规正颌外科矫治此类畸形因受到上颌骨移动幅度的限制,矫治效果常不理想,常常存在腭咽闭合不全、容易复发和上颌骨向前移动范围有限,而且大幅度移动上颌骨后需要大量植骨,术后复发率较高等缺点。利用内置式或颅外固定牵张器进行上颌骨牵张成骨可以使上颌骨前徙达 15.0 mm 以上。根据北京大学口腔医学院正颌外科中心的经验,内置式上颌骨牵张成骨易被成人患者所接受,但上颌骨前徙的距离受到限制,过多的前徙还伴有牵张后上颌容易下垂的弊端。广西医科大学口腔医学院正颌外科中心经过多年研究发现，采用改良上颌前段截骨牵张成骨术治疗唇裂术后继发上颌骨发育不足畸形取得了良好的临床效果。该术式不仅克服了上述弊端，而且手术创伤小、操作简单、腭咽闭合功能不受明显影响，同时为后期正畸排齐牙齿提供足够间隙。颅外固定牵张器因在牵张期间影响患者的社会活动，成人患者不易接受，但其牵张稳定性良好，牵张幅度受到的限制较小，且拆除方便，故在儿童患者中具有良好的应用前景。

（七）颞下颌关节成形术的同期牵张成骨关节重建

长期以来颞下颌关节强直的治疗是口腔颌面外科临床的一大难题。它不仅影响患者的系列口颌系统生理功能，还常常伴发严重的牙颌面畸形，而且许多患者还伴发不同程度的OSAHS。以往的治疗手段大多以解除关节强直，恢复患者的开口功能为目的，即使仅以此为目的，目前临床上多种多样的治疗方法都面临一个共同的难题，那就是复发。1997年McCormick报道采用口外牵张装置治疗颞下颌关节强直取得成功。其优点如下：①可有效恢复患侧下颌支的高度，利于患者颜面畸形的矫治；②可在术后2～3天开始强迫性开口训练，因而复发率低。1998年北京大学口腔医学院正颌外科中心使用内置式颌骨牵张器在颞下颌关节强直成形术的同时行牵张成骨关节重建，其后又设计了专门用于矫治颞下颌关节强直的内置式颌骨牵张器，经过60余例关节强直的应用，获得了十分满意的效果。

（八）颅颌面畸形综合征

颅颌面畸形的治疗相对复杂，创伤大，可以移动的骨的距离较小。与传统的正颌和颅面重建手术相比，牵张成骨矫治颅颌面畸形具有创伤小、复发风险小和不需植骨等优点，并且同时延长了软硬组织，增强了术后的长期稳定性。

颅面部骨骼解剖结构复杂，与长骨、下颌骨形态结构上差异较大，牵张成骨技术在颅及面中份骨骼的应用受到了较大的限制。随着医学影像学数字化发展，牵张成骨技术在三维计算机辅助外科指导下可以简单、较精确地治疗各种颅面综合征所致面中份发育不足，如Crouzon综合征、Apert综合征、Marfan综合征、Pfeiffer综合征等。

颌骨牵张成骨技术在临床治疗时，应严格按照适应证筛选病例。如患者有血液系统疾病、严重颌颏骨质疏松症或术区存在未控制的感染如颌骨骨髓炎等，应视为手术禁忌证。此外还应考虑患者的年龄等相关因素。

关于患者年龄的选择学者们的意见基本一致，即越早越好。因为幼儿具有较强的潜在生长能力，易成骨，矫治效果好，较常规手术治疗更具优势。但是过小的发育尚不坚固的颌骨常使牵张器的安放不易进行。因此，学者们认为4岁以后应是一个较为适当的年龄。早期手术，可早期延长下颌骨，解除其对上颌骨生长发育的限制，有利于上颌骨的正常发育，另外牙颌面畸形的早期矫正也有利于儿童心理的健康发育。

关于选择颌骨牵张成骨技术还是选择其他治疗，尤其是选择常规正颌外科治疗，这也是近年来口腔颌面外科界存在争议的一个问题。颌骨牵张成骨技术具有前徙量大，复发率低，手术创伤小，治疗效果肯定等优点，但是其疗程较长、负担的费用较高，且需要行第二次手术拆除牵张器，因此凡是一次正颌外科手术或其他手术可以满足矫治的，即使手术复杂一些，还是应该选择正颌外科手术。在其他手术或常规正颌外科手术的确难以矫治或矫治效果不好时，才考虑采用颌骨牵张成骨术进行矫治。

三、牵张成骨技术操作程序及方法

（一）颌骨牵张器

计算机辅助外科

所有的颌骨牵张器基本上都是由固定装置和牵张装置两部分组成。固定装置部分必须确

Note

保截骨线两端骨断面具有良好的稳定性,即通过固定针、螺钉或种植体将牵张装置固定于颌骨,这种方式稳定性好,容易获得预期的牵张成骨效果。牵张部分一般由螺杆和螺旋轨道组成。按照预定的速度和频率旋转螺杆,牵张装置连同固定于牵张器上的骨段便会沿螺旋轨道移动,在截开的骨断面间产生张力,刺激骨组织的生长,同时骨周围软组织包括皮肤、肌肉、血管、神经同时被牵张延长,从而达到软硬组织同步延长的目的。

颌骨牵张器根据安放的位置分为口外型牵张器、内置式牵张器,小型化的内置式牵张器是目前临床发展的主流。根据牵张方式分为单点式牵张器、双点式牵张器、三点式牵张器,根据制作材料不同分为钛合金式牵张器、可吸收式牵张器。随着计算机辅助设计及快速成型技术的应用,制作个体化牵张器固定在颌骨上,可取得更为满意的效果。

(二)操作程序及方法

颌骨牵张成骨技术在临床上从截骨、安放颌骨牵张器到完成牵张成骨、拆除颌骨牵张器,可分为四期,截骨期、间歇期、牵张期和稳定期。

1. 截骨期 在颌骨牵张成骨时,学者们均采用骨膜下剥离暴露颌骨,然后截骨,安放颌骨牵张器。

(1)截骨线的设计 术前应在 X 线片上仔细设计截骨的部位和截骨线的方向,并根据不同畸形矫治的需要选择合适的颌骨牵张器。

(2)切口 根据患者年龄的大小、颌骨的大小、颌骨牵张器安放部位等选择不同的手术切口。上颌骨牵张、增高牙槽突高度的垂直牵张、上下牙弓扩展以及成人下颌骨体部牵张多采用口内黏骨膜切口,也可采用口外切口。儿童的下颌骨牵张可采用口内或口外下颌下皮肤切口。颞下颌关节强直的牵张、成骨假关节成形则采用下颌下皮肤切口。牙间截骨时,可采用口内外联合切口。

(3)截骨 截骨前应就颌骨牵张器安放位置及方向做好精确准备。首先按术前设计摆放好颌骨牵张器,修改颌骨牵张器固定管,使之完全贴合于颌骨的表面形态,然后备好至少 3 个固定螺孔后再开始截骨。

上颌骨截骨多采用 Le Fort I 型截骨或 Le Fort I 型不全截骨够;下颌骨截骨无论是在下颌支部位还是下颌体部,除下牙槽神经管所在部位仅做颊侧骨皮质截开外,其余部位均做全层骨皮质截开,下颌管所在部位的舌侧骨皮质则依靠轻柔的撬动使其裂开。

(4)颌骨牵张器安放 按照截骨前准备好的螺孔固定颌骨牵张器。

(5)试牵张 固定好颌骨牵张器后试行牵张,对张力过大或截骨不充分的应行补充截骨。

(6)冲洗缝合切口。

2. 间歇期 间歇期是指从安放颌骨牵张器到开始牵张的时间,一般为 5~7 天。间歇期的长短因个体差异、手术部位及软组织损伤情况不同而有所不同。根据临床经验成人患者间歇期应在 7 天左右。儿童患者特别是年龄较小者,如 4~6 岁,间歇期可适当减少,一般为 3~5 天。

3. 牵张期 牵张期是指每天按照一定速度和频率进行牵张达到设计牵张幅度所需要的时间。牵张期是 DO 术的关键阶段,其时间长短依据术前设计的牵张幅度而定,如计划牵张 25 mm,牵张期即为 25 天。

间歇期后开始牵张,每天 3~4 次,每次 0.25~0.4 mm。儿童患者每天可牵张 3 次,每次 0.4 mm,成人患者每天 4 次,每次 0.25 mm。根据患者不同情况,可适当调整牵张速度和频率。但牵张距离每天不能超过 1.5 mm。对出现牵张时疼痛、下唇麻木等症状的,可适当减慢牵张速度,减少牵张频率。

4. 稳定期 稳定期是指从完成牵张后到拆除颌骨牵张器的这段时间。稳定期要明显长

Note

于间歇期和牵张期,因为刚刚牵张生成的新骨是尚未钙化、改建的骨基质,稳定期就是在颌骨牵张器的稳定作用下让新生成的骨基质钙化成熟并在生物力学作用下发生改建。早期,国际上普遍认为上颌骨牵张的稳定期应在3~4个月,下颌骨应在2~3个月。但是根据北京大学口腔医学院正颌外科中心的临床观察,无论是上颌骨还是下颌骨,其稳定期均应适当延长,上颌骨可为4~6个月,下颌骨应为3~4个月。目前国际上也普遍采用这一稳定期。

本 章 小 结

牙颌面畸形主要是指在先天性或后天性因素的影响下,颌骨生长发育异常。临床上按照颌骨大小、位置关系等分为上下颌骨发育不足或过度、上下颌骨前突或后缩、双颌畸形、牙源性错𬌗畸形、不对称性牙颌面畸形、继发性牙颌面畸形。

正颌外科学是以研究和诊治牙颌面畸形为主要内容的学科。矫治牙颌面畸形的基本原则可归纳如下:形态与功能并举;外科与正畸联合。常规治疗程序如下:术前正畸治疗、正颌外科手术、术后正畸治疗、随访观察。

牵张成骨属于内源性的组织工程学,是通过机械牵张力使新骨不断形成,牵张成骨不仅是骨愈合的过程,而且还是骨再生的过程。颌骨牵张成骨技术在临床上从截骨、安放颌骨牵张器到完成牵张、拆除颌骨牵张器,一般分为四期:截骨期、间歇期、牵张期和稳定期。

目 标 检 测

目标检测及答案

荆楚理工学院　何　红

第十四章　口腔颌面部后天畸形与缺损

本章 PPT

案例导入
答案

口腔颌面部后天畸形与缺损是指由于疾病或损伤等引起的畸形或组织缺损，故又称为获得性畸形和缺损(acquired deformity and defect)。由于致病因素的种类和作用程度不同，常常会造成不对称畸形与不规则的组织缺损，导致严重的功能障碍和容貌缺陷。因此，如何选择合理整复外科技术及制定周密的治疗计划以最大限度地恢复其生理功能和容貌，是消除患者心理上的苦恼，恢复他们正常工作、学习及社交活动的基础。

第一节　概　　论

一、病因

口腔颌面部后天畸形或缺损的病因如下。

（一）肿瘤及类肿瘤病变

肿瘤及类肿瘤病变已是近年来颌面部获得性畸形或缺损的主要原因之一。因肿瘤本身造成的颌面部畸形多为良性肿瘤，这其中多数属于先天畸形，例如错构瘤、管型瘤、神经纤维瘤等。少数非先天性肿瘤，如颌骨囊肿、牙源性肿瘤等，可因肿瘤压迫等因素造成不对称畸形。恶性肿瘤造成的畸形多数是手术治疗造成的不同程度的缺损。病期愈晚，切除组织愈多，畸形缺损也愈大。除此以外，放射治疗也可导致组织缺损，特别见于放射性骨坏死，可形成口腔和

Note

面颊部长治不愈的溃疡或洞穿性缺损畸形,也可由于放疗而引起发育抑制及组织萎缩性变。

(二)损伤

随着交通事故发生率的逐年升高,因交通事故而引起的口腔颌面部畸形与缺损已日趋增多。其次是生活外伤,包括儿童期的跌落伤是造成一侧(或双侧)颞下颌关节损伤、偏颌畸形、小颌畸形的主要原因,有时还可因此伴张口受限,造成真性颞下颌关节强直。

(三)炎症

软组织的非特异性炎症可致畸形,但一般不引起组织缺损。颌面骨的炎症,由于骨质坏死、溶解或分离排出,常可造成不同程度的颌面部畸形。畸形除可因骨质缺损本身引起外,也可因颌骨生长发育障碍(如儿童期髁状突的破坏使颌骨一侧发育障碍)造成。

特异性炎症,包括梅毒、结核等均可引起颌面部软硬组织缺损与畸形。晚期梅毒的树胶样肿可导致腭部穿孔;梅毒还可引起下一代鼻发育畸形(即典型的鞍鼻)。由于卫生保健条件的不断改善,坏疽性口炎已日趋少见,因其可引起大片软组织或骨组织坏死,而且常常由于严重的瘢痕挛缩而导致牙关紧闭,造成假性颞下颌关节强直,故仍应重视。

二、诊断与治疗

后天性口腔颌面畸形与缺损的诊断一般比较容易,明确病因对治疗计划的拟定十分重要,如梅毒与结核所致的畸形,必须在治疗此病而且基本控制后才可进行手术。

在拟定整复手术计划前,还必须确定是以畸形为主还是以组织缺损为主,因二者在治疗计划的选择上是有所不同的。在拟定的口腔颌面部后天性畸形和缺损的治疗计划时,尚应注意以下几点。

(一)患者的健康状况

身体健壮,营养良好,是创口愈合的有利条件;反之,患严重贫血、肺结核、糖尿病以及严重心血管疾病等不宜做整复手术。一般情况下,血红蛋白不应低于 90 g/L。严重损伤,特别是伴有大量软组织缺损者,也是立即整复的手术指征。

(二)手术区及供区组织情况

整复手术关系到生理功能与外貌的恢复,除手术区的畸形与缺损情况外,应注意检查面部有无感染及供区组织的质地、色泽及可供利用组织的大小。

(三)手术时间

整复手术一般为选择性手术,宜在适合的时机进行。但对于早期损伤,为了消灭创面,常常与损伤的手术同时进行。

整复手术包括立即整复与延期整复两类。立即整复,常在肿瘤切除术时同时进行,例如:下颌骨切除后立即植骨;立即进行皮瓣移植术修复大面积软组织缺损。延期整复,多用于因损伤、炎症所引起的继发畸形、缺损,以及不适宜立即整复的恶性肿瘤术后缺损的整复。

(四)年龄

老年及 10 岁以下患者,其合作程度及对多次手术的耐受性一般较差,宜尽可能选择时间较短、操作简便而效果亦好的方法。因被移植的组织生长发育缓慢,甚至无生长发育能力,如耳鼻再造术,必须在儿童期行器官再造术,其形成的器官大小应与正常人相似。

(五)患者的思想准备

整复手术的目的是恢复功能与外形,但在两者不能兼顾的情况下,应以恢复功能为主,故术前应将治疗计划,包括手术次数、需要时间、固定方法、饮食要求、预期效果等向患者与家属

Note

详细耐心地解释清楚。术前必要的心理治疗可以消除患者的思想顾虑或对过高而又不能达到的要求予以说明,取得患者同意、合作。此外,整复手术前后应做好形象记录,包括照相、录像等,以便日后对照了解或评定治疗效果。

三、整复手术的技术特点

(一) 严格无菌条件

整复手术的无菌条件应要求严格,特别是行骨、软骨、筋膜、脂肪、神经等组织游离移植时,尤为重要,因为这些组织血运差、抗菌力弱,易发生感染而导致手术失败。临床上除常用抗生素预防感染外,更主要的是做好术前皮肤及口腔准备,以杜绝或减少感染来源。

(二) 尽量爱护和保存组织

尽量爱护和保存组织,避免损伤或少损伤组织,也是整复手术的重要原则。手术时要细心操作,手法要细致、轻巧,避免过度牵拉、夹扭、压迫软组织。组织分离后有毛细血管渗血时,常用温热生理盐水纱布压迫止血,较大出血可用血管钳钳夹止血,少用结扎或电灼止血,因结扎线长期遗留在组织内,可能会引起感染或组织反应;电灼虽可迅速止血,但如使用过多容易导致组织坏死,引起愈合不良。但止血一定要彻底,以免术后出血或形成血肿。

需要指出的是,对于需要立即进行整复的肿瘤患者,应在根治肿瘤的基础上考虑整复治疗,以达到两全其美的目的。也就是说,在进行肿瘤切除时,应处理好以肿瘤外科为出发点,以整复外科为配合的辩证关系。

(三) 防止或减少粗大的瘢痕形成

瘢痕是创伤愈合过程的必然产物,也就是说没有瘢痕便没有创伤的愈合。但是作为整复技术的要求来说,应力争术后获得瘢痕更细、更平的效果。影响瘢痕形成的因素很多,除本身体质(瘢痕体质)外,还与手术操作本身关系很大。手术创伤小,切口整齐、细针细线正确对位缝合,适当早期(面部无张力可 5 天,颈部无张力可 7 天)拆线,以及术后无感染等都是减少瘢痕形成的重要措施。当然,平行皮肤天然皱纹(图 14-1)设计皮肤切口,也可在一定程度上避免粗大瘢痕的形成,这是由于较少切断皮肤弹力纤维的结果,也就是说切口与皮纹越平行,切口张力就越小。

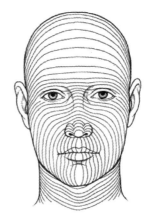

图 14-1 面颈部皮纹走向示意图

(四) 应用显微外科技术

显微外科是指借助于手术显微镜,或在放大镜下进行某些精细外科操作的一种技术,它使外科手术由宏观趋向微观,诸如 1 mm 以下的微血管以及神经束膜吻合均可成功,使外科手术由宏观趋向微观。应用显微外科技术的结果,使某些整复手术大大获得了简化,改善了已往整复手术次数多、疗程长的特点;从而也大大减轻了患者的经济负担。应用显微外科技术,一些已往无法解决的大型缺损及在感染区、放射区行组织移植等难题也可迎刃而解,从而一次修复成功。因此,显微外科技术的出现,被认为是外科发展史上一次具有深远意义的变革。在口腔颌面部组织缺损整复史上,也被认为是继皮管整复及轴形皮瓣(动脉皮瓣)后出现的第三次飞跃。

在口腔颌面部缺损整复中,用得最多的是显微血管外科和显微神经外科手术。以下将对其基础知识、操作特点及注意事项进行介绍。

1. 显微血管外科 一般是指血管外径在 3 mm 以下的血管外科手术。血管外径在 3 mm

以上者,可不在手术显微镜或放大镜下进行手术操作。血管外径在 3 mm 以内者必须借助显微镜进行手术。显微血管一般分为三类:显微小血管(血管外径 3～1.1 mm)、显微细小血管(血管外径 1～0.6 mm)、显微微小血管(血管外径 0.5～0.15 mm)。

显微血管缝合术的基本要求如下:①吻合口的血管内膜应紧密接触;②没有外膜植入吻合口;③吻合口不产生狭窄;④吻合后的血管应无张力。

(1)端-端吻合 当前显微血管缝合最常用的吻合方法,这种吻合法符合生理的血流方向,能保持血液最大的流速和流量。通常采用二定点缝合法,即180°等距二定点牵引线缝合法(图 14-2)。

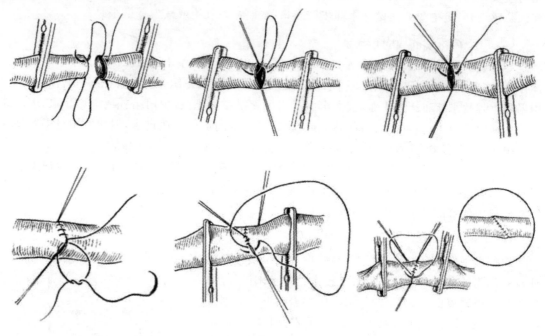

图 14-2 端-端吻合

(2)端-侧缝合 在血管一端不宜切断或两端端口直径相差过大的情况下采用。方法:在选定开口处血管外膜做适当修剪后,以小圆针刺入血管壁挑起后用弯剪减除,形成椭圆形口,口径应大于与之相吻合的断端口径(图 14-3)。

显微血管缝合通常先吻合静脉,后吻合动脉。开放血管时也应先开放静脉,后开放动脉。检查血液循环情况时,除观察动脉搏动外,还应行静脉通畅试验进行检查。

在行显微血管吻合过程中,应常规用肝素-利多卡因盐水液(200 mL 内含肝素 12 500 U 及 2%利多卡因 20 mL)经常冲洗血管口,以防止吻合口血栓及血管痉挛;并可清晰显示和张开管壁,以利于缝合操作。在手术过程或血管吻合完毕后,若出现血管痉挛现象,可局部滴以 1‰～2%利多卡因或用温热盐水纱布敷盖片刻解除痉挛。如上法无效,也可用液压扩张法,即阻断血管远端后,再于近端吻合口处注入利多卡因,以达到血管扩张的目的。显微血管外科术后,患者宜保暖,室温最好在 25 ℃左右。要注意头部制动,以免因体位移动而致血管扭曲压迫血液回流。为防止血管痉挛及血栓形成,静脉滴注低分子右旋糖酐能扩张微循环,稀释血液,使血液黏稠度降低,从而有减少血栓形成的功能。口服阿司匹林0.3 g,每日 1～3 次也具有抗血栓形成的作用。

2. 显微神经缝合术 在显微镜下,神经轴索清晰可见,用 9-0～11-0 的无损伤缝针,在无张力下行(轴)索膜对位吻合,这种方法可提高轴索再生的准确性,从而明显提高神经吻合或移植的疗效(图 14-4)。

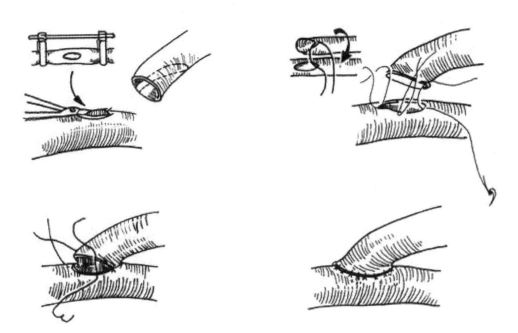

图 14-3　端-侧缝合

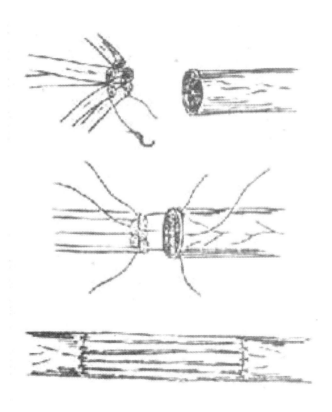

图 14-4　显微神经缝合术

最后应当指出：掌握显微外科手术一定要有一个正规严谨的操练过程。在实际临床操作之前，应在动物实验中锻炼显微镜下的手眼配合能力，以及小血管的精确对位缝合技术。然后才能正式用于临床患者。

Note

第二节 组织移植

一、皮肤移植

皮肤移植是目前应用得最多的自体组织移植方法,可分为游离皮片移植、皮瓣移植两大类。后者又可分为带蒂、游离及管状皮瓣移植三种类型。

(一) 游离皮片移植

1. 分类与特点 游离皮片移植(free skin graft)可按皮肤厚度(图 14-5)分为以下三种。

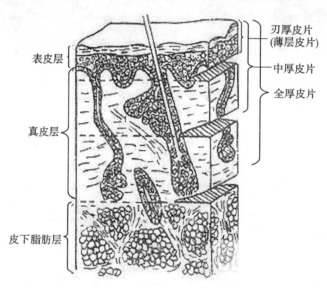

图 14-5 皮肤的解剖及皮肤移植的厚度

(1)刃厚皮片 也称表层皮片、薄层皮片或 Thiersh 皮片。它包括表皮层和很薄一层真皮最上层的乳突层,厚度在成人为 0.2~0.25 mm。刃厚皮片的供皮区一般不形成增厚的瘢痕,因此,在愈合后还可再次切取皮片。

(2)中厚皮片 也称 Blair 皮片。它包括表皮层及一部分真皮层。厚度在成年人为 0.35~0.80 mm,相当于皮肤的 1/3~3/4 厚度,分为薄中厚皮片(0.35~0.5 mm)和厚中厚皮片(0.62~0.80 mm)。中厚皮片移植后,收缩比刃厚皮片小,皮片内含有弹力纤维,较柔软,能耐受摩擦,色素沉着也轻微,功能恢复与外表均较好。

(3)全厚皮片 也称 Wolfe-Krause 皮片,包括表皮及真皮的全层。特别适合于面部植皮。

不同厚度的皮片有不同的特点:皮片越薄,生活力越强,抗感染力越强,能生长在有轻微感染经过适当处理后的肉芽创面上;也能生长在渗血的骨、肌、脂肪、肌腱等组织创面上。但皮片越薄,移植后收缩越大,极易挛缩,且不耐受外力摩擦与负重,表面色素沉着严重,在肌腱、肌束等部位生长后,易产生挛缩性功能障碍,如刃厚皮片。反之,皮片越厚,移植后收缩越小,柔软而富有弹性,活动度大,色泽变化也小,能耐受摩擦及负重,如全厚皮片。

2. 适应证 游离皮片移植适用于大面积的浅层组织,包括皮肤和黏膜的缺损。一般来说,面颈部植皮应多采用全厚皮片或厚中厚皮片;口腔内植皮,一般采用薄中厚皮片;有感染的

Note

肉芽创面或骨面,则只能采用刀厚皮片移植。全厚皮片因含有毛囊,移植后毛发可以再生,故也可用于眉再造等手术。

3. 取皮方法

(1) 断层皮片切取法　一般选择比较宽阔、平坦、少毛发区的体表,如上臂、大腿内侧等。根据切取的方法分为刀片取皮法、滚轴式取皮刀取皮法、鼓式切皮机取皮法、电动式切皮机取皮法(图14-6)。

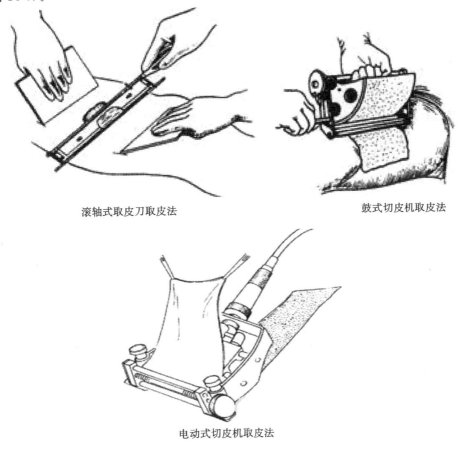

滚轴式取皮刀取皮法　　　　　　　　鼓式切皮机取皮法

电动式切皮机取皮法

图 14-6　各种取皮法

(2) 全厚皮片切取法　一般以耳后、上臂内侧、锁骨上窝或胸(腹)部皮肤应用较多。欲切取的皮片可根据缺损的形状与大小,将皮片全层切取。取下皮片可用温热生理盐水纱布包裹,略加修整后准备植皮。除行保存真皮下血管网的全厚皮片移植外,皮片不应带有脂肪。

4. 供皮区的处理　断层皮片切取后,供皮区所遗留的创面,应立即用温热生理盐水纱布紧压创面止血,然后用消毒的油性纱布平铺于创面,外加数层纱布与棉垫,再用绷带加压包扎。如无感染发生,一般在术后不必更换敷料,视供皮厚度,可在2~3周内愈合,敷料自行脱落;术后如发现敷料潮湿发臭,或痒痛渗血,可能为创面感染,应及时打开敷料检查,根据感染情况,对症处理。全厚皮片切取后遗留的供皮区创面,一般应行直接对位缝合。

5. 受皮区的处理　对于新鲜创面植皮,要求止血彻底,但结扎线头又不宜过多。对于感染创面则应在术前妥加处理后才能植皮。如系肉芽创面,必须表面红润、坚实、无水肿及脓性分泌物。如有水肿,一般在术前2~3天应对创面行高渗生理盐水湿敷。感染较严重的肉芽创面,可用次氯酸钠、漂白粉硼酸液(优苏)或依沙吖啶(利凡诺)清洗湿敷,或选用敏感有效的抗菌药物湿敷;对于有不良肉芽增殖的创面,尚须先将表层增生松软的肉芽组织用刀轻轻刮去,并以生理盐水冲洗,用绷带加压包扎1~2天后再进行植皮手术。如为暴露的骨面,可用钻钻

Note

孔使之出血,肉芽生长后方可植皮。

面颈部与口腔前部的植皮固定法均用打包法,即用皮片平坦铺于创面上,将创缘缝线留长。然后用棉花、纱布包于油纱布内盖于皮片上,以留线分组结扎加压固定。口腔内特别是口腔后部常用包膜法固定移植的皮片,通常用印膜胶制成与创面相似的外形,将皮片用胶水反贴在印膜胶模型上,再置入口内创面。如创面有倒凹,则可用碘仿纱条填塞加压固定,无论采用印膜胶或碘仿纱条,均应加用印膜胶以加强固定。

一般在术后1周左右拆除敷料,面颈部植皮可再继续加压包扎1~2天。口腔内由于皮片较薄,此时皮片大部分已成活,应进行开闭口的运动,锻炼3~6个月,以防止皮片挛缩影响张口。

6. 皮片移植后的生理变化　皮片被移植到创面数分钟后,创面的毛细血管即行扩张,有血浆渗出以供皮片营养,维持皮片存活。血浆中的纤维蛋白可将皮片黏着于创面,并有助于创面新生毛细血管长入皮片内。在18小时以后,创面的毛细血管与皮片的毛细血管即可发生吻合,皮片接受创面的血液循环;皮片下少量坏死组织、细菌与血凝块等可被血浆中白细胞吞噬或溶解运走。因此,从生理上来说,48~72小时后皮片即已基本成活,术后8天已有足够的血供;但如皮片未能与组织严密接触,或有渗血甚至形成血肿时,则皮片将不生长,并发生坏死,故严格的加压固定和彻底止血,对植皮的成活十分重要。

移植皮片成活后,产生大量纤维结缔组织,数周后因此发生皮片收缩,皮片愈薄,收缩愈大,因为皮片与创面之间形成一薄层纤维瘢痕组织,故在几周内移植的皮片常比一般正常皮肤硬;数月后,皮片下逐渐生长出一薄层脂肪组织,细胞浸润逐渐消失,以后纤维组织逐渐减少,此时皮片方渐变软;再过数月后,神经末梢也开始生长,痛、触、冷、热觉也相继恢复,约1年后可完全恢复正常。在全厚皮片移植后,毛囊与汗腺可发生暂时退化现象,1年左右开始逐渐重新生长。

（二）皮瓣移植

皮瓣移植(transplantation of flap)也称皮瓣转移(flap transfer)。皮瓣是由皮肤的全厚层片及皮下组织所构成。与游离皮片移植不同的是,皮瓣必须有与机体皮肤相连的蒂,或行血管吻合,血液循环重建后才能保证移植皮瓣的成活。前者称为带蒂皮瓣移植;后者则称为游离皮瓣移植,或称为血液循环重建血管化游离皮瓣移植。

1. 分类与特点

1) 带蒂皮瓣　带蒂皮瓣在临床上还可分为若干类,目前较常用的是按转移形式与血供来源分类。

(1) 随意皮瓣(random flap)　也称皮肤皮瓣(skin flap),此类皮瓣的特点是,由于没有血管供血,故在设计皮瓣时,其长宽比例受到一定限制。在肢体与躯干部位,长宽之比以1.5:1最为安全,最好不超过2:1;在面部,由于血液循环丰富,根据实际情况可放宽到(2~3):1。在血供特别丰富的部位可达4:1。随意皮瓣目前均属近位带蒂转移。按转移形式又可分为移位皮瓣、滑行皮瓣和旋转皮瓣。

①移位皮瓣:又名对偶三角交叉皮瓣或"Z"字成形术皮瓣,是由皮肤三个切口连接成"Z"字形而构成两个相对的三角形皮瓣彼此交换位置后缝合而成。两皮瓣的侧切口与中切口所形成的角度,一般以60°角为常用,此时三个切口的长度应基本相等,在两个三角形皮瓣交叉转移换位后,可增加其中轴长度的75%,从而达到松解挛缩、恢复功能的目的,这种皮瓣多应用于狭长形的索状瘢痕挛缩,也可用于恢复错位的组织或器官的正常位置与功能,以及用于长切口的闭合以预防术后瘢痕挛缩。此外尚可根据治疗的需要考虑做多个附加切口,设置成连续多个对偶三角交叉皮瓣(图14-7)。

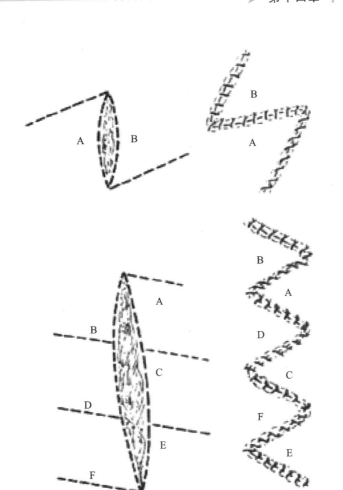

图 14-7 "Z"字成形术皮瓣示意图

②滑行皮瓣：又名推进皮瓣，滑行皮瓣具有一个蒂部(图 14-8)。在接近缺损部位设计一个皮瓣，分离后，利用组织的弹性，将其滑行到缺损部位以整复创面。皮瓣设计应略大于缺损。因皮瓣形成后常略有收缩。切取皮下脂肪的厚薄，应视缺损处需要而定。

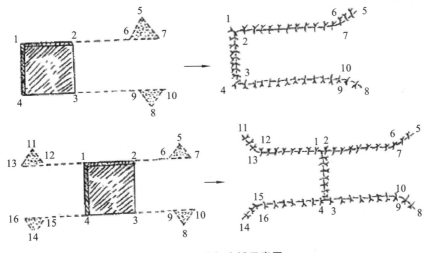

图 14-8 滑行皮瓣示意图

临床上，为了增长或缩短某一组织的长度和宽度常用"V-Y"皮瓣成形术，"V-Y"皮瓣成形术属于滑行皮瓣的一种。在皮肤上做"V"形切口，分离三角形皮瓣及两侧皮下组织，利用组织的收缩性,使三角形皮瓣后退,再将切口缝为"Y"形,使皮肤的长度增加,宽度缩小(图 14-9)。
反之,在皮肤上做"Y"形切口,分离三角形皮瓣及对直切口两侧行潜行分离,利用组织的弹性,
将三角形皮瓣向前推进,把切口缝合成"V"形,使皮肤的长度缩短,宽度增加。

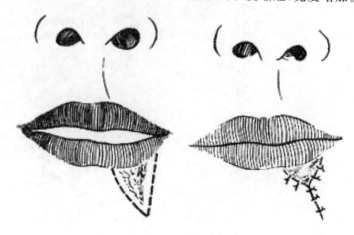

图 14-9　唇部"V-Y"皮瓣成形术

　　③旋转皮瓣:选择缺损附近的皮肤组织形成各种形态的皮瓣,利用旋转的方法以整复缺损。设计时应注意皮瓣的旋转点及旋转半径要足够长,否则仍然不能达到整复缺损的目的(图 14-10)。

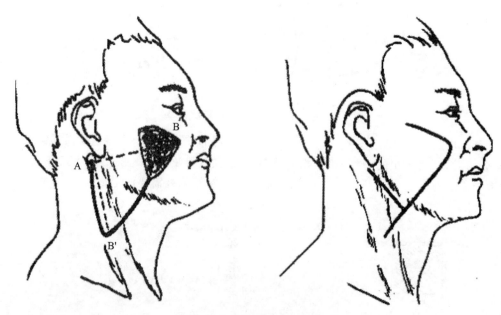

图 14-10　旋转皮瓣设计原理

A 为旋转点,AB 为旋转半径,应使 AB＝AB′

　　(2) 轴形皮瓣(axial flap)　也称动脉皮瓣,特点是有一对知名血管供血与回流,因而只要在血管的长轴内设计皮瓣,一般可不受长宽比例的限制。上述旋转皮瓣、滑行皮瓣也可以以轴形皮瓣的形式转移。除此之外,作为含有知名血管的轴形皮瓣常以岛状皮瓣或隧道皮瓣的形式转移。

　　①岛状皮瓣:一块皮瓣仅含有一条血管蒂,其特点是蒂长,经过皮下转移灵活。

　　②隧道皮瓣:皮瓣必须通过皮下或深部组织进行转移。与岛状皮瓣不同的是,除含有知名血管外,蒂部的横径与皮瓣的横径一致,仅仅是在通过隧道的部分蒂部被去除了表皮。因此,

所谓隧道皮瓣实际上是岛状皮瓣与皮下皮瓣的结合与发展。修复口腔颌面部缺损时,以额部隧道皮瓣应用最多,皮瓣可通过皮下隧道修复面部缺损,也可通过颧弓下隧道修复口腔及口咽缺损。

这种皮瓣的最大优点是手术可一次完成,而无需二期断蒂或修整。

2) 游离皮瓣 游离皮瓣移植是近 40 年发展起来的新型整复方法,是将身体远处的轴形皮瓣应用显微血管外科技术移植到颌面或口腔缺损处。游离皮瓣已在国内外广泛应用,并已成为肿瘤术后缺损立即整复的主要手段。

根据血供解剖上的不同,目前可将游离皮瓣分为以下四种类型。

(1) 直接皮肤血管皮瓣 主要特点是营养皮肤的动脉在穿出深筋膜后与皮肤表面平行,走行于皮下组织内,并沿途发出小支以供养皮下组织及皮肤。这种皮瓣即典型的轴形皮瓣。腹股沟皮瓣、胸三角皮瓣均属之。

(2) 肌皮血管皮瓣 也称肌皮瓣,主要特点是通过肌组织发出营养支,垂直穿透深筋膜至皮下组织及皮肤。这种皮瓣在移植时绝不能将皮瓣与其深面肌分离,否则不能成活。因此,这种皮瓣实际上是一种复合组织瓣。胸大肌皮瓣、背阔肌皮瓣等均为此种类型。

(3) 动脉干网状血管皮瓣 主要特点是由动脉干上直接发出许多微细的血管支,组成丰富的网状结构,直接营养其所属的皮肤。这种皮瓣的动脉多为体表浅的动脉主干,口径较粗,易于吻合成功,而且主干的两端均较粗,皆可供吻合,在此基础上,可成为桥梁皮瓣与其他皮瓣连接成的二级串连皮瓣。足背皮瓣以及我国创用的前臂皮瓣均属此种类型。

(4) 肌间隔血管皮瓣 特点是动脉行走于肌间隔内,然后发出分支至皮肤,并与其他皮肤动脉吻合。这类皮瓣常可分离出较长一段血管蒂,且多有两条静脉伴行。上臂内、外侧皮瓣及小腿外侧皮瓣均属这种类型。对于口腔颌面部中、小型组织缺损的修复,最常应用的是前臂游离皮瓣,其次是肩胛皮瓣、足背皮瓣、小腿外侧皮瓣。至于复合组织缺损,则以选用肌皮瓣为佳。

2. 皮瓣移植的适应证 与游离皮片移植比较,皮瓣因带有丰富的皮下脂肪组织,其用途不仅能整复浅表创面或缺损,还可应用于整复较深层或洞穿性的组织缺损,对保护重要组织,如大血管、脑组织更为常用。

(1) 整复面、颊、颏部等处的软组织缺损,包括肿瘤手术后缺损的立即整复。

(2) 某些颌面部器官的再造,如腭、鼻、眼睑、耳廓等的缺损。

(3) 封闭或覆盖深部组织(如肌腱、肌、神经、大血管、骨等)或有暴露的创面。

(4) 整复颊部、鼻部等洞穿性缺损。

(5) 其他如矫治颈部瘢痕挛缩等。

在皮瓣类型的选择上,应根据组织畸形和缺损的大小、部位、效果,以及患者的要求和医疗技术条件等因素综合决定,原则上应就简不就繁、就快不就慢;能用带蒂皮瓣解决的,切不可滥用游离皮瓣;能用游离皮瓣解决的最好不选择管状皮瓣。

3. 皮瓣移植的注意事项

1) 带蒂皮瓣及管状皮瓣

(1) 术前应考虑皮瓣及缺损部位的血液循环情况、部位、大小、长短、转移次数、方法,以及转移后是否可能发生扭曲现象等。

(2) 切取皮瓣之前,必须用美蓝在皮肤上按需要画出外形,一般应比缺损处稍大,以预防皮瓣转移后发生收缩。

(3) 切取皮瓣时,应按需要厚度始终保持在同一水平面上切取,不可高低不平;操作要轻巧,避免任何不必要的损伤组织的操作;在颌面部切取皮瓣时,切不可损伤面神经。

(4) 皮瓣缝合前要充分止血;缝毕要用生理盐水将血块冲洗干净,以免引起血肿而感染,缝合后还要适当加压包扎,但不能压迫蒂部。

(5) 皮瓣转移后,应将供皮区创面直接缝合或用中厚断层游离皮片移植(颌面部最好做全层皮片移植),不要有创面暴露引起感染。

(6) 需断蒂者,一般在术后14～21天进行。

2) 游离皮瓣

(1) 必须严格选择适应证,相对来说,此种手术比带蒂皮瓣技术要求高,难度大。如为肿瘤术后缺损立即整复,应要求患者全身情况能耐受。

(2) 术者必须熟练掌握小血管吻合技术,熟练的手术技巧和高度的负责精神是手术成败的关键。

(3) 选择供片区时除考虑色泽、质地、厚度与受植区近似外,还要考虑尽量避免造成供皮区的继发畸形或功能障碍。

(4) 供皮区的血管口径和受植区的血管口径应尽可能相近,以保证手术成功。

(5) 应尽量缩短组织瓣的缺血时间,一般在受植区条件准备好后再行断蒂,血管吻合应力争一次成功。

(6) 应有足够长的血管蒂。由于移植到口腔颌面部的组织瓣与血管蒂多不在一个平面上,血管蒂的长度应足够,应在5 cm以上,有时甚至更长,才能保证吻合后无张力。

3) 皮瓣移植时皮肤扩张器的应用　在颌面、颈及头皮部行局部皮瓣转移时,有时供皮区不能直接缝合,为加大利用皮瓣的组织面积,近年来多主张在皮瓣转移前应用皮肤扩张器置入皮下,利用组织弹性以扩大皮肤的面积,特别适用于额部及头皮作为供瓣时。由于组织的扩张,皮瓣转移后的供皮区可直接缝合,不必植皮,从而在一定程度上避免了继发畸形。

4) 皮瓣移植的术后观察和处理　游离皮瓣术后要保持室温在25 ℃左右,以防血管痉挛;同时应用扩张血管及抗菌药物。头颈部体位要适当制动以免压迫静脉回流。术后创口行负压引流者,其负压压力要适当。压力过大可直接压迫静脉回流;压力过小也可因积血、积液而间接压迫静脉。

术后72小时是游离皮瓣最容易发生血管危象的时候。动物实验及临床观察均发现,危象皮瓣能否抢救成功,取决于对微循环障碍的早期发现和对受损血管的及时探查,切勿延误时机。经验指出,药物治疗是无效的,过多的等待观察,最终将导致全部失败。术后进行皮瓣监测的目的是及早发现皮瓣灌注受损的征象,目前最常用的方法仍是临床观察,包括观察皮瓣的颜色、温度、充盈状况、针刺出血情况等。

(1) 颜色　皮瓣颜色应与供皮区皮肤颜色相一致,有些病例术后1～2天内颜色稍显苍白,多属正常现象,应结合其他征象加以判断。如皮瓣颜色变暗、紫色,则说明静脉淤血;如为灰白色,则揭示动脉缺血,均应及时探查。

(2) 温度　皮瓣移植后多有温度下降的现象,尤其在寒冷的冬季。此时可对皮瓣加以保温处理,可于表面覆盖棉垫,并以白炽灯距30 cm以外行照射加温,以保持正常的血液循环。如温度过低,加上颜色的变化(暗紫或灰白),则应探查、抢救。

(3) 皮纹　皮瓣表面应有正常的皮纹皱褶,如果发生血管危象,则皮纹消失,可见皮瓣肿胀。

(4) 质地　皮瓣移植后仅有轻度的肿胀,往往比周围组织程度轻,但如果出现皮瓣区域的明显肿胀,质地变硬时,则可判断血管危象的发生,应予抢救。

(5) 毛细血管充盈试验　在皮瓣血管危象发生早期或程度较轻时,可表现为轻度的充血或淤血现象;以手指轻压,放开后可见变白的区域再度泛红(暗红);泛红的过程越快说明微循环的状况越好,如果该过程太长,超过5秒,多提示微循环功能很差,抢救成功的可能性较小。

(6) 针刺出血试验　对一些皮瓣颜色苍白,无法马上判断是否为动脉堵塞所致的,可采用此法。要求在无菌状态下进行,以 7 号针头刺入皮瓣深达 0.5 cm,并适当捻动针头,拔起后轻挤周围组织,如见鲜红血液流出,提示动脉血供良好,否则提示动脉危象。

临床上监测适用于外露皮瓣,而埋藏皮瓣则完全不能进行临床监测,可采用 20 MHz 脉冲 Doppler 和植入式激光 Doppler 进行监测。接受皮瓣手术患者术后每半小时观察记录 1 次,6 小时后,每 1 小时观察记录 1 次,持续 5~7 天。发现情况,应及时处理。

无论哪种皮瓣移植,皮肤的感觉在短期内都是缺失的。感觉的恢复首先为痛觉,最后是温度觉。行游离皮瓣时同时行感觉神经吻合者,可能恢复的时间更快些。在此感觉未恢复的阶段内要注意防止创伤,特别要防止烫伤与冻伤。

二、骨移植及软骨移植

(一) 骨移植

1. 骨骼来源 下颌骨缺损常是临床上行骨移植术的主要指征。颧骨、鼻骨、额骨甚至颅骨缺损时,也可借助骨移植术以恢复其外形。骨移植术可用于恢复患者咀嚼、语言等功能,也可用于整复凹陷性缺损而达到美容的目的。上颌骨缺损一般不用骨移植术,而主要用修复体充填缺损和恢复牙列及咬合功能。近年来,应用骨移植术修复上颌骨缺损已逐步受到重视。一般以自体骨移植为主。骨骼可取第 7、8、9 肋骨,髂骨的髂嵴及颅骨。选择髂骨片移植时一般采用同侧的髂嵴,因其形状、弧度均与缺损部位大体相似。取肋骨时,多在第 7~9 肋处切取;如需同时切取肋软骨以形成下颌支时,由于必须以肋软骨充做下颌支,一般应取自对侧才可使外形、弧度与缺损相近似。

近年来诱导性成骨的研究为骨缺损修复提供了另一条途径。骨诱导活性蛋白——骨形成蛋白(BMP)已用于临床,取得了初步效果。此外,还发现在动物实验中,陶瓷化异种骨、胎儿冷冻骨或各种异体骨与自体骨复合移植,均可以大大提高与加快骨的形成。

2. 骨移植术的种类和特点 目前的骨移植术可分为以下四种类型。

(1) 单纯游离骨移植术 其特点是整块(或段)移植(图 14-11),包括骨密质、骨髓,有时还伴以骨膜。这种骨移植术必须在受植区无感染的情况下进行。在污染的条件下行植骨时(如下颌骨切除后立即植骨),必须妥善封闭、严密缝合口腔黏膜,同时给予大量抗生素控制感染,才能获得成功。如果受植区有严重的瘢痕,软组织不足或血液循环欠佳,则常不能保证植骨成功,这也是单纯游离骨移植术的禁忌证。其优点是简便易行,但有时塑形较困难,植骨可发生部分或甚至完全吸收。

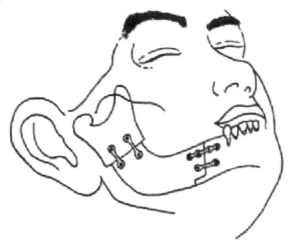

图 14-11 下颌骨缺损植骨示意图

（2）成形性松质骨移植术　也称松质骨粒及骨髓移植术。它的特点是以金属网或涤纶网做成颌骨支架固定于颌骨缺损区，然后取髂骨松质骨及骨髓填入盘内，经成骨细胞活跃钙化后，形成整段骨块。其最大优点是松质骨感染力强，易成活；由于支架可任意成形，外形恢复较好；操作也较简便。其缺点是不能用于感染区、瘢痕区或软组织缺少时的植骨。

（3）带肌蒂的骨移植术　常用带蒂肌瓣有胸锁乳突肌带锁骨、胸大肌带肋骨、斜方肌带肩胛骨，以及颞肌带颅骨等。这种带肌蒂骨移植术的目的在于，希望通过肌蒂部血供来增加骨骼的营养，从而减少移植后骨的吸收率及增加移植的成功率。但由于这种骨组织的营养基本上来自骨膜，抗感染能力不高，有时仍可因继发感染而导致骨坏死或吸收。其缺点是转移方向受到一定限制，骨段的长度也不能随心所欲，仅限于整复下颌骨体部的中小型缺损。

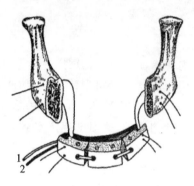

图 14-12　血管吻合游离骨移植术
1. 旋髂深动脉　2. 旋髂深静脉

（4）血管吻合游离骨移植术　也称血管化游离骨移植术（图 14-12）。根据血供来源，又可分为骨髓腔供血和骨膜供血的骨移植术。前者包括以肋间动脉供血的游离肋骨移植术及以旋髂深动脉供血的髂骨移植术；后者则主要为以胸背动脉供血的背阔肌肋骨移植术及以腓动脉供血的腓骨移植术。最大优点是可以不中断骨质的血供，可望获得骨的原位早期愈合，而不必经过传统植骨的爬行替代过程。因此这种移植骨块的抗感染能力强，可在瘢痕区、放疗区甚至在有慢性感染灶区也可移植成功。这种骨瓣还可被制备成带皮肤的复合瓣，故在合并有软组织缺损者也可应用。

临床上目前应用广泛的是旋髂深动脉供血的髂骨移植术和腓动脉供血的腓骨移植术。尤以血管化腓骨移植整复下颌骨缺损近年来受到重视。

血管化骨肌皮瓣不但能整复下颌骨的缺损，还可以同时整复伴有其他软组织的复合缺损，这是传统单纯骨游离移植所不能比拟的。

当然还应指出，上述方法由于需要的技术条件较高，手术较复杂，因而不宜滥用，要严格掌握适应证，更适用于：①存在慢性感染的情况，企图行立即植骨修复者；②有皮肤或口腔黏膜缺损需要同期修复者；③经过大剂量放射或多次手术、外伤，受植区有广泛瘢痕，血供不良者。

3. 骨移植的注意事项

（1）全身情况必须良好，术前应保持口腔卫生，拔除残根，龋病应予治疗，牙石、牙垢应予洁治。

（2）选择适当的供骨区，骨缺损较少时，可考虑就地取材，用健康的邻近下颌骨缘骨质整复。

（3）选择髂骨片移植时一般采用同侧的髂嵴，因其形状、弧度均与缺损部位大体相似。

（4）骨移植片与颌骨断端固定方法可参照颌骨骨折的固定方法。移植骨片的大小、形态与颌骨缺损的范围保持一致才能更好地恢复患者术前的面部形态和功能。

（5）下颌骨修复重建的塑形方法：肋骨移植通常采用将内侧层骨板做 V 形切除后辅助成形。在血管化腓骨移植中，根据腓动脉多分支呈弓形的解剖结构特点，可截骨成多块节段性骨片后塑形固定，以达到良好的颌骨形态。但在截骨操作中，切勿损伤供养血管，充分保护好骨膜和肌袖，保证多骨段的营养供给。

4. 异体骨的保存和处理　由于异体骨来源及免疫排斥反应研究的进展，异体骨或者异种骨的应用正日益受到重视，这就需要建立相应的骨库来保存异体骨。目前有两种保存方法：一是用低温冷藏，即在无菌包装下保存在液氮中（−196 ℃）；二是干燥冷冻骨，将骨组织脱水后保存于密闭的容器中，再低温保存。低温有助于去除抗原，对异体骨的成活及缓解免疫排斥反应十分有利。

（二）软骨移植

软骨移植多用于填塞凹陷和恢复下颌支的缺损。

1. 软骨来源 多取自新鲜软骨，也可采用经过无菌处理冷藏、无皮肤病及传染病的异体或新鲜尸体软骨。通常用的供骨为肋软骨。在修复小型缺损时，也可用鼻中隔软骨或耳廓软骨。

2. 移植方法

（1）肋软骨 因整复需要，肋软骨可单独切取，也可以与肋骨一起取下。根据修复部位的需要，在全麻或局麻下进行。于第7、8、9肋软骨总汇聚处做切口，切开皮肤，分开肌与骨膜，露出软骨。按需要量切取适合的软骨块，最后分层缝合切口。

（2）鼻中隔软骨及耳廓软骨 这两种软骨多适用于鼻部轻度凹陷畸形及鼻翼畸形的修复。

3. 软骨的保存 自体软骨和异体软骨，均可在无菌条件下，将软骨储存于生理盐水或林格液中，然后在放置在2～4℃冰箱内备用。一般可保存2个月以上；如保存于骨库（液氮）中，则保存时间可长达1年以上。

三、其他组织移植

（一）真皮及脂肪移植

临床上常用真皮垫平颜面部凹陷畸形，在颞下颌关节成形术时也用真皮充填骨间间隙。目前主张采用血管吻合血液循环重建真皮脂肪，或单纯进行脂肪移植。只要成活，其吸收程度远远小于单纯游离移植，且可行大面积移植而无坏死之虑。

（二）黏膜移植

黏膜移植也分游离移植和带蒂移植两类。供黏膜移植的组织来源多取自口腔内颊侧黏膜，有时也可用唇、舌黏膜以及鼻中隔及腭部黏膜。由于组织来源有限，故临床应用不甚广泛，可用皮肤代替者，常用皮肤移植代替。但如唇红的缺损，皮肤移植后不能达到正常唇红色泽及形态的恢复，仍应采用黏膜移植。

（三）筋膜移植

筋膜是极其坚实而具有一定弹性的结缔组织，抗感染能力强，收缩不大，移植后反应小，能适应新的环境而易于生长存活。常用于颞下颌关节成形术时的骨间填塞，也常用于面瘫患者以矫正口、眼歪斜和先天性上睑下垂的上睑悬吊。在颈淋巴清扫术时，也可以用筋膜覆盖，保护有可能暴露的颈动脉。目前，还可以用带颞浅血管蒂颞浅筋膜瓣转移，以整复面部凹陷性缺损，或作为腮腺手术后预防发生味觉出汗综合征的填充物。

（四）肌移植

肌移植分带蒂移植与游离移植两类。目前应用的带蒂移植肌瓣，均含有正常血管与神经，故移植效果较好。对大型远距的肌游离移植，则需要应用显微外科技术行血管吻合重建血液循环的方法，通常可保证成活。临床上可用颈阔肌或胸锁乳突肌带蒂转移修复面颊部凹陷缺损或充填死腔（无效腔）。

（五）神经移植

在口腔颌面修复术中，神经移植主要用于肿瘤手术后整复面神经的缺损，以及舌下神经、迷走神经、下牙槽神经等的整复，其中又以手术时立即移植整复应用最多。因为早期整复，特别是立即整复，恢复功能的效果最佳。

Note

（六）复合组织移植

颌面部大型复合组织移植可以是肌与皮肤同时移植（肌皮瓣），也可以是肌、皮肤与骨骼的复合移植（骨肌皮瓣）。移植方式也是带蒂移植与血液循环重建的游离移植两种。复合组织移植的一次成功是整复外科史上的一大发展。为了恢复肌功能，自然少不了要同时进行运动和感觉神经的吻合，从而达到运动或感觉功能重建的目的。

（七）组织工程化组织移植

组织工程（tissue engineering）是 20 世纪 90 年代发展起来的一项医工结合的新技术。应用这种技术可在体内外形成生物组织，用以整复组织缺损。尽管目前在组织工程化骨及软骨方面取得了较大进展，但迄今为止，用组织工程化骨的组织修复缺损，离临床的要求还有较大差距。

第三节　各类畸形和缺损的整复

唇、面、颊部等畸形及缺损多因炎症（主要是走马牙疳后遗症）、损伤（包括灼伤）或肿瘤切除术后引起。唇、面、颊缺损除可导致外貌缺陷外，常引起功能障碍，诸如进食不便、语言障碍、咀嚼困难以及唾液外溢等。

唇、面、颊部畸形或缺损整复的手术原则如下：①除外形的整复外，一定要考虑功能的恢复，包括张口度及咀嚼功能；②除静态对称外，还应尽量做到动态平衡，这就常常要求行复合组织瓣转移；③能用邻近组织瓣转移者，尽量不用远区组织瓣，因其色泽相近，手术也较方便。

一、口角歪斜

口角或颊部因瘢痕挛缩常可导致口角不在同一水平线上，从而造成口角歪斜。

因索状瘢痕引起口角歪斜的手术方法主要是瘢痕切除，顺着皮纹方向设计"Z"字成形术（图 14-13）。

对于非索状瘢痕，在无严重组织缺少的情况下，也可采用唇部及口角邻近组织"Z"字成形术进行修复。其方法如下：如口角歪向上，可在患侧上唇近中线处沿红唇缘做切口，延至同侧口角部，再继续弯向下唇，并沿红唇向中线伸展，再弯向下外侧皮肤形成一"Z"字形切口和1、2两组织瓣。先切开瓣1，可达肌层，充分松解瘢痕，此时，上斜口角一般可降至正常水平。然后，视唇部由于口角下降后缺损的大小，调整瓣2的大小，使之适合缺损部面积。校正无误后即将瓣2切开，自皮下分离，转移向上插入上唇下降后形成的创面内，并缝合（图 14-14）。如此，则歪斜向上的口角即已下降至与对侧口角平行。下唇部遗留的三角形创面，可在切口两侧稍行潜行剥离后，直接拉拢缝合。创口经轻包扎加压 1 天后，可任其暴露干燥，每日清洗，5～7天后，即可间断拆除缝线。

如口角歪斜向下，可用同样原则进行手术，但采用上唇皮瓣转移向下唇以整复之。

二、小口畸形

口唇的缩小，多发生在严重的灼伤或某些炎症疾病之后，肿瘤切除术后也可引起。小口畸形常使患者饮食、语言、咀嚼、表情等生理功能活动受限。

小口畸形常用的整复方法如下：在口角处沿唇红缘延伸，向外侧皮肤做长短、大小适宜的三角形切口。若单侧口裂过小，三角形的大小及顶端位置可参照正常侧决定；若双侧口裂过小

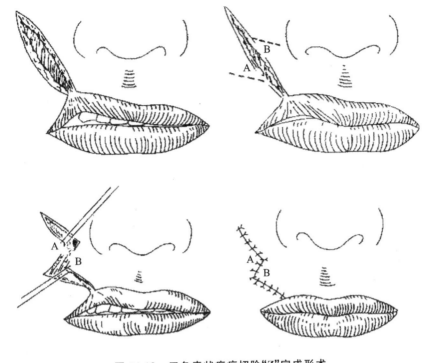

图 14-13　口角索状瘢痕切除"Z"字成形术

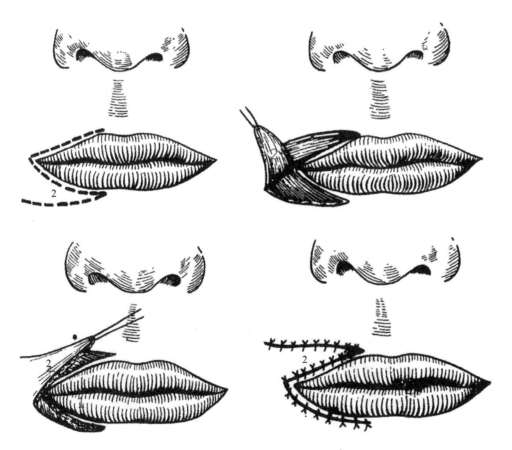

图 14-14　口角歪斜"Z"字形矫正术

畸形,则顶端的位置应在两侧瞳孔垂直线上。切除三角形切口内的皮肤、皮下组织,肌组织一般不切除;黏膜则应全部保留。黏膜切开形成口角,常用方法有两种。①沿口裂平面将三角形黏膜切开,至三角形顶端止。将此上下黏膜瓣翻转与上下皮肤切口缝合。②三角形黏膜切开至近三角形顶端时,再加弧形切口,形成 3 个黏膜瓣,分别翻转向外与皮肤切口缝合(图 14-15)。

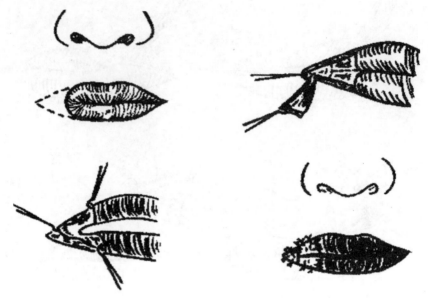

图 14-15　口角开大术

三、唇畸形和缺损

(一)唇外翻和内卷

口周皮肤瘢痕或组织缺损常引起唇外翻;口唇内侧黏膜缺失或瘢痕挛缩则常导致唇内卷。唇外翻或唇内卷均可导致牙外露,口唇闭合不全,唾液外溢。

轻度唇外翻或唇内卷可视瘢痕形状、外翻或内卷的程度和部位分别选用"Z"字成形术(图 14-16)和"V-Y"或"Y-V"成形术矫正(图 14-17)。较严重而广泛的唇外翻或内卷时,常需选用瘢痕切除、局部皮瓣或黏膜瓣转移(图 14-18)。

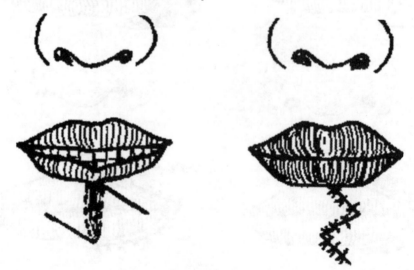

图 14-16　唇外翻"Z"字成形术

严重的唇外翻多见于颜面部灼伤瘢痕,这类畸形缺损的主要治疗方法是游离植皮或游离皮瓣整复(图 14-19),如因某些条件限制,不能行游离皮瓣整复时,则只能用皮管整复。

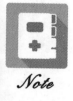

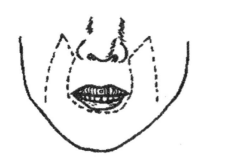
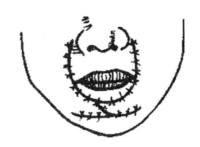

图 14-17 轻度唇外翻的"V-Y"成形术

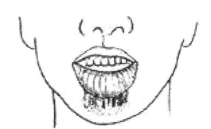
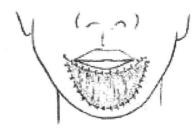

图 14-18 下唇外翻鼻唇沟皮瓣整复术

图 14-19 唇外翻游离皮瓣整复

　　唇外翻选用游离植皮时,以选用全厚皮片为好。先将瘢痕切除,使口唇恢复正常位置后再行植皮。应注意:①瘢痕组织必须彻底切除;②唇的高度或长度应矫枉过正,一般应比正常位置高或长约 0.5 cm,以补植皮后期收缩;③要注意恢复和重建正常解剖形态,包括人中、唇弓以及下唇窝等。

　　(二) 唇红缺损

　　略。

　　(三) 唇缺损

　　唇缺损可由炎症、损伤或肿瘤切除后所致。唇由皮肤、皮下组织、肌和黏膜组成。唇缺损一般是指全层复合组织缺损。唇部肌由面神经支配,能自如运动,因此从功能或外观上来看,都以尽量利用残存的唇组织或对侧的唇组织进行整复为宜。

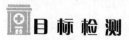 本 章 小 结

本 章 内 容	学 习 要 点
概论	整复外科手术的技术特点
皮肤移植	皮肤移植的分类;游离皮片移植的分类与适应证;游离皮瓣移植的分类与适应证
骨移植	骨移植的种类、术前准备与优缺点
其他组织	组织工程技术的概念

 目 标 检 测

目标检测及答案

湖南医药学院　魏敏

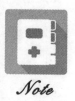

主要参考文献

ZHUYAOCANKAOWENXIAN

[1] 张震康.俞光岩.口腔颌面外科学[M].北京:北京大学医学出版社,2007.

[2] 陈传俊,刘烨,邹得平.口腔颌面外科学[M].天津:天津科学技术出版社,2016.

[3] 刘俊红,马涛,李德业.口腔颌面外科学[M].北京:中国医药科技出版社,2018.

[4] 万前程.口腔颌面外科学[M].2版.北京:人民卫生出版社,2013.

[5] 黄洪章.现代口腔颌面外科学[M].北京:科学技术文献出版社,2001.

[6] Stanley F. Malamed. Handbook of Local Anesthesia[M]. 5th ed. Amsterdam:Elsevier,2006.

[7] Kathy B. Bassett, Arthur C. DiMarco, Doreen K. Naughton. Local Anesthesia for Dental Professionals[M]. London:Pearson Education,2011.

[8] John G Meechan. Practical Dental LocalAnesthesia[M]. Berlin:Quintessence international,2006.

[9] Hupp J R. Contemporary oral and maxillofacial surgery[M]. 6th ed. St. Louis:Missouri,2013.

[10] 胡开进.牙及牙槽外科学[M].北京:人民卫生出版社,2016.

[11] X Dereka, N Mardas, S Chin, et al. N Donos A systematic review on the association between genetic predisposition and dental implant biological complications[J]. Clinical Oral Implants Research,2012,23(7):775-788.

[12] BR Chrcanovic, J Kisch, T Albrektsson. A Wennerberg Factors Influencing Early Dental Implant Failures[J]. Journal of Dental Research,2016,96(1):19-22.

[13] 宿玉成.口腔种植学[M].2版.北京:人民卫生出版社,2014.

[14] 张志愿,俞光岩.口腔颌面外科学[M].7版.北京:人民卫生出版社,2012.

[15] 马绪臣.颞下颌关节病的基础与临床[M].北京:人民卫生出版社,2012.

[16] 王瀚章,郑谦.口腔颌面外科学[M].北京:科学技术文献出版社,2010.

[17] 邱蔚六,张震康,张志愿.口腔颌面外科学[M].6版.北京:人民卫生出版社,2007.

[18] 胡砚平,万前程,张清彬,等.口腔颌面外科学[M].3版.北京:人民卫生出版社,2014.

[19] 于世凤.口腔组织病理学[M].7版.北京:人民卫生出版社,2012.

[20] 石冰.唇腭裂修复外科学[M].成都:四川大学出版社,2004.

[21] 宋大立.模型外科技术在正颌外科中的应用[J].实用口腔医学杂志,2016,32(5):741-744.

[22] 刘宇飞,何伟.口腔颌面外科学[M].南京:江苏科学技术出版社,2014.

[23] 孙坚.计算机辅助外科技术在口腔颌面外科中的应用[J].中国实用口腔科杂志,2014,7(6):329-334.